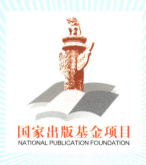

"十三五"国家重点出版物出版规划项目

线粒体生物医学：
靶向线粒体防治人体重大疾病的研究

丛 书 总 主 编　刘健康
丛书副总主编　龙建纲

"十三五"国家重点出版物出版规划项目

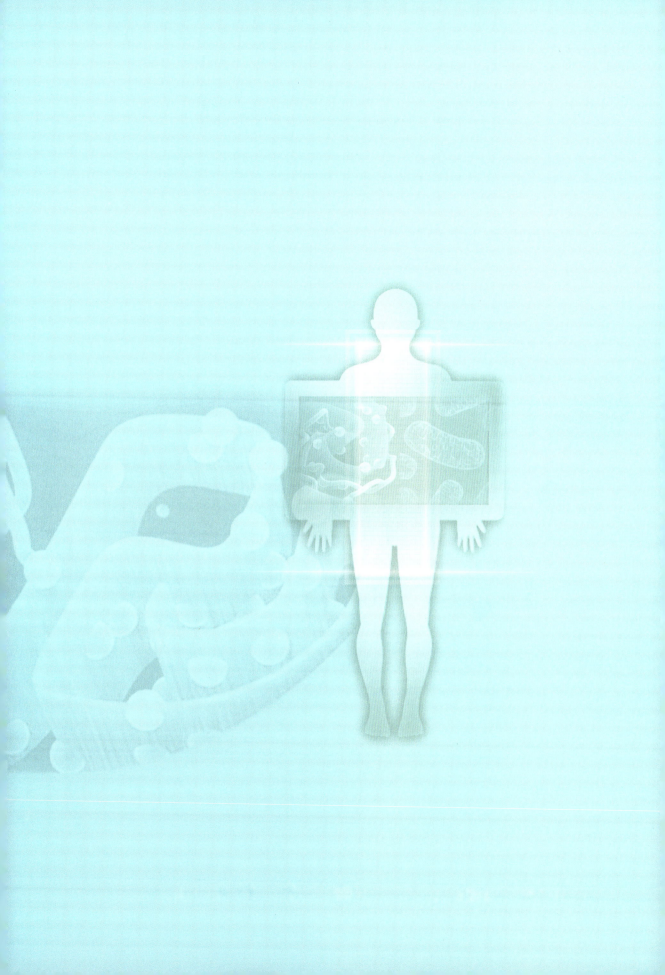

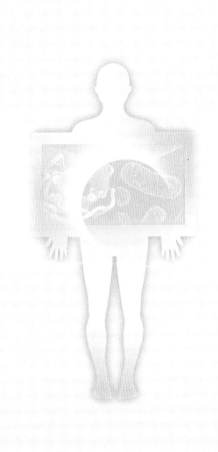

"十三五"
国家重点
出版物出版
规划项目

线粒体生物医学：
靶向线粒体防治人体重大疾病的研究

丛书总主编 刘健康
丛书副总主编 龙建纲

线粒体与神经退行性疾病

主　编　龙建纲　王昌河
副主编　彭韵桦　康新江

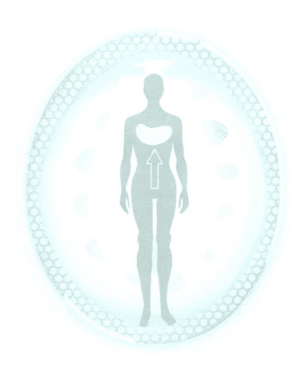

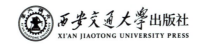

图书在版编目(CIP)数据

线粒体与神经退行性疾病/龙建纲,王昌河主编
. —西安:西安交通大学出版社,2024.6
(线粒体生物医学:靶向线粒体防治人体重大疾病的研究)
ISBN 978-7-5693-3595-8

Ⅰ.①线… Ⅱ.①龙…②王… Ⅲ.①线粒体—医学—研究 ②神经系统疾病—诊疗—研究 Ⅳ.①R329.2 ②R741

中国国家版本馆 CIP 数据核字(2023)第 242135 号

XIANLITI YU SHENJING TUIXINGXING JIBING

书　　名	线粒体与神经退行性疾病
主　　编	龙建纲　王昌河
责任编辑	秦金霞
责任校对	肖　眉
责任印制	张春荣　刘　攀
装帧设计	程文卫　伍　胜　任加盟

出版发行　西安交通大学出版社
　　　　　(西安市兴庆南路1号　邮政编码710048)
网　　址　http://www.xjtupress.com
电　　话　(029)82668357　82667874(市场营销中心)
　　　　　(029)82668315(总编办)
传　　真　(029)82668280
印　　刷　西安五星印刷有限公司

开　　本	787mm×1092mm　1/16　　印张　24.75　　字数　522千字
版次印次	2024年6月第1版　　2024年6月第1次印刷
书　　号	ISBN 978-7-5693-3595-8
定　　价	368.00元

如发现印装质量问题,请与本社市场营销中心联系。
订购热线:(029)82665248　(029)82667874
投稿热线:(029)82668805

版权所有　侵权必究

线粒体生物医学：靶向线粒体防治人体重大疾病的研究

编撰委员会

顾　问

林其谁　程和平　宁　光　郭爱克　陈志南　郭子建　王学敏
赵保路　陈　佺　管敏鑫　Douglas C. Wallace　Bruce N. Ames

主任委员

刘健康

副主任委员

刘树森　杨铁林　冯智辉　龙建纲　王昌河　高　峰　郑　铭
沈伟利　邢金良　药立波　张　勇　赵　琳　刘华东　施冬云

丛书总主编

刘健康

丛书副总主编

龙建纲

丛书总审

林其谁　程和平　宁　光　郭子建
王学敏　赵保路　陈　佺　管敏鑫
Douglas C. Wallace　Bruce N. Ames

丛书秘书

崔　莉

编委会成员

（按姓氏拼音排序）

鲍登克	薄　海	曹　可	曹雯丽	常珂玮	车佳行	陈　洋
陈厚早	程　序	程丹雨	崔玉婷	丁　虎	董珊珊	杜冬玥
段媛媛	樊　璠	范　强	封　琳	冯　红	冯梦雅	冯智辉
付　炎	高　丹	高　峰	高　晶	高　静	高佩佩	谷习文
顾禹豪	郭　旭	郭　燕	韩　笑	韩戍君	侯　晨	侯占武
胡绍琴	胡亚冲	黄高建	黄启超	霍靖晓	贾　石	姜　宁
焦凯琳	鞠振宇	康家豪	康新江	李　华	李　嘉	李国华
李积彬	李子阳	林文娟	刘　甲	刘　坚	刘　静	刘　洋
刘　泳	刘华东	刘健康	刘树森	刘中博	柳絮云	龙建纲
楼　静	鲁卓阳	吕　斌	吕伟强	庞文陶	裴育芳	彭韵桦
戚　瑛	秦兴华	曲　璇	权　磊	任婷婷	申　童	申亮亮
沈　岚	沈伟利	施冬云	时　乐	宋　茜	宋默识	苏　田
孙　琼	唐小强	同　婕	王　莉	王　谦	王　严	王　钊
王　珍	王　震	王变变	王昌河	王乃宁	王显花	王雪强
韦安琪	吴　晋	吴美玲	吴轩昂	武丽涛	谢文俊	邢金良
邢文娟	徐　杰	徐春玲	徐华栋	许　洁	薛意冰	闫文俊
闫星辰	杨　飞	杨铁林	药立波	曾孟琦	张　蕾	张　星
张　伊	张　勇	张富洋	张观飞	张海锋	张爽曦	张田田
张子怡	赵　斐	赵　琳	赵保路	赵黛娜	赵云罡	郑　铭
周嘉恒	周幸春	朱剑军	朱栩栋			

《线粒体与神经退行性疾病》

编委会

主　编　龙建纲　王昌河
副主编　彭韵桦　康新江
编　委（按姓氏笔画排序）

王　珍（西安交通大学）	王昌河（西安交通大学）
王变变（西安交通大学）	韦安琪（西安交通大学）
车佳行（西安交通大学）	龙建纲（西安交通大学）
杜冬玥（西安交通大学）	李　华（西安交通大学）
时　乐（西安交通大学）	吴轩昂（西安交通大学）
宋　茜（西安交通大学）	张田田（西安交通大学）
张爽曦（西安交通大学）	陈　洋（西安交通大学）
范　强（西安交通大学）	赵保路（中国科学院）
赵黛娜（西安交通大学）	胡亚冲（西安交通大学）
胡绍琴（西安交通大学）	侯　晨（西安交通大学）
顾禹豪（西安交通大学）	徐华栋（西安交通大学）
高佩佩（西安交通大学）	康新江（西南医科大学）
彭韵桦（西安交通大学）	程　序（西南医科大学）
鲁卓阳（西安交通大学）	樊　璠（西安交通大学）
霍靖骁（西安交通大学）	

秘　书　张田田

线粒体生物医学：靶向线粒体防治人体重大疾病的研究

编辑委员会

丛书总编辑

李 晶　张永利　赵文娟

丛书编辑

李 晶　张永利　赵文娟　张沛烨
秦金霞　郭泉泉　肖 眉　张家源

序 一

在生命科学界，线粒体研究是一个历久弥新的前沿方向和热点领域。线粒体作为真核细胞特有的细胞器，不仅为人体生命活动提供能量，而且作为细胞死亡调控中心和活性氧生成中心的地位也得到了证实。从微观尺度看，单细胞内线粒体数以千计，它们运动和迁移、分裂和融合、增殖和降解，形成动态网络；又有线粒体基因组，它与核基因组相互调控，构成人类的双遗传系统。在宏观尺度上，生命活动的最基础、最核心问题——生长、发育、生殖、遗传、代谢、衰老、死亡，无一不与线粒体生物学密切相关。人类已知的与线粒体损伤和功能紊乱相关的疾病已涵盖了诸如神经-肌肉疾病、记忆-视力-听力丧失、出生缺陷、心血管疾病、肥胖、糖尿病、胃肠病、酒精中毒、神经退行性疾病、肿瘤等各大门类。也正因如此，线粒体研究具有引人入胜的魅力，为基础突破提供深刻而丰富的命题，为医学发展指引新的方向，靶向线粒体的药物研发也方兴未艾。

自线粒体研究兴起以来，我国科学家在线粒体领域的贡献不可忽视。近年来，随着青年科学家队伍的壮大，研究成果日益丰硕，但尚未见到系统的相关研究著作。由刘健康作为总主编、龙建纲作为副总主编，联合国内外近 20 所著名大学和研究所编撰的"线粒体生物医学：靶向线粒体防治人体重大疾病的研究"丛书正是为了系统展示我国在线粒体研究领域的成果和贡献而编写的。该丛书共分为 10 卷，内容涵盖了线粒体生物医学导论、线粒体遗传病、线粒体与衰老、线粒体与心血管疾病、线粒体与神经退行性疾病、线粒体与代谢、线粒体与肿瘤、线粒体与运动、线粒体与营养、线粒体研究方法学等方面的研究成果。

该丛书力求瞄准线粒体生物学与医学研究的前沿热点，系统地汇总和梳理了线粒体功能障碍与重大疾病关系的研究，反映了国内外线粒体医学研究领域的重大原创成果与未来动向。同时，丛书的作者阵容汇集了我国在线粒体领域一流的专家和学者，他们在该领域具有深厚的学术造诣和丰富的实践经验，既涉及线粒体生物学的基础理论，又可纵览线粒体相关疾病的诊断和治疗。

我相信，该丛书的出版可填补国内在该领域系统性研究的空白，为我国线粒体领域的发展注入新的动力。恭逢科教兴国大时代，衷心祝愿该丛书能助力我国科学家在线粒体研究领域不断取得重大原创突破，并产出切实的应用成果，为人类生命健康事业做出应有的贡献。

中国科学院院士
北京大学国家生物医学成像科学中心主任
北京大学分子医学南京转化研究院院长
2023 年 12 月

序 二

　　线粒体是真核生物中极为重要的细胞器，被称为"细胞能量代谢的工厂"。线粒体中有复杂的能量代谢网络，可产生细胞活动所需的高能磷酸化合物ATP。线粒体还涉及氨基酸、脂肪酸、血红素等重要化合物的合成，以及活性氧自由基的生成。它在真核生物多种细胞活动中起着核心作用，对细胞的生存与死亡起到了重要的调控作用，可调控细胞凋亡、坏死、焦亡、铁坏死，还起到了信号转导中心的作用。线粒体有自身的转录机器，即线粒体RNA聚合酶体系；线粒体有自身的翻译机器，即线粒体核糖体。线粒体基因组（mtDNA）可转录、切割生成22个线粒体tRNA，2个线粒体rRNA，以及13个mRNA。线粒体内膜上行使氧化磷酸化功能的5个大复合物中大部分蛋白质组分是核编码的，转录后出核翻译成蛋白质进入线粒体，有13个蛋白质组分是线粒体基因组编码的。线粒体是高度动态的，当线粒体遭受代谢或环境应激时，为保持其良好的功能，线粒体可以融合、分裂或通过线粒体特殊的自噬——线粒体自噬清除损坏的线粒体。线粒体功能障碍将引起天然免疫系统的激活，以及非细菌性的慢性炎症，从而导致各种疾病，如神经退行性疾病、2型糖尿病、心脑血管病、肿瘤等。这些疾病的发生、发展都受到遗传与表观遗传的调控。

　　高等真核生物有两套染色体DNA基因组，即核基因组及线粒体基因组。尽管这两个基因组中的DNA都会发生突变，但与年龄相关的退行性疾病与生活方式、运动、营养、睡眠、环境有密切关系，所以表观遗传调控起了关键作用。核基因组的表观遗传调控包括染色体DNA甲基化、组蛋白修饰、染色体重塑、非编码RNA调控，人类虽对其已研究多年，但线粒体基因组的表观遗传调控（包括线粒体DNA甲基化、线粒体中各类RNA的修饰，以及线粒体中的非编码RNA调控）机制还远不清楚，这一点非常值得关注。核基因组及线粒体基因组通过代谢物可以互作。

　　"线粒体生物医学：靶向线粒体防治人体重大疾病的研究"丛书内容涵盖了线粒体发生、发展与生命起源，线粒体结构、形态学、网络与动态，线粒体质量控制，线粒体遗传学，线粒体的生理学功能，线粒体与能量代谢，线粒体与衰老，以及线粒体功能缺失与各类型疾病，包括神经退行性疾病、心血管疾病、代谢性疾病、肿瘤等的病理学机制。丛书内容丰富、数据详实，既包含基础理论，又介绍了该领域的国际前沿。

　　该套丛书的作者大多为我国在线粒体研究领域长期辛勤耕耘且取得重要成就的科学家，其中一些人甚至是我国在该领域的开创者和引领者。

我相信，这套丛书的出版可为科技工作者，特别是年轻的大学生、研究生提供难得的优秀的教科书及参考书，也必将推动我国在线粒体生物学与医学领域的研究走向国际前沿，助力健康中国的国家重大战略需求。

中国科学院院士 施蕴渝

2024 年 3 月

总　序

　　线粒体是包括人类在内所有真核生物细胞质中特别重要的细胞器，对它的研究已经经历了两个多世纪。从 1774 年发现氧及其与生命呼吸功能开始，到 1858 年在显微镜下观察到肌肉细胞内的线粒体，并一直持续到 21 世纪的两百多年间，全球近百家著名实验室和数以万计的研究人员对线粒体学的基础研究做出了大量历史性的重要贡献。1978 年，诺贝尔化学奖获得者 Peter D. Mitchell 的"化学渗透偶联学说"；1997 年，Paul D. Boyer 与 John E. Walker 共同分享诺贝尔化学奖 F_1 - ATP 酶的"亚基结合旋转变化机制"及其酶晶体结构的成功验证。线粒体研究一直以呼吸链氧化磷酸化 ATP 合成为中心并以生物能力学为主旋律在不断深入和持续发展。但到了 20 世纪 90 年代，越来越多的研究发现，线粒体除为人体生命活动提供能量外，其作为细胞死亡调控中心和活性氧生成中心的地位被证实，在细胞代谢网络和细胞信号网络中的主导和调控作用也被广泛认同。线粒体结构的动态性，使它在细胞中不断分裂和融合、增殖和降解，在生物发生的双遗传系统控制时，密切联系着细胞多种功能以适应机体的不同需要，构成了线粒体学与生物的生长、发育、生殖、遗传、代谢、衰老、死亡及人体线粒体疾病的相互关系。线粒体疾病过去主要指病变发生在人体各种器官和组织的细胞线粒体内，是线粒体 DNA 和/或核 DNA 编码的线粒体蛋白基因变异引起的线粒体结构和呼吸链氧化磷酸化功能损伤的遗传性疾病。然而，目前所说的线粒体疾病包括与线粒体损伤相关的各种疾病，如神经-肌肉疾病，记忆、视力、听力丧失和体力下降，以及出生缺陷、心血管疾病、肥胖、糖尿病、胃肠病、酒精中毒、神经退行性疾病、肿瘤等几乎所有疾病。因而，线粒体已成为 21 世纪细胞生物学的研究中心，是生命科学和基础分子医学中的新前沿，涉及生命科学的所有基本问题。目前，线粒体相关研究已成为全球生命科学研究领域的一个热点，特别是近 10 年来，发表的相关论文数量每年超过 1 万篇，并以约 10% 的速率持续增长，重大科学发现在该领域不断涌现。

　　线粒体生物医学在国内外研究的快速发展，国外线粒体医学的相关研究著作虽不少，但尚未见到系统的相关研究著作，也不适合国内线粒体医学研究领域的传播。国内出版带有"线粒体"关键词的书罕见，且经典的生物化学、细胞生物学和基础医学等教科书中的有关内容早已远远不能反映当前线粒体研究进展的全貌，满足不了国内线粒体医学研究领域快速发展和专业领域读者的需求。我们 2012 年出版了《线粒体医学与健康》一书，受到了众多从事线粒体生物医学研究的专家和学者的广泛欢迎。近年来，我们紧追国内外线粒体领域的研究动向，与众多团队和专家学者交流、沟通，于 2013 年提出"线粒体生物医学：靶向线粒体防治人体重大疾病的研究"丛书（以下简称"丛书"）出版计划，并于 2016 年被列入"十三五"国家重点出版物出版规划项目。

　　在编写过程中，我们本着符合"牢牢把握高质量发展要求，着力打造代表国家水平的优秀出版项目"的指导思想，符合自然科学与工程领域"反映自然科学各领域具有国际领先水平或国内一流水平的研究成果，对强化基础理论研究、前瞻性基础研究、引领性原创研究具有重要意义的出版项目"的基本要求，符合"坚持正确导向，代表国家水平，体现创新创造"的相关要求，我们又将丛书分别申报了"陕西出版资金资助项目"和"国家出版基金项目"，并先后于2019年和2020年成功获得两项基金的资助。

丛书力求瞄准线粒体生物学与医学研究的前沿热点，于是我们组织了国内外线粒体医学研究领域内优秀的专家学者，同时聘请了多位该领域的国际权威专家担任顾问、主审或分卷主编。丛书分别从线粒体生物医学导论、线粒体遗传病、线粒体与衰老、线粒体与心血管疾病、线粒体与神经退行性疾病、线粒体与代谢、线粒体与肿瘤、线粒体与运动、线粒体与营养、线粒体研究方法学等方面展示了国内外多个知名团队的研究成果，围绕线粒体生物学与医学的基础和临床研究，系统地汇总和梳理了线粒体功能障碍与重大疾病关系的研究，追踪了国际上最新的线粒体医学研究热点和方向，揭示了线粒体在生成、代谢、退变、降解等方面的最新科学发现以及线粒体与人体衰老和重大疾病等发生、发展的相关机制。

丛书可作为我国生命科学及医学方面的本科生、研究生，以及有志于与人类疾病和健康相关领域的基础和临床科技工作者认识、了解线粒体基本知识及其与人类健康关系的参考资料，并可促进线粒体生物医学研究队伍在我国的发展和壮大，也将有利于在国内对线粒体疾病相关知识的普及，对推进我国卫生健康领域某些重大疾病的预防、诊断和早期治疗具有重要的理论意义和实践意义。希望丛书的出版，能为打造我国线粒体研究的学科高地、提升我国在线粒体生物学与医学领域的学术研究水平提供重要支撑。

值此丛书即将出版之际，我们非常激动和感慨，但更多的是发自心底的感谢：衷心地感谢各卷的主编、副主编和所有的编委；衷心感谢丛书参编单位的大力支持，包括西安交通大学、空军军医大学、海军军医大学、浙江大学、中国科学院昆明动物研究所、中国科学院动物研究所、中国科学院生物物理研究所、中国科学院上海生物化学与细胞生物学研究所、华东师范大学、北京大学、清华大学、复旦大学、天津体育学院、上海交通大学、康复大学、加利福尼亚大学伯克利分校、南加利福尼亚大学、宾夕法尼亚大学等。我们更要把最特殊的感谢给予西安交通大学出版社医学分社的各位编辑老师，是他们十多年的精心策划，使丛书先后入选"十三五"国家重点出版物出版规划项目、"陕西出版资金资助项目"和"国家出版基金项目"并获得资助，也是他们经过五年多的辛勤耕耘，使得丛书能够顺利编审完成并出版。

最后，但也是最深切地感谢五年来关心和支持丛书编写的线粒体领域的同仁和朋友们，没有你们的支持和鼓励，就不会有丛书的出版和问世！再次说声："谢谢您！"

刘健康　龙建纲
2023年12月

前 言

线粒体形态、功能和能量代谢在调节神经元发育、成人神经发生、神经退行性变化中发挥着重要作用。神经元线粒体功能紊乱是导致神经可塑性受损和神经元退化的重要原因，并与阿尔茨海默病、亨廷顿病、肌萎缩侧索硬化和多发性硬化等神经退行性疾病密切相关。随着全球人口老龄化趋势日益明显，神经退行性疾病发病率日益上升，严重影响着老龄人口的生活质量。目前的防治策略仅能够改善或缓解病理进程，尚未发现能够彻底治愈神经退行性疾病的方法，因此，对于神经退行性疾病病理机制的深入研究及治疗手段的创新已是医学、生物学研究领域关注的热点。

大脑和外周线粒体功能损伤导致的氧化应激和炎症是神经退行性疾病重要且显著的变化，参与了神经退行性疾病的发病机制，可诱导能量代谢失衡和神经系统疾病。如在阿尔茨海默病等疾病中，蛋白质、脂质和DNA的氧化损伤总体水平升高。线粒体损伤影响线粒体生成，活性氧增加，线粒体在微管上输运受影响，电子传递链功能障碍，钙离子浓度失衡，线粒体动力学改变，线粒体自噬受影响，多种复杂因素相互作用，最终引发神经退行性疾病的发生、发展。线粒体结构与功能障碍所致的神经细胞凋亡在疾病的病理发展中起重要作用。神经退行性疾病脑组织线粒体结构改变主要包括两个方面：一是线粒体肿胀增大，嵴变短、减少或消失；二是线粒体变性，主要为水样变性，基质稀薄，可见空泡。线粒体结构与功能损伤将导致线粒体的膜系统受到损害。同时，线粒体功能障碍所致的线粒体产能减少，造成细胞内、外离子失衡，使电压依赖性Ca^{2+}通道持续开放，造成Ca^{2+}急剧内流，耗竭细胞内腺苷三磷酸（ATP），介导兴奋性氨基酸毒性细胞损伤，促进病理条件下的神经元凋亡。这些病理现象既有中枢特异性病理变化，也有外周的病理表现。中枢神经系统中有少量脑源性蛋白可以穿过血-脑屏障，从脑脊液和中枢神经系统分离，进入血液，反之亦然。因此，患者血液中可能出现病理相关的特征变化。探索中枢神经系统和外周的线粒体生物标志物，是疾病早期诊断的重要策略。

线粒体作为调节细胞生和死的重要细胞器，在神经退行性疾病的发生、发展中起着重要作用。从神经元发育受损到各种神经退行性疾病，都可以观察到线粒体功能障碍和线粒体动力学改变。神经元生命的不同阶段，线粒体有着不同的特征，在发育后期，线粒体的调节运输、融合与分裂和锚定直接影响轴突的生长和分支，以及树突的发生。代谢重组在静止的神经干细胞激活和增殖中发挥着重要的作用。胶质细胞为神经元提供关键的能量代谢产物，为突触提供动力。线粒体广泛存在于各种真核细胞，为细胞内各种生命活动提供所需能量，线粒体结构与功能的完整性对于维持神经元的正常功能有着重要作用。

在多种神经退行性疾病的成因中，存在线粒体相关理论。如线粒体级联假说认为，编码线粒体呼吸链亚基的线粒体 DNA 和核 DNA 遗传多态性决定呼吸链效率及线粒体活性氧（ROS）的产生，线粒体 ROS 产生速率与线粒体 DNA 损伤的累积存在相关性，ROS 产生速率越高，线粒体 DNA 损伤的堆积越快，体细胞线粒体 DNA 突变会降低线粒体呼吸链效率，表现为线粒体氧化磷酸化降低和（或）线粒体 ROS 产生增加。线粒体瓶颈假说认为，线粒体功能失调是造成阿尔茨海默病的充分必要条件。如线粒体自噬可以影响帕金森病患者神经元细胞凋亡，当 $PINK1$、$Parkin$ 和其他线粒体自噬相关基因发生突变时，就会导致线粒体自噬功能障碍，进一步导致受损线粒体的积累、氧化应激及神经元死亡。因此，线粒体可成为最终导致疾病的一系列神经退行性病变的瓶颈。

线粒体营养素是指一类能够改善线粒体结构和功能的小分子物质，主要通过改善线粒体中的氧化应激、激活 II 相酶以改善抗氧化防御、调节线粒体动态变化、保护线粒体酶和（或）激活线粒体酶活性。从线粒体角度出发，探索神经退行性疾病的发生机制和防治靶点可能是有效防治此类疾病的重要策略。线粒体营养素在神经退行性疾病防治中可能具有重要的应用前景。除了线粒体相关的功能分子之外，膳食策略（如地中海饮食和生酮饮食）及运动策略也可能通过调节线粒体结构、功能和稳态而实现对神经退行性疾病的防治。

大量研究表明，绝大多数神经退行性疾病都伴有不同程度的线粒体形态改变及线粒体功能障碍，神经退行性疾病的线粒体机制研究已成为广大研究者的关注热点。然而，其中仍有很多问题等待解决，如神经退行性疾病中线粒体的融合与分裂的异常是如何起始的，线粒体在细胞间的运输到底是一种主动保护机制还是一种被动的防御机制，如何通过对线粒体生成或自噬的调节达到临床治疗神经退行性疾病的目的，等等。对上述问题的解答不仅能充分理解神经退行性疾病和线粒体之间的关系，同时有望为神经退行性疾病的治疗提供新的思路。

编写委员会
2024 年 1 月

目 录

第1章 线粒体代谢与神经系统功能 ... 1
1.1 线粒体与神经干细胞 ... 1
1.2 线粒体与神经元 ... 2
1.3 线粒体与神经胶质细胞 ... 4
1.4 线粒体与神经可塑性 ... 5
1.5 线粒体与神经退行性变化 ... 6
1.5.1 神经细胞的退行性变化 ... 6
1.5.2 神经退行性变化中的线粒体功能障碍 ... 7

第2章 神经退行性疾病概论 ... 11
2.1 神经退行性疾病的分类与病理特点 ... 11
2.1.1 分类 ... 11
2.1.2 神经退行性疾病的发病趋势 ... 12
2.1.3 病理特点 ... 14
2.1.4 致病机制 ... 15
2.2 神经退行性疾病发生过程中的线粒体机制 ... 17
2.2.1 线粒体功能障碍与阿尔茨海默病 ... 18
2.2.2 线粒体功能障碍与帕金森病 ... 19
2.2.3 线粒体功能障碍与肌萎缩侧索硬化 ... 19
2.2.4 线粒体功能障碍与亨廷顿病 ... 19
2.3 神经退行性疾病的治疗现状 ... 20
2.3.1 临床药物 ... 20
2.3.2 辅助性药物治疗 ... 20
2.3.3 靶向调节线粒体代谢的功能分子 ... 22
2.3.4 膳食策略 ... 24
2.3.5 运动调控 ... 25
2.4 小结与展望 ... 25

第3章 阿尔茨海默病 ... 33
3.1 阿尔茨海默病的临床表现与病理特征 ... 33
3.1.1 临床表现 ... 33

3.1.2 病理特征 ·34
3.2 阿尔茨海默病的发病机制 ·35
3.2.1 遗传变异 ·36
3.2.2 Aβ假说 ·36
3.2.3 神经原纤维缠结 ·36
3.2.4 线粒体功能障碍 ·37
3.2.5 神经炎症 ·38
3.2.6 糖脂代谢紊乱 ·39
3.2.7 胆碱能假说 ·39
3.2.8 离子稳态失调 ·40
3.3 阿尔茨海默病的诊断与生物标志物 ·41
3.3.1 阿尔茨海默病的诊断 ·41
3.3.2 CSF中的经典生物标志物 ·41
3.3.3 外周生物标志物 ·43
3.3.4 线粒体代谢相关的生物标志物 ·48
3.3.5 小结与展望 ·50
3.4 线粒体损伤介导阿尔茨海默病的病理发生 ·51
3.4.1 线粒体呼吸功能损伤 ·51
3.4.2 超氧阴离子和解偶联蛋白 ·52
3.4.3 APP与Aβ在线粒体内的积累 ·55
3.4.4 线粒体氧化应激诱导的炎症 ·55
3.4.5 线粒体氧化应激诱导的凋亡 ·55
3.4.6 胶质细胞激活 ·57
3.4.7 小结与展望 ·59
3.5 线粒体动态变化与阿尔茨海默病 ·59
3.5.1 线粒体的动态变化 ·60
3.5.2 线粒体融合、分裂异常与阿尔茨海默病 ·64
3.5.3 线粒体运输功能异常与阿尔茨海默病 ·67
3.5.4 线粒体生成与阿尔茨海默病 ·68
3.5.5 线粒体自噬 ·74
3.6 线粒体代谢与阿尔茨海默病 ·77
3.6.1 葡萄糖代谢与阿尔茨海默病 ·77
3.6.2 脂质代谢与阿尔茨海默病 ·80
3.6.3 酮体代谢与阿尔茨海默病 ·83
3.6.4 乳酸代谢与阿尔茨海默病 ·85

3.6.5　线粒体氧化磷酸化与阿尔茨海默病 ································· 87
　　3.6.6　雌激素水平与线粒体功能紊乱 ··································· 89
　　3.6.7　线粒体代谢紊乱与神经细胞DNA表观遗传重塑 ····················· 90
　　3.6.8　小结与展望 ··· 92

第4章　帕金森病 ··· 116
4.1　帕金森病概述 ··· 117
　　4.1.1　帕金森病的发现 ··· 117
　　4.1.2　帕金森病的临床症状 ··· 119
　　4.1.3　帕金森病的非运动症状 ··· 120
　　4.1.4　帕金森病的分类 ··· 123
　　4.1.5　帕金森病的病理特征 ··· 126
　　4.1.6　多巴胺在帕金森病中的作用 ····································· 129
　　4.1.7　多巴胺分泌的检测方法 ··· 133
　　4.1.8　帕金森病的病理进程 ··· 136
　　4.1.9　帕金森病的环境因素 ··· 138
　　4.1.10　帕金森病的遗传性基因 ·· 139
4.2　帕金森病的病理机制 ··· 153
　　4.2.1　线粒体假说 ··· 154
　　4.2.2　蛋白酶体假说 ··· 156
　　4.2.3　溶酶体假说 ··· 158
　　4.2.4　囊泡循环假说 ··· 159
　　4.2.5　脑-肠轴假说 ·· 163
4.3　帕金森病与线粒体 ··· 165
　　4.3.1　帕金森病中线粒体的动态变化 ··································· 166
　　4.3.2　帕金森病中线粒体DNA突变 ···································· 167
　　4.3.3　线粒体未折叠蛋白反应在PD中的作用 ···························· 168
　　4.3.4　帕金森病患者中线粒体呼吸链的变化 ····························· 169
　　4.3.5　PD中线粒体和内质网的相互作用 ································ 170
4.4　帕金森病动物模型 ··· 171
　　4.4.1　帕金森病细胞模型 ··· 172
　　4.4.2　非哺乳类转基因模型 ··· 173
　　4.4.3　线粒体损伤构造帕金森病动物模型 ······························· 175
　　4.4.4　帕金森病转基因动物模型 ······································· 177
4.5　帕金森病的治疗 ··· 183
　　4.5.1　药物疗法 ··· 183

4.5.2　物理疗法 …………………………………………………………… 186
　　4.5.3　生物疗法 …………………………………………………………… 188
　　4.5.4　线粒体治疗 ………………………………………………………… 191

第5章　亨廷顿病　204

5.1　亨廷顿病概述　204
　　5.1.1　亨廷顿病的发现及其流行特点 …………………………………… 204
　　5.1.2　亨廷顿病的分类 …………………………………………………… 205
　　5.1.3　亨廷顿病的临床症状 ……………………………………………… 206
　　5.1.4　亨廷顿病的病理特征 ……………………………………………… 209

5.2　亨廷顿病的病理机制　212
　　5.2.1　亨廷顿病的遗传基因 ……………………………………………… 212
　　5.2.2　亨廷顿蛋白的结构和功能 ………………………………………… 213
　　5.2.3　突变亨廷顿蛋白的致病机制 ……………………………………… 215

5.3　亨廷顿病的神经机制　216
　　5.3.1　运动症状的环路机制 ……………………………………………… 216
　　5.3.2　HD中SPN兴奋性变化 …………………………………………… 217

5.4　亨廷顿病与线粒体　218
　　5.4.1　亨廷顿病中线粒体功能的变化 …………………………………… 219
　　5.4.2　亨廷顿病中线粒体形态的变化 …………………………………… 220
　　5.4.3　亨廷顿病中线粒体对钙的调节 …………………………………… 221
　　5.4.4　亨廷顿病与线粒体自噬 …………………………………………… 221
　　5.4.5　亨廷顿病中线粒体损伤的可能机制 ……………………………… 222

5.5　亨廷顿病的动物模型　223
　　5.5.1　片段转基因模型 …………………………………………………… 223
　　5.5.2　全长转基因模型 …………………………………………………… 226
　　5.5.3　基因敲入模型 ……………………………………………………… 228

5.6　亨廷顿病的治疗　231
　　5.6.1　线粒体疗法 ………………………………………………………… 231
　　5.6.2　药物疗法 …………………………………………………………… 231
　　5.6.3　生物疗法 …………………………………………………………… 233
　　5.6.4　物理疗法 …………………………………………………………… 235

第6章　肌萎缩侧索硬化　247

6.1　肌萎缩侧索硬化概述　247

6.2　肌萎缩侧索硬化的临床症状　248
　　6.2.1　经典的肌萎缩侧索硬化症状 ……………………………………… 248

		6.2.2 延髓性肌萎缩侧索硬化症状	248

      6.2.3 额颞痴呆 248
      6.2.4 疼痛 248
  6.3 肌萎缩性侧索硬化的病理学特征 249
      6.3.1 神经元的死亡 249
      6.3.2 神经元中的蛋白聚集 250
  6.4 肌萎缩性侧索硬化的风险因素 250
      6.4.1 环境与生活方式 250
      6.4.2 遗传因素 251
  6.5 肌萎缩性侧索硬化的病理机制 258
      6.5.1 蛋白质稳态失衡 259
      6.5.2 RNA 代谢异常 259
      6.5.3 兴奋性毒性 260
  6.6 肌萎缩侧索硬化与线粒体 261
      6.6.1 ALS 相关基因突变与线粒体的关系 261
      6.6.2 ALS 中线粒体结构的变化 263
      6.6.3 ALS 中线粒体呼吸链及 ATP 产生缺陷 263
      6.6.4 线粒体的氧化应激变化 265
      6.6.5 ALS 中线粒体的钙稳态失调 266
      6.6.6 ALS 中线粒体的促凋亡信号通路 268
  6.7 肌萎缩性侧索硬化的治疗 269
      6.7.1 药物治疗 269
      6.7.2 干细胞治疗 270
      6.7.3 基因治疗 271
      6.7.4 将线粒体动力学作为 ALS 的治疗靶标 273
  6.8 肌萎缩性侧索硬化的总结 273

第7章 多发性硬化 285
  7.1 多发性硬化概述 285
  7.2 多发性硬化的临床特征 287
      7.2.1 视神经炎 287
      7.2.2 感觉症状 288
      7.2.3 运动表现 288
      7.2.4 其他症状 288
  7.3 多发性硬化的分类 288
      7.3.1 临床孤立综合征 290

  7.3.2 复发缓解型多发性硬化 ………………………………………………………… 290
  7.3.3 继发进展型多发性硬化 ………………………………………………………… 290
  7.3.4 原发进展型多发性硬化 ………………………………………………………… 291
 7.4 多发性硬化的病理特征 …………………………………………………………………… 291
  7.4.1 白质病灶 ………………………………………………………………………… 291
  7.4.2 正常表现白质 …………………………………………………………………… 292
  7.4.3 灰质病灶 ………………………………………………………………………… 292
  7.4.4 髓鞘再生与神经退行 …………………………………………………………… 293
 7.5 多发性硬化的致病因素 …………………………………………………………………… 293
  7.5.1 生活方式和环境因素 …………………………………………………………… 293
  7.5.2 遗传因素 ………………………………………………………………………… 294
 7.6 多发性硬化的病理机制 …………………………………………………………………… 295
  7.6.1 T细胞参与多发性硬化 ………………………………………………………… 296
  7.6.2 B细胞参与多发性硬化 ………………………………………………………… 297
  7.6.3 进展型多发性硬化的炎症机制 ………………………………………………… 298
 7.7 多发性硬化与线粒体 ……………………………………………………………………… 299
  7.7.1 多发性硬化中线粒体功能障碍 ………………………………………………… 299
  7.7.2 线粒体参与多发性硬化中白质损伤 …………………………………………… 300
  7.7.3 线粒体参与多发性硬化中灰质损伤 …………………………………………… 302
 7.8 多发性硬化的动物模型 …………………………………………………………………… 302
  7.8.1 多发性硬化的EAE模型 ………………………………………………………… 303
  7.8.2 多发性硬化的病毒诱导模型 …………………………………………………… 303
  7.8.3 多发性硬化的毒素诱导模型 …………………………………………………… 304
 7.9 多发性硬化的治疗 ………………………………………………………………………… 305
  7.9.1 RRMS的疾病修正治疗 ………………………………………………………… 305
  7.9.2 进展型多发性硬化的疾病修正治疗 …………………………………………… 308
  7.9.3 针对复发的治疗 ………………………………………………………………… 308
  7.9.4 多发性硬化的对症治疗 ………………………………………………………… 308
  7.9.5 靶向线粒体的多发性硬化的治疗方法 ………………………………………… 309
  7.9.6 开发中的多发性硬化的治疗方法 ……………………………………………… 310

第8章 其他神经退行性疾病 …………………………………………………………………… 320
 8.1 年龄相关性黄斑变性 ……………………………………………………………………… 320
  8.1.1 年龄相关性黄斑变性概述 ……………………………………………………… 321
  8.1.2 年龄相关性黄斑变性的病理机制 ……………………………………………… 328
  8.1.3 线粒体与年龄相关性黄斑变性 ………………………………………………… 331

  8.1.4 年龄相关性黄斑变性的动物模型 ················· 335
  8.1.5 年龄相关性黄斑变性的治疗 ··················· 337
 8.2 癫痫 ································· 340
  8.2.1 癫痫概述 ························· 340
  8.2.2 癫痫的致病因素 ······················ 342
  8.2.3 癫痫的病理特征 ······················ 346
  8.2.4 癫痫的病理机制 ······················ 349
  8.2.5 癫痫与线粒体 ······················· 353
  8.2.6 癫痫的动物模型 ······················ 356
  8.2.7 癫痫的治疗 ························ 357
索　引 ···································· 365

第1章
线粒体代谢与神经系统功能

线粒体是真核细胞中的一种具有双层膜结构的细胞器，是细胞进行有氧呼吸的主要场所。线粒体除了作为产生 ATP（adenosine triphosphate，ATP）的能量工厂，还被认为是细胞的中心枢纽，可整合和控制包括增殖、分化和迁移在内的细胞生命过程。在细胞内，线粒体的分布主要根据能量需求的变化而变化，为细胞的代谢和运动等细胞生命活动提供能量。通过对线粒体数量、形状和功能的控制，细胞可适应环境的变化。在中枢神经系统中，大部分 ATP 主要是由神经元中的还原型烟酰胺腺嘌呤二核苷酸（reduced nicotinamide adenine dinucleotide，NADH）发生一系列氧化磷酸化（oxidative phosphorylation）产生的，只有约 10% 依赖于细胞质内的糖酵解[1]。从糖酵解到氧化磷酸化的代谢转换，线粒体形态、功能和能量代谢在调节神经元发育、成人神经发生、神经退行性变化中发挥着重要作用[2]。

1.1 线粒体与神经干细胞

长期以来，神经细胞被认为是由胚胎干细胞（embryonic stem cell，ESC）分化而来，中枢神经系统缺乏自我更新能力，成年哺乳动物中枢神经系统神经元在疾病或损伤后不能再生。20 世纪 90 年代，人们从成年个体脑内分离培养了能不断分裂增殖且具有多种分化潜能的细胞群。B. A Reynolds 等人[3]于 1992 年在研究成年哺乳动物大脑时，首次提出神经干细胞（neural stem cell，NSC）的概念，后续的免疫组化研究证实了人脑中也存在 NSC。1997 年，R McKay[4]将 NSC 定义为具有分化为神经元、星形胶质细胞和少突胶质细胞的潜能，能自我更新，并足以提供大量脑组织细胞的细胞群；其可通过不对称分裂产生 1 个干细胞和 1 个祖细胞，或通过对称分裂产生 2 个干细胞或 2 个祖细胞。

神经干细胞不仅可分化为 3 种中枢神经系统细胞——神经元、星形胶质细胞和少突胶质细胞，还能转分化为其他细胞，如肌细胞、血细胞等。目前还不清楚是否存在一种干细胞可以分化为包括神经元和胶质细胞的整个神经系统，胚胎干细胞是否可以产生所有类型的神经细胞有待进一步研究，但它们可能是最具可塑性的神经干细胞，胚胎来源的神经干细胞的体外培养可以产生很多类型的细胞。与其他祖细胞相比，干细胞在移植区域对形成终末细胞的作用尚不清楚，但干细胞可以根据区域微环境调整自身分化方向。

近几年，大量研究均证实在胚胎和成年哺乳动物脑内均存在神经干细胞，其在脑内终生存在，不断增殖、分裂、迁移，补充沿途区域内的特定细胞。成体内存在一种存活期较长的祖细胞，促进神经发生。研究者们从胚胎的中枢神经系统分离出干细胞样细胞和体内多能的干细胞样祖细胞，它们的存在均证明了在神经系统发育中的神经干细胞的重要性。除了从传统的神经发生区（如海马齿状回）分离得到成体神经干细胞外，近年在新皮质、脊髓等非传统的神经发生区也观察到了神经发生现象。

胚胎期可在视网膜、海马、大脑皮质、脊髓、嗅球、侧脑室的脑室区等观察到神经干细胞的存在。随着年龄的增长，机体内神经干细胞数目逐渐减少，但嗅球、室管膜、室管膜下区及海马齿状回终生具有神经干细胞存在，可能具有神经再生功能。

线粒体在神经干细胞的自我更新能力中发挥作用，干细胞的增殖能力与低线粒体耗氧量和高水平的糖酵解活性相关，降低氧气水平可增强神经干细胞的增殖和多能性。人类胚胎干细胞表现出"无氧"代谢特征，当体细胞被诱导恢复到胚胎干细胞样表型时，其线粒体在形态、细胞分布、ATP和活性氧（reactive oxygen species，ROS）产生方面也恢复到胚胎干细胞样状态。

1.2 线粒体与神经元

神经元（neuron）是一种高度分化的细胞，虽形态和功能多种多样，但结构上大致可分为细胞体（soma）、树突（dendrite）和轴突（axon），轴突往往很长，在其离开细胞体若干距离后开始获得髓鞘，成为神经纤维（图1.1）。一方面，神经纤维可因神经冲动发挥其功能性作用，影响组织的功能活动；另一方面，神经纤维还可以直接释放某些物质，发挥其营养性作用，产生生理和生化变化。

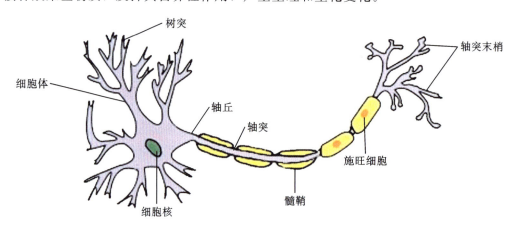

图1.1 神经元结构示意图

在神经元中，线粒体是新陈代谢和钙稳态的重要细胞器。此外，线粒体是高度动态变化的细胞器，能够沿着微管轨迹分裂、融合和移动，以确保它们分布到神经元外围。线粒体主要分布于轴突全长和突触前终末，树突中的线粒体主要位于树突轴。线粒体具有很强的流动性，在轴突、树突、突触前末端或它们之间快速移动。线粒体动力学改变，如线粒体的位置、形态、数量和功能的变化，均可影响神经发育。神经元线粒体功能紊乱是导致神经可塑性受损和神经元退化的重要原因，并与阿尔茨海默病、帕金森病、精神障碍和中风密切相关。

通常，线粒体生物能量对于许多不同的 ATP 依赖过程至关重要，这些过程使神经元能够发挥作用并对环境挑战做出适应性反应。如膜离子动力 ATP 酶、参与细胞外信号转导的激酶（包括神经递质和神经营养因子）、参与细胞骨架重塑的蛋白质、神经元内细胞器的运动，以及神经递质的释放和再循环。

神经元线粒体在突触前和树突中缓冲 Ca^{2+} 并产生 ATP，它们通过特殊的接触位点与内质网进行功能上的相互作用。早期研究发现，在轴突和躯体树突中都可以观察到局部蛋白质的合成，蛋白质合成需要巨大的能量[5]，机体是如何满足这一需求的呢？众所周知，线粒体蛋白质在神经元局部合成的蛋白质中占有相当大的比例。而且也发现了局部线粒体蛋白质的合成[6]，并对线粒体形态和膜电位有重要作用[7]。

神经元线粒体易受氧化应激的影响，因为电子传递链在易兴奋的细胞中非常活跃，因此会产生大量的超氧阴离子自由基。去乙酰化酶（sirtuin3，SIRT3）是一种线粒体 NAD^+ 依赖性蛋白去乙酰化酶，在神经元的线粒体功能和应激抵抗中发挥重要作用。线粒体中 SIRT3 的两种蛋白底物是超氧化物歧化酶 2 和亲环素 D（cyclophilin D，CypD），SIRT3 的脱乙酰基增加了超氧化物歧化酶 2 的活性，降低了线粒体的超氧化物歧化酶水平，而亲环素 D 的去乙酰化阻止了线粒体膜通透性转换孔的打开，从而阻止了细胞凋亡。线粒体中含有大量的多不饱和脂肪酸，容易受到活性氧的影响。当多不饱和脂肪酸被氧化时，副产物之一是 4-羟基壬烯醛（4-Hydroxynonenal，HNE），它可以共价修饰蛋白质的半胱氨酸、赖氨酸和组氨酸残基，从而损害线粒体电子传递链蛋白、分子伴侣、生长因子、神经递质受体、蛋白酶体蛋白和细胞骨架蛋白等。线粒体 DNA 靠近呼吸链，编码电子传递链的 13 个蛋白质成分，但又缺少保护性组蛋白，因此，线粒体 DNA 容易受到氧化损伤，影响 ATP 的产生，最终导致恶性循环，即 ROS 损害 DNA，导致 ROS 生成增加。

从神经元发育受损到各种神经退行性疾病，都可以观察到线粒体功能障碍和线粒体动力学改变。神经元生命的不同阶段，线粒体有着不同的特征，在发育后期，线粒体的调节运输、融合、分裂和锚定直接影响轴突的生长和分支、树突的发生。此外，代谢重组在静止的神经干细胞激活和增殖发挥着越来越重要的作用。其他类型的细胞，如胶质细胞，也为神经元提供了关键的能量代谢产物，为突触提供动力。代谢可塑性的增强使这些细胞非常适合于调节多种形式的耦合，不仅是与神经元，也是与血管系统。

1.3　线粒体与神经胶质细胞

神经胶质细胞在神经系统中的数量是神经元的几十倍，它们在调节神经发生和突触可塑性中发挥着重要作用。不同于神经元，神经胶质细胞由于缺少 Na^+ 通道而不能产生动作电位。神经胶质细胞主要有星形胶质细胞、少突胶质细胞、小胶质细胞和施旺细胞。在神经元回路成熟的过程中，除神经元内在机制外，神经胶质细胞在突触接触选择性消失中也起着关键作用。

不同类型的神经胶质细胞具有不同于神经元的代谢和线粒体特性。以神经胶质细胞为主的病理障碍发现，受影响的胶质细胞类型中存在线粒体异常。线粒体功能障碍会引发炎症反应。在炎症过程中，线粒体代谢的改变会引起小胶质细胞和星形胶质细胞的激活，从而进一步导致促炎细胞因子的释放及 ROS 的产生。神经胶质细胞线粒体可能有助于调节神经胶质功能及突触前环境，包括神经元功能和生存能力。研究表明，受损的线粒体可以从神经元轴突转移到星形胶质细胞中进行周转，相反，星形胶质细胞也可以转移线粒体以促进神经元存活。小胶质细胞来源于早期巨噬细胞，在中枢神经系统中发挥着重要的免疫和吞噬功能，抑制线粒体的呼吸功能，最终影响小胶质细胞极化状态。

此外，神经胶质细胞还与神经系统退化或成人神经损伤后的病理性变化有关[8]。神经胶质细胞的作用主要有以下几个方面。

(1) 支持作用：星形胶质细胞的突起交织成网，支持着神经元的细胞体和神经纤维。

(2) 屏障作用：星形胶质细胞的部分突起末端膨大，覆盖于毛细血管表面，是血-脑屏障的重要组成部分。

(3) 绝缘作用：少突胶质细胞和施旺细胞分别构成中枢和外周神经纤维的髓鞘，使神经纤维之间的活动基本上互不干扰。

(4) 修复和再生作用：小胶质细胞可转变为巨噬细胞，通过吞噬作用清除因衰老、疾病而变性的神经元及其细胞碎片；星形胶质细胞则通过增生繁殖，填补神经元死亡后留下的缺损，但如果增生过度，可成为脑瘤发病的原因。

(5) 营养作用：星形胶质细胞可以产生神经营养因子（neurotrophic factor, NTF），维持神经元的生长、发育和生存。

(6) 摄取神经递质：哺乳类动物的背根神经节、脊髓以及自主神经节的神经胶质细胞均能摄取神经递质，故与神经递质浓度的维持和突触传递有关。

(7) 维持神经元周围的 K^+ 平衡：神经元兴奋时引起 K^+ 外流，星形胶质细胞则通过细胞膜上的 Na^+-K^+ 泵将 K^+ 泵入到细胞内，并经细胞间通道（缝隙连接）将 K^+ 迅速分散到其他胶质细胞内，使神经元周围的 K^+ 不至于过分增多而干扰神经元活动。

(8) 其他作用：有研究表明，突触的形成与星形胶质细胞密切相关，介导线粒

体运动的相关基因 *Miro1*（mitochondrial Rho GTPase 1）控制着星形胶质细胞中线粒体的定位和钙动态，表明星形胶质细胞线粒体在突触可塑性中发挥着重要作用[9]。

1.4 线粒体与神经可塑性

神经可塑性是指神经系统中神经细胞的结构和功能因生理或病理干扰而发生的一系列适应性变化，这种结构和功能适应能力的生物学基础包括神经传递、细胞骨架重塑、膜运输、基因转录、蛋白质合成和蛋白质水解的突触前与突触后改变。神经递质、神经营养因子和细胞黏附分子三类高度保守的细胞间信号调节神经系统的发生和可塑性。神经可塑性结构和生理上的适应性变化与学习、记忆及行为的改变密切相关，这预示着神经可塑性机制的调节在神经退行性疾病治疗中的巨大的潜在价值[10]。

在中枢神经系统发育过程中，神经元的重塑发挥着重要作用，如轴突的修剪[11]，树突棘的结构可塑性[9-12]及突触的可塑性[13]。此外，新神经元连接到先前存在的神经元并重新连接大脑部分的能力构成了一种神经可塑性的形式。对成年脑内神经发生的理解不仅有助于阐明成人神经可塑性的基本原理，活跃的成年神经发生对于开发中枢神经系统损伤和神经退行性疾病的治疗新策略具有重要意义[1]。

神经元的活性和可塑性建立在膜电位的基础上，膜电位是突触传递的条件，也是脊椎形成和修剪、信号机制与囊泡运输的基础，膜电位的模式改变会影响谷氨酸受体介导的 Ca^{2+} 内流，这些活动都需要大量的 ATP，也要保证细胞内稳态调节。在正常的大脑功能和神经元受到氧化与代谢应激的情况下，线粒体通过产生 ATP 和 NAD^+ 调节亚细胞结构中的钙离子和氧化还原稳态，在神经元可塑性中发挥着重要作用[9]。有研究发现，分布在突触前终末和树突棘底部的线粒体在树突棘的结构可塑性中起着重要作用[9-12]。

由于膜电压和配体门控钙通道的激活，突触前轴突终末和突触后树突都会发生代谢和氧化应激改变[14]。通过线粒体产生的 ATP 和 NADH 是维持与恢复离子浓度梯度所需的主要能量来源。目前已知蛋白合成酶是轴突中线粒体迁移的负调节因子，它可在突触前轴突终末调节线粒体介导的 Ca^{2+} 信号，通过隔离 Ca^{2+} 从而在中高突触活动期加速突触传递的恢复[15]。突触前轴突终末通常包含几个线粒体，这表明此区域对 ATP 和 Ca^{2+} 处理的局部需求量很大，突触线粒体重新分布并增强则是神经元对刺激的反应，在神经元可塑性中凸显出重要作用[14]。

线粒体的功能变化与突触传递的长时程增强有关[10]，影响突触可塑性，如 Ca^{2+} 的摄取或释放，超氧化物和其他 ROS 的产生，以及蛋白质的释放等。研究表明，当长时程增强的功效在神经退化和（或）衰老期间下降时，人们的认知能力也会下降[10]。在脑源性神经营养因子（brain-derived neurotrophic factor，BDNF）的作用下，皮质神经元对葡萄糖的利用增加，线粒体的产能改变，线粒体复合物 I 的呼吸耦合作用增加，从而促进突触可塑性。

BDNF 在学习和记忆以及神经元对生物能量的适应性中起着非常重要的作用。BDNF 与酪氨酸激酶受体 B 相互作用，刺激磷脂酰肌醇激酶（phosphatidylinositol kinase，PIK）和蛋白激酶 B（protein kinase B，Akt）磷酸化，促进神经元重塑[16]。此外，磷酸化的 Akt 会进一步磷酸化 B 淋巴细胞瘤-2 家族蛋白 Bad，抑制其向线粒体转运、生物发生，提高 ATP 产量[16]。在形成突触的海马神经元中，它通过降低突触前终末谷氨酸释放，抑制线粒体迁移，从而导致突触前线粒体数量增加[17]。

还有研究发现，去乙酰化酶可作用于底物蛋白的赖氨酸残基，从而在神经可塑性中发挥重要作用[18]。运动和兴奋性谷氨酸能神经传递诱导海马神经元表达 SIRT3，缺乏 SIRT3 的神经元表现出对 Ca^{2+} 的过度反应，增加了癫痫发作的易感性[19]。SIRT3 对突触可塑性的影响可能通过线粒体超氧化物歧化酶 2（superoxide dismutase 2，SOD2）介导，使 SOD2 去乙酰化，从而增加其歧化酶活性，降低超氧阴离子自由基的水平[19]。

早期研究发现，在轴突和躯体树突中都可以观察到局部蛋白质的合成，蛋白质合成需要充分的能量供应[5]，机体是如何满足这一需求的？线粒体蛋白质在神经元局部合成的蛋白质中占有相当大的比例。对线粒体功能的研究发现，在突触可塑性过程中，树突中的线粒体呈长管状，为局部的蛋白质合成提供能量，在受到刺激时，线粒体与内质网一起调节钙稳态；在轴突中，短线粒体为维持突触小泡提供 ATP[7]，并且轴突中也存在着局部线粒体蛋白质的合成[6]，影响着线粒体形态和膜电位的变化[7-20]。

关于线粒体在突触可塑性中的作用，许多问题仍然没有答案。突触前终末中的线粒体与树突中的线粒体表型是否不同？突触活动是否及如何影响线粒体功能和运动性的？这些可以通过对特定信号成分的监测来确定，如谷氨酸受体、钙依赖和其他激酶等，可通过高分辨率成像监测线粒体的运动性和功能状态，包括膜电位、ROS 和 Ca^{2+} 水平等，也可通过有条件地敲除在线粒体迁移和功能中具有特定作用的蛋白质，将有助于确定这些蛋白质在突触可塑性中的作用[21]。

在人类衰老的过程中，β-淀粉样蛋白沉积、突触营养不良或丢失、脑中神经元丢失等都会导致神经可塑性的减弱。大量研究表明，阿尔茨海默病患者的记忆衰退与淀粉样沉淀没有很好的相关性，相反，与大脑皮质和海马中突触标志物的丢失之间的关联性越来越强[10]。这表明成年神经发生有助于神经可塑性机制的恢复，并可进一步促进神经退行性疾病患者功能的恢复。

1.5 线粒体与神经退行性变化

1.5.1 神经细胞的退行性变化

神经元是神经组织的主要细胞类型，神经元退行性变性是神经退行性疾病的共同病理特征。神经元变性除具有细胞体肿胀、细胞核固缩、脂肪变性、脂褐素沉积等一般细胞变性表现外，还可见尼斯尔氏体(简称尼氏体)溶解、原发性神经元系统性变性、神经原纤维变性及细胞内包涵体、轴索和髓鞘变性等特殊性改变。

尼氏体是神经细胞胞质内散在的嗜碱性颗粒，由大量平行排列的粗面内质网和其间的游离核糖体构成，是神经元胞体细胞质的特征性结构之一。尼氏体溶解分为周围性与中央性两种类型。周围性尼氏体溶解即胞质周边的尼氏体溶解，可见于感染、中毒等急性疾病；中央性尼氏体溶解表现为神经元肿胀、胞体中心尼氏体溶解消失、细胞核偏位，可见于运动神经元轴索损伤等。

原发性神经元系统性变性是指某一群特殊类型的神经元或某特定区域的多数神经元发生原因不明的进行性萎缩及死亡，如大脑皮质神经元广泛变性的阿尔茨海默病和纹状体黑质神经元变性的帕金森病，具有对称性、累及一个或多个系统神经元、神经元变性及从远端轴索到达神经元胞体的向心性发展的特点。

神经原纤维变性是指因胞质内神经原纤维缠结而导致的神经元异常。变性神经原纤维粗细不等、排列紊乱，在神经元胞体内聚集成团或交织成网，有类淀粉的染色特性。神经原纤维缠结常见于阿尔茨海默病患者的大脑海马锥体细胞，也见于帕金森病的脑干神经元。发生神经原纤维缠结的神经元最终将消失，残留的变性神经原纤维构成老年斑。典型的老年斑包含一个淀粉样变微丝构成的核心、外周环绕变性神经元残留的轴突及树突，最外层为反应性星形胶质细胞。

轴索由胞质内发出的神经原纤维构成，多数附有髓鞘，称为有髓纤维；少数轴索，如传导痛觉的神经纤维或某些交感神经纤维则无髓鞘，称为无髓纤维。轴索损伤(如神经轴索型营养不良)后出现弯曲、结节或泡状结构形成，继而断裂、解离为颗粒状碎屑，最后完全消失。髓鞘变性早期可见小胶质细胞吞噬和清除髓鞘崩解产物，髓鞘发生变性崩解时，其内含有的大量脂质向外呈现，变性区局部神经组织疏松肿胀。

1.5.2 神经退行性变化中的线粒体功能障碍

越来越多的证据表明，线粒体变性和氧化损伤参与了神经退行性疾病的发病机制，在帕金森病、阿尔茨海默病等疾病中，蛋白质、脂质和DNA的氧化损伤总体水平升高。线粒体损伤影响线粒体生成，活性氧增加，线粒体在微管上运输受影响，电子传递链功能障碍，钙离子浓度失衡，线粒体动力学改变，线粒体自噬受影响，多种复杂因素相互作用，最终引发神经退行性疾病的发生、发展。

在帕金森病中，线粒体DNA的突变、线粒体电子链传输的复合物Ⅰ的缺陷与帕金森病的发生、发展密切相关[22]。线粒体功能障碍会使得α-突触核蛋白分泌增加，进而导致帕金森病[23]。*Parkin*基因突变也会导致线粒体功能障碍。磷酸酶定位于线粒体，其功能的丧失导致线粒体对氧化应激的保护降低，进而加重线粒体功能障碍。*Parkin*会被招募到功能失调的线粒体中，加速线粒体的自噬降解。LRRK2(leucine-rich repeat kinase 2)是由*lrrk2*基因编码的蛋白质，具有激酶域、GTPase域等结构域，其COR结构域可与线粒体泛素连接酶parkin的C末端

R2RING 结构域相互作用。突变的 LRRK2 能够诱导神经元凋亡。R1441C 是广泛存在于帕金森病患者中的 LRRK2 突变,突变的 LRRK2 会导致突触后端钙稳态的失衡,引起树突中的线粒体过度清除,从而导致神经元中树突的缩短和复杂度的降低[24-26]。

在阿尔茨海默病中,β-淀粉样蛋白(amyloid β-protein,Aβ)等蛋白质的氧化变化可能导致蛋白质错误折叠和聚集形成[27],其能够结合酒精脱氢酶并抑制细胞色素 c 氧化酶[28]。Aβ 与小胶质细胞上的不同受体相互作用[29],如 TREM2(triggering receptor expressed on myeloid cells 2,TREM2)、Toll 样受体(toll-like receptor,TLR)。其中,TREM2 受损会导致哺乳动物雷帕霉素靶蛋白(mammalian target of rapamycin,mTOR)通路受损,线粒体自噬增加,线粒体数量减少,ATP 的产生减少。Aβ 与嘌呤能受体家族中的 P2RX7(purinergic receptor P2X7,P2RX7)相互作用激活 NF-κB,导致 NLRP3(NLR family pyrin domain containing 3,NLRP3)的激活,释放线粒体细胞色素 c(mitochondrial cytochrome c)和细胞凋亡。内化的 Aβ 与线粒体 Ca^{2+} 单向转运体(mitochondrial calcium uniporter,MCU)相互作用,减少线粒体自噬,并增加活性氧,最终导致细胞毒性[30-31]。在高水平 NO 存在的情况下,动力相关蛋白 1 发生异常的 S-亚硝化,这会导致线粒体分裂急剧增加,造成能量的失衡。在阿尔茨海默病患者的大脑含有抑制线粒体转录和复制的线粒体 DNA 突变[27],所有这些机制最终会造成线粒体损伤,导致阿尔茨海默病患者的神经元损伤、神经变性和认知能力下降。

参考文献

[1] MING G L, SONG H. Adult neurogenesis in the mammalian central nervous system [J]. Annu Rev Neurosci, 2005, 28: 223-250.

[2] ARRAZOLA M S, ANDRAINI T, SZELECHOWSKI M, et al. Mitochondria in Developmental and Adult Neurogenesis [J]. Neurotox Res, 2019, 36(2): 257-267.

[3] REYNOLDS B A, WEISS S. Generation of neurons and astrocytes from isolated cells of the adult mammalian central-nervous-system [J]. Science, 1992, 255(5052): 1707-1710.

[4] MCKAY R. Stem cells in the central nervous system [J]. Science, 1997, 276(5309): 66-71.

[5] RANGARAJU V, LAUTERBACH M, SCHUMAN E M. Spatially stable mitochondrial compartments fuel local translation during plasticity [J]. Cell, 2019, 176(1-2): 73.

[6] SHIGEOKA T, JUNG H, JUNG J, et al. Dynamic axonal translation in developing and mature visual circuits [J]. Cell, 2016, 166(1): 181-192.

[7] RANGARAJU V, LEWIS T L J R, HIRABAYASHI Y, et al. Pleiotropic mitochondria: the influence of mitochondria on neuronal development and disease [J]. J Neurosci, 2019, 39(42): 8200-8208.

[8] WILTON D K, DISSING-OLESEN L, STEVENS B. Neuron-glia signaling in synapse elimination [J]. Annu Rev Neurosci, 2019, 42: 107-127.

[9] RAEFSKY S M, MATTSON M P. Adaptive responses of neuronal mitochondria to bioenergetic

challenges: roles in neuroplasticity and disease resistance [J]. Free Radic Biol Med, 2017, 102: 203-216.

[10] MERCERON-MARTINEZ D, IBACETA-GONZALEZ C, SALAZAR C, et al. Alzheimer's disease, neural plasticity, and functional recovery [J]. J Alzheimers Dis, 2021, 82(s1): S37-S50.

[11] BAS J, NGUYEN T, GILLET G. Involvement of Bcl-xL in neuronal function and development [J]. Int J Mol Sci, 2021, 22(6): 3202.

[12] LI Z, OKAMOTO K, HAYASHI Y, et al. The importance of dendritic mitochondria in the morphogenesis and plasticity of spines and synapses [J]. Cell, 2004, 119(6): 873-887.

[13] KOZUBSKI W, ONG K, WALESZCZYK W, et al. Molecular factors mediating neural cell plasticity changes in dementia brain diseases [J]. Neural Plast, 2021, 2021: 8834645.

[14] MATTSON M P, GLEICHMANN M, CHENG A. Mitochondria in neuroplasticity and neurological disorders [J]. Neuron, 2008, 60(5): 748-766.

[15] KANG J S, TIAN J H, PAN P Y, et al. Docking of axonal mitochondria by syntaphilin controls their mobility and affects short-term facilitation [J]. Cell, 2008, 132(1): 137-148.

[16] AHMED S, KWATRA M, GAWALI B, et al. Potential role of TrkB agonist in neuronal survival by promoting CREB/BDNF and PI3K/Akt signaling in vitro and in vivo model of 3-nitropropionic acid (3-NP)-induced neuronal death [J]. Apoptosis, 2021, 26(1-2): 52-70.

[17] CHENG A, WAN R, YANG J L, et al. Involvement of PGC-1alpha in the formation and maintenance of neuronal dendritic spines [J]. Nature communications, 2012, 3: 1250.

[18] YANG W, NAGASAWA K, MUNCH C, et al. Mitochondrial sirtuin network reveals dynamic SIRT3-dependent deacetylation in response to membrane depolarization [J]. Cell, 2016, 167(4): 985-1000.

[19] CHENG A W, YANG Y, ZHOU Y, et al. Mitochondrial SIRT3 mediates adaptive responses of neurons to exercise and metabolic and excitatory challenges [J]. Cell metabolism, 2016, 23(1): 128-142.

[20] CIONI J M, LIN J Q, HOLTERMANN A V, et al. Late Endosomes Act as mRNA translation platforms and sustain mitochondria in axons [J]. Cell, 2019, 176(1-2): 56-72.

[21] CHENG A, HOU Y, MATTSON M P. Mitochondria and neuroplasticity [J]. ASN Neuro, 2010, 2(5): e00045.

[22] ABELIOVICH A. Parkinson's disease: mitochondrial damage control [J]. Nature, 2010, 463(7282): 744-745.

[23] SHIMSHEK D R, SCHWEIZER T, SCHMID P, et al. Excess α-synuclein worsens disease in mice lacking ubiquitin carboxy-terminal hydrolase L1 [J]. Sci Rep, 2012, 2: 262.

[24] KUMAR S, BEHL T, SEHGAL A, et al. Exploring the focal role of LRRK2 kinase in Parkinson's disease [J]. Environmental science and pollution research international, 2022, 29(22): 32368-32382.

[25] BONET-PONCE L, COOKSON M R. LRRK2 recruitment, activity, and function in organelles [J]. Febs Journal, 2022, 289(22): 6871-6890.

[26] MYASNIKOV A, ZHU H W, HIXSON P, et al. Structural analysis of the full-length human LRRK2 [J]. Cell, 2021, 184(13): 3519-3527.

[27] ANDERSEN J K. Oxidative stress in neurodegeneration: cause or consequence? [J]. Nature

medicine, 2004, 10(7): S18 - S25.

[28] LUSTBADER J W, CIRILLI M, LIN C, et al. ABAD directly links Abeta to mitochondrial toxicity in Alzheimer's disease [J]. Science, 2004, 304(5669): 448 - 452.

[29] MORTON H, KSHIRSAGAR S, ORLOV E, et al. Defective mitophagy and synaptic degeneration in Alzheimer's disease: focus on aging, mitochondria and synapse [J]. Free radical biology and medicine, 2021, 172: 652 - 667.

[30] KARRAN E, DE STROOPER B. The amyloid hypothesis in Alzheimer disease: new insights from new therapeutics [J]. Nature reviews drug discovery, 2022, 21(4): 306 - 318.

[31] YANG J L, WISE L, FUKUCHI K. TLR4 cross - talk with NLRP3 inflammasome and complement signaling pathways in Alzheimer's disease [J]. Frontiers in immunology, 2020, 11: 724.

第 2 章
神经退行性疾病概论

神经退行性疾病（neurodegenerative disease）是由脑组织中不同脑区神经元发生变性或缺失而产生的疾病的总称。常见的神经退行性疾病有阿尔茨海默病（Alzheimer's disease，AD）、帕金森病（Parkinson disease，PD）、肌萎缩侧索硬化（amyotrophic lateral sclerosis，ALS）、亨廷顿病（Huntington disease，HD）等。随着社会发展和人口老龄化的出现，神经退行性疾病已成为继心血管疾病和癌症之后严重威胁人类健康的第三大类疾病。

虽然目前尚未发现能够彻底治愈神经退行性疾病的方法，但令人振奋的是，近年随着分子生物学、神经生物学及行为科学等诸多领域学科研究的迅猛发展，各类神经退行性疾病的发病原因和病理机制研究均有不同程度的进展。这些研究进展不仅为揭示神经退行性疾病致病机制、寻找有效的防治策略不断提供理论基础，同时也激励广大研究者在此领域进行深入探索，最终获得能够缓解和治疗疾病发生、发展的方法，为全人类造福。

2.1 神经退行性疾病的分类与病理特点

2.1.1 分类

神经退行性疾病的直接致病原因是具有特定功能的神经核团发生萎缩或神经元丢失，最终导致神经系统功能障碍。神经退行性疾病按核心病变部位不同，可分为大脑皮质病变（如阿尔茨海默病、海绵状变性、Pick 病）、锥体外系统病变（如亨廷顿病、哈勒沃登-施帕茨病、肝豆状核变性、神经轴索型营养不良、进行性肌阵挛型癫痫）、中脑与纹状体病变（如帕金森病、纹状体黑质变性、进行性核上型麻痹）、脑干与小脑病变（如小脑型共济失调、脊髓小脑变性、橄榄-脑桥-小脑变性、马查多-约瑟夫病）、脊髓病变（如进行性痉挛性截瘫、进行性后索变性、后侧索联合变性、弗里德赖希共济失调）、运动神经元病变（如肌萎缩侧索硬化、进行性脊髓性肌萎缩、进行性延髓性麻痹）、自主神经系统病变（如全自主神经功能不全、夏-德综合征）及多系统病变。神经退行性疾病的临床表型主要分为两类：运动功能障碍（如肌萎缩侧索硬化、亨廷顿病、帕金森病等）和记忆及认知功能障碍（如阿尔茨海默病等）。

运动功能障碍的典型代表为帕金森病和肌萎缩侧索硬化。帕金森病的病变部位为中脑黑质体和纹状体通路，病理基础为该区域内多巴胺能神经元变性，多巴胺合成减少，引起多巴胺和乙酰胆碱的拮抗作用失衡。帕金森病患者中约70%患者首发症状为震颤，由肢体的促动肌与拮抗肌节律性交替收缩引起，多自一侧上肢远端开始，逐渐扩展到同侧下肢及对侧上、下肢。另有患者表现出强直或动作缓慢、失灵巧和（或）写字障碍、步态障碍、肌痛和痉挛等。肌萎缩侧索硬化累及上运动神经元（大脑、脑干、脊髓），又影响到下运动神经元（颅神经核、脊髓前角细胞）及其支配的躯干、四肢和头面部肌肉，临床上常表现为上、下运动神经元合并受损的混合性瘫痪，多发于中老年人（40岁以上），患者常在确诊后3~5年内因呼吸肌功能丧失等因素而死亡。

记忆及认知功能障碍的典型疾病是阿尔茨海默病。记忆障碍或遗忘是阿尔茨海默病的首发症状，主要表现为短时记忆障碍明显，也就是长时记忆可保持，而短时记忆不完整。如阿尔茨海默病患者不能记起当天发生的日常琐事，遗忘近期接触过的人名、地点和数字。为填补记忆空白，阿尔茨海默病患者常无意识地远事近移或编造情节。认知障碍也是阿尔茨海默病的特征性表现，并随病情进展逐渐明显，包括语言功能障碍、视觉空间功能受损、失认及计算力障碍。如阿尔茨海默病患者由于寻找词汇困难而出现口语或书写空洞、中断，在疾病后期渐渐显示出理解、复述困难，不能执行较复杂的指令，口语量减少，交谈能力减退，阅读理解受损。

2.1.2 神经退行性疾病的发病趋势

神经退行性疾病主要发生于中老年人群，数据显示，目前全球人口老龄化趋势日益明显，2020年我国老年人（60岁以上）已超过2.4亿，至21世纪中叶预计将达到4.1亿。人口老龄化的加剧会引起神经退行性疾病患病人数的显著增加，其已成为全世界重点关注的健康问题。

2.1.2.1 阿尔茨海默病

不同国家或地区的阿尔茨海默病的发病率具有一定差异，但大致在3%~7%。目前我国年龄结构呈现快速老龄化的态势，阿尔茨海默病是我国65岁以上人群中常见的一种疾病，在过去10余年里，其发病率呈快速上升趋势。一项2013年发表在《柳叶刀》的调查研究表明，2010年我国阿尔茨海默病患者约为569万，并且每年每1000人中将新增阿尔茨海默病患者6.25人，是我国面临的一项严峻的公共卫生挑战[1]。美国的一项研究表明，阿尔茨海默病的诊断发病率随着时间的推移而具有下降趋势（从2007年的1.53%下降到2014年的1.09%），其中在中西部和南部地区的发病率较高，并且研究还发现其发病率在农村地区的增幅相对较大[2]。

除了年龄，性别也是重要的影响因素。在同样的生活条件下，女性不仅比年龄匹配的男性患阿尔茨海默病的风险更高，且神经衰退更快，认知能力下降更明显。一项研究表明，65岁男性患阿尔茨海默病的终生风险为6.3%，而罹患各类神经退行性疾病的终生风险为10.9%；65岁女性的相应风险分别为12%和19%，几乎是男性的两倍[3]。此外，神经影像学和病理研究结果均显示，男性和女性阿尔茨海默病病理学存在差异，女性的病理学特征通常比男性更为明显[4]。

2.1.2.2 帕金森病

帕金森病在患病人数上仅次于阿尔茨海默病，是第二大神经退行性疾病，主要发生于中老年人群，发病年龄通常在 65～70 岁。流行病学研究发现，帕金森病的年发病率约为 15/100000，并且 5%～10% 的患病者与遗传因素有关。2016 年的一项调查结果显示[5]，全球有 610 万人患有帕金森病，而在 1990 年仅为 250 万人。依据人口老龄化发展趋势，预计到 2030 年，我国帕金森病的患病人数将超过 400 万[6]。目前，世界范围内帕金森病的患病率差异很大，但在 80 岁以上的人群中患病率趋于稳定。有研究证据表明，与西方人相比，东方人中帕金森病的发生率较低，这表明帕金森病的发生与环境因素和生活方式等密切相关[7]。

在性别方面，帕金森病的发病在男性中更为普遍，男性与女性的比例为 5∶1。在感官方面，患有帕金森病的男性在语言表达和面部表情控制方面存在更大的障碍，而女性更多在视觉空间认知方面出现障碍。美国国立卫生研究院的长期研究表明，在帕金森病早期接受治疗的个体中，女性在认知功能方面的表现总体要好于男性[8]。

2.1.2.3 肌萎缩侧索硬化

肌萎缩侧索硬化作为一种罕见的快速进展性神经退行性疾病，其发病率在不同地区差异很大，但有证据表明发病率具有随着年龄增长而增加的趋势，并且男性的发病率较女性更高。研究表明，中国肌萎缩侧索硬化患者的平均发病年龄在 49.8～54.3 岁，日本和欧洲肌萎缩侧索硬化患者的平均发病年龄分别为 62.1 岁和 62.1～66.3 岁[9-10]；印度肌萎缩侧索硬化患者的发病年龄为 46.2 岁，低于世界上其他地区患者的发病年龄[11]。在发病率方面，2014 年的一项研究报告指出，日本每年的发病率约为 2.2/100000[12]；2010 年报道的欧洲每年的发病率约为 2.16/100000[13]。中国目前尚缺乏完善的肌萎缩侧索硬化患病率的流行病学数据，预估每年有 6 万～8 万的肌萎缩侧索硬化患者。研究还发现[14]，家族性肌萎缩侧索硬化约占所有肌萎缩侧索硬化的 10%，中国肌萎缩侧索硬化患者中家族性肌萎缩侧索硬化的比例仅为 1.2%～2.7%，相对低于世界上的其他地区。

从全球来看，不同地区的发病年龄和发病率与其经济条件、医疗水平、环境等因素有关，较不发达地区的发病率往往较高、发病年龄较低。预计到 2040 年，全球肌萎缩侧索硬化患者的人数较 2015 年将增加 69%[15]，这主要是由于人口老龄化及医疗保健和经济状况等因素所致。

2.1.2.4 亨廷顿病

关于亨廷顿病的流行病学研究数据相对较少。美国一项流行病学研究表明，2003 年至 2016 年，亨廷顿病累积发病率为每 100000 人中发病 1.22 人，并且在过去的 14 年中保持相对稳定[16]。意大利的亨廷顿病流行病学研究发现，从 1990 年至 2009 年平均年发病率为每 100000 人 0.3 例，发病的平均年龄为 50.2 岁，其中男性为54.9岁，女性为45.8岁，患病率和发病率低于欧洲其他地区，但高于亚洲、非洲，与以往更长时间的统计数据相比，亨廷顿病的发生率和患病率未见明显变化[17]。

2.1.3 病理特点

2.1.3.1 神经元退行性变性

神经元退行性变性是神经退行性疾病的共同病理特征，具体可参照本书第1章相关内容。

2.1.3.2 蛋白质异常聚集

许多神经退行性疾病是由于构型改变的蛋白质在中枢神经细胞内蓄积和聚合引起。在多种神经退行性疾病中，均可见到蛋白质异常聚集现象（表2.1）。

表 2.1　蛋白质异常聚集与神经退行性疾病

类别	蛋白质	相关疾病
朊病毒	Prions	克-雅病、库鲁病、疯牛病等
淀粉样蛋白	Aβ肽，Tau蛋白	阿尔茨海默病、唐氏综合征、额颞痴呆等
突触核蛋白家族	α-突触核蛋白（α-synuclein）	帕金森病、肌萎缩侧索硬化等
谷氨酰胺重复延伸	Huntingtin 蛋白	亨廷顿病、脊髓小脑变性等
甲状腺素运载蛋白	Transthyretin	转甲状腺素家族淀粉样蛋白多神经病变
Serpin 类	Neuroserpin	家族性脑病
超氧化物歧化酶	SOD1	肌萎缩侧索硬化

(1) 阿尔茨海默病——Aβ肽和Tau蛋白：Aβ肽是由39～43个氨基酸组成的小分子肽，是其前体蛋白在β分泌酶和γ分泌酶连续作用下的剪切产物。Aβ肽经细胞分泌后在细胞基质沉淀聚集。病理研究发现，Aβ肽在阿尔茨海默病患者脑组织内明显增多，是大脑皮质老年斑的主要组成成分；并且Aβ肽沉积具有较强的神经毒性，可诱导星形胶质细胞和小胶质细胞激活、血-脑屏障破坏与微循环改变等一系列病理变化，是导致阿尔茨海默病患者脑内老年斑周边神经元变性和死亡的主要原因。

过度磷酸化的微管相关蛋白Tau造成神经元内神经原纤维缠结，是引起阿尔茨海默病患者神经元退化的主要原因之一。微管是细胞骨架的重要成分，参与神经元中胞体和轴突的营养输送。微管由管蛋白和微管相关蛋白组成，而Tau则是微管相关蛋白的主要组分。在阿尔茨海默病患者脑组织中，Tau蛋白的磷酸化程度显著增高，并聚集成双螺旋形式，促使神经元丧失了微管组装的生物活性，导致细胞骨架异常和神经元死亡。

(2) 帕金森病——α-synuclein：α-synuclein 是由140个氨基酸构成的蛋白，

表达于中枢神经系统突触前及核周，参与突触结构维持、神经可塑性、细胞分化及多巴胺摄取调控等诸多细胞生理过程。随细胞生理环境的改变，α-synuclein 的结构具有单体、寡聚体、原纤维和纤维等多种存在形式。生理状态下，α-synuclein 呈现舒展的可溶性结构，病理状态下的 α-synuclein 形成 β 片层样结构，易聚集为不溶性纤维蛋白沉淀，并可抵抗泛素化蛋白酶体的降解，导致神经细胞死亡。在帕金森病中，α-synuclein 是路易小体的主要组成成分，与帕金森病的发生、发展密切相关。

(3) 肌萎缩侧索硬化——SOD1 蛋白：SOD 即超氧化物歧化酶，是生物体内重要的抗氧化酶，广泛分布于各种生物体内，可清除氧自由基，修复自由基造成的细胞损伤。研究发现，SOD1 突变蛋白的聚集是肌萎缩侧索硬化的普遍病理现象。有观点认为，SOD1 突变蛋白结合金属辅基能力下降，通过形成寡聚体而表现神经毒性，加快肌萎缩侧索硬化的病理进程[18]。在散发性肌萎缩侧索硬化中，研究发现非突变的 SOD1 存在氧化型并发生部分折叠，这种构象能够导致轴突转运系统崩溃[19]。但目前 SOD1 基因突变与家族性肌萎缩侧索硬化病理发生、发展之间的确切关系尚不清楚。

(4) 亨廷顿病——Huntingtin 蛋白：Huntingtin 蛋白由 3144 个氨基酸组成，从氨基末端第 17 位氨基酸残基开始有一段重复的谷氨酰胺 (CAG) 序列，广泛存在于大脑、睾丸、心、肝和肺中，在胚胎发育、造血及神经形成过程中具有重要作用。该段谷氨酰胺序列重复数在正常人群中少于 35 个，而在亨廷顿病患者中超过 36 个。随着谷氨酰胺重复序列过度延长，Huntingtin 蛋白在转谷氨酰胺酶的作用下将发生交联，Huntingtin 淀粉样纤维生成率出现明显增加。并且，神经元细胞核内 Huntingtin 包涵体和细胞质内 Huntingtin 蛋白聚集体是亨廷顿病的标志性神经组织学特征，两者的形态和化学特性相同，可以抑制神经元 mRNA 剪切、囊泡转运及蛋白质降解通路等重要过程，进而破坏神经元的正常功能，导致神经元失能。

2.1.4 致病机制

神经退行性疾病是由多种原因导致的，包括神经元或神经胶质细胞的营养缺乏、轴突传递功能受损、谷氨酸受体活性过高、活性氧水平过高、代谢通路受损、线粒体能量产生减少、折叠错误的蛋白质形成增加或降解不充分、炎症反应、病毒感染、细胞核或线粒体 DNA 突变、RNA 或蛋白质的加工过程异常所产生的特殊蛋白质等因素。

2.1.4.1 遗传因素和基因突变

遗传因素在神经退行性疾病中发挥着重要作用。在常见的神经退行性疾病中，阿尔茨海默病患病人群中有 5% 具有家族遗传性[20]；肌萎缩侧索硬化患病人群中有 5%～10% 具有家族遗传性[21]；帕金森病患病人群中有 15% 具有家族遗传性，并且 5% 的患者携带致病基因突变[22]。

阿尔茨海默病的致病基因主要分 4 种类型，即编码 β-淀粉样前体蛋白 (amyloid

precursor protein，APP)的基因、编码载脂蛋白 E(apolipoprotein E，ApoE)的基因、编码早老蛋白 1(presenilin 1，PS1)的 *S182* 基因及早老蛋白 2(presenilin 2，PS2)的 *STM2* 基因。其中，APP 基因定位在 21 号染色体，该基因至少有 12 种错义突变。APP 基因产物剪切产生 Aβ 肽，导致 Aβ 肽沉积于大脑皮质、边缘系统和海马等脑区，形成老年斑，引起神经元退行性变性和细胞死亡。ApoE 基因定位在 19 号染色体，已知至少有 ε2、ε3、ε4 三种类型，其中 ε3 型基因表达产物可与微管相关蛋白结合，被认为是神经原纤维缠结生成的分子伴体。*ApoE4* 基因是晚发性阿尔茨海默病的重要危险因子，有近 2/3 的阿尔茨海默病患者至少携带一个 *ApoE4* 等位基因[23]。*S182* 基因位定位在 14 号染色体，目前已发现该基因 40 余处密码子可以发生错义突变，与早发性阿尔茨海默病相关，携带该基因突变的患者发病年龄在 35~55 岁[24]。*PS2* 基因的错义突变所产生的变异蛋白可以成为蛋白质致病因子沉积在脑中，引起早发性阿尔茨海默病[25]。

α-synuclein 的编码基因突变导致帕金森病的发现源于家族基因研究[26]，研究发现患病家族四代人 592 人中有 60 人患有帕金森病，经染色体家系连锁分析，位于第 4 号染色体的致病基因 *α-synuclein* 被成功定位和克隆。该基因的 6 个外显子中，有 2 个家族遗传性帕金森病中被发现其第一号外显子的第 80 位核苷酸出现突变、第三号外显子的第 209 位核苷酸出现突变。另外，研究还发现 *Parkin* 基因的外显子缺失和突变也可能是导致帕金森病的关键因素[27]。

在肌萎缩侧索硬化方面，1993 年首次有研究报道肌萎缩侧索硬化患者存在 *SOD1* 基因突变[28]；近年来进一步通过全基因组关联研究发现了近 30 个基因突变与肌萎缩侧索硬化的发病相关，其中核心致病基因为 *SOD1*。目前，已知与肌萎缩侧索硬化相关的 *SOD1* 突变形式已达 160 余种，遍及 SOD1 所包含的 153 个氨基酸，成为后续研究的重点。

2.1.4.2 氧化应激

氧化应激是指机体在遭受各种有害刺激或病理状态下体内活性氧产生过多，抗氧化酶活性下降，超出抗氧化系统的清除能力，从而导致氧化损伤的状态。在自由基体系中，$O_2^{·-}$、H_2O_2、·OH 和 $ONOO^{·-}$ 统称为活性氧。正常状态下，细胞对氧化应激具有一定的适应能力，可通过启动抗氧化防御系统而维持正常生理浓度的活性氧。但过量的活性氧，尤其是破坏性极强的·OH 和 $ONOO^{·-}$ 可打破机体抗氧化防御系统，破坏生物大分子的结构功能，造成脂质过氧化、核酸分子结构发生改变，甚至基因突变、蛋白质氧化损伤，使其丧失正常的催化和降解功能。

神经退行性疾病(如阿尔茨海默病、帕金森病、肌萎缩侧索硬化)中均发现有神经组织的氧化损伤。研究发现，Aβ 作为导致阿尔茨海默病病理发生的关键因素，当其与神经细胞共孵育时，会产生以氧化应激为主要特征的神经毒性作用，表现为细胞凋亡及线粒体氧化损伤。并且，Aβ 还可插入脂质双分子层，引起脂质过氧化而对细胞膜结构以及其他分子物质造成氧化性损伤[29]。Tau 是促进微管组装和结构稳定的蛋白，是神经元轴突运输所必不可少的蛋白质之一。研究还发现，阿尔茨海默病中的Tau蛋白经过聚集形成双螺旋纤维并最终发展成为神经原纤维缠结，其过程与神经元氧化应激等神经毒性有关[30]。Tau蛋白还可导致线粒体功能受损、活性氧水平升高，造成氧化应激而进一步促使Tau蛋白的构象改变和进一步聚集[31]。

帕金森病的病理发展过程中也伴有明显的氧化应激。研究发现，帕金森病患者黑质区路易小体的硝基酪氨酸水平显著增多[32]，表明一氧化氮自由基和过氧化亚硝酸盐水平的升高。帕金森病条件下氧化应激的产生也可能来自于其自身抗氧化系统的缺陷，研究发现帕金森病脑内黑质区的谷胱甘肽水平出现选择性降低，导致脑内对H_2O_2等活性氧的清除能力下降[33]。另外，帕金森病黑质区线粒体复合物活性出现下降，表明黑质区的线粒体功能障碍，促使氧化应激产生[34]。

2.1.4.3 兴奋性毒性

多种神经退行性疾病的发生、发展都与兴奋性毒性作用密切相关，是神经退行性疾病病理发展的重要机制之一。谷氨酸是哺乳动物中枢神经系统中最重要的兴奋性神经递质，主要在谷氨酸受体的介导下实现其在脑内的功能，参与兴奋性突触的快速传递，调节神经递质的释放、突触的可塑性及突触长时程增强和长时程抑制等中枢神经系统正常的生理功能。若在某些条件下，细胞间隙中谷氨酸浓度过高，其可对神经元产生毒性而导致神经元的功能退化及死亡。

兴奋性毒性涉及的机制如下：①由N-甲基-D-天冬氨酸（N-methyl-D-aspartic acid，NMDA）受体过度兴奋所介导，以持续的Ca^{2+}内流和神经细胞迟发性损伤为特征；②由2-氨基-3-羟基-5-甲基-4-异噁唑丙酸（2-amino-3-hydroxy-5-methylisoxazole-4-propionic acid，AMPA）受体过度兴奋所介导，以Na^+内流、水分子被动内流和神经细胞急性渗透性肿胀为特征。研究发现，在阿尔茨海默病患者脑组织中，谷氨酸能系统正常结构发生改变，谷氨酸转运体及谷氨酸重摄取的功能下降[35]。由于β-淀粉样前体蛋白和Tau蛋白可以抑制细胞外谷氨酸的摄入，此抑制作用将导致细胞外谷氨酸水平增高，从而产生兴奋性毒性作用。另外，在帕金森病中发现，由背侧丘脑下核投射到黑质-纹状体的谷氨酸能神经元大量增加，表明多巴胺能神经元上谷氨酸受体的过度激活是诱发兴奋性毒性细胞死亡的原因之一。图2.1总结了几种神经退行性疾病的主要致病机制。

2.2 神经退行性疾病发生过程中的线粒体机制

线粒体广泛存在于各种真核细胞，为细胞内各种生命活动提供所需能量，线粒体结构与功能的完整性对于维持神经元的正常功能有着重要作用。研究发现，在睡眠剥夺的大鼠脑中，受损神经元的线粒体存在超微结构的改变及呼吸功能的损伤[36]。大量研究表明，绝大多数神经退行性疾病都伴有不同程度的线粒体形态改变及线粒体功能障碍，神经退行性疾病的线粒体机制研究已成为广大研究者的关注热点。

线粒体结构与功能障碍所致的神经细胞凋亡在疾病的病理发展中起重要作用。神经退行性疾病脑组织线粒体的结构改变主要包括两个方面：一是线粒体肿胀增

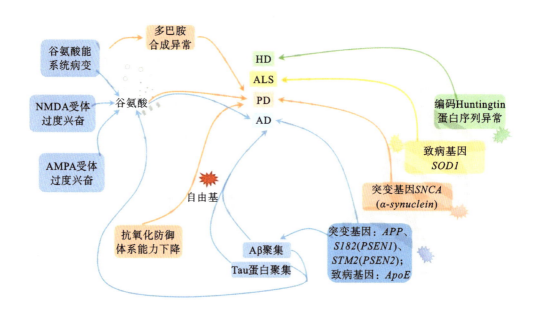

图 2.1 神经退行性疾病的主要致病机制

大,嵴变短、减少或消失;二是线粒体变性,主要为水样变性,基质稀薄,可见空泡。线粒体结构与功能损伤将导致线粒体的膜系统受到损害,如出现线粒体肿胀,将导致促凋亡蛋白(如细胞色素 c 等)的释放而促进细胞凋亡。线粒体功能障碍所致的线粒体产能减少,造成细胞内、外离子失衡,使电压依赖性 Ca^{2+} 通道持续开放,造成 Ca^{2+} 急剧内流,细胞内 Ca^{2+} 增加进一步耗竭细胞内 ATP,同时可介导兴奋性氨基酸毒性细胞损伤,促进病理条件下的神经元凋亡。

2.2.1 线粒体功能障碍与阿尔茨海默病

近年大量研究明确了氧化应激引起的线粒体功能障碍在阿尔茨海默病中的重要作用。研究发现,阿尔茨海默病患者脑神经元线粒体出现轻度肿胀,结构模糊不清,部分出现空泡样变、嵴断裂[37]。功能损伤的神经元线粒体能量供给发生障碍,并释放大量活性氧,诱发氧化应激损伤、钙调节失衡,最终触发神经元凋亡。

Aβ 沉积所致的神经元氧化应激及线粒体损伤是阿尔茨海默病病理进展的重要因素。体外研究发现,以 Aβ 干预神经细胞,会产生以氧化应激为主要特征的神经毒性作用,导致细胞膜损伤、细胞凋亡。在 Tg2576 小鼠阿尔茨海默病模型中,发现小鼠自 3 月龄起,其神经元即出现抗氧化系统失衡及氧化应激[38]。Aβ 沉积可降低线粒体复合物的活性,进而造成线粒体损伤,在过表达人类 β-淀粉样前体蛋白的小鼠模型中,出现线粒体 Aβ 积聚,线粒体复合物Ⅳ活性下降,氧化应激增加[39]。另外,研究还发现,阿尔茨海默病患者大脑的线粒体细胞色素氧化酶活性相比于正常对照下降 35%,且发现线粒体编码细胞色素氧化酶亚基的基因出现近

20个基因突变[40-41]。这些现象表明，线粒体的功能损伤是阿尔茨海默病病理进展及评价的重要指标，同时也是阿尔茨海默病防治的重要靶点。

2.2.2　线粒体功能障碍与帕金森病

帕金森病的病因与老龄化、遗传和环境等综合因素有关，其发病机制目前虽仍未完全明确，但脑内的神经元在代谢过程中需要大量能量，因此，神经元正常代谢活动需要建立在脑线粒体完整形态结构和稳定功能的基础之上。

研究发现，帕金森病脑组织中出现线粒体肿胀、嵴结构模糊或减少、抗氧化能力显著降低、多巴胺释放功能受损，可引起体内纹状体多巴胺代谢失衡。并且，研究还观察到帕金森病脑组织的线粒体复合物Ⅰ活性显著降低，造成活性氧大量产生。线粒体融合、分裂的动态平衡对保证神经元末梢长距离运输和能量平均分布非常重要，并与帕金森病的发生息息相关。在果蝇帕金森病模型中，线粒体分裂呈上升趋势，线粒体融合呈下降趋势，造成线粒体融合、分裂异常，致使线粒体在神经元中的运输受阻，线粒体能量代谢效率降低和活性氧产量增加，进一步引发神经元突触功能退化[42]。*PINK1*基因突变是帕金森病的病因之一，A. Grunewald等发现，*PINK1*基因突变动物的线粒体氧化磷酸化水平下降、线粒体数量减少[43]，表明线粒体在帕金森病病理发展过程中发挥着作用。

2.2.3　线粒体功能障碍与肌萎缩侧索硬化

线粒体功能紊乱参与了肌萎缩侧索硬化的病理发展。线粒体结构改变和聚集，外观肿胀、空泡化，是肌萎缩侧索硬化患者运动神经元中的常见改变。研究发现，肌萎缩侧索硬化患者脑脊液中的SOD，尤其是Cu/Zn-SOD的活性出现异常，并且皮质及基底神经节处的葡萄糖代谢亦出现异常，氧利用率降低[44]；肌萎缩侧索硬化患者脊髓内线粒体DNA的总量减少[45]。研究还发现，肌萎缩侧索硬化患者的神经元线粒体蛋白CHCHD10存在一定的基因突变，造成CHCHD10蛋白聚集物的产生，进而导致的线粒体结构和功能破坏[46-47]是肌萎缩侧索硬化运动神经元严重缺失、轻度皮质脊髓束变性的重要原因。在能量代谢方面，肌萎缩侧索硬化患者脊髓中线粒体呼吸链复合物的活性出现降低[48]，表明线粒体参与了肌萎缩侧索硬化的病理过程。研究还发现，*Mfn2*基因的突变可引发早发性2型腓骨肌萎缩症[49]；*OPA1*突变亦导致常染色体显性遗传性视神经萎缩[50]。Mfn2和OPA1蛋白在线粒体融合、分裂机制中都起着重要作用。因此，线粒体在以肌萎缩侧索硬化为主要代表的运动神经系统障碍的病理发展过程中扮演着重要角色。

2.2.4　线粒体功能障碍与亨廷顿病

线粒体动态变化在亨廷顿病的病理发展中具有重要作用，如研究发现负责线粒体分裂的Drp1和Fis1蛋白表达水平随着亨廷顿病的进展而增加，负责线粒体融合的Mfn1/2蛋白表达水平随着疾病的进展而出现降低，最终导致线粒体过度分裂，成为亨廷顿病发展的典型线粒体特点。其中，突变的亨廷顿蛋白 mHtt 具有通过转录后修饰增强 Drp1 活性的能力，mHtt 与 Drp1 的结合是亨廷顿病模型中线粒体过度分裂的主要诱因[51]。

另外，线粒体自噬是细胞清除缺陷线粒体的主要方式，它主要依赖于 PTEN 诱导的激酶 1(PINK1)/Parkin 的途径进行，这个过程中 PINK1 募集 Parkin 至关重要。但亨廷顿病模型中，mHtt 与自噬体存在相互作用而阻止自噬体和受损的线粒体结合，致使线粒体自噬受到抑制。神经元作为高能量需求细胞，其许多功能（如神经传递、突触功能和轴突维持）都需要大量 ATP 供能，但在亨廷顿病患者体内，尤其是大脑和骨骼肌中普遍存在葡萄糖代谢衰减、能量供应匮乏、线粒体复合物活性下降、氧自由基生成增多等现象。这些证据表明，线粒体功能障碍在亨廷顿病的发生、发展中扮演着重要角色。

2.3 神经退行性疾病的治疗现状

神经退行性疾病一旦发生，将随着时间的推移而逐渐加重，因此，早期诊断与防治对控制疾病发展起着关键性作用。目前防治神经退行性疾病的思路主要为激活内源性神经保护机制（如产生神经营养因子）、抑制神经细胞退行性改变的启动因素（如减少一氧化氮、自由基、炎性细胞因子等）、阻断神经细胞退行性改变的信号转导过程（如细胞凋亡）等，通过保护神经细胞、防止其发生退行性病变进而缓解或者逆转神经退行性疾病。以下介绍神经退行性疾病的治疗及改善策略。

2.3.1 临床药物

胆碱酯酶抑制剂可通过增加突触间隙乙酰胆碱含量，增强乙酰胆碱功能，改善痴呆患者的认知功能，是目前治疗阿尔茨海默病的一线药物。此类药物主要包括多奈哌齐、卡巴拉汀、加兰他敏和石杉碱甲等。N-甲基天冬氨酸受体拮抗剂，如美金刚，可以阻断谷氨酸浓度病理性升高导致的神经元损伤，改善临床症状，减缓疾病进展。

帕金森病的常用药物有拟多巴胺类药和中枢性抗胆碱药两大类。拟多巴胺类药可补充脑内多巴胺的不足，提高多巴胺能神经功能，目前常用的有苄丝肼-左旋多巴、卡比多巴-左旋多巴。中枢性抗胆碱药可对抗胆碱能神经，降低胆碱能神经兴奋功能，其代表药物苯海索可阻断中枢 M 受体，减弱纹状体中乙酰胆碱的作用。

2.3.2 辅助性药物治疗

（1）抗氧化药物：自由基可导致神经元氧化损伤，引起神经元退行性改变，抗氧化剂通过清除或减少氧自由基、保护神经元免受自由基的损害，以延缓和阻止神经细胞的退行性改变。这类药物，如维生素 E，体外试验和动物实验证实维生素 E 可对抗氧自由基，减少自由基所致的细胞毒性，减缓神经元的损伤和死亡[52]。

(2)抗炎药物：激活的小胶质细胞、反应性星形胶质细胞、入侵的T细胞及过度产生的炎症介质均可造成神经炎症反应。持续的炎症反应会导致疾病的进行性加重，使神经炎症与神经元病变之间构成恶性循环，最终导致更多的神经元死亡。研究已明确抗炎干预具有神经保护作用，对神经退行性疾病具有改善作用，这类药物有吲哚美辛、布洛芬、双氯芬酸等。

(3)雌激素替代疗法：雌激素在中枢神经系统的发育过程中起重要作用，可直接促进神经元轴突、树突的生长和突触形成，同时可促进星形胶质细胞生长发育，修复受损伤的神经细胞。研究发现，生理浓度的雌二醇可增加细胞可溶性β-淀粉样前体蛋白的分泌，但不影响细胞内β-淀粉样前体蛋白的水平，从而降低具有神经毒性的Aβ蛋白在细胞内的沉积[53]；此外，停经后的妇女服用雌激素，其心输出量和动脉血流量(包括颈内动脉和大脑血流量)均增加，对神经细胞代谢具有改善作用[54]。但雌激素替代疗法存在乳腺癌发生的风险，因此该疗法存在争议[55]。

(4)神经营养因子类药物：由于血-脑屏障的存在，致使许多药物的生物利用度低，制约了临床应用。而神经营养因子类药物是由神经元靶细胞分泌的蛋白质或多肽分子，易穿透血-脑屏障到达脑部，与相应受体特异地结合后被轴突末端摄取，经逆轴浆运输至神经元胞体，发挥促进神经元存活与生长的作用，成了神经退行性疾病治疗药研究领域的新热点。研究发现，神经营养因子在阿尔茨海默病动物模型中具有促胆碱能神经元存活、改善认知功能障碍、逆转认知功能下降的作用，在治疗神经退行性疾病方面具有良好潜力。

(5)维生素补充剂：可有效辅助干预一些神经退行性疾病的发展。阿尔茨海默病人群的多种维生素水平出现明显降低，提示维生素补充可能在阿尔茨海默病治疗中发挥作用。如烟酰胺是维生素B_3(烟酸)的酰胺形式，是辅酶烟酰胺腺嘌呤二核苷酸(NAD^+)的前体，对于细胞功能和能量代谢是必需的。而烟酰胺已被证明可以预防认知缺陷，同时改善阿尔茨海默病小鼠模型的短期空间记忆[56]。因此，维生素的合理补充对于改善或预防神经退行性疾病的发生、发展具有重要意义。

(6)中医药疗法：由于神经退行性变是一种复杂的多因素疾病，根据中医理论，与年龄有关的神经变性可归因于以下几个方面。①肾精不足伴随大脑营养的缺乏，导致大脑萎缩甚至痴呆；②心和脾的功能不足，造成神经紧张、失眠、焦虑和学习记忆力下降等；③外围器官的血流淤滞导致脑血流不足、记忆力下降。针对以上病因，中医药干预主要以补肾益精、健脾益血、活血祛痰为主要原则。经典益智类中药，如远志、人参，具有改善记忆力的功效[57-58]；枸杞子、茯苓、甘草、石菖蒲可改善认知功能[59]。此外，传统的中药配方，如开心散是治疗精神障碍、健忘和抑郁症的著名中药配方[60]。其他中药制剂，如当归芍药散、天麻骨痛饮和吉泰片，可改善阿尔茨海默病模型中的认知功能障碍，防止帕金森病模型中的多巴胺能神经元变性[61]，改善帕金森病小鼠的运动障碍[62]。但中药单方和复方成分都很复杂，只有很少一部分中药确定了有效成分及其分子结构，如何结合神经退行性疾病的研究进展进行药理研究和科学组方尚处于探索阶段。

2.3.3 靶向调节线粒体代谢的功能分子

线粒体功能障碍及其引发的细胞氧化应激损伤在神经退行性疾病病理进程中发挥着至关重要的作用，因此以线粒体作为治疗靶点，缓解线粒体功能障碍，逆转病理条件下神经细胞氧化应激是治疗神经退行性疾病的重要策略之一。以下简要介绍靶向调节线粒体代谢防治神经退行性疾病的相关营养功能分子。

2.3.3.1 线粒体营养素

线粒体营养素是指一类能够改善线粒体结构和功能的小分子物质：①改善线粒体中的氧化应激，如硫辛酸、辅酶Q、羟基酪醇[63-64]；②激活Ⅱ相酶以改善抗氧化防御，如生育酚和萝卜硫素[65-66]；③调节线粒体动态变化（包括线粒体降解、生成、分裂和融合），如乙酰基-L-肉碱和羟基酪醇乙酸酯；④线粒体内酶的辅基或辅酶，保护线粒体酶和（或）激活线粒体酶活性。

乙酰肉碱（acetyl L-carnitine）在血液中通过血浆酯酶分解为肉碱，尤其在肌肉、大脑中含量丰富，肉碱可协助细胞内脂肪酸运输至线粒体进行分解。硫辛酸（lipoic acid，LA）是一种存在于线粒体的辅酶，可参与机体内物质代谢过程中酰基转移，起到递氢和转移酰基的作用。研究发现，硫辛酸对血管性痴呆大鼠空间学习记忆、氧化应激和中枢胆碱能系统具有显著的保护作用[67]。乙酰肉碱和硫辛酸的联合干预可显著改善阿尔茨海默病模型（ApoE4转基因）小鼠的脑内血流量，减轻海马神经元和神经胶质细胞损伤[68]。

羟基酪醇（hydroxytyrosol，HT）是体内多巴胺氧化代谢产物之一，体外存在于橄榄的叶、浆、油中；药代动力学已明确，羟基酪醇可穿过血-脑屏障发挥神经保护作用。研究表明，在年轻（1.5月龄）和成年（4月龄）阿尔茨海默病转基因小鼠中，8周的橄榄苦苷（50mg/kg）膳食补充可有效提高小鼠的认知功能，显著减少脑内Aβ沉积[69]；老年小鼠进行橄榄苦苷的膳食补充也可使Aβ沉积减少、降低催化Aβ肽生成酶的表达量、改善突触可塑性[70]。还有一项研究表明，14天10mg/kg的羟基酪醇干预改善了寡聚$A\beta_{1-42}$注射所致C57BL/6小鼠神经及行为学功能障碍，提高了其空间认知能力，其作用机制与调节ERK-MAPK/RSK2、PI3K/AKT1和JAK2/STAT3等信号通路有关[71]。

西安交通大学刘健康教授团队发现，羟基酪醇可以成功逆转阿尔茨海默病小鼠脑内线粒体呼吸链酶活性、羰基化蛋白和4-HNE的过量产生、GSH显著减少[63]。新近研究表明，羟基酪醇干预后，APP/PS1转基因小鼠的脑电波信号趋于正常，学习记忆能力有所提高，脑内线粒体氧化应激、炎症和凋亡出现降低[63-72]。相比于羟基酪醇，其醋酸酯衍生物具有更好的生物利用度，在改善APP/PS1转基因小鼠学习记忆能力方面效果更加显著[73]。

氢分子（H_2）气是一种抗氧化剂，具有选择性清除毒性较强的活性氧（如羟基自由基）的作用。研究证实，不同的氢干预方式，如富氢水、富氢生理盐水、呼吸氢气等均可缓解不同模型条件所致的机体氧化损伤。更有研究表明，富氢生理盐水可改善外源Aβ注射诱导的小鼠阿尔茨海默病的记忆功能受损[74]，同时发挥抗炎和抗氧化的生理作用。近期研究发现，APP/PS1转基因小鼠经富氢水灌胃后，雌性小鼠认知功能显著改善，其作用机制与雌激素ERβ-BDNF信号通路的激活有关[75]。有研究表明，氢分子可在多种模型条件下发挥抗氧化、抗炎和抗凋亡作用。更令人关注的是，目前已有研究证明氢分子可改善线粒体结构功能损伤，可能是一种重要的线粒体营养素[76]。

β-胡萝卜素被认为是一种有效的生物抗氧化剂，能够清除体内自由基，淬灭单线态氧，具有显著的抗氧化效应。研究表明，β-胡萝卜素可显著改善小鼠和大鼠的跳台与Y-迷宫测试中的表现，也可以显著拮抗东莨菪碱和酒精造成的记忆力下降，改善认知功能障碍[77]。

维生素E是主要的脂溶性抗氧化物，具有清除氧自由基、抑制细胞膜脂质的过氧化反应、维持生物膜的完整性与稳定性的作用。研究表明，维生素E可显著改善记忆障碍，缓解海马组织氧化损伤[78]。

CoQ_{10}是线粒体呼吸链中的重要辅助因子，作为线粒体复合物Ⅰ和Ⅱ的电子受体，具有促进ATP生成的作用，同时CoQ_{10}也是一种抗氧化剂，存在于线粒体基质及其内膜中。研究表明，CoQ_{10}可通过缓解线粒体氧化损伤而改善衰老相关的神经功能障碍[79]。

肌酸是一种为神经和肌肉细胞提供能量的含氮胍基活性化合物，研究表明，肌酸具有强效的抗氧化作用，可有效对抗6-羟多巴胺造成的神经元细胞损伤，显著抑制帕金森病条件下多巴胺能神经元的退变[80]。

姜黄素是从植物姜黄的根茎部位提取出的亲脂性酚醛物质，具有抗炎、抗氧化、降低胆固醇和保护神经等多种生理功效。姜黄素可缓解过氧化氢诱导的星形胶质细胞氧化应激损伤所致的炎症、线粒体损伤及细胞凋亡[81]，缓解百枯草所致的神经元细胞线粒体活力下降、膜电位下降、呼吸耗氧下降及细胞凋亡[82]。

积雪草酸是中药积雪草的主要活性成分，已被证实在许多神经退行性疾病模型中具有较好的神经保护作用。研究发现，积雪草酸可对抗SH-SY5Y细胞氧化损伤与线粒体功能障碍[83]。

这些物质对神经退行性疾病具有良好的潜在防治作用，并且其生理效应发挥的作用机制与靶向调节线粒体功能、缓解细胞氧化损伤有关。

2.3.3.2 其他改善线粒体结构与功能的分子

二甲双胍是常用的糖尿病治疗药物，同时也具有降血脂、抗炎、抗氧化等生理作用。近年大量研究证实，机体胰岛素敏感性下降与神经退行性疾病（特别是阿尔茨海默病）的发生、发展密切相关，而二甲双胍已被证实对相关神经功能障碍具有一定的改善作用。在作用机制方面，AMPK的磷酸化激活是二甲双胍的典型细胞生理效应，同时其作用还涉及调节线粒体代谢和胰岛素信号通路。在治疗神经退行性疾病方面，有研究发现二甲双胍可以AMPK依赖的方式改善神经毒素1-甲基-4-苯基-1,2,3,6-四氢吡啶(1-methyl-4-phenyl-1,2,3,6-tetrahydropyridine，MPTP)诱导的多巴胺能神经元线粒体损伤和活性氧升高[84]。因此，虽目前尚不能完全阐明二甲双胍改善神经退行性疾病的作用机制，但能够明确的是其生理效应的发挥与调节线粒体功能密不可分。

SS(szeto - schiller)肽是由4个氨基酸形成的小分子肽，可进入细胞，并选择性地结合到线粒体内膜。多项研究表明，SS肽可减少线粒体活性氧、抑制线粒体凋亡及结构功能损伤。研究发现，SS肽对神经退行性疾病具有潜在的生理作用。如SS - 31可改善异氟烷诱导的认知功能障碍及记忆缺陷，并且对模型条件下的线粒体功能障碍，如ATP含量降低、活性氧水平升高和线粒体肿胀具有显著的改善作用，其作用机制还涉及抑制线粒体介导的细胞色素c - caspase 3细胞凋亡。另一项研究还发现，SS - 31(D - Arg - 2′，6′- dimethyltyrosine - Lys - Phe - NH2)和SS - 20(Phe - D - Arg - Phe - Lys - NH2)可保护MPTP所致的小鼠的多巴胺能神经元损伤和细胞凋亡[85]，改善模型小鼠线粒体氧气消耗、ATP生成减少及线粒体肿胀[86]，这些研究发现表明，SS肽很可能通过缓解线粒体功能障碍和氧化损伤而改善神经退行性疾病。

2.3.4 膳食策略

2.3.4.1 地中海饮食

地中海饮食代表了在地中海附近居民的饮食习惯，由于其有助于人群健康状况的改善和生活质量的提高，故被广泛推荐。地中海饮食的特点是蔬菜、豆类、水果、谷物和不饱和脂肪酸的摄入量较高(主要是橄榄油形式)，中等至高摄入量的鱼类，低至中等摄入量的乳制品，低摄入量的肉类和饱和脂肪酸，以及适度摄入低酒精度的葡萄酒。

许多基于人群的研究和随机临床试验已经充分报道了地中海饮食可减少相关慢性疾病及神经退行性疾病的发生率。研究发现，地中海饮食与降低轻度认知障碍和阿尔茨海默病的风险相关。随机抽样研究显示，地中海饮食对轻度认知障碍和阿尔茨海默病具有神经保护作用，可降低人群从轻度认知障碍进展为阿尔茨海默病的风险，降低阿尔茨海默病患者的死亡率[87]。富含油酸的特级初榨橄榄油也可改善阿尔茨海默病转基因鼠的病理症状[88]。

2.3.4.2 生酮饮食

生酮饮食是一种高比例脂肪、低比例碳水化合物、蛋白质和其他营养素适量的配方饮食，其中脂肪占80%～90%，所含蛋白质能满足生长需要，饮食来源的葡萄糖含量非常低。生酮饮食在癫痫治疗方面已经有80余年的历史。有研究认为，生酮饮食对肌萎缩侧索硬化[89]、帕金森病[90]等神经退行性疾病均具有保护效果，其作用机制与促进线粒体代谢密切相关。

2.3.4.3 膳食相关的功能分子

一些膳食多酚、膳食活性成分、植物化学物对神经退行性疾病也具有改善作用。水果、蔬菜中含有的单体和高分子天然酚类产品，可以迅速地被直接吸收或被肠道微生物转化并代谢成小分子化合物，其中许多都是对神经功能有益的。例如，葡萄籽多酚提取物已被证明能减弱Tau蛋白，富含类黄酮的刺山柑可下调阿尔茨海默病中β-淀粉样前体蛋白、早老蛋白1和早老蛋白2的表达[91]。研究还发现，以原花青素为主要成分的葡萄多酚制剂可有效改善阿尔茨海默病小鼠的认知功能，其作用机制与下丘脑中的cAMP反应元件结合蛋白有关[92]。富含半胱氨酸的饮食可改善亨廷顿病的病理特征，日常摄入富含半胱氨酸的蔬果，如红辣椒、芦笋、菠菜、绿豆、番茄、橙子、草莓和木瓜等，有助于亨廷顿病的预防和治疗。一些天然产物的提取物可有效减轻帕金森病的症状，如姜黄素和胡椒碱配合使用，可以减轻帕金森病模型小鼠的运动障碍、氧化应激及神经元变性[93]。表没食子儿茶素没食子酸酯是绿茶多酚的主要成分，能抑制谷氨酸的兴奋性毒性，进而起到神经保护作用。枫糖浆中的天然多酚在肌萎缩侧索硬化的秀丽隐杆线虫模型中可降低TDP-43致病蛋白的水平，对肌萎缩侧索硬化具有改善作用[94]。

2.3.5 运动调控

近年来，体育锻炼已成为低成本、易普及的有效抗衰老的方法，成为预防或治疗神经退行性疾病的有效策略。研究表明，健康成年人锻炼1~12个月可显著提高记忆力、注意力、处理速度和执行功能[95]；中年人定期参加体育锻炼可以减少生命后期罹患痴呆的风险[96]；与不积极参加体育活动的人相比，经常运动的人患阿尔茨海默病和其他类型痴呆的风险较低。在作用机制方面，研究发现体育锻炼不仅增加了动物海马神经元形成、改善行为学指标，还增加了海马神经元维持突触可塑性，并促进海马依赖性学习的能力[97]。一项新近研究表明，运动不仅可恢复APP/PS1转基因小鼠的学习和记忆能力，还减少了动物海马组织线粒体的Aβ水平，逆转了模型条件下的线粒体结构损伤及线粒体生成减少、ATP减少[98]。另一项研究发现，在MPTP诱导的帕金森病小鼠模型中，运动可通过促进酪氨酸羟化酶和多巴胺转运蛋白的表达来抑制多巴胺能神经元的丢失，还能促进线粒体生成、缓解线粒体氧化应激[99]，表明运动可以通过改善线粒体功能而减轻帕金森病的运动功能障碍。因此，运动作为改善神经退行性疾病的有效防治策略，其功效的发挥很有可能是通过调节线粒体结构与功能而实现的。

2.4 小结与展望

目前，随着全球人口老龄化趋势日益明显，神经退行性疾病发病率日益上升，严重影响老龄人口生活质量。目前的防治策略仅能够改善或缓解病理进程，尚未发现能够彻底治愈神经退行性疾病的方法，因此，对于神经退行性疾病病理机制的深入研究及治疗手段的创新，已是医学、生物学研究领域的关注热点。如近来兴起的神经干细胞疗法，可以有效修复和替代受损神经元，但这种疗法也面临诸多问题，距离临床应用还有相当距离。而从线粒体角度出发，探索神经退行性疾病的发生机制和防治靶点可能是此类疾病有效防治的重要策略。

参考文献

[1] CHAN K Y, WANG W, WU J J, et al. Epidemiology of Alzheimer's disease and other forms of dementia in China, 1990 - 2010: a systematic review and analysis [J]. Lancet, 2013, 381(9882): 2016 - 2023.

[2] KIRSON N Y, MEADOWS E S, DESAI U, et al. Temporal and geographic variation in the incidence of Alzheimer's disease diagnosis in the US between 2007 and 2014 [J]. J Am Geriatr Soc, 2020, 68(2): 346 - 353.

[3] PODCASY J L, EPPERSON C N. Considering sex and gender in Alzheimer disease and other dementias [J]. Dialogues Clin Neurosci, 2016, 18(4): 437 - 446.

[4] DYE R V, MILLER K J, SINGER E J, et al. Hormone replacement therapy and risk for neurodegenerative diseases [J]. Int J Alzheimers Dis, 2012, 2012: 258454.

[5] GBD 2016 Parkinson's Disease Collaborators. Global, regional, and national burden of Parkinson's disease, 1990 - 2016: a systematic analysis for the Global Burden of Disease Study 2016 [J]. Lancet Neurol, 2018, 17(11): 939 - 953.

[6] LI G, MA J, CUI S, et al. Parkinson's disease in China: a forty - year growing track of bedside work [J]. Transl Neurodegener, 2019, 8: 22.

[7] ABBAS M M, XU Z Y, TAN L C. Epidemiology of Parkinson's disease - east versus west [J]. Movement disorders clinical practice, 2018, 5(1): 14 - 28.

[8] SHPINER D S, DI LUCA D G, CAJIGAS I, et al. Gender disparities in deep brain stimulation for Parkinson's disease [J]. Neuromodulation, 2019, 22(4): 484 - 488.

[9] FURUTA N, MAKIOKA K, FUJITA Y, et al. Changes in the clinical features of amyotrophic lateral sclerosis in rural Japan [J]. Intern Med, 2013, 52(15): 1691 - 1696.

[10] AI - CHALABI A, CALVO A, CHIO A, et al. Analysis of amyotrophic lateral sclerosis as a multistep process: a population - based modelling study [J]. Lancet Neurol, 2014, 13(11): 1108 - 1113.

[11] NALINI A, THENNARASU K, GOURIE - DEVI M, et al. Clinical characteristics and survival pattern of 1153 patients with amyotrophic lateral sclerosis: experience over 30 years from India [J]. Journal of the neurological sciences, 2008, 272(1 - 2): 60 - 70.

[12] DOI Y, ATSUTA N, SOBUE G, et al. Prevalence and incidence of amyotrophic lateral sclerosis in Japan [J]. J Epidemiol, 2014, 24(6): 494 - 499.

[13] LOGROSCINO G, TRAYNOR B J, HARDIMAN O, et al. Incidence of amyotrophic lateral sclerosis in Europe [J]. J Neurol Neurosurg Psychiatry, 2010, 81(4): 385 - 390.

[14] BROWN R H, AL - CHALABI A. Amyotrophic lateral sclerosis [J]. N Engl J Med, 2017, 377(2): 162 - 172.

[15] ARTHUR K C, CALVO A, PRICE T R, et al. Projected increase in amyotrophic lateral sclerosis from 2015 to 2040 [J]. Nat Commun, 2016, 7: 12408.

[16] BRUZELIUS E, SCARPA J, ZHAO Y Y, et al. Huntington's disease in the United States:

Variation by demographic and socioeconomic factors [J]. Mov Disord, 2019, 34(6): 858 – 865.

[17] CARRASSI E, PUGLIATTI M, GOVONI V, et al. Epidemiological study of Huntington's disease in the Province of Ferrara, Italy [J]. Neuroepidemiology, 2017, 49(1 – 2): 18 – 23.

[18] LINDBERG M J, BYSTROM R, BOKNAS N, et al. Systematically perturbed folding patterns of amyotrophic lateral sclerosis (ALS) - associated SOD1 mutants [J]. Proc Natl Acad Sci U S A, 2005, 102(28): 9754 – 9759.

[19] GUARESCHI S, COVA E, CEREDA C, et al. An over – oxidized form of superoxide dismutase found in sporadic amyotrophic lateral sclerosis with bulbar onset shares a toxic mechanism with mutant SOD1 [J]. Proceedings of the National Academy of Sciences of the United States of America, 2012, 109(13): 5074 – 5079.

[20] TANZI R E. A genetic dichotomy model for the inheritance of Alzheimer's disease and common age – related disorders [J]. J Clin Invest, 1999, 104(9): 1175 – 1179.

[21] SANGWAN S, EISENBERG D S. Perspective on SOD1 mediated toxicity in Amyotrophic Lateral Sclerosis [J]. Postepy Biochem, 2016, 62(3): 362 – 369.

[22] LESAGE S, BRICE A. Parkinson's disease: from monogenic forms to genetic susceptibility factors [J]. Hum Mol Genet, 2009, 18(R1): R48 – 59.

[23] UDDIN M S, KABIR M T, AL MAMUN A, et al. APOE and Alzheimer's disease: evidence mounts that targeting APOE4 may combat Alzheimer's pathogenesis [J]. Molecular neurobiology, 2019, 56(4): 2450 – 2465.

[24] HIGUCHI S, MATSUSHITA S, HASEGAWA Y, et al. S182 and STM2 gene missense mutations in sporadic Alzheimer disease [J]. Am J Med Genet, 1996, 67(4): 429.

[25] HERREMAN A, HARTMANN D, ANNAERT W, et al. Presenilin 2 deficiency causes a mild pulmonary phenotype and no changes in amyloid precursor protein processing but enhances the embryonic lethal phenotype of presenilin 1 deficiency [J]. Proc Natl Acad Sci U S A, 1999, 96(21): 11872 – 11877.

[26] POLYMEROPOULOS M H, LAVEDAN C, LEROY E, et al. Mutation in the alpha – synuclein gene identified in families with Parkinson's disease [J]. Science, 1997, 276(5321): 2045 – 2047.

[27] KITADA T, ASAKAWA S, HATTORI N, et al. Mutations in the parkin gene cause autosomal recessive juvenile parkinsonism [J]. Nature, 1998, 392(6676): 605 – 608.

[28] AOKI M, OGASAWARA M, MATSUBARA Y, et al. Mild ALS in Japan associated with novel SOD mutation [J]. Nat Genet, 1993, 5(4): 323 – 324.

[29] BUTTERFIELD D A, LAUDERBACK C M. Lipid peroxidation and protein oxidation in Alzheimer's disease brain: potential causes and consequences involving amyloid beta – peptide – associated free radical oxidative stress [J]. Free Radic Biol Med, 2002, 32(11): 1050 – 1060.

[30] LASAGNA – REEVES C A, CASTILLO – CARRANZA D L, SENGUPTA U, et al. Identification of oligomers at early stages of tau aggregation in Alzheimer's disease [J]. Faseb Journal, 2012, 26(5): 1946 – 1959.

[31] AN F M, CHEN S, XU Z, et al. Glucagon – like Peptide – 1 regulates mitochondrial biogenesis and Tau phosphorylation against advanced glycation end product – induced neuronal insult: studies in vivo and in vitro [J]. Neuroscience, 2015, 300: 75 – 84.

[32] GOOD P F, HSU A, WERNER P, et al. Protein nitration in Parkinson's disease [J]. J Neuro-

pathol Exp Neurol, 1998, 57(4): 338-342.

[33] SECHI G P. Reduced glutathione and Parkinson's disease [J]. Movement disorders, 2010, 25(15): 2690-2691.

[34] REEVE A K, GRADY J P, COSGRAVE E M, et al. Mitochondrial dysfunction within the synapses of substantia nigra neurons in Parkinson's disease [J]. Npj Parkinsons Disease, 2018, 4: 9.

[35] HOSOYA K, SUGAWARA M, ASABA H, et al. Blood-brain barrier produces significant efflux of L-aspartic acid but not D-aspartic acid: In vivo evidence using the brain efflux index method [J]. J Neurochem, 1999, 73(3): 1206-1211.

[36] LU Z, HU Y, WANG Y, et al. Topological reorganizations of mitochondria isolated from rat brain after 72 hours of paradoxical sleep deprivation, revealed by electron cryo-tomography [J]. Am J Physiol Cell Physiol, 2021, 321(1): C17-C25.

[37] LIM J W, LEE J, PAE A N. Mitochondrial dysfunction and Alzheimer's disease: Prospects for therapeutic intervention [J]. BMB Rep, 2020, 53(1): 47-55.

[38] PORCELLOTTI S, FANELLI F, FRACASSI A, et al. Oxidative stress during the progression of β-amyloid pathology in the neocortex of the Tg2576 mouse model of Alzheimer's disease [J]. Oxid Med Cell Longev, 2015, 2015: 967203.

[39] DU H, GUO L, YAN S, et al. Early deficits in synaptic mitochondria in an Alzheimer's disease mouse model [J]. Proc Natl Acad Sci U S A, 2010, 107(43): 18670-18675.

[40] THUBRON E B, ROSA H S, HODGES A, et al. Regional mitochondrial DNA and cell-type changes in post-mortem brains of non-diabetic Alzheimer's disease are not present in diabetic Alzheimer's disease [J]. Sci Rep, 2019, 9(1): 11386.

[41] HAMBLET N S, RAGLAND B, ALI M, et al. Mutations in mitochondrial-encoded cytochrome c oxidase subunits Ⅰ, Ⅱ, and Ⅲ genes detected in Alzheimer's disease using single-strand conformation polymorphism [J]. Electrophoresis, 2006, 27(2): 398-408.

[42] MANDAL A, DRERUP C M. Axonal transport and mitochondrial function in neurons [J]. Frontiers in Cellular Neuroscience, 2019, 13: 373.

[43] GRUNEWALD A, GEGG M E, TAANMAN J W, et al. Differential effects of PINK1 nonsense and missense mutations on mitochondrial function and morphology [J]. Experimental neurology, 2009, 219(1): 266-273.

[44] JACOBSSON J, JONSSON P A, ANDERSEN P M, et al. Superoxide dismutase in CSF from amyotrophic lateral sclerosis patients with and without CuZn-superoxide dismutase mutations [J]. Brain, 2001, 124(Pt 7): 1461-1466.

[45] WIEDEMANN F R, MANFREDI G, MAWRIN C, et al. Mitochondrial DNA and respiratory chain function in spinal cords of ALS patients [J]. J Neurochem, 2002, 80(4): 616-625.

[46] KEITH J L, SWINKIN E, GAO A, et al. Neuropathologic description of CHCHD10 mutated amyotrophic lateral sclerosis [J]. Neurol Genet, 2020, 6(1): e394.

[47] IMAI Y, MENG H R, SHIBA-FUKUSHIMA K, et al. Twin CHCH proteins, CHCHD2, and CHCHD10: key molecules of Parkinson's disease, amyotrophic lateral sclerosis, and frontotemporal dementia [J]. International journal of molecular sciences, 2019, 20(4): 908.

[48] DELIC V, KURIEN C, CRUZ J, et al. Discrete mitochondrial aberrations in the spinal cord of sporadic ALS patients [J]. J Neurosci Res, 2018, 96(8): 1353-1366.

[49] MARCHESI C, CIANO C, SALSANO E, et al. Co-occurrence of amyotrophic lateral sclerosis and Charcot-Marie-Tooth disease type 2A in a patient with a novel mutation in the mitofusin-2 gene [J]. Neuromuscul Disord, 2011, 21(2): 129-131.

[50] HUDSON G, AMATI-BONNEAU P, BLAKELY E L, et al. Mutation of OPA1 causes dominant optic atrophy with external ophthalmoplegia, ataxia, deafness and multiple mitochondrial DNA deletions: a novel disorder of mtDNA maintenance [J]. Brain, 2008, 131(Pt 2): 329-337.

[51] JOSHI A U, EBERT A E, HAILESELASSIE B, et al. Drp1/Fis1-mediated mitochondrial fragmentation leads to lysosomal dysfunction in cardiac models of Huntington's disease [J]. Journal of molecular and cellular cardiology, 2019, 127: 125-133.

[52] HUEBBE P, JOFRE-MONSENY L, BOESCH-SAADATMANDI C, et al. Effect of apoE genotype and vitamin E on biomarkers of oxidative stress in cultured neuronal cells and the brain of targeted replacement mice [J]. J Physiol Pharmacol, 2007, 58(4): 683-698.

[53] JAFFE A B, TORAN-ALLERAND C D, GREENGARD P, et al. Estrogen regulates metabolism of Alzheimer amyloid beta precursor protein [J]. J Biol Chem, 1994, 269(18): 13065-13068.

[54] GILLIGAN D M, QUYYUMI A A, CANNON R O 3RD. Effects of physiological levels of estrogen on coronary vasomotor function in postmenopausal women [J]. Circulation, 1994, 89(6): 2545-2551.

[55] SHUMAKER S A, LEGAULT C, RAPP S R, et al. Estrogen plus progestin and the incidence of dementia and mild cognitive impairment in postmenopausal women: the Women's Health Initiative Memory Study: A randomized controlled trial [J]. JAMA, 2003, 289(20): 2651-2662.

[56] GREEN K N, STEFFAN J S, MARTINEZ-CORIA H, et al. Nicotinamide restores cognition in Alzheimer's disease transgenic mice via a mechanism involving sirtuin inhibition and selective reduction of Thr231-Phosphotau [J]. J Neurosci, 2008, 28(45): 11500-11510.

[57] ZHANG H, HAN T, ZHANG L, et al. Effects of tenuifolin extracted from radix polygalae on learning and memory: a behavioral and biochemical study on aged and amnesic mice [J]. Phytomedicine, 2008, 15(8): 587-594.

[58] WAN L, CHENG Y, LUO Z, et al. Neuroprotection, learning and memory improvement of a standardized extract from Renshen Shouwu against neuronal injury and vascular dementia in rats with brain ischemia [J]. J Ethnopharmacol, 2015, 165: 118-126.

[59] LIU P, KONG M W, LIU S L, et al. Effect of reinforcing kidney-essence, removing phlegm, and promoting mental therapy on treating Alzheimer's disease [J]. Journal of traditional Chinese medicine, 2013, 33(4): 449-454.

[60] DONG X Z, WANG D X, YU B Y, et al. Kai-Xin-San, a traditional Chinese medicine formulation, exerts antidepressive and neuroprotective effects by promoting pCREB upstream pathways [J]. Experimental and therapeutic medicine, 2016, 12(5): 3308-3314.

[61] LIU L F, SONG J X, LU J H, et al. Tianma Gouteng Yin, a traditional Chinese medicine decoction, exerts neuroprotective effects in animal and cellular models of Parkinson's disease [J]. Sci Rep, 2015, 5: 16862.

[62] LIU J, GAO J L, TU S A, et al. Neuroprotective effects of Jitai Tablet, a traditional Chinese medicine, on the MPTP-induced acute model of Parkinson's disease: involvement of the dopa-

mine system [J]. Evidence-based complementary and alternative medicine, 2014, 2014: 542383.

[63] PENG Y H, HOU C, YANG Z Q, et al. Hydroxytyrosol mildly improve cognitive function independent of APP processing in APP/PS1 mice [J]. Molecular nutrition & food research, 2016, 60(11): 2331-2342.

[64] LIU J, AMES B N. Reducing mitochondrial decay with mitochondrial nutrients to delay and treat cognitive dysfunction, Alzheimer's disease, and Parkinson's disease [J]. Nutr Neurosci, 2005, 8(2): 67-89.

[65] FENG Z H, LIU Z B, LI X S, et al. α-Tocopherol is an effective Phase Ⅱ enzyme inducer: protective effects on acrolein-induced oxidative stress and mitochondrial dysfunction in human retinal pigment epithelial cells [J]. The Journal of nutritional biochemistry, 2010, 21(12): 1222-1231.

[66] GAO X, TALALAY P. Induction of phase 2 genes by sulforaphane protects retinal pigment epithelial cells against photooxidative damage [J]. Proc Natl Acad Sci U S A, 2004, 101(28): 10446-10451.

[67] ZHAO R R, XU F, XU X C, et al. Effects of alpha-lipoic acid on spatial learning and memory, oxidative stress, and central cholinergic system in a rat model of vascular dementia [J]. Neurosci Lett, 2015, 587: 113-119.

[68] SHENK J C, LIU J K, FISCHBACH K, et al. The effect of acetyl-L-carnitine and R-alpha-lipoic acid treatment in ApoE4 mouse as a model of human Alzheimer's disease [J]. Journal of the Neurological Sciences, 2009, 283(1-2): 199-206.

[69] GROSSI C, RIGACCI S, AMBROSINI S, et al. The polyphenol oleuropein aglycone protects TgCRND8 mice against A beta plaque pathology [J]. PLoS One, 2013, 8(8): e71702.

[70] LUCCARINI I, GROSSI C, RIGACCI S, et al. Oleuropein aglycone protects against pyroglutamylated-3 amyloid-β toxicity: biochemical, epigenetic and functional correlates [J]. Neurobiol Aging, 2015, 36(2): 648-663.

[71] ARUNSUNDAR M, SHANMUGARAJAN T S, RAVICHANDRAN V. 3,4-Dihydroxyphenylethanol attenuates spatio-cognitive deficits in an Alzheimer's disease mouse model: modulation of the molecular signals in neuronal survival-apoptotic programs [J]. Neurotoxicity research, 2015, 27(2): 143-155.

[72] GREWAL R, REUTZEL M, DILBERGER B, et al. Purified oleocanthal and ligstroside protect against mitochondrial dysfunction in models of early Alzheimer's disease and brain ageing [J]. Experimental neurology, 2020, 328: 113248.

[73] QIN C, HU S, ZHANG S, et al. Hydroxytyrosol acetate improves the cognitive function of APP/PS1 transgenic mice in ERβ-dependent manner [J]. Mol Nutr Food Res, 2021, 65(3): e2000797.

[74] LI J, WANG C, ZHANG J H, et al. Hydrogen-rich saline improves memory function in a rat model of amyloid-beta-induced Alzheimer's disease by reduction of oxidative stress [J]. Brain Res, 2010, 1328: 152-161.

[75] HOU C, PENG Y, QIN C, et al. Hydrogen-rich water improves cognitive impairment gender-dependently in APP/PS1 mice without affecting Abeta clearance [J]. Free Radic Res, 2018, 52(11-12): 1311-1322.

[76] HOU C, WANG Y Y, ZHU E K, et al. Coral calcium hydride prevents hepatic steatosis in high fat diet-induced obese rats: A potent mitochondrial nutrient and phase Ⅱ enzyme inducer

[J]. Biochemical pharmacology, 2016, 103: 85-97.

[77] CHEN P Q, LI L, GAO Y F, et al. β-carotene provides neuro protection after experimental traumatic brain injury via the Nrf2-ARE pathway [J]. Journal of integrative neuroscience, 2019, 18(2): 153-161.

[78] NESARI A, MANSOURI M T, KHODAYAR M J, et al. Preadministration of high-dose alpha-tocopherol improved memory impairment and mitochondrial dysfunction induced by proteasome inhibition in rat hippocampus [J]. Nutr Neurosci, 2021, 24(2): 119-129.

[79] TAKAHASHI M, TAKAHASHI K. Water-soluble CoQ10 as a promising anti-aging agent for neurological dysfunction in brain mitochondria [J]. Antioxidants, 2019, 8(3): 61.

[80] SIMON D K, WU C, TILLEY B C, et al. Caffeine, creatine, GRIN2A and Parkinson's disease progression [J]. Journal of the neurological sciences, 2017, 375: 355-359.

[81] DAVEREY A, AGRAWAL S K. Curcumin alleviates oxidative stress and mitochondrial dysfunction in astrocytes [J]. Neuroscience, 2016, 333: 92-103.

[82] VAN DER MERWE C, VAN DYK H C, ENGELBRECHT L, et al. Curcumin rescues a PINK1 knock down SH-SY5Y cellular model of Parkinson's disease from mitochondrial dysfunction and cell death [J]. Molecular neurobiology, 2017, 54(4): 2752-2762.

[83] CHEN D, ZHANG X Y, SUN J, et al. Asiatic acid protects dopaminergic neurons from neuroinflammation by suppressing mitochondrial ros production [J]. Biomol Ther (Seoul), 2019, 27(5): 442-449.

[84] LU M, SU C, QIAO C, et al. Metformin prevents dopaminergic neuron death in MPTP/P-induced mouse model of Parkinson's disease via autophagy and mitochondrial ROS clearance [J]. Int J Neuropsychopharmacol, 2016, 19(9): PYW047.

[85] WU J, LI H, SUN X, et al. A mitochondrion-targeted antioxidant ameliorates isoflurane-induced cognitive deficits in aging mice [J]. PLoS One, 2015, 10(9): e0138256.

[86] YANG L, ZHAO K, CALINGASAN N Y, et al. Mitochondria targeted peptides protect against 1-methyl-4-phenyl-1, 2, 3, 6-tetrahydropyridine neurotoxicity [J]. Antioxid Redox Signal, 2009, 11(9): 2095-2104.

[87] SINGH B, PARSAIK A K, MIELKE M M, et al. Association of mediterranean diet with mild cognitive impairment and Alzheimer's disease: a systematic review and meta-analysis [J]. Journal of Alzheimers disease, 2014, 39(2): 271-282.

[88] BATARSEH Y S, KADDOUMI A. Oleocanthal-rich extra-virgin olive oil enhances donepezil effect by reducing amyloid-beta load and related toxicity in a mouse model of Alzheimer's disease [J]. The Journal of nutritional biochemistry, 2018, 55: 113-123.

[89] CAPLLIURE-LLOPIS J, PERALTA-CHAMBA T, CARRERA-JULIA S, et al. Therapeutic alternative of the ketogenic Mediterranean diet to improve mitochondrial activity in Amyotrophic Lateral Sclerosis (ALS): a comprehensive review [J]. Food science & nutrition, 2020, 8(1): 23-35.

[90] VEYRAT-DUREBEX C, REYNIER P, PROCACCIO V, et al. How can a ketogenic diet improve motor function? [J]. Frontiers in molecular neuroscience, 2018, 11: 15.

[91] MOHEBALI N, SHAHZADEH FAZELI S A, GHAFOORI H, et al. Effect of flavonoids rich extract of Capparis spinosa on inflammatory involved genes in amyloid-beta peptide injected rat model of Alzheimer's disease [J]. Nutr Neurosci, 2018, 21(2): 143-150.

[92] WANG J, FERRUZZI M G, HO L, et al. Brain-targeted proanthocyanidin metabolites for Alzheimer's disease treatment [J]. J Neurosci, 2012, 32(15): 5144-5150.

[93] SINGH S, KUMAR P. Neuroprotective potential of curcumin in combination with piperine against 6-hydroxy dopamine induced motor deficit and neurochemical alterations in rats [J]. Inflammopharmacology, 2017, 25(1): 69-79.

[94] AARON C, BEAUDRY G, PARKER J A, et al. Maple syrup decreases TDP-43 proteotoxicity in a caenorhabditis elegans model of amyotrophic lateral sclerosis (ALS) [J]. J Agric Food Chem, 2016, 64(17): 3338-3344.

[95] SMITH P J, BLUMENTHAL J A, HOFFMAN B M, et al. Aerobic exercise and neurocognitive performance: a meta-analytic review of randomized controlled trials [J]. Psychosomatic Medicine, 2010, 72(3): 239-252.

[96] HAMER M, CHIDA Y. Physical activity and risk of neurodegenerative disease: a systematic review of prospective evidence [J]. Psychological medicine, 2009, 39(1): 3-11.

[97] VAN PRAAG H, KEMPERMANN G, GAGE F H. Running increases cell proliferation and neurogenesis in the adult mouse dentate gyrus [J]. Nat Neurosci, 1999, 2(3): 266-270.

[98] ZHAO N, YAN Q W, XIA J, et al. Treadmill exercise attenuates Aβ-induced mitochondrial dysfunction and enhances mitophagy activity in APP/PS1 transgenic mice [J]. Neurochemical research, 2020, 45(5): 1202-1214.

[99] KOO J H, CHO J Y. Treadmill exercise attenuates α-synuclein levels by promoting mitochondrial function and autophagy possibly via SIRT1 in the chronic MPTP/P-induced mouse model of Parkinson's disease [J]. Neurotoxicity research, 2017, 32(3): 532-533.

第 3 章

阿尔茨海默病

阿尔茨海默病（Alzheimer's disease，AD）是痴呆中最常见的类型，占痴呆患者总数的60%~70%。1906年，A. Alzheimer首次发现这种疾病，并且在患者的大脑中观察到异常的神经炎性斑和神经原纤维缠结。阿尔茨海默病患者表现出学习、记忆、方向、语言、理解、判断和智力等方面能力的逐渐丧失。自1998年以来，研究人员已尝试了超过100种药物来治疗阿尔茨海默病，但只有4种获得了批准（截至2017年）。目前用于阿尔茨海默病治疗的药物只能延缓疾病进程，暂时改善患者生活质量，达不到治疗疾病的效果。

3.1 阿尔茨海默病的临床表现与病理特征

3.1.1 临床表现

阿尔茨海默病的病理进程可以根据临床表现的不同分为四个阶段。

(1) 轻度认知功能障碍（mild cognitive impairment，MCI）阶段：患者开始出现短期的记忆丢失，表现为不能记住近期发生的事情，学习新知识、掌握新技能的能力下降。其他一些症状还包括注意力、处理复杂事务能力和抽象思维能力的轻微下降。但是这些轻微的症状通常会被人们所忽略，认为只是衰老和压力大带来的正常现象。

(2) 阿尔茨海默病早期阶段：患者学习和记忆上的障碍表现得越来越明显，最终被确诊为阿尔茨海默病。但对于小部分患者而言，语言能力下降、执行能力降低和认知障碍表现得比记忆障碍更加明显。阿尔茨海默病对所有记忆能力的影响并不是均等的，情景记忆、语义记忆和内隐记忆受到的影响比短期记忆要小得多。在这一阶段，阿尔茨海默病患者通常能够与他人交流简单的话题，并且能够自主地写作、绘画、穿衣，虽然也会出现一些运动协调和规划事情上的障碍，但通常会被忽略。在这段病程中，患者能够独立地完成很多工作，但在一些对认知能力要求较高的工作上需要他人的帮助。

(3) 阿尔茨海默病中期阶段：患者已不能独立完成大部分日常活动。由于患者不能回忆起大部分的词汇，他们的语言表达出现混乱，语言障碍表现得更加明显。除此之外，患者的阅读和写作能力也逐渐丧失。在这一阶段，患者的运动功能进一步下降，容易摔倒，记忆力逐渐降低，甚至无法分辨出亲人，之前不受影响的长时程记忆也渐渐受到损伤。

（4）阿尔茨海默病晚期阶段：患者已完全不能离开其照护者，仅能用简单的短句或词汇表达自己的想法，并逐渐丧失语言能力。运动能力的丧失使患者完全不能生活自理，终日卧床并且丧失自主进食能力。

3.1.2 病理特征

阿尔茨海默病的病理特征表现为大脑皮质和特定皮质下区域中神经元与突触的丢失，这种丢失会造成大脑萎缩，颞叶、顶叶、前额叶和扣带回的退化。借由磁共振成像（magnetic resonance imaging，MRI）和正电子发射断层成像（positron emission tomography，PET）能够清楚观察到患者脑中某些区域的萎缩。阿尔茨海默病的两大神经病理学标志是胞外 Aβ 的形成以及胞内 Tau 蛋白过度磷酸化形成神经原纤维缠绕，它们都能够在显微镜下被观察到。

Aβ 来源于淀粉样前体蛋白（APP）在体内不正确的剪切。非病理条件下，APP 经 α 分泌酶（α-secretase）剪切形成可溶性的 N 端产物 sAPPα 和 C83 片段，sAPPα 随后被释放到神经元外，停留在膜上的 C83 片段经 γ 分泌酶（γ-secretase）进一步酶解，形成 P3 和可被降解的淀粉样蛋白胞内结构域（amyloid intracellular domain，AICD）。Aβ 的产生开始于 APP 首先被 β 分泌酶（β-site APP cleaving enzyme，BACE）进行剪切，反应产生一个较短的 sAPPβ 和驻留在膜上的 C99 片段，sAPPβ 被释放到细胞外，C99 片段被 γ 分泌酶进一步酶解，产生 $Aβ_{48}$ 和 AICD。之后，γ 分泌酶作用于 $Aβ_{48}$ 羧基端，将其剪切成长度更短的 Aβ 片段。Aβ 通常由 39～43 个氨基酸组成，$Aβ_{42}$ 比 $Aβ_{40}$ 多两个氨基酸，因而更加疏水，容易形成难以清除的聚集体。在阿尔茨海默病病理条件下，产生 Aβ 的途径占主导地位，大量 Aβ 逐步堆积在神经元外，聚集形成 Aβ 沉积。在阿尔茨海默病患者脑中，Aβ 斑块首先出现在基底颞叶和眶额叶皮质，之后遍及新皮质、海马结构、间脑和基底神经节[1]。在比较严重的阿尔茨海默病病例中，Aβ 斑块能够蔓延至脑干和小脑。

神经原纤维缠结（neurofibrillary tangle，NFT）是由 Tau 蛋白聚集形成。在正常神经元中，Tau 蛋白作为微管结合蛋白的一种，参与维持神经元形态、轴索形成和树突状进程，并充当轴突和树突细胞物质运输的通道。在体内，Tau 蛋白能够被进行各种转录后修饰。当 Tau 蛋白被异常磷酸化后，其与微管的结合能力降低，所以胞质中 Tau 蛋白水平升高，增加了它们相互聚合的机会。过度磷酸化的 Tau 蛋白会从轴突被运输到树突，抑制谷氨酸受体的运输和突触的锚定，从而损伤突触功能。乙酰化与 Tau 蛋白聚集的关系存在争议，有研究认为 Tau 蛋白乙酰化能够降低磷酸化 Tau 蛋白的降解，加重 Tau 蛋白样病理症状的程度。但同时，Tau 蛋白乙酰化能够抑制 Tau 蛋白某些位点的磷酸化，从而抑制 Tau 蛋白进一步的聚集。还有研究认为，Tau 蛋白乙酰化也会造成轴突中细胞骨架稳定性降低，以及 Tau 蛋白向树突的错误定位[2]。Tau 蛋白糖基化修饰会抑制其自组装过程。

在阿尔茨海默病病理进程中，Aβ沉积和神经原纤维缠绕能够扰乱神经元间正常的突触联系和神经元中正常的物质运输，从而导致神经元死亡，造成脑中神经网络不可逆的破坏。

3.2 阿尔茨海默病的发病机制

阿尔茨海默病可能的发病机制包括遗传变异、Aβ假说、神经原纤维缠结和线粒体功能障碍。除此之外，神经炎症、糖脂代谢紊乱、胆碱能假说和离子稳态失衡也被认为与阿尔茨海默病的发生有关。图3.1对此做了一个汇总。有意思的是，近期越来越多的研究表明糖尿病也是阿尔茨海默病发生的重要因素，一项调查研究显示，2型糖尿病(type 2 diabetes，T2D)患者在疾病后期罹患痴呆的风险增加了0.66倍，尤其对于阿尔茨海默病，男性2型糖尿病患者的阿尔茨海默病发生率增加了1.27倍，女性2型糖尿病患者的阿尔茨海默病发生率增加了0.37倍。

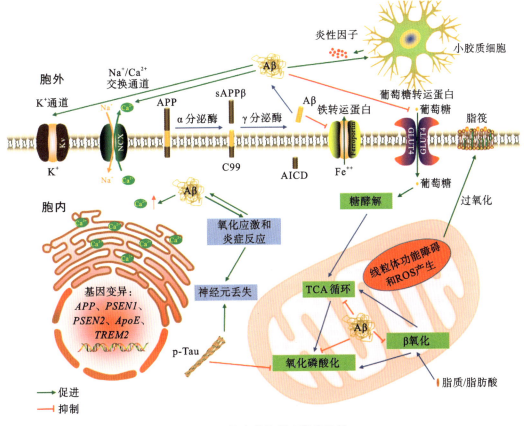

图3.1 阿尔茨海默病发病机制

p-Tau：磷酸化Tau蛋白；蓝色箭头→：表示"反应的顺接"。

3.2.1 遗传变异

阿尔茨海默病可以分为家族型阿尔茨海默病和散发型阿尔茨海默病。家族型阿尔茨海默病约占患者总数的 1%，其遗传变异主要包括 *APP*、*PSEN1* 和 *PSEN2*，而散发型阿尔茨海默病中最常见的变异包括载脂蛋白 E(*ApoE*) 和 *TREM2*。*APP* 基因突变使 *APP* 的加工向生成淀粉样沉积的方向转变，进而产生过量的、具有神经毒性的 Aβ 沉积[3]。*PSEN1* 和 *PSEN2* 基因通过调节 γ 分泌酶介导的 APP 加工过程增加产生 Aβ$_{42}$ 的比例[3]。*ApoE4* 型等位基因是家族型阿尔茨海默病和散发型阿尔茨海默病中最显著的遗传风险因子，而 ApoE 家族的另一个基因型 *ApoE2* 是晚发的散发型阿尔茨海默病的风险基因[4]。*TREM2* 在体内发挥着清除细胞碎片和 Aβ、激活小胶质细胞、抑制炎症的作用[5]。在阿尔茨海默病患者和阿尔茨海默病转基因小鼠中都发现了 *TREM2* 的罕见杂合突变。随着遗传学和组学研究技术的不断发展，越来越多的遗传变异将被发现，帮助我们揭示阿尔茨海默病的发病机制、发现新的治疗方法。

3.2.2 Aβ 假说

Aβ 假说认为，阿尔茨海默病的起始标志是 Aβ 生成和降解的失衡，进而导致 Aβ 沉积，破坏突触及神经元功能[6]。Aβ 在线粒体中积累会产生活性氧(reactive oxygen species, ROS)，进而导致线粒体功能障碍[7]。在阿尔茨海默病病理条件下，APP 的 β 水解过程占优势，更倾向于产生 Aβ。脑中 Aβ 的清除途径有 4 种：① 多种细胞的吞噬、内吞和胞饮作用，如小胶质细胞、血管周围巨噬细胞、星形胶质细胞、少突胶质细胞和神经元；② 通过多种酶的降解，包括胰岛素降解酶(insulin-degrading enzyme, IDE)、脑啡肽酶(neprilysin, NEP)和基质金属蛋白酶(matrix metalloproteinase, MMP)等；③ 通过血-脑屏障(blood-brain barrier, BBB)、脑脊液(cerebrospinal fluid, CSF)和组织间液(interstitial fluid, ISF)引流的途径被转运到外周循环系统[8]；④ 通过类淋巴系统被清除，类淋巴系统是一个依赖水通道蛋白 4(aquaporin-4, AQP4)驱动的脑脊液-组织间液快速交换体系，它位于星形胶质细胞终足，功能上类似于外周淋巴系统，可促进脑内可溶性蛋白及代谢产物的清除。当这些途径受损时，体内 Aβ 的清除能力便会下降，如实验表明，与野生型小鼠相比，*AQP4* 基因敲除小鼠中 Aβ 的清除降低了 55%~65%。

3.2.3 神经原纤维缠结

Tau 是 NFT 的主要成分，其本身是一种未折叠的、可溶的蛋白，具有组装、稳定微管以维持神经元的功能。阿尔茨海默病患者脑中的 Tau 蛋白经过多次翻译后修饰，如过度磷酸化和糖基化，聚集形成 NFT，从而损伤细胞器的功能，损害突触和神经元，造成认知损伤。另外，Tau 的过度磷酸化与线粒体分布的改变、线粒体运输异常的增加和线粒体动态变化及功能的损伤相关。

Aβ级联假说认为，Aβ沉积是阿尔茨海默病病理进程的起始步骤，它导致了后续的Tau蛋白沉积，神经元、突触的丢失及认知功能损伤，但陆续有研究发现，虽然Aβ沉积是阿尔茨海默病病理发生的必要因素，但仅Aβ沉积并不能导致阿尔茨海默病发生。如有证据显示，Aβ堆积程度与认知功能下降程度相关性很小，Aβ沉积出现的脑区也与影像学显示的基础代谢速率减退的脑区没有相关性[9]，而且针对Aβ的阿尔茨海默病治疗药物的3期临床试验均以失败告终。这些证据都表明，虽然Aβ沉积在阿尔茨海默病病理的起始阶段非常关键，但其他下游事件，如神经炎症、Tau蛋白累积，可能才是神经退行性症状的主要驱动力。

与Aβ不同，Tau蛋白样症状的程度与认知功能损伤的程度密切相关。随着年龄的增长，内嗅皮质和内侧颞叶中的Tau蛋白样症状逐渐累积，但这并不意味着认知功能减退的出现。当Tau蛋白从内嗅皮质蔓延到新皮质时，认知功能损伤才开始出现。

一些研究认为，阿尔茨海默病中Tau蛋白样症状的出现需要Aβ的沉积为先导。神经病理学研究证明，在缺乏淀粉样病理特征时，Tau蛋白样症状并不能从内嗅皮质蔓延至新皮质。同时，淀粉样蛋白的累积速率能够预测Tau蛋白累积的开始，Tau蛋白累积速率能够预测认知功能损伤的开始[10]。当Tau蛋白转基因小鼠与APP转基因小鼠杂交后，或向Tau蛋白转基因小鼠脑中注射Aβ纤维后，小鼠的Tau蛋白样症状与神经退行性症状加剧，而淀粉样蛋白症状并不受Tau蛋白样症状存在的影响。向存在Aβ斑块症状的小鼠脑中注射Tau蛋白纤维后，Tau蛋白开始在营养不良的神经节周围累积成斑块，最终形成NFT[11]。这些发现说明，Aβ沉积的产生能够促进Tau蛋白形成NFT，而NFT的出现不能加速Aβ的沉积。

越来越多的研究发现，Aβ和Tau蛋白能够通过类似于朊蛋白的方式在脑内传播。如一些错误折叠的Aβ可以作为种子，其他Aβ便以其为模板，形成大块的淀粉样沉积。通过脑内注射或腹膜内注射的方式向APP转基因动物体内引入极少量从阿尔茨海默病脑或阿尔茨海默病动物中提取的错误折叠Aβ后，动物会出现脑内淀粉样变性[12]。但淀粉样症状能否在人与人之间传播还缺乏确切的实验证据。许多研究发现，不论是人工合成的还是从阿尔茨海默病患者脑中提取的Tau蛋白纤维，都具有类似于朊蛋白的能力。外源注射的Tau蛋白纤维能够作为种子，促使模型小鼠脑中过表达的人源Tau蛋白纤维和脑内本就有的Tau蛋白纤维发生聚集。这种聚集能够跨越突触，冲破脑区界线传播，并伴随着进一步的"播种"和Tau蛋白纤维的聚集[13]。

3.2.4 线粒体功能障碍

线粒体功能障碍会诱导氧化应激和炎症，二者互为因果，共同促进阿尔茨海默病的发展。大脑和外周线粒体功能损伤导致的氧化应激和炎症是阿尔茨海默病另一个重要且显著的变化，可诱导能量代谢失衡和神经系统疾病。一方面，线粒体诱导的氧化损伤和炎症反应可能是阿尔茨海默病发展的早期关键因素；另一方面，Aβ

作为阿尔茨海默病最典型的病理特征，能直接损伤线粒体的结构和功能，促进神经元的氧化应激和炎症，进一步推动阿尔茨海默病的疾病进程。

线粒体级联假说认为：①编码线粒体呼吸链亚基的线粒体 DNA 和核 DNA 遗传多态性决定呼吸链效率及线粒体 ROS 的产生；②线粒体 ROS 产生速率与线粒体 DNA 损伤的累积存在相关性，ROS 产生速率越高，线粒体 DNA 损伤的堆积越快；③体细胞线粒体 DNA 突变会降低线粒体呼吸链效率，表现为线粒体氧化磷酸化降低和（或）线粒体 ROS 产生增加。这可造成三类补偿效应：①重置系统，在终末分化的神经元中，线粒体 ROS 的过度产生会导致 APP 产生 Aβ，Aβ 可进一步降低呼吸链活性。细胞内的氧化还原可能最终变为由细胞膜上的氧化还原酶系统完成，造成细胞膜上产生过量的 ROS，导致细胞外 Aβ 生成增加及淀粉样斑块的形成。②清除功能损坏最严重的细胞，在终末分化的神经元中，细胞凋亡被激活，令细胞继续或开始产生超出阈值的 ROS 和（或）超出阈值的氧化磷酸化作用。③代替丢失的细胞，线粒体氧化磷酸化作用的损伤使细胞更为依赖于无氧糖酵解，从而启动缺氧信号通路，改变 ROS 在体内的平衡。在尚具有增殖活性的神经元中，线粒体氧化磷酸化作用降低会给细胞一个重新进入有丝分裂期的信号，进入细胞周期虽然会最终失败（可能是由于生物能量的原因），但 G_2-M 期之前或之间，周期蛋白表达会上调，DNA 合成会出现，Tau 蛋白磷酸化和缠结会形成。这些细胞最终将丧失活性，不是因为它们不能完成细胞周期，而是因为线粒体功能失调使它们重新进入细胞周期[14-15]。

线粒体瓶颈假说认为，线粒体功能失调是造成阿尔茨海默病的充分必要条件，因此，线粒体可成为最终导致疾病的一系列神经退行性病变的瓶颈。线粒体瓶颈假说可能解释了阿尔茨海默病的年龄依赖性，体内的致病突变可造成线粒体某特定功能的损伤，但在年轻时，该损伤并不明显，随着年龄增长，氧化磷酸化能力下降，该损伤变得越来越严重，因而导致疾病的发生[16]。

这些假说均表明，线粒体功能损伤是阿尔茨海默病发病过程中必不可少的早期和主要事件。

3.2.5　神经炎症

神经炎症是除 Aβ 沉积与 NFT 外，阿尔茨海默病患者脑中最显著的神经病理学特征。在阿尔茨海默病患者脑中，星形胶质细胞与小胶质细胞被激活，围绕在神经元与 Aβ 斑块周围，一些促炎细胞因子与炎症标志物表达也有所上调。临床研究发现，阿尔茨海默病患者脑中促炎细胞因子、趋化因子及补体系统释放的因子增加。同时，在阿尔茨海默病组织中，IL-1β、TNFα、IL-6 等细胞因子表达上调，并且与阿尔茨海默病损伤显著相关。

近年来，许多文献都证明神经炎症在阿尔茨海默病病理进程中有着重要作用。小胶质细胞是中枢神经系统中最主要的免疫细胞，起着调控脑内微环境、对抗外源病原体或内源损伤的作用。由于阿尔茨海默病脑中 Aβ 较多，小胶质细胞的吞噬作用并不能有效清除纤维形态的 Aβ，于是它被持续性地激活，并不断产生促炎性介质，造成细胞本身吞噬作用的下降及脑中持续性的炎症，最终导致神经元的损伤与死亡。有研究认为，Aβ 产生的增加是神经炎症的直接结果。脑中促炎细胞因子能够增加细胞中 APP 水平，证明 APP 表达能够被炎症反应上调。同时，炎症反应能够促进 β 分泌酶和 γ 分泌酶的激活，并且通过提高神经元的活性促进 APP 与 Aβ 从细胞内向细胞外的释放[17]，导致 $Aβ_{1-42}$ 水平的升高。除此之外，IL-1 能够通过 p38-MAPK通路增加 Tau 蛋白磷酸化[18]。这些结果共同说明，神经炎症、Aβ 沉积、Tau 蛋白磷酸化三者间互为因果，共同参与了阿尔茨海默病的病理进程。

3.2.6 糖脂代谢紊乱

葡萄糖是细胞和人体器官的重要能源。在脑中，神经元对能量的需求最高，以用于动作电位、突触后电位、离子梯度的维持以及神经递质的释放与合成，因此，神经元需要持续的葡萄糖供应。神经元中葡萄糖代谢的紊乱可导致糖基化的紊乱，表现为晚期糖基化终末产物（advanced glycation end product，AGE）的产生。AGE 可增加 Aβ 累积、NFT 形成及记忆丢失[19]。

大脑是除脂肪组织外脂质含量最高的组织，阿尔茨海默病患者脑内胶质细胞有大量脂滴出现，证明阿尔茨海默病脑中存在异常的脂质代谢。脑内脂质过氧化的产生被认为是阿尔茨海默病发生的早期信号。由于大脑脂质含量高且氧消耗大，因此相比其他组织更易受脂质过氧化的影响。脑中新陈代谢与氧化磷酸化活动强，因此 ROS 的产生增多，ROS 可与胆固醇反应生成氧化甾醇，或与脂肪酸生成脂质过氧化物。这些氧化的脂质有着不同的信号转导功能，并可能造成神经元应激或功能紊乱。

3.2.7 胆碱能假说

胆碱能假说于 20 世纪 70 年代中叶被提出，该假说认为阿尔茨海默病症状的出现主要与胆碱能突触的结构改变、乙酰胆碱（acetylcholine，Ach）受体某些特定亚型的丢失、产生 Ach 的神经元的死亡及胆碱能神经传递的退化相关。这些改变会导致 Ach 水解酶与乙酰胆碱酯酶（acetylcholinesterase，AChE）的累积。

研究发现，在阿尔茨海默病患者脑内，新皮质中负责 Ach 合成的胆碱乙酰转移酶（choline acetyltransferase，ChAT）水平显著下降[20]，后续又有报道指出基底额叶胆碱吸收、Ach 释放降低，胆碱能核周体缺乏[21]。神经元水平胆碱含量的降低最先由 R. Wurtman 提出[22]，后续又有研究证实阿尔茨海默病脑中 Ach 水平下降了 40%~50%，胆碱依赖的细胞膜组成成分缺失，并伴随其代谢产物的增多。该假说认为，在胆碱缺乏的条件下，为恢复细胞中必要的胆碱水平，细胞膜被迫分解，以释放足量的胆碱，而伴随着细胞膜的分解，一些酶也被释放出来，它们能造成 APP 的异常水解，以及 Aβ 的形成。

阿尔茨海默病中最重要的神经化学物质缺失是 Ach 的减少。胆碱能缺失的解剖学基础为皮质下,尤其是基底额叶(其负责了大脑皮质的胆碱能神经分布)中胆碱能神经元的萎缩和退化。阿尔茨海默病中 Ach 的选择性缺失及中枢内胆碱能拮抗剂(如阿托品)的出现会导致大脑意识的混乱,从而产生类似于阿尔茨海默病的症状。

3.2.8 离子稳态失调

离子稳态的调节对神经功能的维持至关重要,离子梯度是神经网络中细胞内和细胞间交流的驱动力。如 Na^+ 内流对动作电位的触发和传播至关重要,Ca^{2+} 信号参与了神经递质释放、突触可塑性进程、基因表达和其他基础的神经功能,K^+ 外流介导了去极化后膜电位的复极化。

越来越多证据表明,在 Aβ 过度产生和累积的情况下,细胞的离子稳态被异常调节。研究认为,Aβ 沉积会增加细胞内 Ca^{2+} 浓度,导致 Ca^{2+} 稳态失衡,而细胞内 Ca^{2+} 水平是调节 APP 加工、Aβ 产生和 NFT 形成的重要因素[23],二者相互调节,进一步加剧了阿尔茨海默病的病理进程。除此之外,阿尔茨海默病患者与模型动物中,许多 K^+、Na^+ 离子通道调节异常,且阿尔茨海默病脑中离子驱动的 ATP 合酶活性受损,造成细胞膜去极化与电压敏感的离子通道开放,从而使 Na^+、Ca^{2+} 平衡失调。这些紊乱均可导致阿尔茨海默病中神经元兴奋性改变,并触发某些细胞死亡通路,导致神经退行性病变。

Na^+/Ca^{2+} 交换通道(Na^+/Ca^{2+} exchanger,NCX)在调节兴奋性细胞 Na^+、Ca^{2+} 稳态中有着重要作用,它可将细胞内 Na^+、Ca^{2+} 浓度维持在正常生理范围内。研究发现,在受神经退行性病变影响却存活下来的阿尔茨海默病脑内神经元中,NCX 活性上升,它可抵消阿尔茨海默病病理进程中出现的离子失衡。在 Aβ 存在的情况下,神经元 NCX3 蛋白水解片段的上调可使内质网中 Ca^{2+} 浓度回升,降低内质网应激[24],从而发挥神经保护作用。

K_V1 钾离子通道是调节 K^+ 稳态的通道之一,它大多在脑中,尤其是轴突、胞体、突触末端和树突近端表达。在阿尔茨海默病患者脑中,小胶质细胞内 $K_V1.3$ 水平升高,并与 Aβ 斑块有关。抑制 $K_V1.3$ 通道活性,可使小胶质细胞对 Aβ 的摄取增强、阿尔茨海默病模型小鼠神经炎症降低、Aβ 沉积减少、认知功能得到改善[25]。

铁离子在中枢神经系统中鞘磷脂和神经递质的合成中发挥着重要作用,但脑内铁离子水平过高可能是阿尔茨海默病发生的潜在原因。弗林蛋白酶在调控 α 分泌酶和 β 分泌酶的活性比例中发挥着重要作用,弗林蛋白酶浓度高,则 α 分泌酶活性升高,β 分泌酶活性降低。当细胞内铁离子浓度升高时,弗林蛋白酶的转录降低,因此,铁离子能够通过抑制弗林蛋白酶表达增强 β 分泌酶活性,从而使 Aβ 产生增加[26]。脑内铁离子失衡与 NFT 形成和 Tau 蛋白介导的神经退行性症状密切相关。铁离子不仅能够通过 CDK5/P25 复合物和 GSK-3β 途径调控 Tau 的磷酸化,也能够由此途径促进磷酸化 Tau 蛋白的聚集。在某些与认知功能相关的脑区中,铁沉积与 NFT 共定位。在正常生理条件下,Tau 蛋白能够通过将 APP 转移到细胞膜上,介导细胞内的铁离子外流。过度磷酸化 Tau 蛋白的聚集能够抑制 APP 向细胞膜的运输，因此，导致神经元内铁离子的过度累积和 NFT 形成的加剧。

铜离子是体内多种生物进程的催化剂，在神经生物学中的作用重要且复杂，它既参与了神经胶质细胞的凋亡，也可影响突触功能。在阿尔茨海默病中，铜离子可通过铜离子结合域与 APP 相互作用[27]，显著影响淀粉样蛋白级联反应。同时，累积的铜离子与 Aβ 和神经原纤维缠结共定位，并且调控 APP 基因的表达。研究认为，过多的铜离子能够干扰氧化还原循环，使细胞出现氧化应激，从而导致 Aβ 寡聚物的形成以及它们在淀粉样斑块上的沉积，同时伴有脂质过氧化的产生。大量数据表明，阿尔茨海默病患者血清、血浆、脑脊液和脑中铜离子水平的改变与认知损伤的发生，以及阿尔茨海默病向不同阶段的过渡具有相关性。Meta 分析提示，阿尔茨海默病患者不能维持铜离子的平衡及分布，表现出血清中铜离子水平升高和脑中铜离子缺失。这些现象均表明，铜离子稳态失衡与阿尔茨海默病的发生息息相关。

3.3 阿尔茨海默病的诊断与生物标志物

本节介绍了目前阿尔茨海默病检测手段的优、缺点，并对阿尔茨海默病的生物标志物进行了详细分析，分别讨论了经典生物标志物、外周生物标志物及线粒体代谢相关的生物标志物，并指出目前存在的问题以及对未来的展望。

3.3.1 阿尔茨海默病的诊断

由于阿尔茨海默病发病隐匿，不易察觉，且尚无有效治疗手段，因此，对于阿尔茨海默病的早期诊断与预防显得尤为重要。目前阿尔茨海默病的诊断主要依靠量表打分，结合 CT 与 18F-氟代脱氧葡萄糖-PET 检测，对阿尔茨海默病确诊具有较高的灵敏度和准确性。但此种方法对于阿尔茨海默病的临床前检测仍缺乏灵敏性；同时，CT 和 PET 检查成本高，难以为普通患者所接受，因此，低成本、易操作的诊断方法为越来越多的学者所重视。多项研究表明，可以通过对血液、脑脊液（cerebrospinal fluid，CSF）、唾液或尿液中生物标志物的检测，达到诊断阿尔茨海默病的目的，其具有一定的应用潜力。此外，身体质量指数（body mass index，BMI）评估、嗅觉诊断、视网膜感光神经细胞检测等方法有一定的诊断价值，但也存在局限性[28]。

3.3.2 CSF 中的经典生物标志物

阿尔茨海默病患者脑组织中的主要病理特征表现为由细胞外的 Aβ 沉积形成的老年斑，以及细胞内高度磷酸化的 Tau 蛋白积聚形成的神经原纤维缠结。在已有的文献报道中，CSF 中 Aβ$_{42}$、总的 Tau 蛋白及磷酸化 Tau 蛋白水平的变化可用于阿尔茨海默病检测。CSF 中的生物标志物可以用来准确预测 MCI 期患者发展至阿尔茨海默病的可能性。如 L. Rizzi 等[29]对 MCI 期患者进行了 3 年跟踪调查，结果表明，CSF 中的生物标志物 $A\beta_{42}$ 可准确预测疾病的发展进程。

3.3.2.1 Aβ

人体内含量较高的 Aβ 主要是 $A\beta_{40}$ 与 $A\beta_{42}$。AD/MCI 患者 CSF 中 $A\beta_{42}$ 水平显著降低，而 $A\beta_{40}$ 和 $A\beta_{38}$ 的水平无明显改变，同时 $A\beta_{42}/A\beta_{40}$、$A\beta_{42}/A\beta_{38}$ 有显著降低[30]，提示其可用于 AD/MCI 诊断。P. Lewczuk 等[31]用 $A\beta_{42}/A\beta_{40}$ 的下降对阿尔茨海默病进行诊断的敏感性与特异性分别为 93.3% 和 100%。目前，CSF 中 $A\beta_{42}$ 或 $A\beta_{42}/A\beta_{40}$ 降低已被用于预测脑淀粉样斑块的存在，且已包含在国家老龄研究所（National Institute on Aging，NIA）和阿尔茨海默病协会临床前期阿尔茨海默病与非典型阿尔茨海默病的诊断指南中[32]。

3.3.2.2 Tau

在健康人群 CSF 中，T-Tau 的浓度会随着年龄的增长而升高。阿尔茨海默病患者 CSF 中 T-Tau 浓度远高于同龄健康人水平，提示 CSF 中 T-Tau 的浓度可作为阿尔茨海默病检测的重要生物标志物[33]。Tau 蛋白的磷酸化位点是丝氨酸和苏氨酸残基，在阿尔茨海默病中已有 39 个显著的磷酸化位点。阿尔茨海默病中，p-Tau-181 浓度高于健康同龄人 600pg/mL。在疾病早期，Tau-199、Tau-231、Tau-235 及 Tau-404 的磷酸化水平有显著性提高[34]。此外，p-Tau-231 和 p-Tau-181 可以用于区分阿尔茨海默病与其他类型的痴呆[35]。另一项研究表明，在阿尔茨海默病早期，Tau 蛋白的另一个磷酸化位点 p-Tau-217 较 p-Tau-181 水平有明显增高，可作为检测疾病临床前期和晚期的高度特异性生物标志物[36]。也有报道指出，Tau 的过度磷酸化改变发生于 Aβ 沉积产生之前，因此，检测 p-Tau 可以对阿尔茨海默病发病风险进行预测。

3.3.2.3 BACE1

β 位点的 APP 裂解酶 1（β-site amyloid precursor protein-cleaving enzyme 1，BACE1）可将 APP 催化分解生成 Aβ，而后者是阿尔茨海默病脑组织中老年斑的主要来源。X. Cheng 等[37]研究发现，MCI 患者和阿尔茨海默病患者的 CSF 中 BACE1 的活性都升高，且 BACE1 活性的增加与斑块数量和认知状态相关，提示 BACE1 酶活性的升高可能发生于阿尔茨海默病的早期或可能与该病的发展有关。进一步研究发现，携带阿尔茨海默病脑脊液标志物的 MCI 患者，BACE1 活性明显高于对照组和不携带阿尔茨海默病脑脊液标志物的 MCI 患者[38]。因此，BACE1 不但可作为阿尔茨海默病早期诊断的候选标志物，同时也可能是治疗阿尔茨海默病的有效靶点，BACE1 的抑制剂更是被寄予了治疗阿尔茨海默病的厚望。但是，有学者提出在 BACE1 作为阿尔茨海默病脑脊液生物标志物之前，可能需要考虑 CSF 中 BACE1 的种类特性[39]。

3.3.2.4 神经丝轻链蛋白

神经丝是神经元特异性杂聚物，是神经细胞骨架的重要组成成分，多在大口径有髓鞘的轴突中表达，其中一个神经丝亚基——神经丝轻链（neurofilament light chain，NFL)蛋白，在阿尔茨海默病患者脑中存在 NFL 蛋白免疫组化阳性表达的特征。据报道，阿尔茨海默病患者枕叶皮质的 NFL 蛋白水平下降，可能反映了神经元损伤的程度。当神经元死亡后，NFL 蛋白被释放到 CSF 和血液中，是神经退化的标志[40]。近年来，有研究发现，与健康者相比，阿尔茨海默病患者 CSF 中可检测到 NFL 的增加，其次在阿尔茨海默病的早期临床阶段，CSF 中 NFL 蛋白浓度升高，与认知能力退化和大脑结构随时间的变化相关[41]。目前，NFL 蛋白作为一种候选生物标志物用于阿尔茨海默病的诊断，当 NFL 蛋白与其他生物标志物一起测量时，可能会提高阿尔茨海默病早期诊断的效率，并可用于对疾病的长期监测。

3.3.2.5　其他蛋白标志物

人类软骨糖蛋白-39(human cartilage glycoprotein-39，YKL-40)是一种 40kDa 分泌型糖蛋白，YKL-40 的过表达与一系列炎症性疾病的发病机制相关[42]。同时由于炎症与 AD 的发生和发展密切相关，因此，寻找某些能够反映阿尔茨海默病早期病变程度的炎症标志物对于改善患者症状、提高后期疾病的治疗效果尤为重要。M. Kester 等[43]进行了一项临床研究发现，与健康者比较，在轻度认知障碍早期患者 CSF 中 YKL-40 的水平即开始上升，在阿尔茨海默病症状期 YKL-40 水平保持稳定上升状态，提示 CSF 中 YKL-40 的水平可能有助于区分认知正常的个体和 MCI 或阿尔茨海默病患者。同时，有数据表明，脑脊液中 YKL-40 水平与阿尔茨海默病早期大脑皮质灰质的神经退行性变面积相关。进一步研究发现，CSF 中 YKL-40 水平与大脑皮质水平厚度呈负相关[44]。综合上述研究表明，YKL-40 与阿尔茨海默病疾病进展密切相关，YKL-40 有望作为一种生物标志物评估阿尔茨海默病的进程。

视锥蛋白样蛋白 1(visinin-like protein-1，VILIP-1)是一种神经元钙传感器蛋白。2012 年，R. Tarawneh 等[45]通过检测 60 例临床中度阿尔茨海默病患者 CSF 中 VILIP-1 和 Aβ_{42} 水平，经 2 年多的随访，发现 CSF 中 VILIP-1 和 VILIP-1/Aβ_{42} 可预测认知能力的下降率，且结果与 Tau 和 Tau/Aβ_{42} 相似。之后 R. Tarawneh 等[46]的研究显示，在预测阿尔茨海默病患者全脑、海马和内嗅皮质部位萎缩的能力，CSF 中 VILIP-1 水平的预测价值与其 Tau 蛋白和 p-Tau181 蛋白的预测价值相当。以上结果提示 CSF 中 VILIP-1 可能有助于 AD 的诊断和预后评估。

神经元特异性烯醇化酶(neuron specific enolase，NSE)是一种神经元糖酵解酶，存在于神经组织和神经内分泌组织中。在急性或长时间的神经元损伤后，在 CSF 中 NSE 水平会发生改变。F. Schmidt 等[47]使用电化学发光免疫分析法测定了 32 例阿尔茨海默病患者和 32 例健康受试者 CSF 中 NSE 的水平，与健康受试者相比，阿尔茨海默病患者 CSF 中 NSE 明显升高，且与 CSF 中 T-Tau、p-Tau 具有高度相关性，故他们提出 CSF 中 NSE 水平升高反映了阿尔茨海默病中神经元代谢的改变，这可能被用于支持疾病的诊断。

3.3.3　外周生物标志物

CSF 中生物标志物已经被应用于阿尔茨海默病的临床诊断，但这种诊断方式仍存在一些问题：①CSF取样常采用脊椎穿刺等侵入式的检测方法，有副作用。②CSF难以以一定的时间间隔进行多次取样，给疾病的追踪性检测与治疗效果的监测带来困难。③检测耗时长、成本高。因此，探索外周生物标志物具有重要意义。

3.3.3.3.1 血液中的生物标志物

阿尔茨海默病病理发生与发展中常伴有慢性炎症反应、神经细胞凋亡、蛋白表达异常、脂类代谢异常及免疫反应等一系列过程。这些病理现象既有中枢特异性病理变化，也有外周的病理表现。中枢神经系统中有少量脑源性蛋白可以穿过血-脑屏障，从脑脊液和中枢神经系统分离，进入血液，反之亦然。因此，患者血液中可能出现病理相关的特征变化。

1. 蛋白质

（1）血液中 $A\beta$ 相关标志物：采用一种超灵敏且低干扰的免疫分析方法对血液中 $A\beta_{42}$ 水平进行检测，发现在MCI和轻度阿尔茨海默病患者中，$A\beta_{42}$ 的水平上升[48]。此外，与健康对照组相比，阿尔茨海默病患者中 $A\beta_{42}$ 水平同样上升[49]。$A\beta_{42}$ 水平在MCI和阿尔茨海默病患者中的一致性，说明免疫磁还原(immunomagnetic reduction，IMR)分析方法检测血液中 $A\beta_{42}$ 水平，可以用于阿尔茨海默病临床诊断。值得注意的是，血液中 $A\beta_{42}$ 和 $A\beta_{40}$ 水平的变化在相关报道中并不一致[50]。这种不一致性可能与以下因素有关：① $A\beta$/APP 会与其他血清蛋白结合或受到药物影响，导致血清中 $A\beta$ 水平不稳定[51]；②血小板中有APP，会影响血清中 $A\beta$ 的含量测定[52]；③阿尔茨海默病的发生是一个动态过程，在MCI、AD早期、AD晚期，$A\beta$ 水平一直处于变化之中。这些因素都会影响血清中 $A\beta$ 作为标志物的准确性。

新近研究发现，阿尔茨海默病患者血液中 $A\beta$ 的一种亚型（$A\beta_{42}^+$ $CD63^+$）能够很好地反映脑中老年斑水平，是潜在的阿尔茨海默病诊断的生物标志物[53]。同时，A. Nakamura 等[54]采用免疫沉淀-质谱联用的方法表明血清中 $A\beta_{42}/A\beta_{40}$ 也可以更好地预测阿尔茨海默病、MCI和认知正常人群中淀粉样蛋白情况，其准确性可达到90%左右。

（2）血液中 Tau 蛋白：在阿尔茨海默病的进展过程中，与认知正常的对照组相比，血浆中 Tau 浓度略有升高[55]。尽管如此，在最近的一项研究中，M. Mielke 等[56]人采用单分子阵列测定了458名老人血浆 T-Tau 浓度与认知能力之间的关系。血浆中高浓度的 T-Tau 预示着3年内 MCI 组的整体认知能力、记忆力、注意力和视觉空间能力的急剧下降，同时血浆中高浓度的 T-Tau 也能够预测进展到 MCI 或阿尔茨海默病的风险。关于 p-Tau，一种 p-Tau181 的电化学发光技术的检测结果表明[57]，阿尔茨海默病患者血浆 p-Tau 浓度高于对照组的浓度。最新研究表明，与健康的同龄人相比，患有阿尔茨海默病者的 p-Tau181 要高3.5倍。相反，在额颞痴呆患者中（通常被误诊为AD），其 p-Tau181 水平与正常对照组处于同一范围内[58]。另有研究表明，血液中 Tau/$A\beta_{42}$ 可能是预测阿尔茨海默病大脑 Tau 病变和神经变性的潜在生物标志物[59]。

富集神经源性外泌体并检测 Tau 蛋白含量，发现 AD 患者中 T-Tau 和 p-Tau

蛋白浓度较高[60]。

(3)血液中NFL蛋白：NFL作为神经元细胞骨架的一部分，是一种很有前景的脑疾病进展的标志物。血清或血液中NFL蛋白浓度(两种样品基质均可)与脑脊液相关(相关系数为0.75～0.97)，且大多数脑脊液中的发现(阿尔茨海默病和非典型帕金森病中NFL蛋白浓度升高)已在血液中被证实[61]。O. Preische等[62]测量了250名携带阿尔茨海默病风险等位基因(APP，PSEN1，PSEN2)的人的NFL蛋白水平，与160余名没有携带这种等位基因的亲属相比，发现携带等位基因的人群较早具有更高水平的NFL蛋白，而且血液和脊髓液中的NFL蛋白水平在神经变性症状出现之前已开始上升。血清NFL蛋白可有效地识别家族型阿尔茨海默病的发生，有望成为阿尔茨海默病早期神经变性的生物标志物。

(4)神经丝蛋白、活性依赖性神经保护蛋白与钙网蛋白：阿尔茨海默病相关神经丝蛋白(Alzheimer - associated neuronal thread protein，AD7c - NTP)是一种跨膜磷蛋白，与神经原纤维Tau蛋白共定位[63]。Y. Chen等[64]发现，与CSF、尿液中变化相同，MCI患者血清中AD7c - NTP水平也显著性升高(由271 ± 105ng/L上升到499 ± 139ng/L)。曲线统计分析结果表明，其准确性达到79%。AD7c - NTP在神经胞体中表达，当神经细胞凋亡时，被释放到CSF中，随即被代谢。因此，作为阿尔茨海默病早期诊断的生物标志物，血清中AD7c - NTP的水平可在一定程度上反映神经细胞的凋亡状况。

活性依赖性神经保护蛋白(activity - dependent neuroprotector homeobox protein，ADNP)是一种具有神经保护作用的蛋白质。其mRNA的转录在海马及小脑中极为丰富。M. Yang等[65]发现阿尔茨海默病患者血清中ADNP水平约为对照组的1/3，这是首次报道阿尔茨海默病患者血清中ADNP浓度显著下降。

钙网蛋白(calreticulin，CRT)是位于粗面内质网的高亲和性Ca^{2+}结合分子伴侣，它可参与蛋白质糖基化，具有调节酶及蛋白质之间相互作用等细胞保护功能。Q. Lin等[66]研究揭示了阿尔茨海默病患者血清中CRT在mRNA与蛋白水平都显著性下降，且与痴呆程度成负相关，轻度、中度、重度痴呆组血清中钙网蛋白含量分别是对照组的0.4倍、0.25倍、0.125倍。

(5)其他蛋白质类生物标志物：蛋白质组学的发展为血液生物标志物的筛选提供了可能。阿尔茨海默病患者脑组织中神经胶质细胞产生的抗炎因子与神经细胞的凋亡都会产生炎症反应。P. Jaeger等[67]对来自两个临床中心的47名散发型认知功能受损的阿尔茨海默病患者和52名非痴呆、年龄和性别匹配的对照者的血浆进行蛋白质组学分析，获得了582个信号蛋白的定量结果，在体内和体外的实验中证实了生长分化因子(growth differentiation factor，GDF)信号通路作为一种新的阿尔茨海默病相关通路，为治疗和诊断阿尔茨海默病开辟了潜在的新途径。W. Hu等[68]同样采用蛋白质组学的方法，发现17个具有诊断学意义的分子，其中载脂蛋白E、B型利尿钠肽(B - type natriuretic peptide，BNP)、C反应蛋白(C - reactive protein，CRP)及胰多肽(pancreatic polypeptide，PP)在MCI和AD中具有显著性变化。

在使用蛋白质组学的方法筛选得到的所有蛋白质分子中,APP、ApoE、CRP、同型半胱氨酸(homocysteine,Hcy)、血管细胞黏附分子 1(vascular cell adhesion molecule 1,VCAM1)、β2 微球蛋白和胰岛素样生长因子结合蛋白 2(insulin-like growth factor binding protein 2,IGFBP-2)被多项研究验证[68-69],有望成为 MCI 和 AD 检测的生物标志物。

2. 脂类

脂类代谢在阿尔茨海默病中扮演着重要角色。载脂蛋白是一类参与胆固醇转运及脂蛋白代谢的重要分子,它有 ε2、ε3、ε4 三种亚型。与 ε2、ε3 相比,ε4 亚型结构更不稳定,影响了脂类的正常代谢,是阿尔茨海默病发病的高风险因素[70]。血脂的异常代谢会影响人的认知功能,与阿尔茨海默病的发生具有关联性。

A. Zarrouk 等[71]用质谱分析痴呆患者血样脂肪酸含量,发现在阿尔茨海默病血样中血红细胞上升为对照组的 8.5 倍。M. Mapstone 等[72]则发现了一组包括卵磷脂和酰肉碱在内的 10 种脂类在外周血中的水平可有效地诊断 MCI,且准确性超过了 90%。

脂类相关蛋白的异常代谢也与阿尔茨海默病发生相关。B. Bigalke 等[73]发现阿尔茨海默病早期患者血液中瘦素浓度显著降低,而脂联素浓度显著升高,提示阿尔茨海默病中外周脂类及糖代谢发生改变。

3. 微小 RNA

微小 RNA(microRNA,miRNA)是细胞内一类长 20～24nt 的非编码 RNA 序列,具有调控基因表达的功能。研究发现,miRNA 可作为多种疾病的潜在标志物。miRNA 可通过调控阿尔茨海默病中淀粉样蛋白前体 APP、BACE1、Tau 等生物标志物的表达和神经炎症相关的胶质细胞的激活影响疾病的发病机制。B. Xie 等[74]对 MCI 患者血清中 miRNA 分析发现,7 种 RNA(miRNA-206、miRNA-132、miRNA-193b、miRNA-130b、miRNA-20a、miRNA-296、miRNA-329)与阿尔茨海默病相关,特别是 miRNA-206 和 miRNA-132 的水平显著性升高。同时检测这两种 miRNA,诊断的敏感性和特异性分别高达 85.5% 和 98.5%。K. Sheinerman 等[75]也发现 MCI 患者血浆中 miRNA-132 家族(包括 miRNA-128、miRNA-132、miRNA-874)显著升高,伴有其靶基因脑源性神经营养因子(BDNF)和去乙酰化酶 1(sirtuin1,SIRT1)水平的显著降低。

4. 游离 DNA 中的 5hmC

外周血循环游离 DNA(cell-free DNA,cfDNA)是来源于人体组织中凋亡坏死细胞中的 DNA 片段,能够实时、准确地反映人体状况。cfDNA 这一特征已经在非入侵式胎儿检测、器官转移排斥反应诊断、癌症检测方面取得了重大突破。阿尔茨海默病的经典病理特征是因为神经元和突触凋亡而引起的脑萎缩,在阿尔茨海默病患者外周血中发现了具有神经特异性的 RNA,提示小片段核酸能够穿过血-脑屏障。近期,有研究团队在高脂诱导的肥胖小鼠模型中发现,脑内 5hmC 水平显著降低，其参与介导高脂诱导的脑功能损伤[76]。结合 5hmC 在中枢神经系统中的特异性富集的特征，我们推测，阿尔茨海默病患者 cfDNA 中 5hmC 可能存在特征变化，可能是一种新的外周阿尔茨海默病诊断的生物标志物。

5. 酮体

在阿尔茨海默病发生早期，脑组织中已出现葡萄糖代谢的下降，而当葡萄糖不足时，脑组织会利用酮体作为葡萄糖的代替物。J. Yao 等[77]指出，酮体作为脑中葡萄糖的补偿物，血浆的酮体水平可以作为阿尔茨海默病诊断的生物标志物。本书作者所在研究团队前期研究发现，MCI 患者脑额叶皮质线粒体中存在明显的代谢物差异，其中，酮体 β-羟丁酸（β-hydroxybutyric acid）含量显著增加[78]。

3.3.3.2 尿液中的生物标志物

尿液作为一种易于采集、易于检测的体液样品，越来越多的证据支持在阿尔茨海默病检测中使用尿液。多项研究表明，MCI 和 AD 患者尿液中 AD7c-NTP 水平明显升高[79]。有报道指出，联合检测血清中 BDNF 与尿液中 AD7c-NTP 水平可以提高 MCI 诊断的特异性与敏感性[80]。AD7c-NTP 与外周血淋巴细胞初始 T 细胞亚型的联合检测是诊断阿尔茨海默病早期病变的较好指标，比单独应用有更高的预测价值。B. Ku 等[81]研究发现，遗忘型 MCI 患者尿液中 AD7c-NTP 水平高于非遗忘型 MCI 患者，提示尿液中 AD7c-NTP 可能是一种潜在的生物标志物，用于区分遗忘型 MCI 和非遗忘型 MCI。也有研究表明，尿液中 AD7c-NTP 水平可预测阿尔茨海默病和 MCI 患者脑内的 Aβ 沉积，且具有较高的精确度[82]。这些数据分析证实，尿液中 AD7c-NTP 在阿尔茨海默病早期诊断中有一定的价值。

尿液中挥发性物质的改变会影响尿液气味。B. Kimball 等[83]对 3 组独立的 APP 转基因小鼠尿液中挥发性物质的检测发现，1-辛烯-3-醇出现了显著性变化，提示阿尔茨海默病患者尿液中挥发性物质或可成为诊断标志物。另有研究指出，AD 和 MCI 患者尿液中肌酸酐（creatinine，Cre）水平显著上升，且阿尔茨海默病明显高于 MCI。同时，3-羟丙基巯基尿酸（3-hydroxypropyl mercapturic acid，3-HPMA）与肌酸酐比值（3-HPMA/Cre）显著低于健康人群，且与 $A\beta_{40}/A\beta_{42}$ 上升相关联[84]。

3.3.3.3 唾液和泪液中的生物标志物

大多数用于诊断不同疾病的血液蛋白可以在唾液中被找到[85]，而唾液可以自我收集，对患者没有压力，并且可以根据需要重复收集，从而使唾液成为监测疾病的理想标本。由于唾液分泌随着年龄的增长而减少，人们认为唾液中生化成分的变化可能与年龄相关性疾病的发展有关。

酶联免疫吸收分析（enzyme-linked immunosorbent assay，ELISA）、抗体偶联磁性纳米颗粒、液相芯片、免疫共沉淀联合质谱分析等方法已用于唾液中 Aβ 的检测。不同研究对唾液中 Aβ 水平进行了探索，但仍未有肯定结论。在部分研究中，阿尔茨海默病和MCI患者的$A\beta_{42}$水平增加[86]或者不变[87]，相关结果并不一致。唾液中p-Tau/Tau在阿尔茨海默病中略有增加[88]。

此外，在唾液中还发现了几个候选的生物标志物，如黏蛋白、乙酰胆碱酯酶、氧化应激标志物、皮质醇等。但这些结果仍需在更大规模的实验研究中得到验证[85]。

G. Kallo等[89]采用定量蛋白质组学方法，调查了23例阿尔茨海默病患者泪液化学成分的变化。有趣的是，研究者发现在阿尔茨海默病中泪液流速、总蛋白浓度和该病特有的化学屏障的组成有变化。特别是一组蛋白质的组合，如lipocalin-1、皮离蛋白、lysozyme-C和催泪蛋白对鉴别阿尔茨海默病有较好的准确性（81%的敏感性和77%的特异性），支持了将泪液用于阿尔茨海默病研究的可行性。

3.3.4 线粒体代谢相关的生物标志物

阿尔茨海默病中脑的基础代谢下降，如在认知功能障碍和组织损伤发生前几十年，就可能出现脑内葡萄糖摄取不足的迹象。研究发现，阿尔茨海默病早期存在中枢和外周系统多条代谢途径的改变，如三羧酸循环、氧化磷酸化、丙酮酸代谢、糖酵解、氧化压力、脂肪酸代谢、酮体代谢、铁转运、凋亡和线粒体蛋白合成等。因此，探索中枢和外周系统的线粒体生物标志物，是发现新型标志物的重要策略。

3.3.4.1 脑和脑脊液中的生物标志物

采用定量比较蛋白质组学分析阿尔茨海默病线粒体蛋白组、转基因阿尔茨海默病小鼠的研究表明，模型小鼠早期存在多种代谢缺陷，包括柠檬酸循环、氧化磷酸化、丙酮酸代谢、糖酵解、氧化应激、脂肪酸氧化、酮体代谢、离子转运、凋亡和线粒体蛋白合成。电子传递链的细胞色素c氧化酶（cytochrome c oxidase，complex Ⅳ）在阿尔茨海默病大脑和血小板中都表现出活性下降，而连接柠檬酸循环和糖酵解的丙酮酸脱氢酶复合物（pyruvate dehydrogenase complex，PDC）的活性也有所下降[90-91]。此外，阿尔茨海默病皮质中许多线粒体蛋白减少，包括氧化磷酸化中复合物Ⅰ和复合物Ⅳ的亚基[90]。另外，其他线粒体蛋白，包括苹果酸脱氢酶和琥珀酸脱氢酶，在阿尔茨海默病皮质中表现出活性的增加[92]。此外，参与能量生成的一些线粒体酶，如乙酰辅酶A脱氢酶（Acyl-CoA dehydrogenase，ACAD）和烯酰辅酶A水合酶（Enoyl-CoA hydratase，ECH1），在阿尔茨海默病皮质中上调[90]。在3×Tg AD小鼠模型中已经观察到酮体代谢酶3-酮酯酰辅酶A转移酶的表达增加[92]。蛋氨酸亚砜还原酶是神经元中ROS生成的关键酶，它的增加可作为阿尔茨海默病脑内生物标志物。细胞色素P450控制大脑中胆固醇的清除，在5×F AD小鼠中发现P450基因增强[93]。

代谢组学是研究代谢产物变化的有效方法，能够反映疾病中受影响的多个代谢网络的变化。以往的研究表明，MCI 和阿尔茨海默病患者中许多经典通路发生明显的改变。这些途径包括能量代谢、三羧酸循环、线粒体功能、神经递质、氨基酸代谢和脂质生物合成。与正常人相比，MCI 脑脊液和肝脏中三羧酸循环标志物发生显著变化。MCI 患者脑脊液中琥珀酸酐、柠檬酸、2-糠酸、丙酮酸水平升高，而乙酰乙酸和富马酸的含量下降。有趣的是，大多数线粒体相关代谢物在 MCI 早期受到影响，在阿尔茨海默病中继续发生改变，其包括琥珀酸酐、柠檬酸、丙酮酸和乙酰乙酸[94]。

3.3.4.2 外周组织和循环体液中的生物标志物

阿尔茨海默病是一种影响中枢神经系统和外周神经系统的多因素疾病。近期研究发现，肝脏和其他外周组织存在显著的代谢改变。β-氧化发生在肝脏线粒体或过氧化物酶体，是脂肪酸代谢的主要途径。阿尔茨海默病中长链乙酰辅酶 A 脱氢酶、3-酮酯酰辅酶 A 硫解酶和乙酰辅酶 A 硫解酶水平升高，揭示脂肪酸 β-氧化和乙酰辅酶 A 产量增加[95]。阿尔茨海默病小鼠肝脏中脂肪酸代谢的增强可能会增加酮体生成，进而向脑提供能量来源。丙酮酸是一种重要的代谢物，为三羧酸循环提供燃料，并驱动其他生物合成途径[94]。已有研究表明，阿尔茨海默病肝脏中羟甲基转移酶和依赖烟酰胺腺嘌呤二核苷酸磷酸（nicotinamide adenine dinucleotide phosphate，NADP）的苹果酸酶升高，而丝氨酸-丙酮酸氨基转移酶降低，提示丙酮酸浓度升高[96]。这些蛋白的变化提示阿尔茨海默病小鼠肝脏葡萄糖代谢异常。另外，阿尔茨海默病肝脏中细胞色素 c 氧化酶亚单位 2 和亚硫酸氧化酶水平上升，促使线粒体电子传递链磷酸化生成 ATP，揭示肝脏氧化磷酸化增强[96]。

已经证实阿尔茨海默病患者脑中存在线粒体功能障碍和氧化应激。越来越多的研究显示外周也存在类似变化。在阿尔茨海默病患者血小板中发现脂质氧化和超氧化物歧化酶（superoxide dismutase，SOD）活性升高，而复合物Ⅲ、复合物Ⅳ、线粒体膜电位（mitochondrial membrane potential，MMP）和腺苷三磷酸（adenosine triphosphate，ATP）降低[97-98]。此外，阿尔茨海默病患者的淋巴细胞中发现氧化性 DNA 损伤，$MnSOD_2$ mRNA、4-羟基壬烯醛（4-Hydroxynonenal，4-HNE）和3-硝基酪氨酸水平增高[99]。阿尔茨海默病患者、转基因模型小鼠的淋巴细胞中 ROS 水平均较高[100]。另有研究发现，早期阿尔茨海默病患者 $CD4^+$ 和 $CD19^+$ 外周血淋巴细胞存在线粒体 DNA 水平显著降低，在 DNA 和蛋白水平均可发现变化[101]。作者所在研究团队近期发现，AD 患者血液 cfDNA 中 5hmC 水平显著降低，有望作为阿尔茨海默病的生物标志物（未发表）。

目前，已经报道了多种线粒体酶和代谢物的变化。然而，从大量线粒体相关蛋白中选择可靠、有用的生物标志物，仍然是阿尔茨海默病诊断、预防和治疗的一大挑战。寻找灵敏且易于检测的生物标志物已成为阿尔茨海默病防治面临的重要问题，目前发现的潜在生物标志物总结如表 3.1 所示。

表 3.1 阿尔茨海默病诊断的生物标志物

生物标志物		举例	
		阿尔茨海默病中上升	阿尔茨海默病中下降
经典生物标志物（CSF）		Tau[34-36]、BACE1[37-39]、NFL 蛋白（CSF 中）[41]、YKL-40[42-44]、VILIP-1[45,46]、NSE[47]	Aβ_{42}[30-32]、NFL 蛋白（枕叶皮质中）[40]
外周生物标志物	血液	蛋白质（Aβ 相关标志物[48-54]、Tau 蛋白[55-60]、NFL 蛋白[61,62]、AD7c-NTP[63,64]、蛋白质组学发现[67-69]）、脂类（卵磷脂、酰肉碱等[70-73]）、miRNA[74,75]、cfDNA 中 5hmC[76]、酮体 β-羟丁酸[77-78]	活性依赖性神经保护蛋白[65]、钙网蛋白[66]
	尿液	AD7c-NTP[79-82]	3-羟丙基巯基尿酸/肌酸酐[84]
	唾液和泪液	唾液（Aβ_{42}[86]，p-Tau/Tau[88]）、泪液（皮离蛋白）[89]	泪液（lipocalin-1、lysozyme-C 和催泪蛋白）[89]
线粒体代谢相关的生物标志物	脑和脑脊液	乙酰辅酶 A 脱氢酶和烯酰辅酶 A 水合酶[90]、苹果酸脱氢酶、3-酮酯酰辅酶 A 转移酶和琥珀酸脱氢酶[92]、细胞色素 P450[93]、琥珀酸酐、柠檬酸、2-糠酸、丙酮酸[94]	细胞色素 c 氧化酶、丙酮酸脱氢酶复合物[90-91]、复合物 I 和复合物 IV 的亚基[90]、乙酰乙酸[94]
	外周组织和循环体液	乙酰辅酶 A 脱氢酶、3-酮酯酰辅酶 A 硫解酶、乙酰辅酶 A 硫解酶[94]、细胞色素 c 氧化酶亚单位 2 和亚硫酸氧化酶[96]、MnSOD$_2$ mRNA，4-羟基壬烯醛和 3-硝基酪氨酸[99]、ROS 水平[100] 等	丝氨酸-丙酮酸氨基转移酶[96]、复合物 III、复合物 IV、线粒体膜电位和腺苷三磷酸[97-98] 等

3.3.5 小结与展望

临床诊断阿尔茨海默病的经典方法是检测脑脊液中的生物标志物，但该方法取样困难，难以广泛应用。血液和尿液中的生物标志物由于采集方便、创伤小的特点，成为一种有潜力在社区人群中普及的早期筛查和随诊手段，能够帮助更早地发现和更好地检测阿尔茨海默病并可能有助于开发新的治疗方法。因此，研究阿尔茨海默病体液生物标志物具有不可忽视的作用。组学技术等的发展为标志物的筛选提供了强大的技术支持，解决了体液中生物标志物含量低、难检测的现状，除了经典的 Aβ、Tau 等标志物外，近年来还筛选出了多种与阿尔茨海默病病因突触和线粒体功能障碍等密切相关的体液生物标志物。

但是，确认可靠的生物标志物仍是阿尔茨海默病防治过程面对的一大难题。第一，对阿尔茨海默病早期诊断，尤其是临床前期诊断的特异性不足。Aβ 斑块和 Tau 蛋白的神经原纤维缠结虽是阿尔茨海默病的重要病理特征，但并非其特有。单独的 Aβ 和 Tau 蛋白的生物标志物的诊断特异性并不足。第二，部分研究中发现的可作为标志物的蛋白质或其他代谢分子还缺乏足够的验证，而且研究中所使用的样本数量有限，因此，已有数据的准确性仍需要检验。第三，每个实验室所用的实验与统计方法有差异，为了研究结果的可重复性与可靠性，实验方法需要进一步规范统一。第四，阿尔茨海默病是一种神经退行性疾病，在痴呆发展的进程中，患者体内的病理特征处于一个变化的过程，标志物会随疾病的进展发生变化，所以已有标志物的实效性还需要进一步考量。

探索临床前阿尔茨海默病和MCI的诊断标志物、建立疾病早期诊断的体系和干预方案具有重要的价值。如寻找Aβ和Tau蛋白上游调控的早期生物标志物、从阿尔茨海默病发病机制相关环节寻找生物标志物等，可用于指导进一步检查。单凭一种生物标志物难以准确诊断并预测痴呆的发生，标志物的优化组合是提升疾病早期诊断准确性和特异性的重要手段，以利于疾病分期、早期诊断和精准治疗。已有报道的标志物种类多，准确性不一，因此优化形成灵敏、易检的标志物组合是目前阿尔茨海默病早期诊断需要解决的一大难题。同时，发展简便、易操作的可家庭使用的阿尔茨海默病风险评估方案，可以解决行动不便、偏远地区患者的早期诊断和预防问题，对于我国老龄人口健康的维护具有重要意义。另外，早期诊断技术的发展也推动了阿尔茨海默病早期干预方案的研究，如所发现的线粒体营养素在阿尔茨海默病防治中可能具有重要的应用前景[102]。

3.4 线粒体损伤介导阿尔茨海默病的病理发生

阿尔茨海默病的异常表现之一是早期能量代谢异常，而线粒体是能量代谢和信号级联调控的重要细胞器，这表明线粒体功能障碍参与阿尔茨海默病的病理过程。线粒体是三羧酸循环和呼吸作用的发生场所，线粒体功能障碍是导致阿尔茨海默病病理发生的主要细胞内事件之一[103]。这一事件发生在阿尔茨海默病进展的早期，甚至在阿尔茨海默病病理发生之前。

3.4.1 线粒体呼吸功能损伤

我们和其他研究团队证明，在阿尔茨海默病脑及外周组织，介导线粒体呼吸和三羧酸循环的酶活性降低，这些酶包括琥珀酸脱氢酶（succinate dehydrogenase，SDH）、线粒体复合物Ⅱ（complex Ⅱ）、细胞色素c氧化酶、线粒体复合物Ⅳ（complex Ⅳ）、丙酮酸脱氢酶复合物和α-酮戊二酸脱氢酶复合物（2-氧戊二酸脱氢酶，oxoglutarate dehydrogenase complex，OGDH），证实了阿尔茨海默病中能量代谢异常与线粒体功能障碍之间的联系[104]。同时，在阿尔茨海默病中，线粒体编码的细胞色素c氧化酶亚基Ⅰ、Ⅱ和Ⅲ中存在遗传突变[105]。

线粒体对大脑和外周的细胞外葡萄糖水平变化非常敏感[106]，我们和其他团队的研究还表明，葡萄糖水平升高会引起神经元AMPK失活，导致PI3K介导的胰岛素抵抗和PGC-1α介导的外周器官与脑内线粒体生成减少，导致葡萄糖代谢紊乱和神经元损伤[107-108]。阿尔茨海默病模型小鼠的胚胎神经元中线粒体呼吸显著降低，同时，糖酵解显著增加。此外，与不携带 ApoE4 的阿尔茨海默病患者相比，携带 ApoE4 的患者线粒体功能障碍更为严重。ApoE4 也与阿尔茨海默病患者的脑内葡萄糖代谢降低有关，结合脑代谢率和 ApoE4 遗传危险因素能够为阿尔茨海默病早期诊断提供一种新的策略。酮戊二酸脱氢酶是三羧酸循环中的一种线粒体酶，在阿尔茨海默病患者大脑中，尤其是在 ApoE4 携带者的大脑中酮戊二酸脱氢酶水平显著降低。截断 ApoE4 能够改善线粒体功能，表明阻断线粒体和 ApoE4 之间的相互作用是一种潜在的阿尔茨海默病治疗方法[109]。

大脑氧水平可作为阿尔茨海默病发病进程的评估因子[110]。神经母细胞瘤细胞 SH-SY5Y（neo）、APP 转基因 SH-SY5Y（APP）与 SH-SY5Y（APPsw）三种细胞株在正常条件和 8 小时缺氧条件下，线粒体的融合和分裂蛋白的表达出现变化，其中，在 SH-SY5Y（APP）和 SH-SY5Y（APPsw）中 Mfn2 和 DLP1 明显比 SH-SY5Y（neo）高，而在缺氧条件下，Mfn1 和 Mfn2 在 SH-SY5Y（APPsw）和 SH-SY5Y（neo）中没有明显区别，细胞内 Aβ 累积导致 Mfn2 的异常表达可能是阿尔茨海默病发病的分子机制之一。PRP-HAPP/HPS1 双转基因阿尔茨海默病小鼠模型也证明了海马神经元线粒体形态异常和线粒体结构损伤出现在阿尔茨海默病病理发生的早期[111]。

在病理性 Aβ 斑块沉积之前，线粒体呼吸能力就已显著下降，线粒体断裂增加，同时阿尔茨海默病脑内出现线粒体嵴结构断裂等线粒体异常变化[112]。亲环蛋白 D（cyclophilin D，CyPD）是线粒体通透性转换孔（mitochondrial permeability transition pore，MPTP）的组成部分，与线粒体中的 Aβ 直接作用促进活性氧的产生，介导线粒体通透性转换孔的形成，导致阿尔茨海默病模型小鼠发生线粒体应激诱导的神经元死亡。此外，降低 CyPD 表达可改善阿尔茨海默病模型小鼠的学习和记忆能力[114]。

使用线粒体复合物Ⅳ抑制剂 NaN_3，APP 的积累和淀粉样蛋白 C 末端片段的产生会显著增加。此外，Aβ 激活 GSK-3β 使丙酮酸脱氢酶磷酸化，从而抑制能量代谢。线粒体功能障碍也会引起突触损伤，损害神经传递，并导致与阿尔茨海默病相关的认知功能下降[115]。H_2O_2 增加和细胞色素 c 氧化酶活性降低均出现在 Aβ 斑块形成之前，在 3 月龄的阿尔茨海默病模型小鼠中，大脑中的线粒体膜电位、细胞色素 c 氧化酶活性和 ATP 水平降低。此时，神经元中的 Aβ 水平增加，而细胞外 Aβ 沉积尚未发生，表明线粒体功能障碍的发生在 Aβ 病理沉积发生之前。这些发现提示，线粒体靶向干预可能是防治阿尔茨海默病的有效策略[103]。

3.4.2 超氧阴离子和解偶联蛋白

超氧阴离子是体内产生的主要自由基基团，产生的主要场所在线粒体呼吸链。大量研究表明，超氧阴离子能够通过次生的多种氧自由基对磷脂、蛋白质和核酸造成氧化损伤。这种氧化损伤被认为可能是退行性疾病和衰老的一个主要原因。近年来发现，线粒体内膜上的解偶联蛋白（uncoupling protein，UCP）是调节超氧阴离子产生和保护细胞免于氧化损伤的重要分子。一些研究显示，超氧阴离子、UCP和CyPD可能具有内在的联系[116]。

线粒体是联系超氧阴离子、UCP和阿尔茨海默病的纽带。有证据表明，涉及阿尔茨海默病发病机制的大多数蛋白质直接与线粒体或是线粒体蛋白质发生作用。已经发现APP具有内质网/线粒体双重定位序列，在转染的细胞和过表达APP的转基因小鼠中，APP堵塞线粒体蛋白质运输，导致线粒体功能紊乱、能量代谢受损。Aβ能够结合到一个叫Aβ结合乙醇脱氢酶（Aβ binding alcohol dehydrogenase，ABAD）的线粒体基质蛋白质上。在神经元中，用诱饵肽阻断Aβ和ABAD的相互作用则能够抑制Aβ诱导的凋亡和自由基产生。相反，在APP突变的转基因小鼠中过表达ABAD则会加剧神经元的氧化应激和记忆损害。也有研究报告，Aβ与线粒体相互作用会抑制细胞色素c氧化酶活性，增加自由基产生[7]。在分离的线粒体中，Aβ还抑制OGDH活性。在阿尔茨海默病患者的脑和其他组织中曾发现OGDH与细胞色素c氧化酶活性缺陷。这些证据既表明线粒体是阿尔茨海默病发病中的关键结构，也提示线粒体超氧阴离子的失衡可能危害到多种参与细胞代谢的关键酶。

应该强调的是，多数细胞具有产生$O_2^{\cdot-}$的酶系统，然而到目前为止，尚未发现专门产生H_2O_2的细胞酶系统。在多数情况下，O_2的第一个反应是由单电子还原为$O_2^{\cdot-}$。尽管许多生物效应被归因于H_2O_2并且在大量文章中被广泛讨论，但新的观点认为，$O_2^{\cdot-}$在这些细胞效应中起到了更重要的作用。在生理条件下，$O_2^{\cdot-}$有多种重要功能，一旦$O_2^{\cdot-}$平衡的条件被打破，产生氧化应激，对细胞的损伤就会随之而来。

解偶联蛋白是一个位于线粒体内膜的离子载体蛋白家族。UCP家族由具有结构和功能相似之处的嵌入性膜蛋白组成。一个共同特点是有三部分结构，有3个重复的大约100个氨基酸的区域，每个区域含有两个疏水的跨膜α-螺旋。因此，UCP都有6个α-螺旋区域跨越脂双层。每个部分的两个跨膜螺旋被一个长亲水环联系在一起，该环位于膜的基质侧，氨基酸和羧基末端延伸到膜间空间。有趣的是，离子载体和通道蛋白最常依赖于形成具有12跨膜区域的α-螺旋结构，而UCP的功能单位恰好是由两个相同的亚基所形成的含有12个跨膜螺旋的同型二聚体。因此，虽然与UCP1比较，UCP4和BMCP1（也叫UCP5）的氨基酸序列不同，但它们有着与UCP1-3作为离子载体蛋白而具有的共同的蛋白质结构[116]。

UCP1主要表达于褐色脂肪组织，通过介导质子漏（H^+ leak）使氧化磷酸化解偶联来产生热量。与UCP1不同，UCP2、UCP4和UCP5不是构成性的解偶联分子。然而，它们可以被自由基和自由脂肪酸激活，而其活性对神经元功能有深刻影响。由于UCP2、UCP4、UCP5的表达水平显著降低，使得阿尔茨海默病脑中细胞对氧化应激的保护能力受损。细胞保护机制（UCP和PPAR）的降低使氧化损伤持续存在，甚至随时间加剧。

超氧阴离子自身能够诱导UCP表达，包括UCP2和UCP4，以及活化通过

UCP1-3进行的质子转运。而且，氧化应激产物，如4-羟基壬烯醛也可以调节线粒体解偶联。因此，活性氧诱导的解偶联可能作为一个简单的反馈机制限制细胞氧化损伤的程度，起到对神经退行性疾病和衰老的保护作用。在阿尔茨海默病患者的脑中，神经原纤维缠结和斑块主要发现于调节学习、记忆和情感行为的脑区，包括海马、皮质、基底前脑和脑干。有趣的是，这些脑区也表达神经元UCP。尽管尚无直接联系神经元解偶联活性与阿尔茨海默病的研究，神经元UCP可能调节许多导致神经变性的致病机制，如氧化损伤上升，细胞钙平衡紊乱，能量代谢受损和突触功能障碍。实际上，除此以外，UCP4还能通过增加葡萄糖摄取将ATP产生状态从线粒体呼吸转变为糖酵解来调节神经元能量代谢，因此，葡萄糖调节异常和胰岛素抵抗均是阿尔茨海默病致病的危险因素，这也增强了UCP4在皮质和海马的表达。我们的研究发现，UCP2和UCP4可以调节神经细胞的线粒体钙浓度，并受到超氧阴离子的调控，提示UCP表达失调会损害线粒体的钙调节功能，这种钙失衡可能涉及阿尔茨海默病的发病机制。

线粒体是细胞内重要的钙池。线粒体Ca^{2+}摄取是调节氧化磷酸化速率、细胞内钙信号时空调制和与细胞凋亡的关键因素。神经元中升高的氧化应激和紊乱的线粒体Ca^{2+}都与阿尔茨海默病的发生紧密相关。有研究表明，UCP作为钙离子载体涉及线粒体钙稳态。对UCP蛋白质结构预测表明，它们形成一个通道样结构，第二膜内环上的质子化的A-R-E-E结构域被认为是形成钙离子电导的关键结构。我们的研究结果支持UCP作为线粒体Ca^{2+}载体的作用（图3.2）。

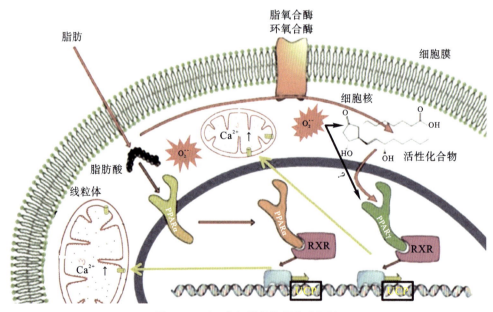

图3.2　UCP参与线粒体钙稳态调控

综上所述，超氧阴离子是体内有重要生理功能的氧自由基，UCP是体内有重要生理功能的大分子。超氧阴离子是把锋利的双刃剑，既可以活化基因转录、促进细胞生长增殖、抑制凋亡，又能够引起氧化应激，导致凋亡。神经元的UCP可以通过抵抗氧化应激或是维持线粒体钙调节能力，对阿尔茨海默病中的神经变性起到保护作用。同时失调的超氧阴离子和 UCP 共同形成了神经元遭受氧化损伤的前提，持续的氧化损伤造成进一步的神经元凋亡，而神经元凋亡的累积推动阿尔茨海默病的发生。

3.4.3　APP 与 Aβ 在线粒体内的积累

越来越多的证据表明，线粒体功能障碍是与阿尔茨海默病发病相关的一个关键的细胞内损伤。除了作为细胞的动力机器，线粒体还参与许多生理功能，包括钙稳态、信号转导和细胞凋亡等。然而，在阿尔茨海默病发病期间，线粒体重要功能衰退(如蛋白质转运、能量代谢等)的病理生理机制仍不清楚。APP 的 N 末端 35 个氨基酸构成了一个疏水的内质网(ER)定位信号，其后跟随着一段跨越 35~67 号氨基酸的线粒体定位信号。此外，APP 的 N 末端 40、44 与 51 号氨基酸的正电荷是线粒体定位信号的重要组件。近来观察到 β-淀粉样前体蛋白 APP 与其 C 端剪切产物 Aβ 在线粒体内积累，并导致线粒体功能紊乱，提示线粒体是 Aβ 攻击的一个重要靶点。Aβ 在线粒体中积累造成损害的另一种可能的途径是提高活性氧的产生、对线粒体的分裂与融合平衡及线粒体的物质转运的影响。

3.4.4　线粒体氧化应激诱导的炎症

Aβ 使炎性细胞因子 TNF-α 的产生增加，引起阿尔茨海默病小鼠海马中的胰岛素抵抗[117]。氧化应激促进阿尔茨海默病转基因小鼠 FoxO 的转录活性，诱导 JNK 活化，导致炎症反应，激活炎症小体[118]。在阿尔茨海默病中，过量的活性氧主要通过线粒体促成胰岛素抵抗和炎性体激活[119]。阿尔茨海默病早期的氧化应激和炎症会损伤线粒体中的神经元膜电位、mtDNA、三羧酸循环和电子传递链，从而减少 ATP 的生成并加剧氧化损伤。

我们的研究证实了转基因小鼠在阿尔茨海默病早期，在大脑中的这些炎症分子激活之前，肝脏和血清中 TNF-α 与 IL-6 含量已处于较高水平[120-121]。抗糖尿病药罗格列酮通过降低神经元中的 NF-κB 水平发挥神经保护作用[122]。外周胰岛素抵抗加剧了阿尔茨海默病 APP23 转基因小鼠和糖尿病 ob/ob 小鼠杂交获得的 APP$^+$-ob/ob 小鼠大脑炎症，加速了阿尔茨海默病病理发生[123]。晚期糖基化终末产物受体(receptor of advanced glycation end product，RAGE)在阿尔茨海默病中充当炎性介质及氧化应激诱导物，通过介导 Aβ 清除、形成、积累及 NFT 积聚和神经元退变来驱动阿尔茨海默病的进展。RAGE 将 Aβ 从外周传递到大脑，而在血-脑屏障处的转运破坏了血-脑屏障的功能。RAGE 与 Aβ 的相互作用抑制了 NF-κB 的核转位并刺激促炎细胞因子和 ROS 的释放，通过调节 β 分泌酶和 γ 分泌酶活性维持 Aβ 的平衡。自噬导致线粒体产生活性氧，激活 NLRP3 炎性体，加速阿尔茨海默病的进程。

3.4.5　线粒体氧化应激诱导的凋亡

细胞凋亡是指细胞为维持内环境稳定，由基因控制的细胞自主的和有序的死亡。与细胞坏死不同的是，细胞凋亡是主动过程，它涉及一系列基因的激活、表达及调控过程，是细胞为了更好地适应生存环境而主动进行的一种死亡过程，对于维持生物体正常发育、内环境平衡和组织器官稳定等起着重要作用。

细胞凋亡存在两条信号通路，分别为外源性凋亡通路和内源性凋亡通路。外源性凋亡通路是凋亡信号分子与细胞膜死亡受体结合，形成死亡诱导信号复合物，此复合物通过募集和激活 caspase 8 或 caspase 10 从而启动凋亡信号传递。内源性凋亡通路主要表现为在多种细胞凋亡诱导因子（缺氧、缺血、活性氧、糖皮质激素、谷氨酸等）刺激下，线粒体渗透转移通道开放，引起细胞色素 c 从线粒体释放进入细胞质，进而先后活化 caspase 9 和 caspase 3，诱发 caspase 级联反应，最终导致细胞凋亡[124]。

线粒体是细胞进行氧化代谢的细胞器，富含多种氧化剂和抗氧化剂，正常生理情况下氧化剂和抗氧化剂处于平衡状态，当此平衡发生紊乱，氧化剂水平更高时，细胞便发生氧化应激，导致氧化还原信号失常和分子损伤。线粒体产生的活性氧自由基可以作为第二信使触发凋亡信号，它是线粒体渗透转移通道开放的强诱导剂，过高的活性氧持续积累会导致线粒体渗透转移通道持续开放，线粒体膜电位下降甚至崩溃，线粒体通透性大大增加，各种凋亡因子会从线粒体释放到细胞质中使 caspase 系列分子激活，造成细胞质浓缩和 DNA 分子损伤，最后细胞膜内陷形成凋亡小体。有研究表明，超氧化物的产生会导致线粒体功能障碍和线粒体损伤[125]。线粒体营养素羟基酪醇可以降低细胞的氧化应激水平，抑制细胞凋亡[126]。使用纳米颗粒处理细胞后发现，细胞氧化应激水平上升，线粒体膜电位水平下降，caspase 3 酶活性增加，细胞凋亡水平增加[127]。在阿尔茨海默病患者中，神经元细胞处于持续的氧化压力下，导致神经元脂质过氧化和 DNA 损伤，最终导致神经变性。

机体脑内神经元富含大量不饱和脂肪酸，对氧化应激敏感，容易导致神经元细胞凋亡或丢失，触发神经退行性疾病的发生。活性氧的累积会改变线粒体膜和细胞膜的通透性，导致细胞外 Aβ 增多和沉积[128]。氧化应激诱导的细胞凋亡损伤会引起 Tau 蛋白的磷酸化，使其变性聚集，引起神经原纤维缠结[129]。缺血状态下，梗死脑组织的细胞中活性氧水平显著增加，而鸢尾素疗法可降低细胞活性氧水平，抑制细胞凋亡，保护神经元细胞[130]。给予阿尔茨海默病模型小鼠含硒有机化合物的处理之后，小鼠海马组织抗氧化酶的活性和非酶性抗氧化防御的水平均增加，氧化应激水平降低；此外，小鼠海马中 Bax/Bcl-2 降低，PARP 和 caspase 3 的裂解水平均降低，说明海马细胞凋亡水平降低[131]。降低阿尔茨海默病模型小鼠前额叶皮质和海马组织中的脂质过氧化物水平可以改善小鼠的认知和记忆障碍，使小鼠在 Y 迷宫、社交识别和被动回避等行为学测试中表现变好[132]。使用 Aβ 处理原代星形胶质细胞会使细胞活力降低，细胞功能受损，细胞增殖受到抑制；而同时使用阿司匹林处理细胞之后，发现细胞 caspase 3 活性降低、细胞色素 c 的含量降低，表明细胞凋亡减少，此外，抗氧化剂蛋白（Cu/Zn-SOD 和 Mn-SOD）的表达增加，细胞氧化应激水平降低，细胞损伤得以改善[133]。使用 Aβ 处理原代培养的小鼠大脑皮质神经元细胞后发现,神经元中的活性氧水平和线粒体膜电位水平明显降低,caspase 信号转导途径被激活,表明 Aβ 通过靶向线粒体诱导了神经元凋亡[134]。使用链脲佐菌素在体外和脑室内注射制备阿尔茨海默病细胞模型和大鼠模型后发现,细胞中的氧化应激水平升高,水迷宫测试表明大鼠认知功能障碍;而小分子化合物 LX2343 可通过减轻氧化应激水平、抑制 JNK/p38 促凋亡途径来显著减弱链脲佐菌素诱导的 SH-SY5Y 细胞和小鼠原代皮质神经元的凋亡。此外,LX2343 能够恢复线粒体功能和形态的完整性,增加 ATP 的生物合成,减少神经元细胞中活性氧的积累,并且可有力抑制神经元细胞中的 Tau 蛋白的过度磷酸化;对阿尔茨海默病模型大鼠给药 LX2343 后,大鼠的认知缺陷得到改善[135]。

3.4.6 胶质细胞激活

神经胶质细胞是广泛分布于中枢神经系统内,除神经元以外的所有细胞,在中枢神经系统中的数量大约是神经元的 10 倍,主要包括星形胶质细胞、少突胶质细胞、小胶质细胞等,具有支持、滋养神经元的作用,也有吸收和调节某些活性物质的功能。在阿尔茨海默病的早期神经保护途径中,如清除 Aβ 和使用抗氧化剂对活性氧的生成非常有效。但是随着阿尔茨海默病的发展,氧化应激程度的升高上调了免疫系统的细胞介质,导致促炎分子的过度产生,从而导致大脑的炎症,加剧阿尔茨海默病的进展[136]。虽然这些炎症过程会导致氧化应激,但氧化应激也会触发炎症反应,其包括星形胶质细胞和小胶质细胞的激活,活化的星形胶质细胞和小胶质细胞分泌的炎性分子具有潜在的毒性,并成为氧化应激的另一个来源,可能会放大神经退行性连锁反应(图 3.3)。

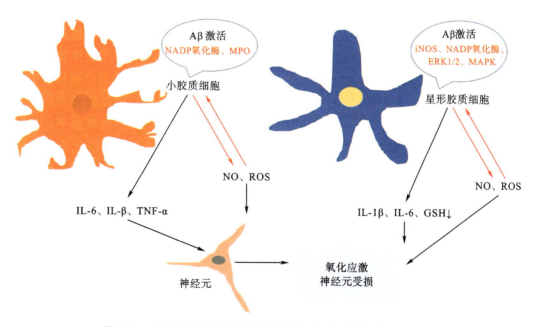

图 3.3 Aβ 通过激活胶质细胞产生氧化应激反应诱导神经元死亡

3.4.6.1 小胶质细胞激活

小胶质细胞是中枢神经系统的免疫细胞，相当于脑中的巨噬细胞，由于其对疾病的病理生理学反应显著，长期以来一直是人类研究的对象[137]。有研究表明，在阿尔茨海默病中存在炎症和氧化应激，这可能是由小胶质细胞激活引起的，激活的小胶质细胞可通过上调促炎因子和氧化应激，最终导致神经炎症，从而导致阿尔茨海默病的进展。多项报道已指出，在阿尔茨海默病早期，氧化应激已经发生[138]。A. Matsumura 等[139]通过三维电子顺磁共振成像无损伤测量阿尔茨海默病模型小鼠大脑的氧化还原状态变化，结果表明在模型小鼠显示 Aβ 沉积增加和胶质激活前，小鼠脑内已存在氧化还原的改变。之后有研究表明，可溶性 Aβ 可触发小胶质细胞激活，而过多激活或失控的小胶质细胞会释放一些神经毒素和炎症因子，如 IL-6、IL-β、TNF-α 等，损伤神经元，进一步引起氧化应激。小胶质细胞的激活会激发呼吸系统的爆发性活动，产生超氧阴离子，然后将其转化为其他活性氧，如过氧化氢或强效的羟基自由基。

有证据表明，Aβ 可以直接激活小胶质细胞的 NADP 氧化酶，激活后产生高活性的自由基超氧化物，之后诱导产生的活性氧和 NO 可以促进生成更强的自由基，如过氧亚硝酸盐，而过氧亚硝酸盐的形成会进一步引起蛋白质氧化、脂质过氧化和 DNA 损伤，最终导致神经元细胞死亡。因此，在阿尔茨海默病脑内可检测到小胶质细胞 NADP 氧化酶亚单位 p22phox 的表达增强，提示小胶质细胞呼吸爆发性活动增强。在阿尔茨海默病小胶质细胞中，另一个产生自由基的机制为髓过氧化物酶（myeloperoxidase，MPO），有证据表明，MPO 免疫反应性存在于阿尔茨海默病大脑中 Aβ 周围选择性高度激活的小胶质细胞中，在体外实验中，Aβ 聚集物可增加小胶质细胞中 MPO mRNA 的表达。MPO 催化过氧化氢和氯化物之间的反应生成次氯酸，次氯酸可以进一步与其他分子反应生成其他 ROS，包括羟基离子，也会导致晚期糖基化终产物的改变，这两种情况在阿尔茨海默病中都很明显。因此，在阿尔茨海默病中，当受到氧化应激刺激时，小胶质细胞会被激活，从而释放一系列炎症因子，引起神经细胞死亡，同时激活的小胶质细胞自身也会发生氧化应激反应，进一步加重阿尔茨海默病的进程。

3.4.6.2 星形胶质细胞激活

在阿尔茨海默病大脑中，Aβ 沉积周围有明显的星形胶质细胞增生（星形胶质细胞数量增加）的迹象[140]。有研究提出阿尔茨海默病与星形胶质细胞的特定损伤有关，这种损伤可能发生在疾病的早期阶段，并导致认知异常。与小胶质细胞一样，星形胶质细胞在接触 Aβ 后会导致细胞因子（如 IL-1β 或 IL-6）的过度表达和更高程度的氧化应激，从而加剧神经炎症反应。星形胶质细胞损伤和功能障碍可破坏与周围神经元之间的突触内稳态，启动神经元损伤的级联反应[141]。这些机制可能导致活性氧的产生和星形胶质细胞的丢失，最终导致神经元的死亡[142]。在阿尔茨海默病大脑斑块周围的星形胶质细胞中也检测到 iNOS 表达的增加。在诱导 *iNOS* 基因后，激活的星形胶质细胞可产生大量NO，而NO与超氧化物反应形成过氧亚硝酸盐，使硝基酪氨酸成为可识别的标记。通过增加硝基酪氨酸修饰蛋白的数量，证实了阿尔茨海默病中产生了过量NO。

此外，人们已经发现，$Aβ_{1-42}$寡聚物是星形胶质细胞诱导氧化应激的关键因素。$Aβ_{1-42}$寡聚物通过在星形胶质细胞上结合晚期糖基化终末产物受体激活NADP氧化酶诱导活性氧的产生。然而，星形胶质细胞也能够不依赖于NADP氧化酶的激活触发ERK1/2通路，从而降低线粒体膜电位导致线粒体功能障碍、增强NADP氧化酶的活性和促使产生过量ROS。星形胶质细胞似乎是Aβ的一个主要目标，因为该肽诱导产生多种与氧化应激相关的效应，如改变了细胞内钙信号和钙依赖的减少星形胶质细胞GSH。星形胶质细胞可具备GSH合成所需的甘氨酸和半胱氨酸。在慢性氧化应激中，正如在阿尔茨海默病中观察到的，星形胶质细胞和神经元之间的通信被破坏，从而导致记忆巩固的中断。这种记忆形成的损害可能是由于钙超载和星形胶质细胞中MAPK通路的激活，而MAPK通路与JNK/SAPK通路有关，可能会导致异常自噬和凋亡[143]。

以上现象提示，在阿尔茨海默病中，激活的小胶质细胞和星形胶质细胞可能通过各种机制产生大量活性氧，进一步促进炎症反应，加剧阿尔茨海默病进程。因此，靶向抑制小胶质细胞和星形胶质细胞氧化应激状态，可能是治疗或预防阿尔茨海默病的有效策略。

3.4.7 小结与展望

本节结合作者实验室的研究结果，讨论阿尔茨海默病发病早期神经细胞线粒体损伤的细胞分子机制，提示预防与治疗阿尔茨海默病的线粒体机制及潜在靶点。从临床、流行病学、分子生物学证据来看，线粒体功能失调所导致的氧化应激、炎性损伤、细胞凋亡与阿尔茨海默病的风险呈正相关，中枢神经系统和外周的线粒体功能失调在阿尔茨海默病早期就已出现，并伴随阿尔茨海默病病理发生。通过早期干预，提高线粒体酶活性、线粒体代谢水平及抗氧化体系，减少APP、Aβ在线粒体内的积累，降低氧化应激、超氧阴离子、UCP、炎症水平和细胞凋亡，将受损的线粒体恢复到正常水平，从而降低阿尔茨海默病的风险，推迟阿尔茨海默病的发生并减缓阿尔茨海默病的病理发展，这将是预防和治疗阿尔茨海默病的有效策略(图3.4)。

3.5 线粒体动态变化与阿尔茨海默病

线粒体的动态变化是指细胞内新的线粒体生成、线粒体融合与分裂、细胞内运输，以及失活线粒体自噬降解的动态过程。近年来，随着显微成像技术的发展，人们对细胞内的线粒体形态也有了更进一步的认识。以往认为线粒体在细胞内主要以单独的线状及颗粒状形态存在，近几年的研究发现，线粒体在大多数种类的细胞中形成一个网状组织(mitochondrial reticulum)，与内质网的网络状结构类似，通过持

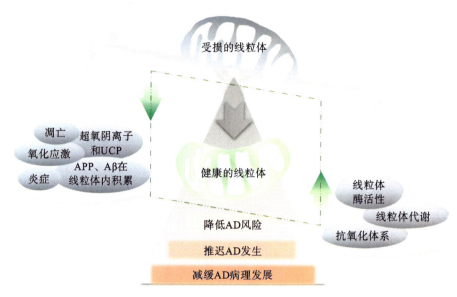

图 3.4 通过改善线粒体功能预防和治疗阿尔茨海默病的策略

续的融合和分裂的平衡来维持动态变化的有机结构体。越来越多的证据证明,线粒体形态的动态变化与细胞功能和多种神经类疾病有着非常重要的关系[144]。线粒体作为细胞内重要的细胞器之一,它的动态变化不仅使其具有合适的完整性和数量,用于形成自身的网络化结构;同时也使线粒体能够快速响应细胞内、外的不同刺激[145],完成多种生理功能,如 ATP 的生成、体内钙离子的平衡、细胞凋亡及活性氧的产生等。

而当线粒体形成无序的结构、发生数量和功能异常时,均可导致神经元能量的异常供给,致使脑内突触功能异常,最终导致多种神经性病变。其中,在阿尔茨海默病病理发生过程中,神经元常伴有显著的线粒体代谢紊乱和动态变化异常[146-147]。

3.5.1 线粒体的动态变化

在哺乳动物中,目前报道的促使线粒体之间融合的蛋白有 Mfn1、Mfn2 和 OPA1;而作用于线粒体,使其分裂的蛋白有 fission 1(Fis1)、动力相关蛋白 1 (dynamin‐related protein 1,Drp1)、dynamin 2(Dnm2)、mitochondrial fission factor(Mff)和线粒体动态变化蛋白 49/51(mitochondrial dynamic proteins of 49 and 51kDa,MiD49/51)(图 3.5)。这些参与线粒体融合、分裂相关的蛋白大部分都属于 GTP 酶系。

线粒体融合是由其内、外膜上的几种保守的蛋白分子介导的。整个线粒体融合的过程可分为 3 个步骤。首先,通过线粒体外膜上的蛋白将 2 个不同的线粒体相互连接。随后,2 个线粒体在融合蛋白水解 GTP 提供能量的前提下,不断靠近,以增加膜之间的接触面积,进一步减小线粒体膜之间的距离。最后,融合蛋白通过水解 GTP 发生构象变化,使 2 个线粒体的外膜发生融合。

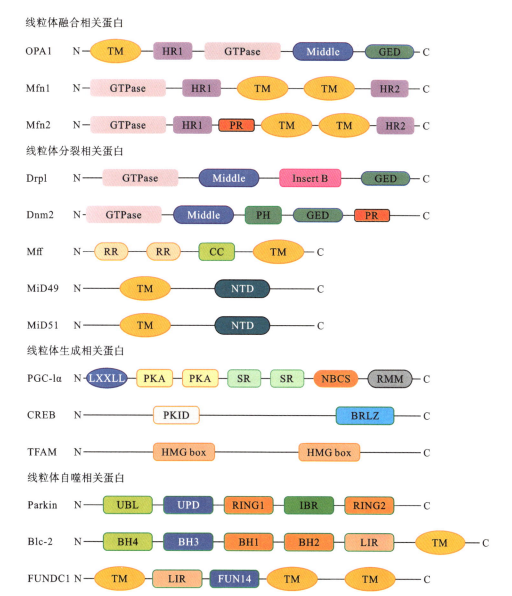

图 3.5 线粒体融合与分裂相关蛋白结构示意图

BRLZ 为基本区域亮氨酸拉链（basic region leucin zipper）；CC 为螺旋结构区（coil-coil domin）；FUN14 为 FUNDC1 上的高度保守序列，功能未知；GED 为 GTPase 效应结构域（GTPase effecter domain）；GTPase 为 GTP 酶结构域（dynamin domain）；HR 为 HR 结构域（coil-coil heptad repeat domain）；HMG box 为高速泳动族非组蛋白框结构域（HMG-box motif）；Insert B 为 Insert B 区（insert B domain）；IBR 为环指间结构域（in-between-RING finger）；LXXLL 为富含亮氨酸的基序（leucine-rich motif）；LIR 为与 LC3 蛋白相互作用区域（A segment of LC3-interacting region）；Middle 为中间区（middle domain）；NTD 为核苷酸转移酶结构域（nucleotidyl transferase domain）；NBCS 为双向核定位信号（bidirectional nuclear localization signal）；PH 为 pleckstrin 同源结构域（pleckstrin homology domain）；PR 为脯氨酸富集区（proline rich domain）；PKA 为蛋白激酶 A 磷酸化位点（phosphorylation site of protein kinase A）；PKID 为磷酸化激酶诱导结构域（phosphorylated kinase-inducible-domain）；RMM 为 RNA 识别基序（RNA recognition motif）；RR 为氨基酸重复区（repeat regions domain）；SR 为富含丝氨酸/精氨酸的结构域（serine/arginine rich domain）；TM 为跨膜结构域（transmembrane domain，TM）；UBL 为 ubiquitin like domain；RING1/RING2 为环指结构域（RING-finger domain）。

线粒体外膜融合的关键分子是 Fzo 家族蛋白，该家族蛋白包括一个 GTPase 结构域、几个 coiled-coil 结构域和一个跨膜区。哺乳动物中的 Mfn1 和 Mfn2 为 Fzo 的同源物。这两个蛋白在融合过程中可形成同源或异源寡聚体，Mfn1 和 Mfn2 两个蛋白主要位于线粒体外膜，介导外膜之间的融合。

线粒体内膜的融合主要是由 Dynamin 家族蛋白 Mgm1/OPA1 介导的（OPA1 是酵母中 Mgm1 的同源蛋白）。结构预测表明，由疏水肽段构成的跨膜结构域可能与 OPA1 锚定到线粒体内膜相关，而 GTP 酶结构域为线粒体内膜融合所必需，并且 OPA1 与 Mfn1/2 能够共同作用，调节线粒体嵴结构的重塑[148]。

哺乳动物细胞中存在多种形式的 OPA1 剪切体，主要包括长型 OPA1（L-OPA1）和短型 OPA1（S-OPA1）。对 OPA1 的 GTPase 酶结构域中的保守位点进行突变，发现 GTP 结合和（或）水解是融合所必需的，影响 OPA1 酶结构域的突变会减弱或消除 OPA1 促进线粒体融合的能力。OPA1 蛋白家族均定位于线粒体内膜，调节线粒体内膜形态结构。L-OPA1 蛋白能够通过对线粒体结构调整，进而对其生理功能产生保护作用，如其可以减轻急性缺血对脑组织产生的损伤[149]。此外，除去调控线粒体融合外，OPA1 还可以参与线粒体嵴形态的维持，通过对线粒体嵴结合点的控制，进而控制细胞色素 c 的释放[144]。

线粒体外膜和内膜含有不同的磷脂成分，恰当的磷脂组成对调控线粒体的融合也有着重要的作用。如 MitoPLD（磷脂酶 D 家族的一个进化的成员，phospholipase D，PLD）通过水解线粒体内膜上的心磷脂，以调节线粒体的融合。同时，也有文献报道，mitoguardin 蛋白能够促进 MitoPLD 二聚体的形成，直接调控线粒体的融合[150]。研究者们通过重组 L-OPA1，发现 L-OPA1 与心磷脂可以发生相互作用，促进线粒体内膜的融合。并且在此过程中，S-OPA1 能够促进这一过程的发生[151]。以上实验现象的发现，扩展了对线粒体内膜融合原有的了解，即线粒体内膜的融合不仅受到 OPA1 等一些蛋白的调控，其组成线粒体膜的磷脂等膜成分也会参与到融合过程的调控之中[152]。

线粒体分裂是一个多步骤过程，在此过程中需要大量的 GTP 酶的协助，其中 Drp1 蛋白起着关键的调控作用。Drp1/Dnm1 蛋白是 Dynamin 超家族的成员之一，它的氨基酸序列与 Dynamin 具有很高的同源性，有多个保守结构域。Drp1 蛋白由 736 个氨基酸组成（80.6kDa），大部分位于细胞质基质中。Drp1 蛋白还有其他的 7 种异构体。这 7 种分子虽然所含氨基酸数目上有所差别，但它们的结构和功能是十分相似的。Drp1 蛋白有明显的 4 个结构域，即 N 端 GTPase 结构域（dynamin domain，对 GTP 水解起重要作用）、中间区（middle domain，Dynamin-2 domain，对 Drp1 的自聚集起重要作用）、Insert B 区（功能还不明确，但对该结构的修饰可以影响 Drp1 的生物活性）和介导自组装的羧基末端的 GTPase 效应结构域（GTPase effecter domain，GED）。与经典的动力蛋白功能类似，Drp1 蛋白在 C 端同样包括信号相应原件（bundle signalling elements，BSE）和颈环区域（stalk region），但其不包括 pleckstrin 同源结构域（PH 结构域）和脯氨酸-精氨酸富集结构域（PRD 结构域)。BSE原件将GTP酶结构域与颈环区域相连接，使得Drp1蛋白可以结合在线粒体膜上，并可以促进Drp1蛋白的寡聚化。

细胞在正常状态下，大部分的Drp1位于细胞质基质中，大约只有3%结合在线粒体的外膜上。当线粒体分裂时，Drp1形成同源多聚体在线粒体外膜上聚集成环，并通过水解GTP产生能量，促进环收缩，从而推动膜分裂[153]。在体外，纯化的Drp1能够组装成环形或螺旋形结构，大小与压缩的线粒体相同，而不能水解GTP的Drp1突变体则引起线粒体的过度网络化。由于Drp1蛋白缺少PH结构域，进而无法与线粒体膜上的磷脂直接相互作用，所以其在外膜上的聚集需要受体蛋白的帮助完成。

在酵母中，Dnm1定位在线粒体外膜上需要依赖外膜上的Fis1和两个连接蛋白Mdv1与Caf4的调节。然而，有实验却发现，哺乳动物中，Fis1对Drp1定位到线粒体外膜的促进作用并不十分明显[154-155]。此外，其他实验结果已证明在线粒体分裂过程中，内质网也参与其中并帮助确定分裂的位置[156-157]，而且线粒体分裂蛋白（mitochondrial fission factor, Mff）会先聚集到线粒体外膜的分裂位点上，然后募集Drp1，使线粒体发生分裂[155-158]。除了Mff蛋白，MiD49/51也能够作为Drp1的招募蛋白，促进线粒体的分裂。线粒体分裂完成后，Drp1会依然保留在一个子代线粒体上。

Fis1是相对较小的膜蛋白，羧基端跨过线粒体外膜，氨基端的大部分面向胞质，其在线粒体膜上的分布不像Dnm1位于内陷点上，而是均匀分布于整个线粒体。蛋白的胞质区由1个羧基端的臂和6个反平行的α螺旋组成。这6个α螺旋形成TPR（tetratricopeptide repeat, TPR）样折叠，从而形成1个疏水的凹陷，类似1个口袋，以利于其他蛋白的结合。目前的研究有证据表明Fis1受体可以招募Drp1，而且可以部分抑制Mfn1、Mfn2和OPA1的GTP酶的活性[159]，促进线粒体的分裂。同时，Fis1蛋白也可以通过维持线粒体的稳态平衡，抑制细胞色素c的异常释放，减少神经细胞的凋亡[160]。

在前文中，我们提到在线粒体整个分裂过程中，内质网作为细胞内重要的细胞器也参与其中的调控，可以利用电镜和X线断层摄影等技术手段获得高分辨率和3D重构的影像。从影像学结构中发现内质网可以形成管腔，这些管腔不仅与线粒体形成连接，同时可以预先压缩线粒体[156]。虽然在线粒体分裂过程中，内质网和Drp1的寡聚化起着重要的调控作用。但内质网如何识别和找到线粒体分裂位点的机制仍然不清楚。通过高分辨显微技术，我们发现在酵母和肝细胞中线粒体DNA的复制处经常发生线粒体与内质网的连接和收缩，最后在此位点发生线粒体分裂。因此，有理由认为，线粒体DNA的复制可能是线粒体分裂位点识别的重要一步[161]。

随着研究的深入，除了以上提到的蛋白和细胞器参与到线粒体的分裂调控中，磷脂和钙离子也在线粒体分裂中发挥着一定的作用，而且线粒体本身就是细胞内主要的钙库，所以线粒体的分裂也会影响细胞内钙离子的浓度[162-163]。如在线粒体内膜发生断裂的过程中，刺激内质网钙离子释放，引起对应部位线粒体内膜收缩，最后致使线粒体内膜断裂。当该过程在敲除线粒体钙转运蛋白的情况下发生时，线粒体分裂能够被有效抑制。

应对各种各样的生理和病理状态，线粒体需要被运送到能量需求较高的部位。在大多数神经元中，大约70%的线粒体保持原位驻留，30%的线粒体是根据能量代谢需求进行细胞内迁移的。神经元内线粒体位置能够被双向调控（向细胞核方向的顺行，反之为逆行）。线粒体长距离迁移主要依靠微管，短距离的移动和最终位置的停留主要依靠微丝。线粒体的移动是借助不同的分子马达实现的，线粒体从胞体向突触末端运输主要依靠驱动蛋白，而反向运输主要依靠动力蛋白。这些分子马达的核心蛋白主要包括kinesin-1（也称为Kif5）、dynein（细胞骨架马达蛋白）、Miro1和Miro2（也被称为RhoT1和RhoT2）以及Milton1和Milton2（也被称为TRAK1和TRAK2），同时，钙离子也是调节线粒体在神经元内运输的一种关键离子[164]，不仅是在神经元中，线粒体也会在其他细胞内存在运输现象，如心肌细胞等。

在线粒体的整个运输过程中，线粒体的分布和定位都能够被线粒体的动态变化所影响。已有实验发现，控制线粒体分裂和融合的蛋白Drp1和Mfn2都可以控制线粒体的轴向运输[165-166]。更值得注意的是，线粒体不仅可以在细胞内进行运输，同样也可以在两种不同的细胞间进行运输。神经元能够释放损伤的线粒体，并将这些损伤的线粒体运送到神经元周围的星形胶质细胞中进行降解。同样的，通过钙依赖型的调控机制，星形胶质细胞也能够释放功能型的线粒体，这些有功能的线粒体会被周围的神经元所捕获[167-168]。

当有外界刺激导致神经元损伤时，星形胶质细胞能够通过Miro1蛋白的传输作用，将功能良好的线粒体运送到受损的神经元中，进而阻止神经元中异常钙离子活动[169]。线粒体在细胞间的转运并不仅只发生在神经系统中，也可以发生在非神经系统之中，如间充质干细胞可以向心血管系统、呼吸系统、神经系统等的细胞运输线粒体[170]。又如，在氧化应激的条件下，随着活性氧的产生，线粒体可以从间充质干细胞向星形胶质细胞发生转移。同时，也可以转移给类神经元细胞（如嗜铬细胞），用于恢复细胞的活性和有氧呼吸功能。目前，在另外的一些疾病中，如2型糖尿病、癌症等，研究人员也发现了不同程度的线粒体在细胞之间转移的现象[170-171]。

3.5.2 线粒体融合、分裂异常与阿尔茨海默病

神经元是一种对能量需求较高的细胞，无论是神经刺激的传导还是递质的释放都需要能量，所以在神经元中存在着大量的线粒体。在阿尔茨海默病的早期阶段，线粒体氧化呼吸链复合物活性的降低、线粒体DNA的损伤、ATP产生的降低、Ca^{2+}缓冲能力的下降和ROS水平的升高，都会造成神经突触功能的缺失和神经元的损伤，并且现在的证据已表明线粒体的碎片化和嵴结构的异常改变发生在细胞凋亡之前[172]，抑制线粒体的过度碎片化，能够稳定线粒体膜电位，阻止细胞色素c

的释放，进而减少细胞凋亡。

有文献报道，在转基因阿尔茨海默病模型鼠中（APPsw/PS1dE9），与线粒体融合、分裂相关的蛋白（OPA1、Mfn2、Drp1和Fis1）的表达水平均有所上升[173]。同时，也有报道在阿尔茨海默病病理情况下，Drp1的表达水平和修饰均出现了异常[174]，这些实验现象均表明线粒体的动态平衡发生了偏移。通过电镜观察，AD患者脑和转基因鼠海马区中的线粒体也都出现明显的片段化[175]。同时，细胞实验也证明Aβ的大量产生会导致线粒体的片段化和分布异常。Drp1是参与调节线粒体分裂的蛋白，它不仅调控线粒体的分裂，而且对神经元的存活也是必需的。J. Grohm等[176]发现，Drp1向线粒体的转移和在线粒体上的聚集是神经元发生凋亡的关键步骤，并且在谷氨酸盐刺激、饥饿、缺血性损伤的神经元中，通过对Drp1活性的抑制可以减轻对神经元的损伤，提高存活细胞的比例。同时，M. Manczak等[177]发现过磷酸化的Tau蛋白会与Drp1发生物理性的结合，提高Drp1的活性，促进线粒体的分裂。因此，AD的发生和发展与Drp1有着密切联系。

3.5.2.1　Drp1的异常表达与调控

M. Manczak等[177]证明无论是单体形式还是低聚合物形式的Aβ都能与Drp1相互作用，使Drp1活性升高，产生大量片段化的线粒体，损伤线粒体结构和功能，最终导致神经细胞凋亡，并且这种现象随着痴呆的严重程度而增强。

在许多实验中已经发现，在AD患者脑部的神经元中，Drp1的表达量降低[178]。但有的实验却发现Drp1的基因表达升高，而融合蛋白（Mfn1、Mfn2、OPA1）的基因表达量降低[175,179]。M. Manczak等[179]利用处于不同阶段的AD患者的大脑样本也发现了Drp1等线粒体分裂蛋白表达量的上升，而线粒体融合蛋白表达量降低。同时，M. Manczak也与X. Wang（在AD中Drp1的表达量降低）的实验进行了对比，M. Manczak认为X. Wang的实验中没有按AD患者的病理进程进行分类讨论可能是产生差异的主要原因。当他们在对中后期AD患者的脑样本进行检测时，也发现Drp1的表达水平存在一定程度的降低。这可能是由于在AD的前期，线粒体大量损伤，导致线粒体分裂增加造成线粒体的片段化，同时，由于Aβ的大量产生使损伤的线粒体并不能通过正常的自噬途径降解，引起损伤的线粒体在神经元内大量堆积。所以，大量片段化的线粒体通过负反馈的形式降低了Drp1的表达。因此，在AD患者的大脑中，Drp1的表达量可能随病理进程而发生改变。

3.5.2.2　Drp1的异常修饰

活性氧的过量产生会使蛋白激酶Cδ激活，通过对Drp1 GED区的616位丝氨酸的磷酸化修饰，可激活GTP酶的活性。在利用冈田酸处理神经细胞所得到的模拟阿尔茨海默病病理条件下的神经细胞中发现，Drp1的616位丝氨酸普遍发生磷酸化[180]。因此，可以认为在AD病理条件下，ROS增加、ATP减少、次级氧化代谢物的异常积累等激活了特定的蛋白激酶，这些蛋白激酶通过对Drp1的616位丝氨酸的磷酸化，提高了GTP酶的活性和Drp1在线粒体上的聚集程度，导致线粒体片段化的出现。但也有文献报道，GSK-3β能够介导Drp1的693位丝氨酸的磷酸化，促进线粒体网络的形成。若抑制GSK-3β介导的Drp1磷酸化，能够有效保护由Aβ所导致的神经元凋亡[181]。神经元中的钙离子能够调节多种激酶和磷酸酶，这些酶都能够修饰线粒体动态变化相关的多种蛋白。并且已经有研究发现，钙调激酶参与到调节线粒体动态变化当中，钙调激酶能够促进Drp1的637位丝氨酸的去磷酸化，造成线粒体的碎片化[182]。同时，目前也发现了一些新的Drp1的磷酸化位点，如40和44位的丝氨酸[183]，这两个位点都可以被糖原合成酶激酶所磷酸化，导致线粒体分裂的增加。

已有实验表明，Aβ可以提高诱导型一氧化氮合酶（inducible nitric oxide synthase，iNOS）的合成和活性，致使一氧化氮（NO）过量产生。Aβ在神经细胞中介导神经细胞损伤主要是依靠N-甲基-D-天冬氨酸受体（NMDA），Aβ的异常增加会使NMDA过渡激活，导致神经细胞内Ca^{2+}大量涌入，使诱导型一氧化氮合酶激活，产生过量的NO。这些过量的NO会与细胞内的许多分子反应，产生细胞毒性导致细胞的损伤和凋亡。一氧化氮本是一种神经刺激的传导信号，但一氧化氮大量存在就会与其他自由基，如活性氧、过氧阴离子等快速反应，生成毒性更强的活性氮（RNS），如过氧亚硝基（$ONOO^-$）等。这些RNS会与细胞内的一些蛋白相互反应，使其发生亚硝基化而改变蛋白质原有的生物活性，并且蛋白亚硝基化修饰可导致蛋白质错误折叠，在细胞内产生毒性。氧化应激和氮化应激都可以使线粒体的动态变化发生异常。在散发型阿尔茨海默病的患者中，Drp1出现了明显的亚硝基化修饰[184-186]。D. Cho等[185]对17位AD患者的大脑样本进行分析，均发现Drp1的亚硝基化（SNO-Drp1）水平升高，但在帕金森病患者和对照组中没有发现类似的情况，所以他们认为Drp1的亚硝基化可能是AD的一个生物学特征标志。同时他们也发现Drp1的亚硝基化位点是644位的半胱氨酸（Cys644，Cys644位于Drp1的GTP酶的调节控制区，它可以影响GTP酶的活性和Drp1的二聚化），Cys644的亚硝基化会导致Drp1的二聚化水平和GTP酶活力的升高，使线粒体片段化，损伤突触功能，降低ATP产量，并出现神经元凋亡。M. Barsoum等[187]通过实验发现皮质神经元在NO的作用下，线粒体的分裂水平升高，并且对caspase的抑制作用降低，线粒体的超微结构（如嵴的结构）也发生了变化。因此，AD的发生可能与Drp1的亚硝基化修饰有关，即Drp1的644位半胱氨酸的亚硝基化可以提高GTPase的活性和Drp1寡聚体的形成，从而导致线粒体片段化的增加。

由此可见，在AD病理条件下，确实有NO含量的升高，过量的NO通过对Drp1的修饰，增强了Drp1的活性，是线粒体片段化的一个重要原因。虽然这种修饰机制还不明确，但NO与Drp1的相互作用对AD的发生和发展起着关键性的作用。

在AD患者和AD的各种模型中发现，Drp1也会被一种小泛素样蛋白修饰（small ubiquitin-like modifier，SUMO）。文献报道，Drp1的SUMO会加剧线粒体的分裂，破坏线粒体的动态平衡[188]，并且可能会影响Drp1的稳定性，改变

Drp1 的半衰期，但对 Drp1 在线粒体上的聚集没有明显影响[189]。虽然，Drp1 的 SUMO 对其功能有着明显的影响，但具体的修饰机制、功能和位点仍不是很明确。

3.5.2.3 其他融合、分裂蛋白的异常

除 Drp1 这个线粒体分裂的关键分子发生变化外，在 AD 病理条件下，其他一些与线粒体动态变化相关的分子也发生了相应的变化[190]。X. Han 等发现 Aβ_{42} 的存在能够下调线粒体融合蛋白(如 Mfn1、Mfn2 和 OPA1)的转录与表达[134,191]。并且在转基因 AD 早期的小鼠中，也出现了明显的线粒体融合蛋白 Mfn1 和 Mfn2 的改变[192]。基因组学方面的研究也发现[193]，在韩国，AD 的发生可能与 Mfn2 中的 rs1042837 位点的单核苷酸多态性有着密切的关系。

对于线粒体功能的完整性而言，细胞中的内质网起到了重要的调节作用，形成了一个内质网-线粒体的膜结构。已有文献报道，一些与 AD 发病有关的蛋白(如早老素 2)能够与 Mfn2 蛋白相互作用，调节内质网-线粒体组成的膜结构[194]，并且 Mfn2 蛋白的敲除能够增加内质网-线粒体膜结构的接触，降低 Aβ 肽的产生，从而可能降低 AD 的发生[195]。但在海马和皮质直接敲除 Mfn2 蛋白，会导致该脑区的线粒体碎片化和神经炎症，最终导致神经细胞凋亡[196]。而有文献中提到，Mfn2 蛋白的表达在 AD 患者的海马区和皮质均有所降低，在转基因早衰小鼠(SAMP8)中，发现 MicroRNA-195 通过降低 Mfn2 蛋白的表达进而达到降低线粒体的膜电位，导致线粒体功能损伤的结果[197]。

不难看出，线粒体融合与分裂蛋白异常表达或修饰可能是导致 AD 发生和发展的重要因素(图 3.6)。

3.5.3 线粒体运输功能异常与阿尔茨海默病

在 AD 疾病状态下，寡聚的 Aβ 肽能够影响线粒体在神经元内的运输。有文献报道，在神经元中，Aβ 能够降低线粒体顺向和反向的运动，并且对线粒体顺向运动的抑制作用要强于反向作用[198]。在 Aβ 模型的果蝇实验中，发现 Aβ_{42} 能够导致线粒体在神经元胞体中的错误定位增多，并降低线粒体向轴突和树突的迁移。同时，伴随轴突中线粒体数目的减少，线粒体的体积也存在明显的减小[199]。目前认为 Aβ 肽影响线粒体运输主要有以下原因[200-201]：①Aβ 通过降低 α-tubulin 的乙酰化，扰乱了微管的稳定性。②Aβ 能够增加组蛋白去乙酰化酶 6 的表达水平，去乙酰化酶 6 能够降解 α-tubulin 的乙酰化。③Aβ 能够通过触发 GSK-3β(kinesin-1 蛋白的负向调节剂)的激活，增加线粒体停滞状态的时间，减少其在神经细胞内的迁移。

AD 病理条件下，另一个重要的表现就是 Tau 蛋白的过度磷酸化。在 AD 患者脑组织中，发现 Tau 蛋白的 199/202 位丝氨酸或 205 位的苏氨酸存在明显的磷酸化，这些磷酸化使线粒体在移动中的停留时间延长[202]。Tau 蛋白除了由于自身的原因影响线粒体正常的运输外，目前还有一些证据表明 Tau 蛋白会联合寡聚 Aβ 肽共同影响线粒体在神经细胞内的正常运输[203-204]。其中可能的分子机制是 Tau 蛋白

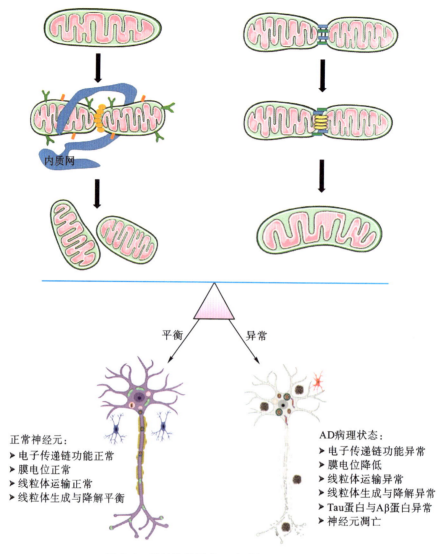

图 3.6　线粒体的融合、分裂与阿尔茨海默病

通过 Aβ 肽阻碍了线粒体的运输过程，而且这种阻碍独立于微管结构，是通过激活 GSK-3β 的活性实现的[204]。

因此，在阿尔茨海默病的疾病状态下，Tau 蛋白和 Aβ 蛋白可能是"分别进军，但同时行动"的，对线粒体在神经胞体和轴突之间的运输产生重大的影响。

3.5.4　线粒体生成与阿尔茨海默病

线粒体生成是通过已有线粒体增殖和分裂形成新的线粒体，导致线粒体数量增加的过程，其与线粒体的功能调节密切相关。越来越多的研究表明，线粒体生成调控在线粒体功能的维持和修复过程中发挥着关键的作用。在阿尔茨海默病等神经退行性疾病中，神经元内正常和损伤的线粒体混合存在，线粒体的整体功能取决于线粒体生成与降解之间的平衡。为了改善突变的线粒体蛋白导致的线粒体质量缺陷、

ATP 合成欠佳等，机体通过触发补偿性机制生成更多线粒体，增加数量以弥补线粒体突变导致的质量下降[205]。在此我们重点介绍线粒体生成的重要信号分子和调控机制、在阿尔茨海默病中线粒体生成调控与病理进程的关系，以及与线粒体生成相关的潜在阿尔茨海默病的治疗靶点。

3.5.4.1 线粒体生成及其调控因子

线粒体生成包括线粒体内外膜的合成、线粒体编码蛋白的合成、核编码线粒体蛋白的合成与转运，以及线粒体 DNA（mitochondrial DNA，mtDNA）的复制[205]。由于线粒体基因组编码能力有限，大多数线粒体蛋白的合成依赖核编码基因组的控制，因此，线粒体的生成需要线粒体基因组与核编码基因组相互协调。同时，线粒体生成受到了一些重要的转录因子和信号通路的调控。

目前研究已经表明，线粒体在神经元细胞质中分布不均，神经元线粒体主要集中在 ATP 消耗和钙动力学高的区域，如活跃的生长锥、轴突分支点、髓鞘边界和脱髓鞘区域等，因此，线粒体的动态变化和质量控制对维持神经元能量供给十分重要，而相关神经元中线粒体质量控制系统失调和线粒体功能障碍是阿尔茨海默病等神经退行性疾病的重要标志。

过氧化物酶体增殖物激活受体 γ 辅激活因子-1（peroxisome proliferator-activated receptor gamma co-activator-1，PGC-1）家族，包括 PGC-1α、PGC-1β 和 PGC-1 相关共激活因子（PGC-1 related coactivator，PRC），是一类参与哺乳动物线粒体生成和能量代谢的十分重要的转录共激活因子。PGC-1α 是最早开始研究的一种，它通过增加各种相关转录因子的表达，并与之协同增强其转录活性，充当了线粒体生成过程中关键的调控因子。当 PGC-1α 被磷酸化或去乙酰化激活后，会激活两个重要的转录因子，即核呼吸因子 1 和 2（nuclear respiratory factor 1 and 2，即 Nrf-1 和 Nrf-2），并通过蛋白-蛋白互作使得 Nrf-1 和 Nrf-2 蛋白表达水平上升；Nrf-1 和 Nrf-2 激活线粒体转录因子 A（mitochondrial transcription factor A，TFAM），之后，TFAM 通过增加线粒体编码蛋白的表达、氧化磷酸化呼吸作用、细胞内 ATP 浓度，刺激线粒体生成。同时，被 Nrf-1 和 Nrf-2 激活的 TFAM 可以与线粒体电子传递链（electron transport chain，ETC）的 5 种复合物中核编码基因的启动子区域结合，促进呼吸电子传递链的组装，调节涉及血红素的生物合成的基因，调节核编码线粒体蛋白的转入，以及 mtDNA 的复制和转录[205]。PGC-1α-Nrf-TFAM 信号通路的激活是通过激活线粒体 DNA 和蛋白质的合成，促进线粒体的生成[206]。PGC-1β 也是一种转录激活因子。研究表明，在哺乳动物骨骼肌中，PGC-1β 的表达水平可以通过阿珀林这种脂肪因子刺激产生，导致线粒体含量增加，而这种影响与 PGC-1α 和 PRC 的 mRNA 表达无关[207]。在钝嘴鲷中，PGC-1β 的过表达诱导 TFAM 表达量上升及 mtDNA 上升，但不影响 Nrf-1 的表达水平，因此，PGC-1β 是通过非 Nrf-1 途径参与了线粒体生成[208]。对于最常见的神经退行性疾病之一的阿尔茨海默病，相关线粒体功能障碍的原因可能是线粒体数目减少及线粒体基因表达受损。已有研究表明，在该疾病中，线粒体生成的主要调控分子 PGC-1α 功能受损[209]。阿尔茨海默病患者海马神经元中的完整线粒体显著减少[210]；体外 M17 细胞模型发现线粒体数量与质量和淀粉样前体蛋白的表达水平存在相关性[211]。阿尔茨海默病患者脑内 PGC-1α 表达水平降低，调节线粒体生成的转录因子 Nrf-1、Nrf-2、TFAM 表达水平降低，表明线粒体生成受阻[212]。因此，有人认为促进线粒体生成可能能够减轻阿尔茨海默病患者脑内的线粒体功能障碍[205]。在 PGC-1α 过表达的 APPswe M17 细胞中，发现 Nrf-1、Nrf-2、TFAM 表达水平恢复，mtDNA 含量和线粒体数量增加[212]，因此，通过调节 PGC-1α 恢复其表达水平和功能，可能能够减缓阿尔茨海默病导致的线粒体生成受阻和线粒体功能障碍。

线粒体生成受到许多信号通路的调控。其中，AMP 依赖的蛋白激酶(adenosine 5′-monophosphate-activated protein kinase，AMPK)-PGC-1α 和沉默信息调节因子 2 相关酶 1(sirtuin1，SIRT1)-PGC-1α 是调控线粒体生成的两个主要的信号通路。

AMPK 的激活是由 ATP 消耗增加触发的，如细胞质钙水平的升高，以及通常与神经发育障碍和神经退行性疾病相关的病理应激(如缺氧、局部缺血、能量危机和葡萄糖缺乏)。在神经系统中，取决于细胞类型，AMPK 受到两种激酶控制，即肿瘤抑制因子肝脏丝氨酸/苏氨酸激酶 B1(liver serine/threonine kinase B1，LKB1，或 STK11，或 Par4)和钙/钙调蛋白依赖性蛋白激酶 β(calcium/calmodulin-dependent protein kinase β，CAMKKβ，或 CAMKK2)。

激活的 AMPK 可以通过磷酸化 PGC-1α 使其激活，在细胞核内增加 Nrf-1 和 TFAM 表达水平，使得神经元中 ATP 含量上升，促进线粒体生成。近期研究表明，转录因子 PGC-1α 和 Nrf-1 被 LKB1/AMPK 上调，但在 AMPK 的 β 亚基缺失，会导致 AMPK 完全失活，且这种结果可通过过表达 AMPKα1 激活突变体逆转[213]。因此，激活的 AMPK 对于促进线粒体生成起着重要的调控作用。

AMPK 的激活在阿尔茨海默病的病理发生过程中起着重要的作用。研究表明，阿尔茨海默病患者脑内的淀粉样蛋白-$β_{1-42}$ 寡聚物可以通过 CAMKKβ 依赖的方式激活 AMPK，这些激活的 AMPK 主要富集在阿尔茨海默病患者脑内发生微管相关蛋白 Tau(microtubule-associated protein tau，Tau)蛋白缠绕和处于缠绕前期的神经元中。尽管 CAMKKβ-AMPK 途径在阿尔茨海默病的病理发生过程中的作用仍然未知，但有一些研究表明，AMPK 介导的神经元保护作用是通过减少 Aβ 生成或 APP 降解，或是提高 Aβ 清除率来实现的[214-215]。因此，神经元内 AMPK 的活性调控，可能是治疗阿尔茨海默病的一个潜在的靶点。

SIRT1 是一种 NAD^+ 依赖性的去乙酰化酶。细胞代谢应激导致 NAD^+/NADH 增加时，为了应对 NAD^+ 水平的升高，SIRT1 活性增强，使许多相关蛋白去乙酰化，其中 PGC-1α 的去乙酰化与线粒体生成密切相关。直到近来，激活 SIRT1 的机制还有待进一步深入研究，目前可知的是，SIRT1 在苏氨酸(threonine，Thr)522 残基被磷酸化，随后通过促进单体状态和增加其活性，调节其寡聚状态。AMPK

也可以通过脂肪酸氧化增加细胞内 NAD$^+$ 的水平，使 NAD$^+$/NADH 上升，SIRT1 在 Thr522 位点被磷酸化激活，激活的 SIRT1 通过去乙酰化 PGC-1α 调控线粒体生成[206]。激活的 SIRT1 通过使 PGC-1α 的 13 个赖氨酸(lysine，Lys)残基中至少一个去乙酰化，逆转组蛋白乙酰转移酶 GCN5(general control non-derepressible 5，GCN5)通过特定 Lys 位点对 PGC-1α 活性的抑制作用，激活 PGC-1α 的转录活性。之后，去乙酰化的 PGC-1α 与关键转录因子协同作用，刺激参与氧化磷酸化、线粒体生成、线粒体代谢的关键基因的表达水平。

同样，在生理过程中，SIRT1 也可以通过不同的途径抑制阿尔茨海默病的病理发生，进而帮助进行阿尔茨海默病的诊断和预防[216]。研究表明，小胶质细胞中 NF-κB 信号与 Aβ 蛋白诱导的神经元死亡密切相关，而 SIRT1 的过表达和 SIRT1 激动剂白藜芦醇可以显著降低 Aβ 刺激下的 NF-κB 信号，并表现出很强的神经保护作用[217]，且 SIRT1 还被证明能够减少神经炎症、APP 生成，调节线粒体功能障碍[216]。因此，SIRT1 和相关的 SIRT1 激活剂在阿尔茨海默病中有着潜在的治疗潜力。SIRT1 对于学习、认知功能和突触可塑性是不可或缺的，SIRT1 的缺失会损害包括即时记忆、经典条件和空间学习记忆的认知能力。通过调控 SIRT1 的活性，可能在阿尔茨海默病的治疗中发挥重要的作用。此外，开发更准确的 SIRT1 检测方法，也可能有助于阿尔茨海默病的及时诊断[216]。

总而言之，AMPK-PGC-1α 和 SIRT1-PGC-1α 作为两个关键的信号通路，在线粒体生成和阿尔茨海默病的发病过程中起着重要的调控作用。其中，AMPK 既可以激活 SIRT1 及随后的 PGC-1α 去乙酰化，也可以直接磷酸化 PGC-1α。通过以上两种形式，AMPK 和 SIRT1 激活了 PGC-1α，从而调控线粒体生成[205,218]。

此外，线粒体生成可能还受到钙/钙调素依赖性蛋白激酶(Ca^{2+}/calmodulin-dependent protein kinase，CaMK)-环磷腺苷效应元件结合蛋白(cAMP-response element binding protein，CREB)、蛋白激酶 B(protein kinase B，Akt，或 PKB，或 Rac)-CREB、蛋白激酶 A(protein kinase A，PKA)-CREB、NO-环磷酸鸟苷(cyclic guanosine monophosphate，cGMP)和过氧化物酶体增殖物激活受体 α(peroxisome proliferators-activated receptors，PPARα)-PGC-1α 等信号通路的调控[205,219]。此外，这些蛋白表达通路在阿尔茨海默病患者脑内的异常，也是导致疾病发生的重要因素。CREB 蛋白和磷酸化水平可能是因为 PKA 的失活而降低。而 PKA-CREB 途径可能通过 PKA 诱导的 CREB 磷酸化，激活 PGC-1α 启动子，从而增加 PGC-1α 表达增强线粒体的生成。体外实验表明，PGC-1α 的表达和 PKA 活性具有相关性[212]。

然而，也有研究发现，促进线粒体生成的分子也可能通过其他途径促进阿尔茨海默病的病理发生。有研究发现，脂联素(adiponectin，APN)可刺激线粒体生成，与 Aβ 蛋白积累的严重程度和认知能力的下降相关，可能增加阿尔茨海默病的风险，其作用机制还有待进一步研究[220]。

另外，禁食、运动也能刺激线粒体生成。有研究表明，热量限制及运动可以激活 AMPK-SIRT1 信号通路；另外，运动能增加大脑缺血后皮质内 mtDNA、PGC-1α、Nrf-1、TFAM 及线粒体蛋白的产生。图 3.7 中显示了主要的调控线粒体生成的天然或药物分子及生理药理因素。

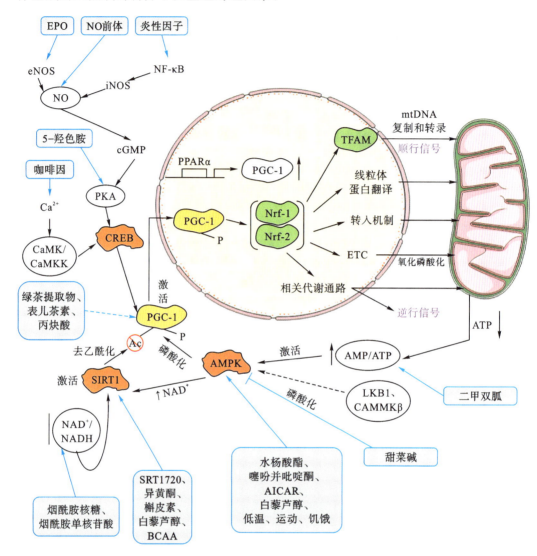

图 3.7　线粒体生成相关的信号通路及其激活因子

黑色箭头及黑色圆圈内表示线粒体生成相关的信号通路和主要的信号分子，蓝色箭头及蓝色方框内为通路中信号分子的激活因子。黄色圆圈区域为细胞核。AICAR 为 5-氨基咪唑-4-甲酰胺核糖；AMPK 为 AMP 依赖的蛋白激酶；BCAA 为支链氨基酸；CaMK 为钙/钙调素依赖性蛋白激酶；CaMKK 为 Ca^{2+}/钙调素依赖性蛋白激酶激酶；CAMMKβ 为 Ca^{2+}/钙调蛋白依赖性蛋白激酶 β；cGMP 为环磷酸鸟苷；CREB 为环磷腺苷效应元件结合蛋白；eNOS 为内皮型一氧化氮合酶；EPO 为促红细胞生成素；ETC 为电子传递链；iNOS 为诱导型一氧化氮合酶；LKB1 为肝脏丝氨酸/苏氨酸激酶 B1；mtDNA 为线粒体 DNA；NF-κB 为核因子 κB；NO 为一氧化氮；Nrf 为核呼吸因子；PGC-1 为过氧化物酶体增殖物激活受体 γ 辅激活因子-1；PKA 为蛋白激酶 A；PPARα 为过氧化酶体增殖物激活受体 α；SIRT1 为沉默信息调节因子 2 相关酶 1；SRT1720 为一种喹喔啉甲酰胺盐酸盐（SIRT1 激动剂）；TFAM 为线粒体转录因子 A。

综上所述，线粒体生成的调节过程中有多种蛋白参与其中，图3.7显示了主要的调控线粒体生成的信号通路，并且线粒体生成与阿尔茨海默病的发生有着密切的关系。通过对线粒体生成的调控和改善神经元的功能，可能是一种新的阿尔茨海默病治疗策略。

3.5.4.2 调节线粒体生成的化合物

一些天然和药物分子可以通过激活前文中所述的一些体内信号分子，参与调控线粒体生成。①AMPK激活剂：水杨酸酯、噻吩并吡啶酮、5-氨基咪唑-4-甲酰胺核糖(5-aminoimidazole-4-carboxamide ribotide，AICAR)[221]、二甲双胍等可以通过激活AMPK，从而调控线粒体生成。白藜芦醇通过刺激SIRT1或抑制cAMP磷酸二酯酶，激活线粒体生成；罗格列酮是PPARγ的激动剂，也可以促进线粒体生成。②SIRT1激动剂：NAD^+/NADH能够调控SIRT1的活性，因此，烟酰胺核糖和烟酰胺单核苷酸可通过增加NAD^+的含量激活SIRT1。SIRT1的激动剂SRT1720，通过增强SIRT1活性，引起PGC-1α去乙酰化，同时间接刺激AMPK，促进线粒体生成。此外，其他SIRT1激动剂(如槲皮素)，支链氨基酸(branch chain amino acid，BCAA)(如亮氨酸、L-丝氨酸)，异黄酮衍生物[如甲萘醌、黄豆苷元、DCHC，7-C(7-hydroxy-4H-chromen-4-one)]也能够促进线粒体生成。③Ca^{2+}/CaMK激动剂：有研究表明，咖啡因通过增加儿茶酚胺浓度及增加钙离子内流，激活AMPK上游CaMK，通过CREB促进线粒体的生成[222]。④NO生成相关分子：由于NO可激活转录机制，促进线粒体生成，因此，通过促红细胞生成素(erythropoietin，EPO)促进内皮型一氧化氮合酶的产生，炎性细胞因子通过核因子κB(nuclear factor kappa-B，NF-κB)促进诱导型一氧化氮合酶的产生，或通过补充NO前体L-精氨酸，增加NO的产生，通过PKA途径，可以上调PGC-1α和Nrf-1的表达，从而促进线粒体生成[221]。此外，5-羟色胺可以通过腺苷酸环化酶/PKA途径，促进线粒体生成[223]。体内低剂量的NO和硫化氢(hydrogen sulfide，H_2S)、绿茶提取物、表儿茶素等也能够促进线粒体生成，但具体的作用机制还有待进一步研究。

还有一些分子能够通过调控线粒体生成，导致线粒体功能障碍。已有研究表明，短链脂肪酸丙炔酸(propionic acid，PPA)会影响线粒体代谢，导致线粒体功能障碍和行为异常；而PPA处理的神经元细胞中，mtDNA拷贝数增加，线粒体显著减小，与线粒体生成相关蛋白PGC-1α、SIRT3、TFAM、细胞色素c氧化酶Ⅳ(cytochrome c oxidase Ⅳ，COX4)的表达水平显著上升[224]，这暗示了PPA导致线粒体功能障碍产生的原因可能是过度激活了线粒体生成。而甜菜碱作为一种新型的脂肪因子，可能能够通过抑制AMPK活性，抑制线粒体生成[225]，导致线粒体功能障碍。

总而言之，许多相关的分子和刺激因素都可以通过激活或抑制线粒体生成相关信号分子调控线粒体生成。这些物质可以作为进一步研究线粒体生成相关的信号通路，以及与线粒体生成有关疾病治疗的潜在靶标。

3.5.5 线粒体自噬

3.5.5.1 线粒体自噬的定义

自噬是一种依赖溶酶体的降解过程,涉及 Sirtuin 蛋白和受损细胞器的降解。根据底物运送到溶酶体方式的不同,哺乳动物的细胞自噬有 3 种形式:大自噬(macroautophagy)、微自噬(microautophagy)和分子伴侣介导的自噬(chaperone-mediated autophagy,CAM)。线粒体自噬是选择性清除受损或多余线粒体的自噬过程,属于大自噬的一种,这一概念由 Lemaster 于 2005 年首次提出[226]。在营养缺乏、活性氧簇升高、细胞衰老等条件下,线粒体发生去极损伤,被特异性包裹进自噬体中,并经由溶酶体降解,从而维持细胞内环境的稳定。线粒体自噬异常与阿尔茨海默病等神经退行性疾病的发生密切相关。

3.5.5.2 线粒体自噬的主要调控机制

目前已知的线粒体自噬调节机制有几种,包括调节线粒体去极化的 PINK1/Parkin 途径、与网织红细胞成熟相关的 BNIP3/Nix 途径,以及线粒体外膜蛋白 FUNDC1 介导的自噬途径。

(1)PINK1/Parkin 途径:线粒体自噬研究最为深入的机制。目前普遍认为线粒体受损时发生的线粒体膜去极化对 PINK1 起稳定作用,并使之在线粒体外膜聚集,进而通过激酶磷酸化 Parkin,使其定位于损伤线粒体。Parkin 可泛素化修饰多种外膜蛋白,泛素化的外膜蛋白被受体蛋白,如泛素连接蛋白 OPTN、p62、NDP52、NBR1 和 TAX1BP1 所识别,这些受体蛋白具有泛素结合区域(ubiqitin binding domain,UBD)和 LC3 相互作用域(LIR)序列,可同时结合配体至泛素标记的线粒体和自噬小体,从而将线粒体募集至自噬通路中[227]。在 Parkin 缺乏的情况下,其他的 E3 泛素连接酶(如 SIAH-1)也可引起线粒体外膜蛋白泛素化。这一过程仍需 PINK1 参与,表明磷酸化的泛素链是自噬受体所识别的信号,而 Parkin 这一过程中不是必需的。通过敲除 HeLa 细胞的上述 5 种自噬受体,研究发现 OPTN 和 NDP52 单个敲除不影响线粒体自噬,而两者均被敲除时,线粒体自噬受阻,表明 OPTN 和 NDP52 为线粒体自噬最基本的受体[227]。

(2)BNIP3/Nix 途径:Nix 是介导线粒体自噬的另一个重要蛋白,在哺乳动物红细胞线粒体的清除过程中发挥着重要作用。BNIP3 和它的类似物 Nix 属于 Bcl-2 家族,最初认为其与细胞程序性死亡有关。后续研究发现 Nix 对于红细胞的成熟过程中的线粒体清除至关重要。Nix 可以通过其 LIR 序列与 LC3 相互作用,诱导线粒体自噬。有研究表明,在 Nix$^{-/-}$小鼠的网织红细胞中,自噬体的形成并未受到影响,而吞噬过程受阻,提示 Nix 可能作为受体招募自噬清除线粒体。同时,Nix 也可通过与 Parkin 相互作用介导线粒体自噬。在 HeLa 细胞中,Nix 是线粒体解偶联剂诱导线粒体膜电位降低所必需的蛋白。而膜电位的改变是 PINK/Pakin 介导的线粒体自噬中的重要环节。在缺氧条件下,低氧诱导因子 1(hypoxia-inducible factor-1,

HIF-1)可以促进 BNIP3 和 Nix 的表达，增强线粒体自噬，提示 BNIP3 和 Nix 在缺氧诱导的线粒体自噬中也发挥着作用[228]。

(3)FUNDC1 介导的线粒体自噬：FUNDC1 是一种线粒体外膜蛋白，可在缺氧环境下诱导产生线粒体自噬。FUNDC1 通过其 LIR 区域与 LC3 相互作用而产生作用。LIR 区域的突变或缺失则会引起线粒体自噬障碍。FUNDC1 的敲除显著减少缺氧条件下的线粒体自噬，而 FUNDC1 表达增加可明显改善这一状况。但是在 LIR 区域突变的细胞中未见到这一改善情况，表明 FUNDC1 作为线粒体自噬受体在其中发挥重要作用。FUNDC1 介导的线粒体自噬被 Scr 调节。正常情况下，FUNDC1 被 Src 激酶磷酸化，从而抑制其介导的线粒体自噬。缺氧条件下，Scr 活性降低，FUNDC1 去磷酸化，与 LC3 作用增强，从而促进线粒体自噬[229]。

3.5.5.3 阿尔茨海默病中的线粒体自噬

在患有阿尔茨海默病的神经元细胞中，受损的线粒体累积相应增多。线粒体自噬的发生需要含有线粒体的自噬体与溶酶体融合，再由蛋白酶对线粒体进行降解。神经元中自噬体囊泡异常积累是阿尔茨海默病的一个突出特征，这种积累可能由于溶酶体功能障碍或者溶酶体线粒体转运受损，使得受损线粒体无法降解，从而在神经元胞体中产生异常累积。阿尔茨海默病患者的外泌体及阿尔茨海默病发生前10年的患者外泌体中的组织蛋白酶 D 和溶酶体膜蛋白组分、泛素化蛋白含量都有显著升高，表明溶酶体发生了功能受损，含有未降解底物的溶酶体在神经元中产生累积[230]。这些结果表明溶酶体功能受损会刺激线粒体自噬的发生，从而引起阿尔茨海默病神经元中自噬体的显著累积。

(1)阿尔茨海默病相关自噬蛋白的变化：阿尔茨海默病中涉及线粒体自噬的蛋白包括线粒体动力相关蛋白，如线粒体分裂和融合蛋白(如 Drpl 和 Mitofusin)、线粒生成蛋白(PGC-1α)和线粒体对生物能量与氧化应激应答的 Sirtuin 蛋白。在线粒体分裂之前，损伤的 DNA 和蛋白质会聚集到线粒体的一侧，使得分裂后的子代线粒体中只有一个含有损伤的分子，并被线粒体自噬降解，而另一个健康的子代线粒体则会被保留。对阿尔茨海默病患者死后的脑组织进行分析发现，脑内线粒体生成相关的基因表达均有所降低，包括 PGC-1α、Nrf-2 等[231]。此外，Sirtuin 蛋白等线粒体中介导生物能量和氧化应激的蛋白与神经保护有关，这些蛋白的表达降低也与阿尔茨海默病的发病有一定的关联[232]。其中，SIRT1 活性受损可引起线粒体功能障碍和抑制线粒体自噬，导致受损线粒体在脑内的累积。

(2)阿尔茨海默病中神经元 NAD^+ 缺陷：NAD^+ 通过维持 NAD^+/SIRT1-PGC-1α 途径中线粒体的生成和自噬之间的平衡影响神经元的功能及其存活[233]。NAD^+ 水平的降低可能会阻碍线粒体自噬并引起错误折叠蛋白的积累从而导致神经元的死亡[233]。在阿尔茨海默病患者脑组织样本易受损区域内发现，DNA 修复酶 PARP1 (poly ADP-ribose polymerase 1, PARPl)的活性升高，PAR 氨基化蛋白产生累积[234]。PARP1 的活化可能会导致 NAD^+ 水平的降低，从而降低 Sirtuin 蛋白的活性，以及减少线粒体自噬和线粒体功能障碍。

(3）PINK/Parkin 介导的线粒体自噬：在阿尔茨海默病进程中发挥着调节作用。研究发现，通过基因治疗手段提高 PINK 的表达可以促进小鼠脑中异常线粒体的清除，缓解突触的缺失和认知功能损害。这些作用与活化自噬受体蛋白 OPTN 和 NDP52，进而增强自噬作用有关[235]。在 APP 转基因小鼠和阿尔茨海默病患者脑内神经元中，线粒体膜电位发生去极化，募集至线粒体表面的 Parkin 增加，线粒体自噬增强。通过增加 Parkin 的表达，可加强阿尔茨海默病模型小鼠受损线粒体的自噬清除作用[236]。自噬小体的降解有赖于溶酶体的吞噬。通过对阿尔茨海默病不同病程阶段的海马组织进行分析发现，在疾病早期，自噬相关基因即出现上调，自噬小体和溶酶体形成增多。然而由于底物无法及时清除，自噬会引起进行性损害[237]。在对阿尔茨海默病患者外泌体的分析研究中发现，溶酶体功能受损，含有未分解内容物的溶酶体在神经元内产生蓄积[230]。这些研究表明，在阿尔茨海默病中，线粒体自噬通路激活，但因溶酶体功能受损，导致自噬小体无法及时被清除，从而在神经元内堆积。

尽管线粒体自噬可以及时清除受损伤的线粒体，从而减少氧自由基的释放和促凋亡因子的产生，具有细胞保护作用，但是过量线粒体自噬，也会导致神经元功能紊乱，最终导致细胞死亡。例如，N 末端截断的 Tau 蛋白在线粒体内募集大量的 Parkin 至线粒体，触发过量的线粒体自噬，可引起突触数量的减少。抑制 Parkin 的表达，则可缓解线粒体自噬，减少神经元死亡。

3.5.5.4 线粒体自噬与阿尔茨海默病防治

（1）线粒体自噬的双重作用：线粒体自噬是清除细胞内受损线粒体和控制线粒体质量的重要方式。线粒体自噬功能的受损会加重细胞氧化损伤，触发 Aβ 和 Tau 蛋白的积累，引起神经细胞的损伤。过度的线粒体自噬同样也会加速神经细胞死亡，导致疾病的发展。在阿尔茨海默病早期阶段，线粒体自噬增强可以加速受损线粒体的清除，缓解对细胞的损伤。而随着溶酶体功能障碍的出现，增强的线粒体自噬产生了大量的自噬小体，导致溶酶体超负荷，使损伤进一步加重[238]。因此，线粒体自噬在阿尔茨海默病的发展过程中有着双重的作用。

（2）通过激活线粒体自噬，延缓和治疗阿尔茨海默病：有研究在动物模型、轻度认知障碍及阿尔茨海默病患者中评估了促进线粒体自噬的生活方式对延缓和治疗阿尔茨海默病的作用。研究发现，禁食和运动会减少线粒体的氧化应激、刺激线粒体生成和增强自噬、促进神经可塑性（突触形成、海马神经发生、学习和记忆）与增强神经元的能量供应[239]。

药物方面，一种途径是升高细胞的 NAD^+ 水平以恢复神经元中线粒体的生物能量及 SIRT1 和 SIRT3 蛋白的活性。其中，通过给予提高 SIRT3 活性的 NAD^+ 前体烟酰胺，改善了阿尔茨海默病小鼠脑中 Aβ 和 Tau 的累积，以及学习和记忆功能[240]。在 Aβ 神经毒性大鼠模型中，烟酰胺降低了 PARP1 及氧化应激标志物水平，并使内源性抗氧化酶活性增加[241]。这些数据表明，维持神经元中的 NAD^+ 水平可能对阿尔茨海默病患者有益。其他增强线粒体自噬的药理学方法，如线粒体解偶联剂可以刺激自噬,并在阿尔茨海默病动物模型中有效保护神经元[240]。另一种线粒体自噬诱导化合物雷帕霉素可以改善 APP 突变小鼠认知缺陷并减少 Aβ 累积[242]。因此可以推测,调节线粒体自噬过程,可能是探索阿尔茨海默病防治的新思路。

3.5.5.5 小结与展望

本节内容从线粒体的融合、分裂、转移运输到生成与自噬的各个方面探究线粒体与阿尔茨海默病发病的可能相关机制。从以上已经取得的研究进展中可以得知,在 AD 患者和动物模型中,线粒体的融合、分裂和运输的平衡均发生了异常,这些异常在生理条件下导致线粒体生成和自噬的变化,变化本身又会反作用于线粒体的融合、分裂和运输,构成恶性循环。在病理情况下,随着 Aβ、APP、Tau 蛋白等的不断出现和神经元中线粒体功能障碍的不断积累,最终导致神经元的大量死亡,形成 AD 的各种病理表型。

但这其中仍有很多问题等待解决,如 AD 中线粒体的融合与分裂的异常是如何起始的;线粒体在细胞间的运输到底是一种主动保护机制还是一种被动的防御机制;如何通过对线粒体生成或自噬的调节达到临床治疗 AD 的目的等。对上述问题的解答不仅能充分理解阿尔茨海默病和线粒体动态变化之间的关系,同时有望为阿尔茨海默病的治疗提供新的思路。

3.6 线粒体代谢与阿尔茨海默病

除了 Aβ 沉积与神经原纤维缠结这些经典病理特征外,阿尔茨海默病患者或模型动物还表现出诸如中风、胰岛素抵抗、骨质疏松、肺炎和癌症这些非典型的病理表现,提示阿尔茨海默病可能是一种同时影响大脑和外周系统的多因素诱发疾病[243]。糖脂代谢异常先于认知功能下降的发现也让人们意识到,除了作为一种神经退行性疾病,阿尔茨海默病也是一种全身的代谢失调。

葡萄糖和脂质是人体主要的供能物质,在细胞中,它们分别通过糖酵解与脂肪酸的氧化分解为机体提供能量。我们近期的研究发现,在哺乳动物细胞中葡萄糖代谢与细胞周期的关联,在 G1 期,糖代谢以三羧酸循环为主,而在 S 期则更倾向于糖酵解[244]。但糖代谢和脂代谢不是两个孤立的过程,通过三羧酸循环和氧化磷酸化途径,二者相互联系。线粒体作为脂肪酸 β 氧化、三羧酸循环、氧化磷酸化的场所,它的功能失调必定影响着机体的能量代谢,从而在阿尔茨海默病的发生、发展中扮演着重要角色。

3.6.1 葡萄糖代谢与阿尔茨海默病

葡萄糖是大脑主要的能源物质。在阿尔茨海默病中,患者大脑及外周葡萄糖利用和代谢下降。同时,在斑块沉积发生前,阿尔茨海默病患者脑中的葡萄糖代谢速率已出现下降,与正常人相比,降低了 17%~24%[245]。有研究指出,葡萄糖代谢率和认知功能之间存在重要的关系,认知评分越低,脑中葡萄糖代谢速率越低。在阿尔茨海默病患者的疾病发生早期，葡萄糖吸收显著下降[246]，提示葡萄糖代谢下降与体内葡萄糖水平升高可能是阿尔茨海默病的早期特征。利用氟葡萄糖正电子发射体层仪（fluoro-2-deoxyglucose positron emission tomography，FDG-PET）可以观察到阿尔茨海默病早期脑中葡萄糖代谢的下降[247]。在一些易受阿尔茨海默病病理症状影响的脑区（如扣带回后部皮质和前额皮质），FDG-PET 信号减弱现象的发生早于认知功能下降症状的出现。同时，三羧酸循环中的丙酮酸脱氢酶和 α-酮戊二酸脱氢酶活性也在阿尔茨海默病患者脑中出现下降[248-249]。

3.6.1.1 葡萄糖吸收减少

大脑并不能合成或储存葡萄糖，因此葡萄糖需要从外周运输到中枢，以满足大脑的能量需求。作为一种亲水的非极性分子，葡萄糖在穿过细胞膜时需要转运蛋白的协助。神经胶质细胞膜上的 GLUT1、神经元细胞膜上的 GLUT3 和依赖于胰岛素的 GLUT4 分布在血-脑屏障上，协助葡萄糖进入大脑。通过糖酵解、三羧酸循环和线粒体中的氧化磷酸化，葡萄糖分解产生 ATP，为大脑的生命活动提供能量。

研究发现，阿尔茨海默病脑中 GLUT1 水平下降。将阿尔茨海默病模型小鼠与 GLUT1 缺陷小鼠杂交后，小鼠的血-脑屏障功能和认知能力进一步下降[250]。当过表达 GLUT1 后，阿尔茨海默病模型小鼠与果蝇的神经元活动和代谢功能均得到改善，认知功能损伤得到缓解，生存期也得以延长[250-251]。GLUT3 主要分布于神经元胞体及树突，它在阿尔茨海默病脑中表达降低，并且和阿尔茨海默病的病理进程密切相关。钙蛋白酶 1（calpain 1，一种半胱氨酸激酶）的激活能够引起 GLUT3 的水解，从而抑制阿尔茨海默病脑中的葡萄糖吸收及糖基化修饰[252]。胰岛素敏感的 GLUT4 分布在与记忆或认知功能相关的脑区，提示 GLUT4 可能参与了认知或记忆功能的形成[253]。

我们与其他研究者发现，葡萄糖水平的波动会影响一些代谢相关通路，如腺苷单磷酸活化激酶（adenosine monophosphate-activated protein kinase，MAPK）介导的能量代谢和 PI3K-PKB 介导的胰岛素信号通路。MAPK 能够激活 GLUT 转运蛋白，从而提高葡萄糖代谢效率；PKB 可激活 mTOR 信号通路，降低线粒体自噬，这些通路的失调最终导致能量代谢紊乱，进而导致认知功能的降低及阿尔茨海默病样症状的产生[254-255]。当葡萄糖代谢紊乱时，与蛋白赖氨酸残基侧链氨基酸基团反应的糖减少，导致晚期糖基化终末产物（advanced glycation end product，AGE）的产生。AGE 的形成不仅同赖氨酸残基与糖的直接反应减少有关，也少不了蛋白氧化损伤的参与，这一系列反应被称为糖氧化。糖氧化与阿尔茨海默病有着密不可分的关系，如 Aβ 的胞外沉积有着 AGE 的特征，并且在神经元和脑内皮细胞中，Aβ 沉积可与 AGE 受体结合。AGE 和 Aβ 同 AGE 的结合会加剧氧化应激反应，从而导致神经元死亡及阿尔茨海默病中血管性痴呆症状的出现[256-257]。AGE 本身也可增加 Aβ 累积、神经原纤维缠结形成及记忆丢失。

葡萄糖稳态可以被过氧化物酶体增殖物激活受体 γ 辅激活物 1α[peroxisome proliferator-activated receptor γ（PPAR-γ）coactivator 1α，PGC-1α]所调节，

PGC-1α是调节线粒体生成的重要分子，在阿尔茨海默病病理条件下，它能够激活糖异生途径来减少高糖引起的淀粉样蛋白生成，并且通过叉头转录因子1（forkhead-like transcription factor 1，Foxo1）来增加α分泌酶介导的非淀粉样蛋白生成途径，从而减少Aβ的形成[258-259]。除此之外，ApoE4基因型也被认为与阿尔茨海默病患者脑中葡萄糖利用的降低有关。携带ApoE4的阿尔茨海默病患者脑中葡萄糖代谢率下降。R. Mahley等提出，在阿尔茨海默病病理条件下，ApoE4蛋白片段逃脱正常的分泌途径进入线粒体。在线粒体内，ApoE4蛋白片段可能连接到F1-atpase亚基，从而降低细胞能量的产生[260]。

3.6.1.2 胰岛素水平异常

胰岛素是调节机体葡萄糖水平的重要激素。正常情况下，胰岛素与其受体（insulin receptor，IR）结合后，磷脂酰肌醇3激酶（phosphoinositide 3-kinase，PI3K）介导的磷酸化作用被激活，催化PI4P生成PI3P，这些与膜结合的PI3P为多种信号转导蛋白提供了锚定位点，之后，蛋白激酶B（protein kinase B，PKB）与PI3P结合并被激活，活化后的PKB使糖原合酶激酶3（glycogen synthesis kinase 3，GSK3）N端一个丝氨酸残基磷酸化而变成无活性形式，从而解除对糖原合酶（glycogen synthesis，GS）的抑制，促进糖原的合成及葡萄糖水平的下降。在体内，胰岛素主要由胰岛素降解酶（insulin degrading enzyme，IDE）分解，同时IDE也是Aβ的主要降解酶，因此有理论认为当脑中胰岛素过多时，它与IDE竞争性结合，使IDE对Aβ的分解下降，而造成阿尔茨海默病症状的发生。但是阿尔茨海默病患者脑中IDE蛋白表达究竟上调还是下调尚无定论。

在脑中，胰岛素能够调节能量代谢，并且其受体广泛分布在与记忆形成有关的内侧颞叶区。磁共振成像（magnetic resonance imaging，MRI）证实，胰岛素能够增强神经元活动，并且外周胰岛素水平的升高与阿尔茨海默病病理发生中脑萎缩和认知功能的下降密切相关[261]。在阿尔茨海默病患者脑中，胰岛素、胰岛素样生长因子Ⅰ和Ⅱ（insulin-like growth factor Ⅰ and Ⅱ，即IGF-Ⅰ和IGF-Ⅱ）、IGF-Ⅰ受体水平比年龄相匹配的正常人群下降了近80%[262]。在一项针对64位轻度认知功能障碍（MCI）和40位轻、中度阿尔茨海默病患者的研究中，鼻腔内注射胰岛素能够在一定程度上恢复记忆功能并维持葡萄糖摄取能力[263]。但另有一些研究发现，阿尔茨海默病患者外周血中的胰岛素水平升高[264]。

胰岛素抵抗指细胞对胰岛素的敏感性下降，不能响应机体正常胰岛素信号的一种状态，它外在表现为细胞葡萄糖耐受的出现及胰岛素信号通路的紊乱。在胰岛素抵抗发生早期，机体不断分泌更多的胰岛素，以满足胰岛素信号转导的需要，而在胰岛素抵抗晚期，胰岛β细胞已不再产生更多的胰岛素。阿尔茨海默病患者脑中胰岛素抵抗通常发生在认知能力减退和其他典型阿尔茨海默病症状出现之前[265]，同时，阿尔茨海默病患者脑中胰岛素与胰岛素样生长因子相关信号通路均出现异常[266]，说明脑中胰岛素抵抗的出现或可作为阿尔茨海默病发生的生物标志。胰岛素信号通路的紊乱导致PI3K与PDB活性的降低，使神经元存活、可塑性形成及代谢能力降低，并进一步增强了 GSK3α/β 的活性，从而促进 Tau 蛋白的磷酸化及 Aβ 的累积[262]。

3.6.1.3 蛋白糖基化修饰的紊乱

神经元中糖代谢的紊乱可导致糖基化的紊乱。在己糖胺合成通路中，葡萄糖代谢参与了蛋白的翻译后修饰，以生成 O-N-乙酰氨基葡萄糖(O-N-acetylglu-cosamine，O-GlcNAc)。糖基化过程由两个酶所介导，即乙酰氨基葡萄糖转移酶(O-GlcNAc transferase，OGT)和糖苷酶(O-GlcNAcase，OGA)，前者介导 O-GlcNAc 向丝氨酸或苏氨酸残基上的添加，后者介导 O-GlcNAc 从被修饰蛋白上的切除。

糖基化修饰参与了阿尔茨海默病的病理进程。APP 和 Tau 蛋白均可以被 O-GlcNAc修饰。小鼠前脑中 OGT 的丢失可导致进行性的神经退行症状[267]。抑制 OGA 能够增强阿尔茨海默病小鼠大脑和脑脊液中 Tau 蛋白的糖基化修饰，降低 NFT 形成，从而降低神经元的丢失[268]。在阿尔茨海默病中，GLUT1、GLUT3 和其他一些分子的降低能够损伤葡萄糖代谢，降低己糖胺的生物合成，从而降低供体 UDP-GlcNAc 的产生。由于 Tau 蛋白的糖基化和磷酸化修饰是两个相互竞争的过程，UDP-GlcNAc 产生的减少会降低 Tau 蛋白的糖基化修饰，使其更容易形成过度磷酸化的状态，从而与其他微管蛋白结合形成多聚物，因此葡萄糖代谢损伤导致的蛋白糖基化降低会促进阿尔茨海默病病理症状的产生[269]。

3.6.1.4 氧化应激与葡萄糖代谢水平的下降

许多研究显示，葡萄糖利用率的下降和氧化应激之间有着密不可分的关系。参与葡萄糖代谢的一些酶的氧化修饰的改变可导致酶活性的下降。

利用氧化还原蛋白组学技术，可检测到阿尔茨海默病晚期、遗忘型轻度认知功能损害(amnestic mild cognitive impairment，aMCI)和临床前阿尔茨海默病(preclinical AD，PCAD)患者脑中被特异性氧化或亚硝化修饰的蛋白。比如，阿尔茨海默病脑组织的氧化还原蛋白组学检测发现，在受阿尔茨海默病影响的脑区，糖酵解中的二磷酸果糖酶(aldolase)、磷酸甘油醛异构酶(triosephosphate isomerase，TPI)、甘油醛-3-磷酸脱氢酶(glyceraldehyde-3-phosphate dehydrogenase，GAPDH)、磷酸甘油酸变位酶 1(phosphoglycerate mutase 1，PGAM1)和 α-烯醇酶(α-enolase)的氧化修饰发生改变[270-271]。另外，脑中线粒体内顺乌头酸酶(aconitase)、肌酸激酶(creatine kinase，CK)和 ATP 合酶的氧化修饰可能解释了 aMCI 和阿尔茨海默病患者脑内葡萄糖代谢下降进而 ATP 生成减少的现象[272]。线粒体 DNA 的氧化损伤也可能造成能量产生的下降，而去乙酰化酶 3(sirtuin 3，SIRT3)水平的下降被证明可能造成了阿尔茨海默病中线粒体的氧化损伤[273]。

3.6.2 脂质代谢与阿尔茨海默病

在机体中，糖代谢与脂代谢相互协作，共同维持着机体的能量利用与储存。脂质参与了细胞膜的形成、细胞运输、能量储存和信号转导，对细胞的生命活动至关重要。在肝脏中，脂质代谢包括激发脂质生成与降低脂质分解，由胰岛素信号调控。

脂质代谢的异常在阿尔茨海默病的病理发生中发挥着非常重要的作用，且阿尔茨海默病患者脑中表现出某些脂质水平的下降。在3×Tg阿尔茨海默病模型小鼠皮质中，脂肪酸代谢途径出现障碍[90]。在APP/PS1阿尔茨海默病模型小鼠肝脏中，脂肪酸β氧化、丙酮酸代谢和葡萄糖调控相关蛋白表达异常[274]。在阿尔茨海默病病理状态下，过量产生的ROS会造成脂质的氧化损伤，导致脂质过氧化的形成。在阿尔茨海默病脑中，脂质过氧化产物与Aβ斑块共定位。这些都提示脂质调控异常可能是阿尔茨海默病发生的重要危险因素。

3.6.2.1　脂质代谢异常是阿尔茨海默病发生的早期信号

脂质过氧化的发生是阿尔茨海默病发生中的早期信号，因此在阿尔茨海默病或MCI发生前预防脂质过氧化产物的形成可能是预防阿尔茨海默病的有效手段。硫代巴比妥酸、4-羟基壬烯酸和丙烯醛是脂质过氧化的标志物，在阿尔茨海默病脑中显著升高[275]。临床前阿尔茨海默病血液中检测到的生物标志物证实，有10种脂类代谢物能够区分认知正常和认知损伤的个体，且准确率达到90%[276]。

脂筏是细胞内许多化学反应的载体，许多与阿尔茨海默病相关的蛋白也出现在脂筏上，如APP、β分泌酶、γ分泌酶和脑啡肽酶。脂筏提供了Aβ与ApoE、Tau蛋白相互作用的平台，从而促进了Aβ低聚物的进一步聚集及Tau蛋白的过度磷酸化[277]。Aβ的产生与脂筏的脂质组成密切相关，神经节苷脂、胆固醇和神经鞘磷脂的存在会导致Aβ纤维的形成[278]。阿尔茨海默病患者额叶中脂筏内n-3长链多不饱和脂肪酸（long-chain polyunsaturated fatty acid，LCPUFA）和单烯酸（monoenes）含量异常降低，不饱和指数与过氧化指数显著降低[279]。脂筏中脂肪酸的改变通常发生在阿尔茨海默病病理进程早期，并大多出现在额叶及内嗅皮质[280]，因此可以作为判断阿尔茨海默病发生的早期信号。

研究指出，适当补充脂质有降低阿尔茨海默病风险的潜能。二十二碳六烯酸（docosahexaenoic acid，DHA）是一种多不饱和ω-3脂肪酸，它可以有效地跨越血-脑屏障，构成神经元细胞膜的主要部分。适当补充DHA能够增强α分泌酶介导的非淀粉样蛋白形成途径，降低β分泌酶和γ分泌酶介导的淀粉样蛋白形成途径。DHA是视黄酸受体（retinoic acid receptor，RAR）和视黄醛受体（retinoid x receptor，RXR）的配体，这两个受体都与记忆功能和神经发生密切相关。DHA可激活Ca^{2+}/钙调蛋白依赖性蛋白激酶β（CAMKKβ），而CAMKKβ参与维持海马中长时程记忆（long term potentiation，LTP），介导着学习与记忆功能的形成。DHA可通过激活PI3K/PDB信号通路增加海马中脑源性神经营养因子（brain-derived neurotrophic factor，BDNF）的含量，从而保护突触可塑性和神经细胞的存活。神经元中DHA的减少可导致神经退行性病变及认知功能的损伤。研究发现，与年龄相匹配的正常人相比，阿尔茨海默病患者体内DHA水平下降，而在阿尔茨海默病早期通过饮食补充 DHA 能够逆转 Aβ 的低聚反应[281]。DHA 能够增强 $Aβ_{42}$ 与脂筏的结合，从而促进 Aβ 降解。同时 DHA 能够增加 IDE 的分泌和活性，通过增加 Aβ 的降解减轻阿尔茨海默病的症状[282]。

ApoE 主要参与组织与血浆或组织液间脂蛋白介导的脂质运输，它是血浆中脂蛋白的核心组成部分，并且参与了它们的生成、转化与清除。流行病学调查显示，*ApoE4* 是阿尔茨海默病发生的敏感基因，这也从侧面证明了脂质代谢异常与阿尔茨海默病发生间不可分割的联系。一项针对 20～39 岁 *ApoE4* 基因携带者的研究发现，早在 AD 发生前的几十年，他们已经出现了一定程度上的脑功能异常。*ApoE4* 参与了胆固醇从星形胶质细胞向神经元的运输[283]，在阿尔茨海默病模型小鼠和阿尔茨海默病患者脑中，ApoE 和胆固醇与 Aβ 共定位，在 ApoE 小鼠中，Aβ 沉积增加[284-286]。ApoE 与 Aβ 以一种脂质依赖的方式结合，而其脂质连接域介导了该蛋白的神经毒性和线粒体毒性[287]。

近期有证据显示，*STARD6*（St-AT-related lipid transfer domain 6）基因与 *ECHDC3*（near enoyl CoA hydratase domain containing 3）基因的 SNP 位点突变，与阿尔茨海默病中脂质代谢异常相关，尤其是 *ApoE4* 携带者中 *STARD6* 或 *ECHDC3* 基因的突变是阿尔茨海默病发生的危险因素[288]。

3.6.2.2 阿尔茨海默病发生中的脂质合成

脂质生成是将葡萄糖转化为脂肪酸的重要过程，它的原料乙酰辅酶 A 是三羧酸循环和糖酵解的产物。脂质生成的过程分为两部分，首先是非线粒体酶系的合成饱和脂肪酸的途径，其次是线粒体、内质网、微粒体酶系的饱和脂肪酸碳链延长途径。

研究发现，高脂饮食（high-fat diet，HFD）能增加阿尔茨海默病发生的风险，这可能与脂代谢功能的异常相关。不正常的脂质堆积能够导致胰岛素抵抗，敲除胰岛素信号的负向调节蛋白 PTEN 能够导致脂肪肝的出现及脂质生成[289]，在线粒体脂肪酸合成途径（mitochondria fatty acid synthesis pathway，mtFAS）缺陷的细胞中会出现甘油三酯的积累及胰岛素敏感性受损。我们之前的研究发现，相比于 HFD 饲喂的 C57 小鼠，HFD 饲喂的 APP/PS1 阿尔茨海默病模型小鼠表现出更严重的体重增长、高血糖及肝脏中的胰岛素抵抗症状。在阿尔茨海默病模型小鼠中，脂肪生成通路失活，底物更多地被用来合成葡萄糖[290]，提示阿尔茨海默病的病理发展进程可能伴随着脂质合成的紊乱。

3.6.2.3 阿尔茨海默病发生中的脂质分解

发生在线粒体基质中的脂肪酸 β 氧化是脂肪酸分解的主要途径，在细胞能量缺乏时，脂肪组织便开始分解释能。脂质分解会激活蛋白激酶 A（PKA）和细胞外信号调节激酶 1/2（extracellular signal regulated kinase 1/2，ERK1/2）信号通路，之后激素敏感性脂肪酶（hormone sensitive lipase，HSL）被磷酸化激活，导致游离脂肪酸的释放。在阿尔茨海默病脑中各个脑区的细胞膜与突触膜中，脂肪酸分解酶的活性及脂肪酸分解中间产物（单酰甘油、二酰甘油）均被激活[291]。

在脂肪组织中，APP被分解产生Aβ片段，之后Aβ片段通过PKA和ERK1/2依赖的信号通路激活脂肪分解过程及脂肪因子的释放，同时它也能刺激瘦素与IL-6的分泌，最终导致游离脂肪酸和前炎性脂肪因子的释放[292]。游离脂肪酸水平的升高可导致脂质堆积与胰岛素抵抗，进一步揭示了能量代谢与阿尔茨海默病发生之间密不可分的关系。

如前所述，阿尔茨海默病的发生伴随着脂质代谢异常的出现，如阿尔茨海默病脑中出现的脂肪包涵体或脂滴。生理学和流行病学调查认为，胆固醇代谢异常、炎症反应、先天免疫不足与阿尔茨海默病密切相关，在细胞实验中，Aβ低聚物能够改变神经元内的胆固醇代谢[293]。反观糖尿病，除了肥胖和血脂异常外，中枢脂肪增加、甘油三酯和低密度脂蛋白胆固醇（low-density lipoprotein cholesterol，LDL-C）水平升高、高密度脂蛋白胆固醇（high-density lipoprotein cholesterol，HDL-C）水平升高也是其重要的病理表现[294]。因此，脂代谢异常是糖尿病与阿尔茨海默病的共同表现。

脑中胆固醇代谢平衡的紊乱与衰老、阿尔茨海默病密切相关，脑中的胆固醇对突触、树突形成及轴突导向非常重要，而血-脑屏障的存在却有效阻止了脑组织与血浆脂蛋白间的胆固醇交换。高脂血症是糖尿病常见的临床表现，该表现常伴随着血-脑屏障完整性的破坏及通透性的增加。因此，外周的胆固醇便能够进入大脑，打破了脑中原有的胆固醇平衡[295]。阿尔茨海默病患者脑中胆固醇过多会加剧Aβ沉积并导致氧化应激，从而造成脂质过氧化，对线粒体功能及膜结构带来不可逆的损伤[296]。在动物实验中，高脂饮食饲喂诱导的糖尿病小鼠脑中Aβ和磷酸化Tau蛋白水平增加[297]，对3×Tg阿尔茨海默病模型小鼠进行高脂饮食饲喂能够造成葡萄糖不耐受等一系列糖尿病相关症状，以及Aβ增加和认知功能的进一步损伤。*ApoE4*既是编码载脂蛋白E的基因，也是阿尔茨海默病的敏感基因，糖尿病患者体内*ApoE4*等位基因的存在会增加其罹患阿尔茨海默病的风险[298-299]。这些均说明脂质代谢异常可能是联系糖尿病与阿尔茨海默病的重要纽带。

3.6.3 酮体代谢与阿尔茨海默病

酮体是哺乳动物体内乙酰乙酸、β-羟丁酸和丙酮的总称。酮体代谢分为酮体的合成和酮体的利用。酮体的合成主要在肝脏线粒体，此外脑内星形胶质细胞也可以产生少量酮体。酮体的利用主要在肝外组织线粒体。由于脑代谢率的下降造成能量上的缺失，神经元有所损害，很可能影响阿尔茨海默病的疾病进程。因此，改善整体的脑代谢率将受益于阿尔茨海默病患者。正常情况下，人体内酮体维持在一个低水平，饮食和特定的病理条件能够改变体内酮体水平[300]。已有研究证实，阿尔茨海默病早期不仅表现为脑葡萄糖代谢下降，且伴随有酮体代谢的上升。

目前，阿尔茨海默病脑中酮体代谢变化的调节机制还不清楚，相关的研究相对较少。J. Yao等认为，阿尔茨海默病脑中酮体来源分为两个阶段：①肝脏合成的酮体，经血-脑屏障到达脑内，作为替代能源供脑使用；②随着疾病的进程，肝脏产生的酮体被耗尽，脑白质在磷脂酶2的作用下产生游离脂肪酸，游离脂肪酸进入星形胶质细胞用于酮体的合成，产生的酮体通过单元羧酸转运蛋白（monocarbocylic acid transporters，MCT）进入神经元[77]。因此，脑中酮体代谢的调控受到肝脏中酮体合成及脑中酮体合成和利用的多重调控。

3.6.3.1 肝脏中酮体合成的调控

禁食和糖尿病中，胰高血糖素和胰岛素比率的升高使得血液酮体水平显著增高。胰高血糖素是肝脏脂肪酸氧化和生酮的主要调控激素，通过降低肝中丙二酰辅酶A浓度，促进长链脂肪酸进入线粒体氧化，从而增加酮体水平。另外，通过对生酮过程中一些关键酶的调控，可以控制酮体水平，进而影响体内能量代谢途径。其中，羟甲基戊二酰辅酶A合酶（hydroxymethylglutaryl - CoA synthase，HMGCS）是肝脏酮体合成过程中的关键酶，且受转录水平和翻译水平的共同调控。我们近期的研究发现，阿尔茨海默病病理发生早期，IL-6能够激活肝细胞p38/NF-κB p65信号，转录激活酮体代谢关键酶3-羟基-3-羟甲基戊二酰辅酶A合酶2（HMGCS2），提高肝脏生酮水平[301]（图3.8）。

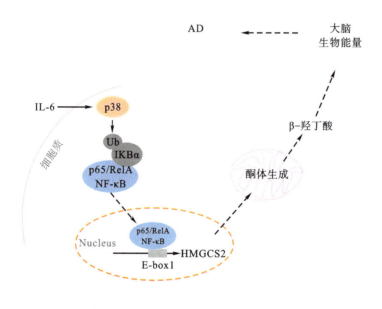

图3.8 阿尔茨海默病小鼠早期炎症因子诱导生酮的可能机制图

肝内炎性因子，如IL-6，诱导p38磷酸化，导致NF-κB p65易位，并随后通过E-box1结合而引起HMGCS2转录表达，最终增强了生酮作用，升高的酮体转运至大脑以缓解阿尔茨海默病中葡萄糖代谢不足引起的生物能缺乏。

3.6.3.2 脑中酮体代谢的调控

已有研究证实，脑酮体代谢变化和阿尔茨海默病之间存在联系。临床研究发现，青年、健康老年人和初期阿尔茨海默病患者中，脑中葡萄糖和酮体等底物之比分别为100∶1、29∶1和2∶1[302]。C. Castellano等近期研究结果显示，与正常人相比，阿尔茨海默病早期患者脑葡萄糖代谢率降低，酮体代谢能力仍维持正常[303]。我们对轻度认知功能损伤患者脑内酮体水平检测发现，β-羟丁酸水平显著高于年龄匹配的对照组人群[301]。在雌性3×Tg阿尔茨海默病小鼠模型中，丙酮酸脱氢酶（pyruvate dehydrogenase，PDH）表达和线粒体生物能量下降先于阿尔茨海默病病理的出现，同时脑酮体利用关键酶3-酮酯酰辅酶A转移酶（3-ketoacid coenzyme A transferase，SCOT）表达增加，提示阿尔茨海默病早期酮体代谢增强，阿尔茨海默病小鼠可以通过酮体利用途径，补偿受损的葡萄糖功能途径，进而维持ATP水平[248]。F. Ding等研究发现，3×Tg阿尔茨海默病雌性鼠脑神经元表现出葡萄糖转运和代谢下降，线粒体功能出现障碍，酮体作为替代能源出现于阿尔茨海默病早期，随着疾病的进程，脑酮体代谢和血浆酮体水平下降[304]。这些研究证实，脑内葡萄糖代谢下降、酮体作为能量底物的比重上升是阿尔茨海默病的一个早期特征。

脑酮体代谢的速率主要决定于代谢酶活性和血中酮体浓度，也受血-脑屏障（blood brain barrier，BBB）渗透性的调控，后者主要依赖于MCT1。值得注意的是，不同物种之间脑酮体代谢调控存在差异。鼠脑酮体代谢过程中的关键酶，在其出生时活性相对低，乳鼠时活性上升，断奶时达到最高水平（为出生时水平的5倍），成年后活性逐渐降低。另外，成年鼠在高脂饮食和饥饿情况下，脑线粒体内酮体代谢酶并没有增加。因此，血酮体浓度和BBB渗透性被认为是成年鼠脑酮体代谢的主要限制因素[305]。但是在疾病条件下，脑中酮体代谢过程中的酶发生了明显的变化。例如，在之前提到的雌性3×Tg阿尔茨海默病小鼠模型中，脑酮体利用关键酶SCOT表达增加[306]。在心肌损伤小鼠模型中，心肌酮体利用过程中的β-羟丁酸脱氢酶（β-hydroxybutyrate dehydrogenase，BDH）表达也显著升高[307]。

3.6.4 乳酸代谢与阿尔茨海默病

3.6.4.1 线粒体与乳酸代谢

自1780年被发现以来，乳酸经常被错误地视为简单的具有多种有害作用的代谢物。直到1980年之后，随着细胞间乳酸穿梭的引入，才开始对乳酸有新的认识，乳酸是人体新陈代谢过程中的一种重要中间产物，它与糖代谢、脂类代谢、蛋白质代谢及细胞内的能量代谢关系密切。哺乳动物体内的乳酸源于葡萄糖和糖原的酵解过程，代谢过程十分复杂，需要众多的酶参与，这些酶都存在于细胞质基质中，因此，产生乳酸的场所是细胞质基质。乳酸的清除主要通过4个过程：①在乳酸脱氢酶的作用下，乳酸可以转化成丙酮酸进入线粒体彻底氧化分解，生成CO_2和H_2O；②通过糖异生途径生成葡萄糖和糖原；③合成脂肪酸和丙氨酸等物质参与蛋白质的代谢；④随尿液和汗液代谢排出。以上4个途径中，前2个为乳酸清除的主要途径，乳酸在乳酸脱氢酶的作用下转化为丙酮酸，并在线粒体中进一步氧化为CO_2和H_2O，该过程释放大量能量，从而满足各项生命活动。E. Lezi等研究表明，向小鼠腹膜内施用L-乳酸盐会上调线粒体蛋白质在多种组织(如大脑)中的表达[308]。这说明乳酸代谢失调会通过调节线粒体中相关蛋白的表达，在脑等组织中发挥作用。Y. Chen等[309]使用高分辨率质谱，发现来自乳酸盐的^{13}C和2-^{2}H均富集至线粒体。乳酸脱氢酶抑制剂草酸盐降低了在乳酸中孵育的线粒体呼吸，但对丙酮酸中孵育的线粒体呼吸无影响。此外，透射电子显微镜显示乳酸脱氢酶B(lactate dehydrogenase B, LDHB)定位于线粒体中。以上结果表明乳酸代谢与线粒体之间的联系。

综上，神经退行性疾病(如阿尔茨海默病)会伴随着线粒体代谢紊乱，导致糖酵解增加，从而增加了ATP的产生，并导致乳酸的积累，乳酸积累又进一步导致线粒体负荷增加、代谢紊乱和疾病的进一步恶化。

3.6.4.2　乳酸代谢与阿尔茨海默病

尽管大脑仅占人体体重的2%，但它却消耗着人体20%的能量储备。神经元及神经胶质细胞，尤其是星形胶质细胞是这些能量的主要消耗者。星形胶质细胞能为神经元提供能量，并在调节血-脑屏障中发挥着重要作用。当个体年龄逐渐增长，大脑的主要能源物质从单一的葡萄糖逐渐转变为包括乳酸、醋酸和酮体在内的多种代谢物，共同维持着神经元的细胞功能。葡萄糖以糖原的形式储存，能够被分解为丙酮酸，之后在乳酸脱氢酶和NAD的作用下生成乳酸，乳酸通过星形胶质细胞-神经元乳酸穿梭(astrocyte neuron lactate shuttle, ANLS)被运输到神经元中。有研究使用遗传编码的荧光共振能量转移传感器Laconic与双光子显微镜相结合，监测了小鼠皮质星形胶质细胞和神经元中的乳酸，通过静脉内注射乳酸会迅速增加星形胶质细胞和神经元中的Laconic信号，表明乳酸在组织中的渗透性很强。通过单点校准方案证实，星形胶质细胞中的信号增加明显较小，表明这些细胞中的基础乳酸水平较高。丙酮酸对单羧酸盐转运蛋白的反式加速能够减少星形胶质细胞中的细胞内乳酸，但不能减少神经元中的细胞内乳酸。这些数据共同为体内从星形胶质细胞到神经元的乳酸梯度提供了证据。该梯度是载体介导的从星形胶质细胞到神经元的乳酸运输的前提，因此支持星形胶质细胞-神经元乳酸穿梭模型，其中星形胶质细胞生成的乳酸充当神经元的能量底物[310]。随后，L. Liu等证明星形胶质细胞-神经元乳酸穿梭和ROS升高通过ApoE/D促进胶质细胞中脂质合成和脂滴积累，从而促进阿尔茨海默病的发生。研究表明，在高ROS的存在下，抑制乳酸转移、降低脂肪酸转运蛋白(fatty acid transporters protein, FATP)或载脂蛋白水平会降低果蝇和原代小鼠神经胶质-神经元培养物中神经胶质脂滴(lipid droplet, LD)的积累。研究表明，人类ApoE蛋白类似于果蝇中神经胶质载脂蛋白，其中ApoE4在脂质转运中受损，并促进神经退行性疾病病变，为疾病机制提供了新的见解[311]。有研究报道，在星形胶质细胞中有线粒体乳酸脱氢酶的存在，它在ATP产生和抗氧化方面发挥着重要作用；乳酸的产生及在星形胶质细胞与神经元间的穿梭是长时程记忆形成所必需的，补充乳酸可以增加SH-SY5Y人神经母细胞瘤细胞的细胞呼吸，降低其糖酵解通量[312]，因此，近年来乳酸已经被认为是一种重要的能量底物，乳酸生成途径的紊乱可能会促进阿尔茨海默病等神经相关疾病中的认知功能减退[311,313]。

在 APP/PS1 阿尔茨海默病模型小鼠的脑中，乳酸及乳酸转运蛋白 1、2、4（MCT1、MCT2、MCT4）含量下降，造成乳酸从胶质细胞向神经元的转运受阻，导致神经元中乳酸的缺乏[314]。在 12 月龄的阿尔茨海默病转基因小鼠中，乳酸脱氢酶 LDHA 的表达也出现下降[315]。有研究在携带有 *PSEN1 ΔE9* 基因突变的阿尔茨海默病患者皮肤组织中，分离出多能干细胞中产生的功能性星形胶质细胞，会表现出更多的氧化应激和乳酸分泌减少[316]。

但是，R. Harris 等人的研究发现，随着年龄增长，正常小鼠前额叶中的乳酸水平呈现出下降的趋势，而 APP/PS1 阿尔茨海默病模型小鼠在 3 月龄至 12 月龄间，乳酸水平并没有发生变化。在 12 月龄时，APP/PS1 阿尔茨海默病模型小鼠海马组织液中的乳酸含量比正常小鼠明显升高。在正常小鼠中，关键的有氧糖酵解蛋白表达随着年龄增长而下降，同时伴随着 MCT 表达的上升。有趣的是，在正常小鼠中，乳酸生成蛋白表达的增加伴随着记忆的改善，而在 APP/PS1 阿尔茨海默病模型小鼠，这种作用正好相反[317]。在阿尔茨海默病患者的脑脊液中，乳酸水平出现上升[318]，与 R. Harris 等的研究结果相互印证。阿尔茨海默病的病理特征表现为神经元的死亡，但总有一些神经元能够生存下来，变得能够抵抗 Aβ。这些 Aβ 抵抗细胞表现出糖酵解通路主要酶表达量上调，显示从葡萄糖代谢向乳酸产生途径转变的特征。在阿尔茨海默病患者脑中和阿尔茨海默病模型小鼠中，这些糖酵解通路主要酶的表达量也出现上调[319-320]。

关于阿尔茨海默病中的乳酸代谢，两种相反研究结果提示我们，阿尔茨海默病中乳酸含量的变化可能与脑区或者阿尔茨海默病病理进程相关，而且它在阿尔茨海默病发生、发展中的作用可能是两面性的。

3.6.5　线粒体氧化磷酸化与阿尔茨海默病

分布在线粒体内膜上的电子传递链（electron transport chain，ETC）和 ATP 合酶不断地将 NADH 或琥珀酸氧化，催化 ADP 磷酸化，生成供细胞生命活动的 ATP。正因如此，线粒体氧化磷酸化的紊乱会造成细胞能量生成的下降，导致疾病的发生。

在阿尔茨海默病患者和阿尔茨海默病模型小鼠中，氧化磷酸化损伤相当常见。一项研究发现，阿尔茨海默病患者内侧颞叶中氧化磷酸化损伤非常明显，而新皮质中氧化磷酸化并没有明显变化，由于在阿尔茨海默病病理进程中，内侧颞叶比新皮质更先受到 Tau 蛋白的损伤，所以氧化磷酸化损伤可能是判断阿尔茨海默病发生的一个早期标志[321]。在 APP/PS1 阿尔茨海默病模型小鼠中，对海马和纹状体的蛋白质质谱分析发现，阿尔茨海默病小鼠海马中与氧化磷酸化相关的无机焦磷酸酶和细胞色素 c1 蛋白水平下降，而纹状体中与氧化磷酸化相关的细胞色素 c 氧化酶 5A 亚基和细胞色素 b-c1 复合物 6 亚基蛋白水平上升，提示阿尔茨海默病模型小鼠脑中可能出现了氧化磷酸化紊乱[322]。

ETC 由 4 种整合蛋白复合物组成，复合物 Ⅰ 为 NADH-COQ 氧化还原酶，复合物 Ⅱ 为琥珀酸-COQ 氧化还原酶，复合物 Ⅲ 为 COQ-细胞色素 c 氧化还原酶，复合物 Ⅳ 为细胞色素 c 氧化酶。除此之外，ATP 合酶也被称为复合物 Ⅴ，它可以利用流经 ETC 的电子流合成 ATP。

复合物 Ⅰ 是 ETC 中最大的酶复合物，它包含 44 个亚基，是细胞内 ROS 的主要贡献者，复合物 Ⅰ 功能紊乱是最常见的氧化磷酸化失调的表现。临床研究报道，阿尔茨海默病脑的不同区域[323]及血小板[324]中，复合物 Ⅰ 的活性和亚基的蛋白水平均出现下降。一些针对阿尔茨海默病转基因模型小鼠的蛋白组学研究发现，Aβ 与 Tau 蛋白参与了复合物 Ⅰ 功能损伤及线粒体功能紊乱的出现。向转基因小鼠中过表达 Tau 蛋白 P301L 突变体能够降低复合物 Ⅰ 活性，且小鼠表现出随年龄增长而日趋严重的线粒体呼吸下降与 ATP 合成减少。同时，从该小鼠大脑皮质中分离的细胞在经过 Aβ 处理后，脂质过氧化作用发生改变，ROS 产生增加，线粒体膜电位发生变化[325]。这意味着 Tau 蛋白与 Aβ 可协同作用，通过抑制 ETC（尤其是复合物 Ⅰ）活性，促进 ROS 产生，进而诱导细胞凋亡，从而导致阿尔茨海默病中线粒体相关的病理学症状的出现。

有证据显示，AD 中复合物 Ⅳ 活性降低，但其蛋白水平并未改变[326]。阿尔茨海默病模型小鼠也表现出复合物 Ⅳ 功能损伤，如在 3×Tg 阿尔茨海默病模型小鼠中，线粒体复合物 Ⅳ 的耗氧量发生下降[327]。另一项利用 FDG-PET 技术对 3×Tg 阿尔茨海默病模型小鼠大脑新陈代谢活动的研究发现，在阿尔茨海默病小鼠皮质梨状核和岛状核中，复合物 Ⅳ 活性降低，复合物 Ⅰ 至复合物 Ⅴ 的蛋白表达也出现下降[328]。一些在大鼠上的研究认为，抑制复合物 Ⅳ 可造成长时程记忆的损伤[329]。在 8 月龄阿尔茨海默病模型小鼠中（此时小鼠尚未表现出阿尔茨海默病症状），复合物 Ⅰ 的失调似乎是 Tau 蛋白依赖的，复合物 Ⅳ 失调则可能是 Aβ 依赖的。随着小鼠年龄的增大，以及 Aβ 斑块与 NTF 的共同出现，复合物 Ⅰ 和复合物 Ⅳ 的损伤更为明显，线粒体呼吸能力进一步降低，线粒体膜电位进一步下降，ROS 水平继续上升，这些现象提示 Aβ 与 Tau 蛋白对 ETC 可能具有协同损伤作用[330]。

在衰老模型小鼠中，线粒体氧化磷酸化作用降低，ATP 产生能力持续下降，复合物 Ⅰ 和复合物 Ⅳ 的活性出现明显降低，但此时线粒体内膜通透性或 F1-ATP 合酶的活性几乎没有改变[331]。在阿尔茨海默病患者大脑和血小板的线粒体中，能量合成能力下降，复合物 Ⅰ 和复合物 Ⅴ 的活性显著降低，但 ATP 合酶的活性仅有极小变化[332]。这意味着 ATP 合酶可能并没有参与到阿尔茨海默病的病理进程。

一些研究认为，ATP 合成的降低出现在 Aβ 形成与 Tau 蛋白聚集之前，同时，Aβ 与 Tau 蛋白的存在也会加剧 ATP 合成的减少。有研究认为，Aβ 的存在导致了线粒体功能障碍，如用不同浓度 Aβ 处理 PC12 细胞后，ETC 中电子传递功能出现异常，而细胞也表现出糖酵解能力的损伤和 ATP 生成的减少[333]。ApoE4 在阿尔茨海默病的病理发生中有着重要作用，ApoE 敲入小鼠海马中氧化磷酸化相关蛋白表达发生了显著变化[334]，内嗅皮质中氧化磷酸化相关基因有明显上调[335]，提示

ApoE可能通过调控线粒体氧化磷酸化参与了阿尔茨海默病的病理进程。

Warburg效应是指细胞能量产生途径由线粒体氧化磷酸化向无氧糖酵解转变的现象，该现象多见于肿瘤细胞。但在特定发育阶段，大脑会进行少量的糖酵解，以满足较高的能量需求。在正常成年人的大脑中，无氧糖酵解发挥着有益作用，它能提高记忆力、维持长时程增强作用并促进突触重塑。在阿尔茨海默病中，Warburg效应可通过降低Aβ造成的细胞死亡，缓解Aβ造成的线粒体功能失调，提高小脑颗粒细胞的生存率，从而减轻阿尔茨海默病进程[336]。这可能是由于Warburg效应能够在一定程度上缓解线粒体氧化磷酸化损伤造成的细胞能量缺失，从而在阿尔茨海默病早期阶段起到缓解阿尔茨海默病症状的作用。研究报道，5×F阿尔茨海默病小鼠的小胶质细胞出现了明显的氧化磷酸化向无氧糖酵解的转换。同时细胞实验也证实，Aβ处理会使小胶质细胞出现炎症反应，并出现相同的能量产生途径的转换[337]。由此推测，在阿尔茨海默病早期，由于Aβ的刺激使氧化磷酸化途径损伤，细胞能量产生从依赖氧化磷酸化变成依赖无氧糖酵解，以缓解细胞能量不足。

3.6.6 雌激素水平与线粒体功能紊乱

有研究对中国65岁以上的6096名城市人口及4180名农村人口进行调查统计发现，城市女性阿尔茨海默病患病率为3.54%，男性为1.27%；而在农村，女性患病率为6.30%，男性为1.95%，女性患者所占比例高达3/4[338]。Meta分析显示，与同龄男性相比，女性从轻度认知功能障碍(MCI)进展到阿尔茨海默病的风险为男性的1.33倍。随着年龄增长到80岁左右，女性的患病风险会显著高于男性[339]，阿尔茨海默病的发病率女性高于男性，这可能是性激素(雌激素和雄激素)在其中发挥的作用。

研究表明，在女性阿尔茨海默病患者脑中雌激素水平较正常老年女性低，女性阿尔茨海默病患者额叶皮质神经元线粒体雌激素受体(mtERβ)明显降低，提示mtERβ的降低与阿尔茨海默病的发生显著关联。男性体内虽然也有雌激素分布，但雌激素水平随年龄并无显著减少，这说明男性阿尔茨海默病发生与雌激素水平没有显著关联。除生殖系统外，脑等多种组织可以合成雌激素。雌激素对阿尔茨海默病的作用可以总结为以下几点：首先，脑内雌激素能够改善由可溶性Aβ寡聚物引起的突触可塑性改变[340]。其次，Aβ寡聚物能够诱导树突棘密度的降低，且阻止长时程增强的启动，而雌激素能够改善由Aβ引起的功能失调[340]。另外，雌激素还能通过调节海马神经元和胶质细胞中抗凋亡蛋白Bcl-2的表达而起到抑制细胞凋亡的作用[341]，使用雌激素替代疗法可以有效延缓阿尔茨海默病的发生。女性绝经后卵巢激素的丧失，导致认知功能的下降和患阿尔茨海默病的风险增加，在绝经前进行雌激素治疗，可能改善认知，降低阿尔茨海默病的风险[342]。在模型动物实验中，研究发现，与正常小鼠相比，切除卵巢的小鼠表现出更严重的记忆损伤、神经炎症及Aβ的表达，并证明雌激素可能通过抑制NF-κB而改善阿尔茨海默病的病理发生[343]。之后有研究证明，敲除了雌激素合成酶的阿尔茨海默病小鼠脑内雌激素显著下降，且 Aβ 沉积增多[344]，说明缺乏雌激素可能是雌性阿尔茨海默病小鼠发病过程中的主要因素之一。

雌激素能够通过降低 NAPD 氧化酶和黄嘌呤氧化酶活性，同时增加细胞内的抗氧化防御分子（如 SOD）的表达，从而清除 ROS，而且雌激素本身就具有直接结合 ROS 的 A 环酚羟基的能力，这些都提示雌激素能够通过缓解细胞氧化损伤而起到保护作用[345]。线粒体既是 ROS 产生又是受 ROS 攻击的细胞器，所以脑内线粒体很可能是雌激素神经保护的靶细胞器。这种保护作用主要表现为抑制线粒体氧化损伤，维持线粒体膜电位，以及增强线粒体呼吸功能及再生等。雌激素的保护效应依赖于雌激素受体（estrogen receptor，ER），ER 是一类有配体激活的锌指结构转录因子。ER 主要分为两类：ERα 和 ERβ。他们与雌激素结合，发生受体二聚化，再与 DNA 的调节序列结合，控制相关基因的表达[346]。在中枢神经系统，两种类型的雌激素受体都存在，但主要为雌激素受体 β，提示雌激素在中枢神经系统中的功能更多由雌激素受体 β 介导[347]。ERβ 与线粒体共定位，提示雌激素对于线粒体功能的调节作用可能由定位于线粒体上的 ERβ（mtERβ）介导。增加雌激素的量，定位于线粒体的 ERβ 也随之增加[348]。雌激素结合线粒体上的 ERβ，ERβ 进一步与线粒体基因组上的雌激素反应原件（estrogen response elements，ERE）结合，调节线粒体基因表达，如细胞色素 c 氧化酶亚基 Ⅰ、Ⅱ、Ⅲ（Complex Ⅰ、Complex Ⅱ、Complex Ⅲ）[349]。另外，mtERβ 与线粒体呼吸链复合物 Ⅴ（Complex Ⅴ）相互作用，提示 mtERβ 在维持线粒体结构和稳定性中可能具有重要作用[350]。

3.6.7 线粒体代谢紊乱与神经细胞 DNA 表观遗传重塑

表观遗传学是近年来的研究热点，在神经退行性疾病中，DNA 的表观遗传，如 DNA 的甲基化（DNA methylation）、羟甲基化（DNA hydroxymethylation）研究较多。5-甲基胞嘧啶（5-methylcytosine，5mC）是指在 DNA 甲基化转移酶的作用下，在基因组 CPG 二核苷酸的胞嘧啶 5′碳位共价键结合一个甲基基团。5-羟甲基胞嘧啶（5-hydroxymethylcytosine，5hmC）是由 5mC 通过 10-11 易位蛋白（TET）家族双加氧酶产生的一种主要且稳定的表观遗传标志物，涉及从发育到多种疾病的广泛生物学过程。线粒体代谢紊乱（如线粒体损伤和氧化应激增加）是神经退行性疾病的常见特征，表观遗传学现象已显示出代谢功能障碍与阿尔茨海默病之间的新联系。在代谢性疾病和阿尔茨海默病中均观察到表观遗传学变化，如 DNA 甲基化。代谢性疾病通过两种方式改变全基因组 DNA 羟甲基化与线粒体功能障碍：①通过阻止 AMPK 磷酸化降低 TET2 蛋白的稳定性；②通过增加 KGDH 竞争性抑制富马酸酯和琥珀酸酯，从而抑制 TET 活性，具体机制见图 3.9。现有很多线粒体功能紊乱如何参与到神经退行性疾病中的研究，故线粒体表观修饰也成为了研究热点。

5hmC 受多种因素调节，其中 TET 在 5hmC 的产生和维持中起重要作用。TET 介导的氧化反应需要氧分子和 OGDH 作为底物，Fe(Ⅱ)作为辅助因子产生 CO_2 和琥珀酸，mc 直接受到底物和辅助因子的可用性的影响[351]。线粒体是铁的调

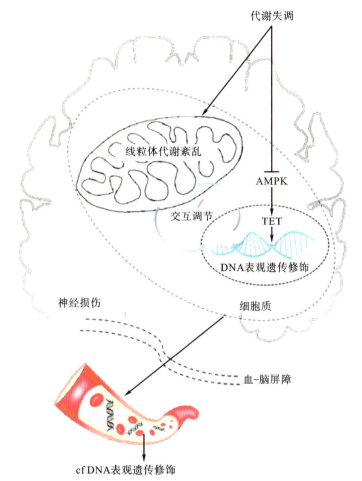

图 3.9　循环性 cfDNA 表观遗传修饰来自脑代谢紊乱和线粒体功能障碍

代谢性疾病以两种方式诱发 5hmC 失调。三羧酸循环中的代谢紊乱可能会富集富马酸盐和琥珀酸盐，即 α-酮戊二酸依赖性双加氧酶的竞争性抑制剂，导致对 TET（十、十一位转位酶）的酶促抑制，并改变全基因组 DNA 表观遗传修饰。代谢紊乱会抑制 AMPK 磷酸化，导致 TET2 不稳定，随后 5hmC 失调，这可能激活神经元损伤。cfDNA（无细胞 DNA）从凋亡、坏死的细胞中分泌并释放出来，并从大脑释放到血液中。因此，假设来自突触和神经元的血浆中 cfDNA 的比例可以指证阿尔茨海默病的病理状态，我们可以在阿尔茨海默病病理过程中，通过鉴定 cfDNA 中 5hmC 来作为诊断阿尔茨海默病的新型标记物，这将有利于阿尔茨海默病的早期诊断。

节中心。细胞内未使用的铁储存在铁蛋白大分子中，以避免过量游离铁在细胞溶胶中的毒性。多项研究表明，维生素 C 可以通过提高 $Fe(Ⅱ)$ 的水平来改善 TET 活性[352]。因此，线粒体功能障碍诱导的铁稳态紊乱可直接影响基因组中的 5hmC 水平。OGDH 是三羧酸循环中能量代谢的中间产物，由异柠檬酸通过 IDH1、IDH2、IDH3 等异柠檬酸脱氢酶生成。IDH1/IDH2 中的这些突变导致它们分别在 OGDH 和 2-羟基戊二酸（2-HG）的产生中同时丧失与获得活性[353]。这些发现为 IDH 突变的人脑胶质瘤的高甲基化及急性白血病（AML）中 *IDH1/IDH2* 和 *TET2* 基因突变相互排斥的方式提供了生物化学基础。除了 IDH 之外，另外两种三羧酸循环基因富马酸水合酶(fumarate hydratase, FH)和琥珀酸脱氢酶(succinate dehydrogenase, SDH)在许多人类癌症中发生突变，导致富马酸盐和琥珀酸盐的积累。更重要的是，作为 OGDH 拮抗剂的 2-HG，富马酸盐和琥珀酸盐竞争性地抑制 TET 的活性以及由此引起的全基因组 DNA 羟甲基化的改变[354]。除基因突变外，AMPK 还受到高葡萄糖水平的阻碍，导致 TET2 不稳定，随后出现 5hmC 的失调[352]。我们最近的研究表明，高脂肪饮食(HFD)诱导的代谢紊乱小鼠中枢神经系统 5hmC 的失调与 TET2 蛋白稳定性降低密切相关，并且 HFD 诱导 TET 酶抑制剂(富马酸和琥珀酸)含量增加。另外，TET2 基因的敲减导致线粒体功能障碍和炎症[76]。

大量研究表明，DNA 的表观遗传修饰(包括线粒体表观遗传学修饰)参与神经退行性疾病的病理发生和发展。通过检测小鼠和 13 例 ALS 患者的皮质和运动神经元中的 5mC 含量及其 DNMT 酶的水平，发现在 ALS 病理发生和发展中，存在 DNMT 上调及细胞核与线粒体 DNA 甲基化[355]。随后，该实验室在 SOD1 突变的 ALS 小鼠的骨骼肌和脊髓中检测发现，mtDNA 甲基化和线粒体 DNMT3a 水平异常，包括 DNMT3A 上调、16S RNA 甲基化增加、D-loop 区的甲基化下调[356]。这些研究表明，mtDNA 甲基化在 ALS 组织中受损，但表观遗传修饰如何参与神经变性过程还有待研究。近期一项研究发现，在 29 名阿尔茨海默病患者尸检脑样品中，与精神疾病有关的 3 个关键脑区(前额叶皮质、内嗅皮质和颞上回)中存在甲基化修饰[357]。有学者在 7 名迟发性阿尔茨海默病患者的尸检脑样本(颞回)中，检测 mtDNA 中 5hmC 水平，未见差异[358]。8 例阿尔茨海默病患者的内嗅皮质 mtDNA 的 D-loop 区 5mC 水平增加，但 5hmC 的含量无显著差异[359]。有研究评估了 133 位晚期阿尔茨海默病患者和 130 位对照人群的血液 DNA 样品，观察到阿尔茨海默病患者 mtDNA 的 D-loop 区的甲基化水平显著降低[360]，并在 10 名 PD 患者尸检黑质中也观察到 D-loop 区甲基化水平降低[359]。

到目前为止，只有少数研究探索了人类标本或神经退行性疾病动物模型中的线粒体表观遗传变化，这些研究大多研究了线粒体 D-loop 区的甲基化水平，认为 D-loop 区甲基化水平与 mtDNA 拷贝数之间存在反比关系[361]。我们近期在糖尿病患者血样中发现，mtDNA ND6 甲基化显著增加，这是糖代谢损伤的重要原因[362]。这些结果为 mtNDA 与神经退行性疾病的关系提供了新的线索。

3.6.8 小结与展望

大量研究发现，AD 患者和动物模型的大脑与外周组织中的葡萄糖利用、代谢受损、酮体代谢作为替代能量底物出现于 AD 早期。在 AD 患者和动物模型的大脑中，随着氧化损伤的积累，脂代谢的改变也发生在 AD 病理之前。本部分所述研究包括葡萄糖代谢、脂质代谢、酮体代谢、乳酸代谢、线粒体氧化磷酸化等，表明线粒体代谢受损可能参与 AD 的病理发生，在 AD 的发生、发展中扮演着重要角色。这些研究提示 AD 的临床恶化与代谢损害密切相关，靶向干预代谢可能是 AD 防治的重要策略。

　　线粒体作为调节细胞生和死的重要细胞器，在 AD 的发生、发展中起着重要作用。从临床、流行病学、遗传学和分子水平发现的证据来看，AD 和线粒体代谢之间存在密切联系。越来越多的数据表明，中枢和外周线粒体代谢缺陷的发生可能早于 AD 的临床前阶段。通过代谢相关生物标志物对 AD 进行早期诊断和早期干预，可能为 AD 的治疗提供新的策略。然而，目前的研究仅仅是 AD 和代谢表型的检测，还需要科学家进一步研究它们之间的潜在机制。

参考文献

[1] THAL D R, RÜB U, ORANTES M, et al. Phases of A beta-deposition in the human brain and its relevance for the development of AD [J]. Neurology, 2002, 58(12): 1791-1800.

[2] SOHN P D, TRACY T E, SON H I, et al. Acetylated tau destabilizes the cytoskeleton in the axon initial segment and is mislocalized to the somatodendritic compartment [J]. Mol Neurodegener, 2016, 11(1): 47.

[3] BATEMAN R J, XIONG C, BENZINGER T L, et al. Clinical and biomarker changes in dominantly inherited Alzheimer's disease [J]. New England journal of medicine, 2012, 2012(367): 795-804.

[4] CORDER E H, SAUNDERS A M, RISCH N J, et al. Protective effect of apolipoprotein E type 2 allele for late onset Alzheimer disease [J]. Nat Genet, 1994, 7(2): 180-184.

[5] GUERREIRO R, WOJTAS A, BRAS J, et al. TREM2 variants in Alzheimer's disease [J]. New England journal of medicine, 2013, 368(2): 117.

[6] HARDY J, SELKOE D J. The amyloid hypothesis of Alzheimer's disease: progress and problems on the road to therapeutics [J]. Science, 2002, 297(5580): 353-356.

[7] LUSTBADER J W, CIRILLI M, LIN C, et al. ABAD directly links Abeta to mitochondrial toxicity in Alzheimer's disease [J]. Science, 2004, 304(5669): 448-452.

[8] TARASOFF-CONWAY J M, CARARE R O, OSORIO R S, et al. Clearance systems in the brain-implications for Alzheimer disease [J]. Nat Rev Neurol, 2015, 11(8): 457-470.

[9] ALTMANN A, NG B, LANDAU S M, et al. Regional brain hypometabolism is unrelated to regional amyloid plaque burden [J]. Brain, 2015, 138(Pt 12): 3734-3746.

[10] HANSEEUW B J, BETENSKY R A, JACOBS H I L, et al. Association of amyloid and tau with cognition in preclinical Alzheimer disease: a longitudinal study [J]. JAMA Neurol, 2019, 76(8): 915-924.

[11] HE Z, GUO J L, MCBRIDE J D, et al. Amyloid-β plaques enhance Alzheimer's brain tau-seeded pathologies by facilitating neuritic plaque tau aggregation [J]. Nat Med, 2018, 24(1): 29-38.

[12] YE L, FRITSCHI S K, SCHELLE J, et al. Persistence of Aβ seeds in APP null mouse brain [J]. Nat Neurosci, 2015, 18(11): 1559-1561.

[13] DE CALIGNON A, POLYDORO M, SUÁREZ-CALVET M, et al. Propagation of tau pathology in a model of early Alzheimer's disease [J]. Neuron, 2012, 73(4): 685-697.

[14] SWERDLOW R H, BURNS J M, KHAN S M. The Alzheimer's disease mitochondrial cascade hypothesis: Progress and perspectives [J]. Biochim Biophys Acta, 2014, 1842(8): 1219-1231.

[15] SWERDLOW R H, KHAN S M. A "mitochondrial cascade hypothesis" for sporadic Alzheimer's disease [J]. Med Hypotheses, 2004, 63(1): 8-20.

[16] DAVIS J N, HUNNICUTT E J, JR., CHISHOLM J C. A mitochondrial bottleneck hypothesis of Alzheimer's disease [J]. Mol Med Today, 1995, 1(5): 240-247.

[17] CIRRITO J R, KANG J E, LEE J, et al. Endocytosis is required for synaptic activity-dependent release of amyloid-beta in vivo [J]. Neuron, 2008, 58(1): 42-51.

[18] LI Y, LIU L, BARGER S W, et al. Interleukin-1 mediates pathological effects of microglia on tau phosphorylation and on synaptophysin synthesis in cortical neurons through a p38-MAPK pathway [J]. J Neurosci, 2003, 23(5): 1605-1611.

[19] SHIEH J C, HUANG P T, LIN Y F. Alzheimer's disease and diabetes: insulin signaling as the bridge linking two pathologies [J]. Mol Neurobiol, 2020, 57(4): 1966-1977.

[20] NESTOR P J, SCHELTENS P, HODGES J R. Advances in the early detection of Alzheimer's disease [J]. Nat Med, 2004, 10 (Suppl): S34-S41.

[21] FRANCIS P T, PALMER A M, SNAPE M, et al. The cholinergic hypothesis of Alzheimer's disease: A review of progress [J]. J Neurol Neurosurg Psychiatry, 1999, 66(2): 137-147.

[22] WURTMAN R J. The return of the cholinergic hypothesis [J]. J Clin Invest, 1994, 94(2): 470.

[23] GREEN K N, LAFERLA F M. Linking calcium to Abeta and Alzheimer's disease [J]. Neuron, 2008, 59(2): 190-194.

[24] PANNACCIONE A, SECONDO A, MOLINARO P, et al. A new concept: Aβ1-42 generates a hyperfunctional proteolytic NCX3 fragment that delays caspase-12 activation and neuronal death [J]. J Neurosci, 2012, 32(31): 10609-10617.

[25] MAEZAWA I, NGUYEN H M, DI LUCENTE J, et al. Kv1.3 inhibition as a potential microglia-targeted therapy for Alzheimer's disease: preclinical proof of concept [J]. Brain, 2018, 141(2): 596-612.

[26] WARD R J, ZUCCA F A, DUYN J H, et al. The role of iron in brain ageing and neurodegenerative disorders [J]. Lancet Neurol, 2014, 13(10): 1045-1060.

[27] MULTHAUP G, SCHLICKSUPP A, HESSE L, et al. The amyloid precursor protein of Alzheimer's disease in the reduction of copper(II) to copper(I) [J]. Science, 1996, 271(5254): 1406-1409.

[28] 王培军, 乔慧慧, 王湘彬. 阿尔茨海默病早期精准诊断现状及展望 [J]. 同济大学学报, 2019, 40(1): 5-9.

[29] RIZZI L, MISSIAGGIA L, RORIZ-CRUZ M. CSF Abeta1-42, but not p-Tau181, predicted progression from amnestic MCI to Alzheimer's disease dementia [J]. Neuromolecular Medicine, 2018, 20(4): 491-497.

[30] JANELIDZE S, ZETTERBERG H, MATTSSON N, et al. CSF Abeta42/Abeta40 and Abeta42/Abeta38 ratios: Better diagnostic markers of Alzheimer disease [J]. Ann Clin Transl Neurol, 2016, 3(3): 154-165.

[31] LEWCZUK P, LELENTAL N, SPITZER P, et al. Amyloid-beta 42/40 cerebrospinal fluid concentration ratio in the diagnostics of Alzheimer's disease: validation of two novel assays [J]. J

Alzheimers Dis, 2015, 43(1): 183-191.

[32] BUDELIER M M, BATEMAN R J. Biomarkers of Alzheimer disease [J]. J Appl Lab Med, 2020, 5(1): 194-208.

[33] PILLAI J A, BONNER-JACKSON A, BEKRIS L M, et al. Highly elevated cerebrospinal fluid total Tau level reflects higher Likelihood of non-amnestic subtype of Alzheimer's disease [J]. Journal of Alzheimer's disease, 2019, 70(4): 1051-1058.

[34] HUMPEL C. Identifying and validating biomarkers for Alzheimer's disease [J]. Trends Biotechnol, 2011, 29(1): 26-32.

[35] HAMPEL H, BLENNOW K, SHAW L M, et al. Total and phosphorylated tau protein as biological markers of Alzheimer's disease [J]. Exp Gerontol, 2010, 45(1): 30-40.

[36] BARTHéLEMY N R, BATEMAN R J, HIRTZ C, et al. Cerebrospinal fluid phospho-tau T217 outperforms T181 as a biomarker for the differential diagnosis of Alzheimer's disease and PET amyloid-positive patient identification [J]. Alzheimer's research & therapy, 2020, 12(1): 1-11.

[37] CHENG X, HE P, LEE T, et al. High activities of BACE1 in brains with mild cognitive impairment [J]. The American journal of pathology, 2014, 184(1): 141-147.

[38] ALEXOPOULOS P, THIERJUNG N, GRIMMER T, et al. Cerebrospinal fluid BACE1 activity and sAβPPβ as biomarker candidates of Alzheimer's disease [J]. Dementia and geriatric cognitive disorders, 2018, 45(3-4): 152-161.

[39] LOPEZ-FONT I, BOIX C P, ZETTERBERG H, et al. Characterization of cerebrospinal fluid BACE1 species [J]. Molecular neurobiology, 2019, 56(12): 8603-8616.

[40] WANG S-Y, CHEN W, XU W, et al. Neurofilament light chain in cerebrospinal fluid and blood as a biomarker for neurodegenerative diseases: a systematic review and meta-analysis [J]. Journal of Alzheimer's disease, 2019, 72(4): 1353-1361.

[41] ZETTERBERG H, SKILLBÄCK T, MATTSSON N, et al. Association of cerebrospinal fluid neurofilament light concentration with Alzheimer disease progression [J]. JAMA neurology, 2016, 73(1): 60-67.

[42] RACINE A M, MERLUZZI A P, ADLURU N, et al. Association of longitudinal white matter degeneration and cerebrospinal fluid biomarkers of neurodegeneration, inflammation and Alzheimer's disease in late-middle-aged adults [J]. Brain imaging and behavior, 2019, 13(1): 41-52.

[43] KESTER M I, TEUNISSEN C E, SUTPHEN C, et al. Cerebrospinal fluid VILIP-1 and YKL-40, candidate biomarkers to diagnose, predict and monitor Alzheimer's disease in a memory clinic cohort [J]. Alzheimer's research and therapy, 2015, 7(1): 59.

[44] GISPERT J D, MONTé G C, FALCON C, et al. CSF YKL-40 and pTau181 are related to different cerebral morphometric patterns in early AD [J]. Neurobiology of aging, 2016, 38: 47-55.

[45] TARAWNEH R, LEE J-M, LADENSON J, et al. CSF VILIP-1 predicts rates of cognitive decline in early Alzheimer disease [J]. Neurology, 2012, 78(10): 709-719.

[46] TARAWNEH R, HEAD D, ALLISON S, et al. Cerebrospinal fluid markers of neurodegeneration and rates of brain atrophy in early Alzheimer disease [J]. JAMA neurology, 2015, 72(6): 656-665.

[47] SCHMIDT F M, MERGL R, STACH B, et al. Elevated levels of cerebrospinal fluid neuron-

specific enolase (NSE) in Alzheimer's disease [J]. Neuroscience letters, 2014, 570: 81-85.

[48] CHIU M J, YANG S Y, HORNG H E, et al. Combined plasma biomarkers for diagnosing mild cognition impairment and Alzheimer's disease [J]. ACS Chem Neurosci, 2013, 4(12): 1530-1536.

[49] LUE L F, SABBAGH M N, CHIU M J, et al. Plasma levels of $A\beta_{42}$ and Tau identified probable Alzheimer's dementia: Findings in two cohorts [J]. Frontiers in aging neuroscience, 2017, 9: 226.

[50] CEDAZO-MINGUEZ A, WINBLAD B. Biomarkers for Alzheimer's disease and other forms of dementia: clinical needs, limitations and future aspects [J]. Exp Gerontol, 2010, 45(1): 5-14.

[51] WAGNER T, PIETRZIK C U. The role of lipoprotein receptors on the physiological function of APP [J]. Exp Brain Res, 2012, 217(3-4): 377-387.

[52] EVIN G, LI Q X. Platelets and Alzheimer's disease: potential of APP as a biomarker [J]. World J Psychiatry, 2012, 2(6): 102-113.

[53] LIM C Z J, ZHANG Y, CHEN Y, et al. Subtyping of circulating exosome-bound amyloid β reflects brain plaque deposition [J]. Nat Commun, 2019, 10(1): 1144.

[54] NAKAMURA A, KANEKO N, VILLEMAGNE V L, et al. High performance plasma amyloid-β biomarkers for Alzheimer's disease [J]. Nature, 2018, 554(7691): 249.

[55] FOSSATI S, RAMOS CEJUDO J, DEBURE L, et al. Plasma tau complements CSF tau and P-tau in the diagnosis of Alzheimer's disease [J]. Alzheimer's & dementia: diagnosis, assessment & disease monitoring, 2019, 11(C): 483-492.

[56] MIELKE M M, HAGEN C E, WENNBERG A M, et al. Association of plasma total tau level with cognitive decline and risk of mild cognitive impairment or dementia in the mayo clinic study on aging [J]. JAMA neurology, 2017, 74(9): 1073-1080.

[57] MIELKE M M, HAGEN C E, XU J, et al. Plasma phospho-tau181 increases with Alzheimer's disease clinical severity and is associated with tau- and amyloid-positron emission tomography [J]. Alzheimer's Dement, 2018, 14(8): 989-997.

[58] THIJSSEN E H, LA JOIE R, WOLF A, et al. Diagnostic value of plasma phosphorylated tau181 in Alzheimer's disease and frontotemporal lobar degeneration [J]. Nature medicine, 2020, 26(3): 387-397.

[59] PARK J-C, HAN S-H, YI D, et al. Plasma tau/amyloid-β1-42 ratio predicts brain tau deposition and neurodegeneration in Alzheimer's disease [J]. Brain, 2019, 142(3): 771-786.

[60] WINSTON C N, GOETZL E J, AKERS J C, et al. Prediction of conversion from mild cognitive impairment to dementia with neuronally derived blood exosome protein profile [J]. Alzheimer's & dementia: diagnosis, assessment & disease monitoring, 2016, 3: 63-72.

[61] ZETTERBERG H. Neurofilament light: a dynamic cross-disease fluid biomarker for neurodegeneration [J]. Neuron, 2016, 91(1): 1-3.

[62] PREISCHE O, SCHULTZ S A, APEL A, et al. Serum neurofilament dynamics predicts neurodegeneration and clinical progression in presymptomatic Alzheimer's disease [J]. Nature medicine, 2019, 25(2): 277-283.

[63] LI Y, KANG M, WANG H, et al. Urinary Alzheimer-associated neuronal thread protein is not elevated in patients with subjective cognitive decline and patients with depressive state [J].

Journal of Alzheimer's disease, 2019, 71(4): 1115-1123.

[64] CHEN Y, SHI S, ZHANG J, et al. Diagnostic value of AD7C-NTP for patients with mild cognitive impairment due to Alzheimer's disease [J]. Zhonghua Yi Xue Za Zhi, 2014, 94(21): 1613-1617.

[65] YANG M H, YANG Y H, LU C Y, et al. Activity-dependent neuroprotector homeobox protein: A candidate protein identified in serum as diagnostic biomarker for Alzheimer's disease [J]. J Proteomics, 2012, 75(12): 3617-3629.

[66] LIN Q, CAO Y, GAO J. Serum calreticulin is a negative biomarker in patients with Alzheimer's disease [J]. Int J Mol Sci, 2014, 15(12): 21740-21753.

[67] JAEGER P A, LUCIN K M, BRITSCHGI M, et al. Network-driven plasma proteomics expose molecular changes in the Alzheimer's brain [J]. Molecular neurodegeneration, 2016, 11 (1): 31.

[68] HU W T, HOLTZMAN D M, FAGAN A M, et al. Plasma multianalyte profiling in mild cognitive impairment and Alzheimer disease [J]. Neurology, 2012, 79(9): 897-905.

[69] DOECKE J D, LAWS S M, FAUX N G, et al. Blood-based protein biomarkers for diagnosis of Alzheimer disease [J]. Archives of neurology, 2012, 69(10): 1318-1325.

[70] LIM A S, YU L, KOWGIER M, et al. Modification of the relationship of the apolipoprotein E epsilon4 allele to the risk of Alzheimer disease and neurofibrillary tangle density by sleep [J]. JAMA Neurol, 2013, 70(12): 1544-1551.

[71] ZARROUK A, RIEDINGER J M, AHMED S H, et al. Fatty acid profiles in demented patients: Identification of hexacosanoic acid (C26: 0) as a blood lipid biomarker of dementia [J]. J Alzheimers Dis, 2015, 44(4): 1349-1359.

[72] MAPSTONE M, CHEEMA A K, FIANDACA M S, et al. Plasma phospholipids identify antecedent memory impairment in older adults [J]. Nat Med, 2014, 20(4): 415-418.

[73] BIGALKE B, SCHREITMULLER B, SOPOVA K, et al. Adipocytokines and CD34 progenitor cells in Alzheimer's disease [J]. PLoS One, 2011, 6(5): e20286.

[74] XIE B, ZHOU H, ZHANG R, et al. Serum miR-206 and miR-132 as potential circulating biomarkers for mild cognitive impairment [J]. Journal of Alzheimer's disease, 2015, 45(3): 721-731.

[75] SHEINERMAN K S, TSIVINSKY V G, ABDULLAH L, et al. Plasma microRNA biomarkers for detection of mild cognitive impairment: biomarker validation study [J]. Aging (Albany NY), 2013, 5(12): 925-938.

[76] LIU R, CHEN L, WANG Z, et al. Downregulation of the DNA 5-hydroxymethylcytosine is involved in mitochondrial dysfunction and neuronal impairment in high fat diet-induced diabetic mice [J]. Free radical biology and medicine, 2020, 148: 42-51.

[77] YAO J, RETTBERG J R, KLOSINSKI L P, et al. Shift in brain metabolism in late onset Alzheimer's disease: implications for biomarkers and therapeutic interventions [J]. Mol Aspects Med, 2011, 32(4-6): 247-257.

[78] SHI L, ZHAO D, HOU C, et al. Early interleukin-6 enhances hepatic ketogenesis in APPSWE/PSEN1dE9 mice via 3-hydroxy-3-methylglutary-CoA synthase 2 signaling activation by p38/nuclear factor kappaB p65 [J]. Neurobiol Aging, 2017, 56: 115-126.

[79] ZHANG Y, LI Y, WANG R, et al. Elevated urinary AD7c-NTP levels in older adults with

hypertension and cognitive impairment [J]. Journal of Alzheimer's disease, 2020, (Preprint): 1 - 8.

[80] WANG C, CUI Y, YANG J, et al. Combining serum and urine biomarkers in the early diagnosis of mild cognitive impairment that evolves into Alzheimer's disease in patients with the apolipoprotein E 4 genotype [J]. Biomarkers, 2015, 20(1): 84 - 88.

[81] KU B D, KIM H, KIM Y K, et al. Comparison of urinary Alzheimer-associated neural thread protein (AD7c-NTP) levels between patients with amnestic and nonamnestic mild cognitive impairment [J]. American journal of Alzheimer's disease and other dementias, 2020, 35: 1533317519880369.

[82] ZHANG N, ZHANG L, LI Y, et al. Urine AD7c-NTP predicts amyloid deposition and symptom of agitation in patients with Alzheimer's disease and mild cognitive impairment [J]. Journal of Alzheimer's disease, 2017, 60(1): 87 - 95.

[83] KIMBALL B A, WILSON D A, WESSON D W. Alterations of the volatile metabolome in mouse models of Alzheimer's disease [J]. Scientific reports, 2016, 6: 19495.

[84] YOSHIDA M, HIGASHI K, KUNI K, et al. Distinguishing mild cognitive impairment from Alzheimer's disease with acrolein metabolites and creatinine in urine [J]. Clin Chim Acta, 2015, 441: 115 - 121.

[85] FRANÇOIS M, BULL C F, FENECH M F, et al. Current state of saliva biomarkers for aging and Alzheimer's disease [J]. Current Alzheimer research, 2019, 16(1): 56 - 66.

[86] LEE M, GUO J-P, KENNEDY K, et al. A method for diagnosing Alzheimer's disease based on salivary amyloid-β protein 42 levels [J]. Journal of Alzheimer's disease, 2017, 55(3): 1175 - 1182.

[87] ZHANG Y, LI Y, WANG R, et al. Elevated urinary AD7c-NTP levels in older adults with hypertension and cognitive impairment [J]. Journal of Alzheimer's disease, 2020, 74(1): 237 - 244.

[88] SHI M, SUI Y T, PESKIND E R, et al. Salivary tau species are potential biomarkers of Alzheimer's disease [J]. Journal of Alzheimer's disease, 2011, 27(2): 299 - 305.

[89] KALLÓ G, EMRI M, VARGA Z, et al. Changes in the chemical barrier composition of tears in Alzheimer's disease reveal potential tear diagnostic biomarkers [J]. PLoS One, 2016, 11(6): e0158000.

[90] CHOU J L, SHENOY D V, THOMAS N, et al. Early dysregulation of the mitochondrial proteome in a mouse model of Alzheimer's disease [J]. Journal of proteomics, 2011, 74(4): 466 - 479.

[91] LV J, MA S, ZHANG X, et al. Quantitative proteomics reveals that PEA15 regulates astroglial Abeta phagocytosis in an Alzheimer's disease mouse model [J]. Journal of proteomics, 2014, 110: 45 - 58.

[92] YAO J, HAMILTON R T, CADENAS E, et al. Decline in mitochondrial bioenergetics and shift to ketogenic profile in brain during reproductive senescence [J]. Biochimica et biophysica acta, 2010, 1800(10): 1121 - 1126.

[93] MAST N, SAADANE A, VALENCIA-OLVERA A, et al. Cholesterol-metabolizing enzyme cytochrome P450 46A1 as a pharmacologic target for Alzheimer's disease [J]. Neuropharmacology, 2017, 123: 465 - 476.

[94] DUMONT M, BEAL M F. Neuroprotective strategies involving ROS in Alzheimer disease [J]. Free Radic Biol Med, 2011, 51(5): 1014 - 1026.

[95] GU L, EVANS A R, ROBINSON R A. Sample multiplexing with cysteine-selective approaches: cysDML and cPILOT [J]. J Am Soc Mass Spectrom, 2015, 26(4): 615-630.

[96] GRAY L R, TOMPKINS S C, TAYLOR E B. Regulation of pyruvate metabolism and human disease [J]. Cell Mol Life Sci, 2014, 71(14): 2577-2604.

[97] HROUDOVA J, SINGH N, FISAR Z. Mitochondrial dysfunctions in neurodegenerative diseases: Relevance to Alzheimer's disease [J]. Biomed Res Int, 2014, 2014: 175062.

[98] MANCUSO M, ORSUCCI D, LOGERFO A, et al. Clinical features and pathogenesis of Alzheimer's disease: involvement of mitochondria and mitochondrial DNA [J]. Advances in experimental medicine and biology, 2010, 685: 34-44.

[99] MOSLEMNEZHAD A, MAHJOUB S, MOGHADASI M. Altered plasma marker of oxidative DNA damage and total antioxidant capacity in patients with Alzheimer's disease [J]. Caspian J Intern Med, 2016, 7(2): 88-92.

[100] SULTANA R, MECOCCI P, MANGIALASCHE F, et al. Increased protein and lipid oxidative damage in mitochondria isolated from lymphocytes from patients with Alzheimer's disease: insights into the role of oxidative stress in Alzheimer's disease and initial investigations into a potential biomarker for this dementing disorder [J]. Journal of Alzheimer's disease, 2011, 24(1): 77-84.

[101] TERZIOĞLU G, ÖRMECI B, TüRKSOY Ö, et al. Mitochondrial depletion in CD4$^+$ and CD19$^+$ peripheral lymphocytes in early stage Alzheimer's disease [J]. Mechanisms of ageing and development, 2017, 167: 24-29.

[102] PENG Y, HOU C, YANG Z, et al. Hydroxytyrosol mildly improve cognitive function independent of APP processing in APP/PS1 mice [J]. Mol Nutr Food Res, 2016, 60(11): 2331-2342.

[103] AREA-GOMEZ E, GUARDIA-LAGUARTA C, SCHON E A, et al. Mitochondria, OxPhos, and neurodegeneration: cells are not just running out of gas [J]. J Clin Invest, 2019, 129(1): 34-45.

[104] LONG J, HE P, SHEN Y, et al. New evidence of mitochondria dysfunction in the female Alzheimer's disease brain: deficiency of estrogen receptor-β [J]. Journal of Alzheimer's disease, 2012, 30(2012): 545-558.

[105] PENG Y, GAO P, SHI L, et al. Central and peripheral metabolic defects contribute to the pathogenesis of Alzheimer's disease: targeting mitochondria for diagnosis and prevention [J]. Antioxid Redox Signal, 2020, 32(16): 1188-1236.

[106] BUTTERFIELD D A, HALLIWELL B. Oxidative stress, dysfunctional glucose metabolism and Alzheimer disease [J]. Nat Rev Neurosci, 2019, 20(3): 148-160.

[107] GUO J, CHENG J, NORTH B J, et al. Functional analyses of major cancer-related signaling pathways in Alzheimer's disease etiology [J]. Biochimica et biophysica acta. Reviews on cancer, 2017, 1868(2): 341-358.

[108] PENG Y, LIU J, SHI L, et al. Mitochondrial dysfunction precedes depression of AMPK/AKT signaling in insulin resistance induced by high glucose in primary cortical neurons [J]. Journal of neurochemistry, 2016, 137(5): 701-713.

[109] BELLOY M E, NAPOLIONI V, GREICIUS M D. A quarter century of APOE and Alzheimer's disease: progress to date and the path forward [J]. Neuron, 2019, 101(5): 820-838.

[110] TOLPPANEN A M, TAIPALE H, HARTIKAINEN S. Head or brain injuries and Alzheimer's disease: a nested case-control register study [J]. Alzheimers Dement, 2017, 13(12): 1371-1379.

[111] WU Z, ZHU Y, CAO X, et al. Mitochondrial toxic effects of Aβ through mitofusins in the early pathogenesis of Alzheimer's disease [J]. Mol Neurobiol, 2014, 50(3): 986-996.

[112] SORRENTINO V, ROMANI M, MOUCHIROUD L, et al. Enhancing mitochondrial proteostasis reduces amyloid-β proteotoxicity [J]. Nature, 2017, 552(7684): 187.

[113] LUSTBADER J W, CIRILLI M, LIN C, et al. ABAD directly links Aβ to mitochondrial toxicity in Alzheimer's disease [J]. Science, 2004, 304(5669): 448-452.

[114] MANCZAK M, CALKINS M J, REDDY P H. Impaired mitochondrial dynamics and abnormal interaction of amyloid beta with mitochondrial protein Drp1 in neurons from patients with Alzheimer's disease: implications for neuronal damage [J]. Human molecular genetics, 2011, 20(13): 2495-2509.

[115] REDDY P H, MANI G, PARK B S, et al. Differential loss of synaptic proteins in Alzheimer's disease: implications for synaptic dysfunction [J]. Journal of Alzheimer's disease, 2005, 7(2): 103-117.

[116] MONTESANTO A, CROCCO P, DATO S, et al. Uncoupling protein 4 (UCP4) gene variability in neurodegenerative disorders: further evidence of association in Frontotemporal dementia [J]. Aging (Albany NY), 2018, 10(11): 3283-3293.

[117] BOMFIM T R, FORNY-GERMANO L, SATHLER L B, et al. An anti-diabetes agent protects the mouse brain from defective insulin signaling caused by Alzheimer's disease-associated Aβ oligomers [J]. Journal of clinical investigation, 2012, 122(4): 1339.

[118] PENG Y, HOU C, YANG Z, et al. Hydroxytyrosol mildly improve cognitive function independent of APP processing in APP/PS1 mice [J]. Molecular nutrition & food research, 2016, 60(11): 2331-2342.

[119] SHIMADA K, CROTHER T R, KARLIN J, et al. Oxidized mitochondrial DNA activates the NLRP3 inflammasome during apoptosis [J]. Immunity, 2012, 36(3): 401-414.

[120] SHI L, ZHAO D, HOU C, et al. Early interleukin-6 enhances hepatic ketogenesis in APPSWE/PSEN1dE9 mice via 3-hydroxy-3-methylglutary-CoA synthase 2 signaling activation by p38/nuclear factor κB p65 [J]. Neurobiology of aging, 2017, 56: 115-126.

[121] TANG Y, PENG Y, LIU J, et al. Early inflammation-associated factors blunt sterol regulatory element-binding proteins-1-mediated lipogenesis in high-fat diet-fed APPswe/PSEN1dE9 mouse model of Alzheimer's disease [J]. Journal of neurochemistry, 2016, 136(4): 791-803.

[122] LIU H, ROSE M E, CULVER S, et al. Rosiglitazone attenuates inflammation and CA3 neuronal loss following traumatic brain injury in rats [J]. Biochemical and biophysical research communications, 2016, 472(4): 648-655.

[123] TAKEDA S, SATO N, UCHIO-YAMADA K, et al. Diabetes-accelerated memory dysfunction via cerebrovascular inflammation and Aβ deposition in an Alzheimer mouse model with diabetes [J]. Proc Nat Acad Sci USA, 2010, 107(15): 7036-7041.

[124] MONA MODANLOO M S. Analyzing mitochondrial dysfunction, oxidative stress, and apop-

tosis: potential role of L‐carnitine [J]. Iranian journal of kidney diseases, 2019, 13(3): 74‐86.

[125] LUO C, LI Y, WANG H, et al. Hydroxytyrosol promotes superoxide production and defects in autophagy leading to anti‐proliferation and apoptosis on human prostate Cancer Cells [J]. Current cancer and drug targets, 2013, 13(6): 625‐639.

[126] ZOU X, FENG Z, LI Y, et al. Stimulation of GSH synthesis to prevent oxidative stress‐induced apoptosis by hydroxytyrosol in human retinal pigment epithelial cells: activation of Nrf2 and JNK‐p62/SQSTM1 pathways [J]. J Nutr Biochem, 2012, 23(8): 994‐1006.

[127] CAMBRE M H, HOLL N J, WANG B, et al. Cytotoxicity of NiO and Ni(OH)$_2$ nanoparticles is mediated by oxidative stress‐induced cell death and suppression of cell proliferation [J]. Int J Mol Sci, 2020, 21(7): 2355.

[128] CHEIGNON C T M, BONNEFONT‐ROUSSELOT D, FALLER P, et al. Oxidative stress and the amyloid beta peptide in Alzheimer's disease [J]. Redox Biol, 2018, 14: 15.

[129] ZEN G K, LI M Z, HU J C, et al. Ginkgo biloba extract EGb761 attenuates hyperhomocysteinemia‐induced AD like Tau hyperphosphorylation and cognitive impairment in rats [J]. Current Alzheimer research, 2018, 15(1): 89‐99.

[130] ASKARI H, RAJANI S F, POOREBRAHIM M, et al. A glance at the therapeutic potential of irisin against diseases involving inflammation, oxidative stress, and apoptosis: an introductory review [J]. Pharmacol Res, 2018, 129: 44‐55.

[131] MARTINI F, ROSA S G, KLANN I P, et al. A multifunctional compound ebselen reverses memory impairment, apoptosis and oxidative stress in a mouse model of sporadic Alzheimer's disease [J]. J Psychiatr Res, 2019, 109: 107‐117.

[132] FRONZA M G, BALDINOTTI R, MARTINS M C, et al. Rational design, cognition and neuropathology evaluation of QTC‐4‐MeOBnE in a streptozotocin‐induced mouse model of sporadic Alzheimer's disease [J]. Sci Rep, 2019, 9(1): 7276.

[133] JORDA A, ALDASORO M, ALDASORO C, et al. Action of low doses of Aspirin in inflammation and Oxidative Stress induced by abeta1‐42 on Astrocytes in primary culture [J]. Int J Med Sci, 2020, 17(6): 834‐843.

[134] HAN X J, HU Y Y, YANG Z J, et al. Amyloid beta‐42 induces neuronal apoptosis by targeting mitochondria [J]. Mol Med Rep, 2017, 16(4): 4521‐4528.

[135] GUO X D, SUN G L, ZHOU T T, et al. LX2343 alleviates cognitive impairments in AD model rats by inhibiting oxidative stress‐induced neuronal apoptosis and tauopathy [J]. Acta Pharmacol Sin, 2017, 38(8): 1104‐1119.

[136] GONZÁLEZ‐REYES R E, NAVA‐MESA M O, VARGAS‐SÁNCHEZ K, et al. Involvement of astrocytes in Alzheimer's disease from a neuroinflammatory and oxidative stress perspective [J]. Frontiers in molecular neuroscience, 2017, 10: 427.

[137] AHMAD M H, FATIMA M, MONDAL A C. Influence of microglia and astrocyte activation in the neuroinflammatory pathogenesis of Alzheimer's disease: rational insights for the therapeutic approaches [J]. Journal of clinical neuroscience, 2019, 59: 6‐11.

[138] BUTTERFIELD D A, MATTSON M P. Apolipoprotein E and oxidative stress in brain with relevance to Alzheimer's disease [J]. Neurobiology of disease, 2020, 138: 104795.

[139] MATSUMURA A, EMOTO M C, SUZUKI S, et al. Evaluation of oxidative stress in the

[139] (continued) brain of a transgenic mouse model of Alzheimer disease by in vivo electron paramagnetic resonance imaging [J]. Free radical biology and medicine, 2015, 85: 165-173.

[140] CARTER S F, HERHOLZ K, ROSA-NETO P, et al. Astrocyte biomarkers in Alzheimer's disease [J]. Trends in molecular medicine, 2019, 25(2): 77-95.

[141] AVILA-MUÑOZ E, ARIAS C. When astrocytes become harmful: functional and inflammatory responses that contribute to Alzheimer's disease [J]. Ageing Res Rev, 2014, 18: 29-40.

[142] SÖLLVANDER S, NIKITIDOU E, BROLIN R, et al. Accumulation of amyloid-β by astrocytes result in enlarged endosomes and microvesicle-induced apoptosis of neurons [J]. Molecular neurodegeneration, 2016, 11(1): 38.

[143] ISHII T, TAKANASHI Y, SUGITA K, et al. Endogenous reactive oxygen species cause astrocyte defects and neuronal dysfunctions in the hippocampus: a new model for aging brain [J]. Aging cell, 2017, 16(1): 39-51.

[144] BURTE F, CARELLI V, CHINNERY P F, et al. Disturbed mitochondrial dynamics and neurodegenerative disorders [J]. Nat Rev Neurol, 2015, 11(1): 11-24.

[145] CABRAL-COSTA J V, KOWALTOWSKI A J. Neurological disorders and mitochondria [J]. Mol Aspects Med, 2020, 71: 100826.

[146] CABEZAS-OPAZO F A, VERGARA-PULGAR K, PEREZ M J, et al. Mitochondrial dysfunction contributes to the pathogenesis of Alzheimer's disease [J]. Oxid Med Cell Longev, 2015, 2015: 509654.

[147] CHAKRAVORTY A, JETTO C T, MANJITHAYA R. Dysfunctional mitochondria and mitophagy as drivers of Alzheimer's disease pathogenesis [J]. Front Aging Neurosci, 2019, 11: 311.

[148] ZHANG Y, WANG Y, XU J, et al. Melatonin attenuates myocardial ischemia-reperfusion injury via improving mitochondrial fusion/mitophagy and activating the AMPK-OPA1 signaling pathways [J]. J Pineal Res, 2019, 66(2): e12542.

[149] LAI Y, LIN P, CHEN M, et al. Restoration of L-OPA1 alleviates acute ischemic stroke injury in rats via inhibiting neuronal apoptosis and preserving mitochondrial function [J]. Redox Biol, 2020, 34: 101503.

[150] ZHANG Y, LIU X, BAI J, et al. Mitoguardin regulates mitochondrial fusion through mitoPLD and is required for neuronal homeostasis [J]. Mol Cell, 2016, 61(1): 111-124.

[151] RUJIVIPHAT J, MEGLEI G, RUBINSTEIN J L, et al. Phospholipid association is essential for dynamin-related protein Mgm1 to function in mitochondrial membrane fusion [J]. J Biol Chem, 2009, 284(42): 28682-28686.

[152] BAN T, ISHIHARA T, KOHNO H, et al. Molecular basis of selective mitochondrial fusion by heterotypic action between OPA1 and cardiolipin [J]. Nat Cell Biol, 2017, 19(7): 856-863.

[153] FONSECA T B, SANCHEZ-GUERRERO A, MILOSEVIC I, et al. Mitochondrial fission requires DRP1 but not dynamins [J]. Nature, 2019, 570(7761): E34-E42.

[154] CHAN D C. Mitochondria: dynamic organelles in disease, aging, and development [J]. Cell, 2006, 125(7): 1241-1252.

[155] OTERA H, WANG C, CLELAND M M, et al. Mff is an essential factor for mitochondrial recruitment of Drp1 during mitochondrial fission in mammalian cells [J]. J Cell Biol, 2010, 191

(6): 1141-1158.

[156] FRIEDMAN J R, LACKNER L L, WEST M, et al. ER tubules mark sites of mitochondrial division [J]. Science, 2011, 334(6054): 358-362.

[157] KOROBOVA F, RAMABHADRAN V, HIGGS H N. An actin-dependent step in mitochondrial fission mediated by the ER-associated formin INF2 [J]. Science, 2013, 339(6118): 464-467.

[158] RAMBOLD A S, LIPPINCOTT-SCHWARTZ J. Cell biology. SevERing mitochondria [J]. Science, 2011, 334(6053): 186-187.

[159] YU R, JIN S B, LENDAHL U, et al. Human Fis1 regulates mitochondrial dynamics through inhibition of the fusion machinery [J]. EMBO J, 2019, 38(8): e99748.

[160] TANG Y N, ZHANG G F, CHEN H L, et al. Selective brain hypothermia-induced neuroprotection against focal cerebral ischemia/reperfusion injury is associated with Fis1 inhibition [J]. Neural Regen Res, 2020, 15(5): 903-911.

[161] LEWIS S C, UCHIYAMA L F, NUNNARI J. ER-mitochondria contacts couple mtDNA synthesis with mitochondrial division in human cells [J]. Science, 2016, 353(6296): aaf5549.

[162] CHAKRABARTI R, JI W K, STAN R V, et al. INF2-mediated actin polymerization at the ER stimulates mitochondrial calcium uptake, inner membrane constriction, and division [J]. J Cell Biol, 2018, 217(1): 251-268.

[163] FAVARO G, ROMANELLO V, VARANITA T, et al. DRP1-mediated mitochondrial shape controls calcium homeostasis and muscle mass [J]. Nat Commun, 2019, 10(1): 2576.

[164] PANCHAL K, TIWARI A K. Mitochondrial dynamics, a key executioner in neurodegenerative diseases [J]. Mitochondrion, 2019, 47: 151-173.

[165] SONG W, CHEN J, PETRILLI A, et al. Mutant Huntingtin binds the mitochondrial fission GTPase dynamin-related protein-1 and increases its enzymatic activity [J]. Nat Med, 2011, 17(3): 377-382.

[166] FUKUMITSU K, HATSUKANO T, YOSHIMURA A, et al. Mitochondrial fission protein Drp1 regulates mitochondrial transport and dendritic arborization in cerebellar Purkinje cells [J]. Mol Cell Neurosci, 2016, 71: 56-65.

[167] MELENTIJEVIC I, TOTH M L, ARNOLD M L, et al. C. elegans neurons jettison protein aggregates and mitochondria under neurotoxic stress [J]. Nature, 2017, 542(7641): 367-371.

[168] HAYAKAWA K, ESPOSITO E, WANG X, et al. Transfer of mitochondria from astrocytes to neurons after stroke [J]. Nature, 2016, 535(7613): 551-555.

[169] ENGLISH K, SHEPHERD A, UZOR N E, et al. Astrocytes rescue neuronal health after cisplatin treatment through mitochondrial transfer [J]. Acta Neuropathol Commun, 2020, 8(1): 36.

[170] LI C, CHEUNG M K H, HAN S, et al. Mesenchymal stem cells and their mitochondrial transfer: a double-edged sword [J]. Biosci Rep, 2019, 39(5): BSR20182417.

[171] KUZNETSOV A V, JAVADOV S, GRIMM M, et al. Crosstalk between mitochondria and cytoskeleton in cardiac cells [J]. Cells, 2020, 9(1): 222.

[172] OTERA H, MIYATA N, KUGE O, et al. Drp1-dependent mitochondrial fission via MiD49/51 is essential for apoptotic cristae remodeling [J]. J Cell Biol, 2016, 212(5): 531-544.

[173] XU L L, SHEN Y, WANG X, et al. Mitochondrial dynamics changes with age in an APPsw/PS1dE9 mouse model of Alzheimer's disease [J]. Neuroreport, 2017, 28(4): 222-228.

[174] QI Z, HUANG Z, XIE F, et al. Dynamin-related protein 1: a critical protein in the pathogenesis of neural system dysfunctions and neurodegenerative diseases [J]. J Cell Physiol, 2019, 234(7): 10032-10046.

[175] REDDY P H, REDDY T P, MANCZAK M, et al. Dynamin-related protein 1 and mitochondrial fragmentation in neurodegenerative diseases [J]. Brain Res Rev, 2011, 67(1-2): 103-118.

[176] GROHM J, KIM S W, MAMRAK U, et al. Inhibition of Drp1 provides neuroprotection in vitro and in vivo [J]. Cell Death Differ, 2012, 19(9): 1446-1458.

[177] MANCZAK M, REDDY P H. Abnormal interaction between the mitochondrial fission protein Drp1 and hyperphosphorylated tau in Alzheimer's disease neurons: implications for mitochondrial dysfunction and neuronal damage [J]. Hum Mol Genet, 2012, 21(11): 2538-2547.

[178] DAS S, FERLITO M, KENT O A, et al. Nuclear miRNA regulates the mitochondrial genome in the heart [J]. Circ Res, 2012, 110(12): 1596-1603.

[179] MANCZAK M, CALKINS M J, REDDY P H. Impaired mitochondrial dynamics and abnormal interaction of amyloid beta with mitochondrial protein Drp1 in neurons from patients with Alzheimer's disease: implications for neuronal damage [J]. Hum Mol Genet, 2011, 20(13): 2495-2509.

[180] CHO M H, KIM D H, CHOI J E, et al. Increased phosphorylation of dynamin-related protein 1 and mitochondrial fission in okadaic acid-treated neurons [J]. Brain Res, 2012, 1454: 100-110.

[181] KANDIMALLA R, REDDY P H. Multiple faces of dynamin-related protein 1 and its role in Alzheimer's disease pathogenesis [J]. Biochim Biophys Acta, 2016, 1862(4): 814-828.

[182] JACKSON J G, ROBINSON M B. Reciprocal regulation of mitochondrial dynamics and calcium signaling in astrocyte processes [J]. J Neurosci, 2015, 35(45): 15199-15213.

[183] YAN J, LIU X H, HAN M Z, et al. Blockage of GSK3beta-mediated Drp1 phosphorylation provides neuroprotection in neuronal and mouse models of Alzheimer's disease [J]. Neurobiol Aging, 2015, 36(1): 211-227.

[184] NAKAMURA T, LIPTON S A. S-nitrosylation of critical protein thiols mediates protein misfolding and mitochondrial dysfunction in neurodegenerative diseases [J]. Antioxid Redox Signal, 2011, 14(8): 1479-1492.

[185] CHO D H, NAKAMURA T, FANG J, et al. S-nitrosylation of Drp1 mediates beta-amyloid-related mitochondrial fission and neuronal injury [J]. Science, 2009, 324(5923): 102-105.

[186] WANG X, SU B, LEE H G, et al. Impaired balance of mitochondrial fission and fusion in Alzheimer's disease [J]. J Neurosci, 2009, 29(28): 9090-9103.

[187] BARSOUM M J, YUAN H, GERENCSER A A, et al. Nitric oxide-induced mitochondrial fission is regulated by dynamin-related GTPases in neurons [J]. EMBO J, 2006, 25(16): 3900-3911.

[188] BRASCHI E, ZUNINO R, MCBRIDE H M. MAPL is a new mitochondrial SUMO E3 ligase that regulates mitochondrial fission [J]. EMBO Rep, 2009, 10(7): 748-754.

[189] FIGUEROA-ROMERO C, INIGUEZ-LLUHI J A, STADLER J, et al. SUMOylation of the mitochondrial fission protein Drp1 occurs at multiple nonconsensus sites within the B domain and is linked to its activity cycle [J]. FASEB J, 2009, 23(11): 3917-3927.

[190] SITA G, HRELIA P, GRAZIOSI A, et al. Back to the fusion: mitofusin-2 in Alzheimer's disease [J]. J Clin Med, 2020, 9(1): 126.

[191] PARK J, CHOI H, MIN J S, et al. Loss of mitofusin 2 links beta-amyloid-mediated mitochondrial fragmentation and Cdk5-induced oxidative stress in neuron cells [J]. J Neurochem, 2015, 132(6): 687-702.

[192] WU Z, ZHU Y, CAO X, et al. Mitochondrial toxic effects of Abeta through mitofusins in the early pathogenesis of Alzheimer's disease [J]. Mol Neurobiol, 2014, 50(3): 986-996.

[193] KIM Y J, PARK J K, KANG W S, et al. Association between mitofusin 2 gene polymorphisms and late-onset Alzheimer's disease in the Korean population [J]. Psychiatry Investig, 2017, 14(1): 81-85.

[194] FILADI R, GREOTTI E, TURACCHIO G, et al. Presenilin 2 modulates endoplasmic reticulum-mitochondria coupling by tuning the antagonistic effect of mitofusin 2 [J]. Cell Rep, 2016, 15(10): 2226-2238.

[195] LEAL N S, SCHREINER B, PINHO C M, et al. Mitofusin-2 knockdown increases ER-mitochondria contact and decreases amyloid beta-peptide production [J]. J Cell Mol Med, 2016, 20(9): 1686-1695.

[196] HAN S, NANDY P, AUSTRIA Q, et al. Mfn2 ablation in the adult mouse hippocampus and cortex causes neuronal death [J]. Cells, 2020, 9(1): 116.

[197] ZHANG R, ZHOU H, JIANG L, et al. MiR-195 dependent roles of mitofusin2 in the mitochondrial dysfunction of hippocampal neurons in SAMP8 mice [J]. Brain Res, 2016, 1652: 135-143.

[198] CALKINS M J, REDDY P H. Amyloid beta impairs mitochondrial anterograde transport and degenerates synapses in Alzheimer's disease neurons [J]. Biochim Biophys Acta, 2011, 1812(4): 507-513.

[199] ZHAO X L, WANG W A, TAN J X, et al. Expression of beta-amyloid induced age-dependent presynaptic and axonal changes in Drosophila [J]. J Neurosci, 2010, 30(4): 1512-1522.

[200] WANG Z X, TAN L, YU J T. Axonal transport defects in Alzheimer's disease [J]. Mol Neurobiol, 2015, 51(3): 1309-1321.

[201] MOREL M, AUTHELET M, DEDECKER R, et al. Glycogen synthase kinase-3beta and the p25 activator of cyclin dependent kinase 5 increase pausing of mitochondria in neurons [J]. Neuroscience, 2010, 167(4): 1044-1056.

[202] SHAHPASAND K, UEMURA I, SAITO T, et al. Regulation of mitochondrial transport and inter-microtubule spacing by tau phosphorylation at the sites hyperphosphorylated in Alzheimer's disease [J]. J Neurosci, 2012, 32(7): 2430-2441.

[203] MANCZAK M, REDDY P H. Abnormal interaction of oligomeric amyloid-beta with phosphorylated tau: implications to synaptic dysfunction and neuronal damage [J]. J Alzheimers Dis, 2013, 36(2): 285-295.

[204] VOSSEL K A, XU J C, FOMENKO V, et al. Tau reduction prevents Abeta-induced axonal transport deficits by blocking activation of GSK3beta [J]. J Cell Biol, 2015, 209(3): 419-433.

[205] UITTENBOGAARD M, CHIARAMELLO A. Mitochondrial biogenesis: a therapeutic target for neurodevelopmental disorders and neurodegenerative diseases [J]. Curr Pharm Des, 2014,

20(35): 5574 - 5593.

[206] LI P A, HOU X, HAO S. Mitochondrial biogenesis in neurodegeneration [J]. J Neurosci Res, 2017, 95(10): 2025 - 2029.

[207] FRIER B C, WILLIAMS D B, WRIGHT D C. The effects of apelin treatment on skeletal muscle mitochondrial content [J]. Am J Physiol Regul Integr Comp Physiol, 2009, 297(6): R1761 - 1768.

[208] LU K, POLICAR T, SONG X, et al. Molecular characterization of PGC - 1beta (PPAR gamma coactivator 1beta) and its roles in mitochondrial biogenesis in blunt snout bream (megalobrama amblycephala) [J]. Int J Mol Sci, 2020, 21(6): 1935.

[209] TSUNEMI T, LA SPADA A R. PGC - 1alpha at the intersection of bioenergetics regulation and neuron function: from Huntington's disease to Parkinson's disease and beyond [J]. Prog Neurobiol, 2012, 97(2): 142 - 151.

[210] HIRAI K, ALIEV G, NUNOMURA A, et al. Mitochondrial abnormalities in Alzheimer's disease [J]. J Neurosci, 2001, 21(9): 3017 - 3023.

[211] WANG X, SU B, SIEDLAK S L, et al. Amyloid - beta overproduction causes abnormal mitochondrial dynamics via differential modulation of mitochondrial fission/fusion proteins [J]. Proc Natl Acad Sci U S A, 2008, 105(49): 19318 - 19323.

[212] SHENG B, WANG X, SU B, et al. Impaired mitochondrial biogenesis contributes to mitochondrial dysfunction in Alzheimer's disease [J]. J Neurochem, 2012, 120(3): 419 - 429.

[213] JIANG S, WANG Y, LUO L, et al. AMP - activated protein kinase regulates cancer cell growth and metabolism via nuclear and mitochondria events [J]. J Cell Mol Med, 2019, 23(6): 3951 - 3961.

[214] VINGTDEUX V, CHANDAKKAR P, ZHAO H, et al. Novel synthetic small - molecule activators of AMPK as enhancers of autophagy and amyloid - beta peptide degradation [J]. FASEB J, 2011, 25(1): 219 - 231.

[215] VINGTDEUX V, GILIBERTO L, ZHAO H, et al. AMP - activated protein kinase signaling activation by resveratrol modulates amyloid - beta peptide metabolism [J]. J Biol Chem, 2010, 285(12): 9100 - 9113.

[216] RIZZI L, RORIZ - CRUZ M. Sirtuin 1 and Alzheimer's disease: an up - to - date review [J]. Neuropeptides, 2018, 71: 54 - 60.

[217] CHEN J, ZHOU Y, MUELLER - STEINER S, et al. SIRT1 protects against microglia - dependent amyloid - beta toxicity through inhibiting NF - kappaB signaling [J]. J Biol Chem, 2005, 280(48): 40364 - 40374.

[218] CANTO C, JIANG L Q, DESHMUKH A S, et al. Interdependence of AMPK and SIRT1 for metabolic adaptation to fasting and exercise in skeletal muscle [J]. Cell Metab, 2010, 11(3): 213 - 219.

[219] FONTECHA - BARRIUSO M, MARTIN - SANCHEZ D, MARTINEZ - MORENO J M, et al. The role of PGC - 1alpha and mitochondrial biogenesis in kidney diseases [J]. Biomolecules, 2020, 10(2): 347.

[220] WARAGAI M, HO G, TAKAMATSU Y, et al. Adiponectin paradox in Alzheimer's disease: relevance to amyloidogenic evolvability? [J]. Front Endocrinol (Lausanne), 2020, 11: 108.

[221] SULIMAN H B, PIANTADOSI C A. Mitochondrial biogenesis: regulation by endogenous gases during inflammation and organ stress [J]. Curr Pharm Des, 2014, 20(35): 5653 - 5662.

[222] EGAWA T, HAMADA T, MA X, et al. Caffeine activates preferentially α1 – isoform of 5'AMP – activated protein kinase in rat skeletal muscle [J]. Acta Physiol (Oxf), 2011, 201(2): 227–238.

[223] SOLA – PENNA M, PAIXAO L P, BRANCO J R, et al. Serotonin activates glycolysis and mitochondria biogenesis in human breast cancer cells through activation of the Jak1/STAT3/ERK1/2 and adenylate cyclase/PKA, respectively [J]. Br J Cancer, 2020, 122(2): 194–208.

[224] KIM S A, JANG E H, MUN J Y, et al. Propionic acid induces mitochondrial dysfunction and affects gene expression for mitochondria biogenesis and neuronal differentiation in SH – SY5Y cell line [J]. Neurotoxicology, 2019, 75: 116–122.

[225] LIAO Z Z, QI X Y, WANG Y D, et al. Betatrophin knockdown induces beiging and mitochondria biogenesis of white adipocytes [J]. J Endocrinol, 2020, 245(1): 93–100.

[226] LEMASTERS J J. Selective mitochondrial autophagy, or mitophagy, as a targeted defense against oxidative stress, mitochondrial dysfunction, and aging [J]. Rejuvenation research, 2005, 8(1): 3–5.

[227] LAZAROU M, SLITER D A, KANE L A, et al. The ubiquitin kinase PINK1 recruits autophagy receptors to induce mitophagy [J]. Nature, 2015, 524(7565): 309–314.

[228] ZHU Y, MASSEN S, TERENZIO M, et al. Modulation of serines 17 and 24 in the LC3 – interacting region of Bnip3 determines pro – survival mitophagy versus apoptosis [J]. Journal of biological chemistry, 2013, 288(2): 1099–1113.

[229] LIU L, FENG D, CHEN G, et al. Mitochondrial outer – membrane protein FUNDC1 mediates hypoxia – induced mitophagy in mammalian cells [J]. Nat Cell Biol, 2012, 14(2): 177–185.

[230] GOETZL E J, BOXER A, SCHWARTZ J B, et al. Altered lysosomal proteins in neural – derived plasma exosomes in preclinical Alzheimer disease [J]. Neurology, 2015, 85(1): 40–47.

[231] RICE A C, KEENEY P M, ALGARZAE N K, et al. Mitochondrial DNA copy numbers in pyramidal neurons are decreased and mitochondrial biogenesis transcriptome signaling is disrupted in Alzheimer's disease hippocampi [J]. Journal of Alzheimer's disease, 2014, 40(2): 319–330.

[232] FANG E F, SCHEIBYE – KNUDSEN M, CHUA K F, et al. Nuclear DNA damage signalling to mitochondria in ageing [J]. Nature reviews Molecular cell biology, 2016, 17(5): 308.

[233] FANG E F, SCHEIBYE – KNUDSEN M, BRACE L E, et al. Defective mitophagy in XPA via PARP – 1 hyperactivation and NAD^+/SIRT1 reduction [J]. Cell, 2014, 157(4): 882–896.

[234] STROSZNAJDER J B, CZAPSKI G A, ADAMCZYK A, et al. Poly (ADP – ribose) polymerase – 1 in amyloid beta toxicity and Alzheimer's disease [J]. Mol Neurobiol, 2012, 46(1): 78–84.

[235] DU F, YU Q, YAN S, et al. PINK1 signalling rescues amyloid pathology and mitochondrial dysfunction in Alzheimer's disease [J]. Brain, 2017, 140(12): 3233–3251.

[236] MARTÍN – MAESTRO P, GARGINI R, PERRY G, et al. PARK2 enhancement is able to compensate mitophagy alterations found in sporadic Alzheimer's disease [J]. Hum Mol Genet, 2016, 25(4): 792–806.

[237] BORDI M, BERG M J, MOHAN P S, et al. Autophagy flux in CA1 neurons of Alzheimer hippocampus: increased induction overburdens failing lysosomes to propel neuritic dystrophy [J]. Autophagy, 2016, 12(12): 2467–2483.

[238] KERR J S, ADRIAANSE B A, GREIG N H, et al. Mitophagy and Alzheimer's disease: cellular and molecular mechanisms [J]. Trends in neurosciences, 2017, 40(3): 151-166.

[239] LONGO V D, MATTSON M P. Fasting: molecular mechanisms and clinical applications [J]. Cell Metab, 2014, 19(2): 181-192.

[240] SANDOVAL H, THIAGARAJAN P, DASGUPTA S K, et al. Essential role for Nix in autophagic maturation of erythroid cells [J]. Nature, 2008, 454(7201): 232-235.

[241] TURUNC BAYRAKDAR E, UYANIKGIL Y, KANIT L, et al. Nicotinamide treatment reduces the levels of oxidative stress, apoptosis, and PARP-1 activity in Aβ (1-42)-induced rat model of Alzheimer's disease [J]. Free radical research, 2014, 48(2): 146-158.

[242] CHEN M, CHEN Z, WANG Y, et al. Mitophagy receptor FUNDC1 regulates mitochondrial dynamics and mitophagy [J]. Autophagy, 2016, 12(4): 689-702.

[243] MORRIS J K, HONEA R A, VIDONI E D, et al. Is Alzheimer's disease a systemic disease? [J]. Biochimica et biophysica acta, 2014, 1842(9): 1340-1349.

[244] LIU J, PENG Y, SHI L, et al. Skp2 dictates cell cycle-dependent metabolic oscillation between glycolysis and TCA cycle [J]. Cell Res, 2021, 31(1): 80-93.

[245] DE LEON M J, FERRIS S H, GEORGE A E, et al. Positron emission tomographic studies of aging and Alzheimer disease [J]. AJNR Am J Neuroradiol, 1983, 4(3): 568-571.

[246] RICCI M, CHIARAVALLOTI A, MARTORANA A, et al. The role of epsilon phenotype in brain glucose consumption in Alzheimer's disease [J]. Ann Nucl Med, 2020, 34(4): 254-262.

[247] TERADA T, OBI T, BUNAI T, et al. In vivo mitochondrial and glycolytic impairments in patients with Alzheimer disease [J]. Neurology, 2020, 94(15): e1592-e1604.

[248] YAO J, IRWIN R W, ZHAO L, et al. Mitochondrial bioenergetic deficit precedes Alzheimer's pathology in female mouse model of Alzheimer's disease [J]. Proceedings of the National Academy of Sciences of the United States of America, 2009, 106(34): 14670-14675.

[249] KISH S J. Brain energy metabolizing enzymes in Alzheimer's disease: α-ketoglutarate dehydrogenase complex and cytochrome oxidase [J]. Annals of the New York Academy of Sciences, 1997, 826: 218-228.

[250] WINKLER E A, NISHIDA Y, SAGARE A P, et al. GLUT1 reductions exacerbate Alzheimer's disease vasculo-neuronal dysfunction and degeneration [J]. Nature neuroscience, 2015, 18(4): 521-530.

[251] NICCOLI T, CABECINHA M, TILLMANN A, et al. Increased glucose transport into neurons rescues Abeta toxicity in drosophila [J]. Current Biology, 2016, 26(17): 2291-2300.

[252] GU J, JIN N, MA D, et al. Calpain I activation causes GLUT3 proteolysis and downregulation of O-GlcNAcylation in Alzheimer's disease brain [J]. Journal of Alzheimer's disease, 2018, 62(4): 1737-1746.

[253] WATSON G S, CRAFT S. The role of insulin resistance in the pathogenesis of Alzheimer's disease: implications for treatment [J]. CNS Drugs, 2003, 17(1): 27-45.

[254] ROY CHOWDHURY S K, SMITH D R, SALEH A, et al. Impaired adenosine monophosphate-activated protein kinase signalling in dorsal root ganglia neurons is linked to mitochondrial dysfunction and peripheral neuropathy in diabetes [J]. Brain, 2012, 135(Pt 6): 1751-1766.

[255] PENG Y, LIU J, SHI L, et al. Mitochondrial dysfunction precedes depression of AMPK/AKT signaling in insulin resistance induced by high glucose in primary cortical neurons [J].

Journal of neurochemistry, 2016, 137(5): 701 – 713.

[256] YAN S D, CHEN X, FU J, et al. RAGE and amyloid – beta peptide neurotoxicity in Alzheimer's disease [J]. Nature, 1996, 382(6593): 685 – 691.

[257] EMENDATO A, MILORDINI G, ZACCO E, et al. Glycation affects fibril formation of Aβ peptides [J]. J Biol Chem, 2018, 293(34): 13100 – 13111.

[258] KOTHA S, B S, KULKARNI V M, et al. An in – silico approach: identification of PPAR – γ agonists from seaweeds for the management of Alzheimer's disease [J]. Journal of biomolecular structure and dynamics, 2021, 29(6): 2210 – 2229.

[259] QIN W, HAROUTUNIAN V, KATSEL P, et al. PGC – 1alpha expression decreases in the Alzheimer disease brain as a function of dementia [J]. Archives of neurology, 2009, 66(3): 352 – 361.

[260] MAHLEY R W, HUANG Y. Apolipoprotein (apo) E4 and Alzheimer's disease: unique conformational and biophysical properties of apoE4 can modulate neuropathology [J]. Acta Neurol Scand Suppl, 2006, 185: 8 – 14.

[261] BURNS J M, DONNELLY J E, ANDERSON H S, et al. Peripheral insulin and brain structure in early Alzheimer disease [J]. Neurology, 2007, 69(11): 1094 – 1104.

[262] STEEN E, TERRY B M, RIVERA E J, et al. Impaired insulin and insulin – like growth factor expression and signaling mechanisms in Alzheimer's disease—is this type 3 diabetes? [J]. J Alzheimers Dis, 2005, 7(1): 63 – 80.

[263] CRAFT S, BAKER L D, MONTINE T J, et al. Intranasal insulin therapy for Alzheimer disease and amnestic mild cognitive impairment: a pilot clinical trial [J]. Archives of neurology, 2012, 69(1): 29 – 38.

[264] CARANTONI M, ZULIANI G, MUNARI M R, et al. Alzheimer disease and vascular dementia: relationships with fasting glucose and insulin levels [J]. Dementia and geriatric cognitive disorders, 2000, 11(3): 176 – 180.

[265] TALBOT K, WANG H Y, KAZI H, et al. Demonstrated brain insulin resistance in Alzheimer's disease patients is associated with IGF – 1 resistance, IRS – 1 dysregulation, and cognitive decline [J]. J Clin Invest, 2012, 122(4): 1316 – 1338.

[266] WERNER H, LEROITH D. Insulin and insulin – like growth factor receptors in the brain: physiological and pathological aspects [J]. Eur Neuropsychopharmacol, 2014, 24(12): 1947 – 1953.

[267] WANG A C, JENSEN E H, REXACH J E, et al. Loss of O – GlcNAc glycosylation in forebrain excitatory neurons induces neurodegeneration [J]. Proc Natl Acad Sci U S A, 2016, 113(52): 15120 – 15125.

[268] YUZWA S A, SHAN X, MACAULEY M S, et al. Increasing O – GlcNAc slows neurodegeneration and stabilizes tau against aggregation [J]. Nature chemical biology, 2012, 8(4): 393 – 399.

[269] LIU F, IQBAL K, GRUNDKE – IQBAL I, et al. O – GlcNAcylation regulates phosphorylation of tau: a mechanism involved in Alzheimer's disease [J]. Proceedings of the National Academy of Sciences of the United States of America, 2004, 101(29): 10804 – 10809.

[270] DI DOMENICO F, BARONE E, PERLUIGI M, et al. The triangle of death in Alzheimer's disease brain: the aberrant cross – talk among energy metabolism, mammalian target of rapamy-

[271] BUTTERFIELD D A, BOYD - KIMBALL D. Oxidative stress, amyloid - beta peptide, and altered key molecular pathways in the pathogenesis and progression of Alzheimer's disease [J]. Journal of Alzheimer's disease, 2018, 62(3): 1345-1367.

[272] SULTANA R, REED T, PERLUIGI M, et al. Proteomic identification of nitrated brain proteins in amnestic mild cognitive impairment: a regional study [J]. Journal of cellular and molecular medicine, 2007, 11(4): 839-851.

[273] LEE J, KIM Y, LIU T, et al. SIRT3 deregulation is linked to mitochondrial dysfunction in Alzheimer's disease [J]. Aging Cell, 2018, 17(1): e12679.

[274] EVANS A R, GU L, GUERRERO R, et al. Global cPILOT analysis of the APP/PS-1 mouse liver proteome [J]. Proteomics Clin Appl, 2015, 9(9-10): 872-884.

[275] LOVELL M A, EHMANN W D, BUTLER S M, et al. Elevated thiobarbituric acid - reactive substances and antioxidant enzyme activity in the brain in Alzheimer's disease [J]. Neurology, 1995, 45(8): 1594-1601.

[276] MAPSTONE M, CHEEMA A K, FIANDACA M S. Plasma phospholipids identify antecedent memory impairment in older adults [J]. 2014, 20(4): 415-418.

[277] KAWARABAYASHI T, SHOJI M, YOUNKIN L H, et al. Dimeric amyloid beta protein rapidly accumulates in lipid rafts followed by apolipoprotein E and phosphorylated tau accumulation in the Tg2576 mouse model of Alzheimer's disease [J]. J Neurosci, 2004, 24(15): 3801-3809.

[278] OKADA T, IKEDA K, WAKABAYASHI M, et al. Formation of toxic Abeta(1-40) fibrils on GM1 ganglioside - containing membranes mimicking lipid rafts: polymorphisms in Abeta(1-40) fibrils [J]. J Mol Biol, 2008, 382(4): 1066-1074.

[279] MARTÍN V, FABELO N, SANTPERE G, et al. Lipid alterations in lipid rafts from Alzheimer's disease human brain cortex [J]. J Alzheimers Dis, 2010, 19(2): 489-502.

[280] DÍAZ M, FABELO N, MARTÍN V, et al. Biophysical alterations in lipid rafts from human cerebral cortex associate with increased BACE1/AβPP interaction in early stages of Alzheimer's disease [J]. J Alzheimers Dis, 2015, 43(4): 1185-1198.

[281] TENG E, TAYLOR K, BILOUSOVA T, et al. Dietary DHA supplementation in an APP/PS1 transgenic rat model of AD reduces behavioral and Abeta pathology and modulates Abeta oligomerization [J]. Neurobiology of disease, 2015, 82: 552-560.

[282] GRIMM M O W, METT J, STAHLMANN C P, et al. Eicosapentaenoic acid and docosahexaenoic acid increase the degradation of amyloid - β by affecting insulin - degrading enzyme [J]. Biochem Cell Biol, 2016, 94(6): 534-542.

[283] REIMAN E M, CHEN K, ALEXANDER G E, et al. Functional brain abnormalities in young adults at genetic risk for late - onset Alzheimer's dementia [J]. Proc Natl Acad Sci U S A, 2004, 101(1): 284-289.

[284] LADU M J, FALDUTO M T, MANELLI A M, et al. Isoform - specific binding of apolipoprotein E to beta - amyloid [J]. J Biol Chem, 1994, 269(38): 23403-23406.

[285] LAZAR A N, BICH C, PANCHAL M, et al. Time - of - flight secondary ion mass spectrometry (TOF - SIMS) imaging reveals cholesterol overload in the cerebral cortex of Alzheimer dis-

ease patients [J]. Acta Neuropathol, 2013, 125(1): 133-144.

[286] PANCHAL M, LOEPER J, COSSEC J C, et al. Enrichment of cholesterol in microdissected Alzheimer's disease senile plaques as assessed by mass spectrometry [J]. J Lipid Res, 2010, 51(3): 598-605.

[287] CHANG S, RAN MA T, MIRANDA R D, et al. Lipid - and receptor - binding regions of apolipoprotein E4 fragments act in concert to cause mitochondrial dysfunction and neurotoxicity [J]. Proc Natl Acad Sci U S A, 2005, 102(51): 18694-18699.

[288] YIN J, FENG W, YUAN H, et al. Association analysis of polymorphisms in STARD6 and near ECHDC3 in Alzheimer's disease patients carrying the APOE epsilon4 Allele [J]. Neuropsychiatr Dis Treat, 2019, 15: 213-218.

[289] WANG Y, VISCARRA J, KIM S J, et al. Transcriptional regulation of hepatic lipogenesis [J]. Nat Rev Mol Cell Biol, 2015, 16(11): 678-689.

[290] TANG Y, PENG Y, LIU J, et al. Early inflammation - associated factors blunt sterol regulatory element - binding proteins - 1 - mediated lipogenesis in high - fat diet - fed APPswe/PSEN1dE9 mouse model of Alzheimer's disease [J]. J Neurochem, 2016, 136(4): 791-803.

[291] FAROOQUI A A, LISS L, HORROCKS L A. Stimulation of lipolytic enzymes in Alzheimer's disease [J]. Ann Neurol, 1988, 23(3): 306-308.

[292] WAN Z, MAH D, SIMTCHOUK S, et al. Role of amyloid beta in the induction of lipolysis and secretion of adipokines from human adipose tissue [J]. Adipocyte, 2015, 4(3): 212-216.

[293] GRIMM M O, GRIMM H S, PÄTZOLD A J, et al. Regulation of cholesterol and sphingomyelin metabolism by amyloid - beta and presenilin [J]. Nat Cell Biol, 2005, 7(11): 1118-1123.

[294] MOORADIAN A D. Dyslipidemia in type 2 diabetes mellitus [J]. Nat Clin Pract Endocrinol Metab, 2009, 5(3): 150-159.

[295] KANDIMALLA R, THIRUMALA V, REDDY P H. Is Alzheimer's disease a type 3 diabetes? A critical appraisal [J]. Biochim Biophys Acta Mol Basis Dis, 2017, 1863(5): 1078-1089.

[296] VANDAL M, WHITE P J, TREMBLAY C, et al. Insulin reverses the high - fat diet - induced increase in brain Abeta and improves memory in an animal model of Alzheimer disease [J]. Diabetes, 2014, 63(12): 4291-4301.

[297] VANDAL M, WHITE P J, TREMBLAY C, et al. Insulin reverses the high - fat diet - induced increase in brain Aβ and improves memory in an animal model of Alzheimer disease [J]. Diabetes, 2014, 63(12): 4291-4301.

[298] BU G. Apolipoprotein E and its receptors in Alzheimer's disease: pathways, pathogenesis and therapy [J]. Nat Rev Neurosci, 2009, 10(5): 333-344.

[299] LIU Q, ZERBINATTI C V, ZHANG J, et al. Amyloid precursor protein regulates brain apolipoprotein E and cholesterol metabolism through lipoprotein receptor LRP1 [J]. Neuron, 2007, 56(1): 66-78.

[300] MCPHERSON P A, MCENENY J. The biochemistry of ketogenesis and its role in weight management, neurological disease and oxidative stress [J]. Journal of physiology and biochemistry, 2012, 68(1): 141-151.

[301] SHI L, ZHAO D, HOU C, et al. Early interleukin - 6 enhances hepatic ketogenesis in APP_{SWE}/PSEN1dE9 mice via 3 - hydroxy - 3 - methylglutary - CoA synthase 2 signaling activation by p38/nuclear factor κB p65 [J]. Neurobiol Aging, 2017, 56: 115-126.

[302] MILLER J A, OLDHAM M C, GESCHWIND D H. A systems level analysis of transcriptional changes in Alzheimer's disease and normal aging [J]. Journal of neuroscience, 2008, 28(6): 1410-1420.

[303] CASTELLANO C A, NUGENT S, PAQUET N, et al. Lower brain 18F-fluorodeoxyglucose uptake but normal 11C-acetoacetate metabolism in mild Alzheimer's disease dementia [J]. J Alzheimers Dis, 2015, 43(4): 1343-1353.

[304] DING F, YAO J, RETTBERG J R, et al. Early decline in glucose transport and metabolism precedes shift to ketogenic system in female aging and Alzheimer's mouse brain: implication for bioenergetic intervention [J]. PLoS One, 2013, 8(11): e79977.

[305] 时乐, 龙建纲, 刘健康. 酮体代谢与阿尔茨海默病 [J]. 生物化学与生物物理进展, 2015, 42(4): 323-328.

[306] YAO J, IRWIN R W, ZHAO L, et al. Mitochondrial bioenergetic deficit precedes Alzheimer's pathology in female mouse model of Alzheimer's disease [J]. Proc Natl Acad Sci USA, 2009, 106(34): 14670-14675.

[307] UCHIHASHI M, HOSHINO A, OKAWA Y, et al. Cardiac-specific Bdh1 overexpression ameliorates oxidative stress and cardiac remodeling in pressure overload-induced heart failure [J]. Circulation: Heart failure, 2017, 10(12): e004417.

[308] E L, LU J, SELFRIDGE J E, et al. Lactate administration reproduces specific brain and liver exercise-related changes [J]. J Neurochem, 2013, 127(1): 91-100.

[309] CHEN Y J, MAHIEU N G, HUANG X, et al. Lactate metabolism is associated with mammalian mitochondria [J]. Nat Chem Biol, 2016, 12(11): 937-943.

[310] MACHLER P, WYSS M T, ELSAYED M, et al. In vivo evidence for a lactate gradient from astrocytes to neurons [J]. Cell metabolism, 2016, 23(1): 94-102.

[311] LIU L, MACKENZIE K R, PUTLURI N, et al. The glia-neuron lactate shuttle and elevated ROS promote lipid synthesis in neurons and lipid droplet accumulation in glia via APOE/D [J]. Cell metabolism, 2017, 26(5): 719-737.

[312] E L, SWERDLOW R H. Lactate's effect on human neuroblastoma cell bioenergetic fluxes [J]. Biochem Pharmacol, 2016, 99: 88-100.

[313] ZULFIQAR S, GARG P, NIEWEG K. Contribution of astrocytes to metabolic dysfunction in the Alzheimer's disease brain [J]. Biological chemistry, 2019, 400(9): 1113-1127.

[314] ZHANG M, CHENG X, DANG R, et al. Lactate deficit in an Alzheimer disease mouse model: the relationship with neuronal damage [J]. Journal of neuropathology and experimental neurology, 2018, 77(12): 1163-1176.

[315] NEWINGTON J T, HARRIS R A, CUMMING R C. Reevaluating metabolism in Alzheimer's disease from the perspective of the astrocyte-neuron lactate shuttle model [J]. J Neurodegener Dis, 2013, 2013: 234572.

[316] OKSANEN M, PETERSEN A J, NAUMENKO N, et al. PSEN1 mutant iPSC-derived model reveals severe astrocyte pathology in Alzheimer's disease [J]. Stem Cell Reports, 2017, 9(6): 1885-1897.

[317] HARRIS R A, TINDALE L, LONE A, et al. Aerobic glycolysis in the frontal cortex correlates with memory performance in wild-type mice but not the APP/PS1 mouse model of cerebral amyloidosis [J]. Journal of neuroscience, 2016, 36(6): 1871-1878.

[318] REDJEMS-BENNANI N, JEANDEL C, LEFEBVRE E, et al. Abnormal substrate levels that depend upon mitochondrial function in cerebrospinal fluid from Alzheimer patients [J]. Gerontology, 1998, 44(5): 300-304.

[319] NEWINGTON J T, RAPPON T, ALBERS S, et al. Overexpression of pyruvate dehydrogenase kinase 1 and lactate dehydrogenase A in nerve cells confers resistance to amyloid β and other toxins by decreasing mitochondrial respiration and reactive oxygen species production [J]. The Journal of biological chemistry, 2012, 287(44): 37245-37258.

[320] BOBBA A, AMADORO G, LA PIANA G, et al. Glycolytic enzyme upregulation and numbness of mitochondrial activity characterize the early phase of apoptosis in cerebellar granule cells [J]. Apoptosis, 2015, 20(1): 10-28.

[321] MENDONÇA C F, KURAS M, NOGUEIRA F C S, et al. Proteomic signatures of brain regions affected by tau pathology in early and late stages of Alzheimer's disease [J]. Neurobiol Dis, 2019, 130(1): 1-19.

[322] HAMEZAH H S, DURANI L W, YANAGISAWA D, et al. Modulation of proteome profile in AbetaPP/PS1 mice hippocampus, medial prefrontal cortex, and striatum by palm oil derived tocotrienol-rich fraction [J]. Journal of Alzheimer's disease, 2019, 72(1): 229-246.

[323] AKSENOV M Y, TUCKER H M, NAIR P, et al. The expression of several mitochondrial and nuclear genes encoding the subunits of electron transport chain enzyme complexes, cytochrome c oxidase, and NADH dehydrogenase, in different brain regions in Alzheimer's disease [J]. Neurochemical research, 1999, 24(6): 767-774.

[324] CARDOSO S M, PROENCA M T, SANTOS S, et al. Cytochrome c oxidase is decreased in Alzheimer's disease platelets [J]. Neurobiol Aging, 2004, 25(1): 105-110.

[325] DAVID D C, HAUPTMANN S, SCHERPING I, et al. Proteomic and functional analyses reveal a mitochondrial dysfunction in P301L tau transgenic mice [J]. J Biol Chem, 2005, 280(25): 23802-23814.

[326] CARDOSO S M, SANTANA I, SWERDLOW R H, et al. Mitochondria dysfunction of Alzheimer's disease cybrids enhances Abeta toxicity [J]. J Neurochem, 2004, 89(6): 1417-1426.

[327] SANTOS R X, CORREIA S C, WANG X, et al. Alzheimer's disease: diverse aspects of mitochondrial malfunctioning [J]. Int J Clin Exp Pathol, 2010, 3(6): 570-581.

[328] ADLIMOGHADDAM A, SNOW W M, STORTZ G, et al. Regional hypometabolism in the 3xTg mouse model of Alzheimer's disease [J]. Neurobiol Dis, 2019, 127(1): 264-277.

[329] WEIDLING I W, SWERDLOW R H. Mitochondria in Alzheimer's disease and their potential role in Alzheimer's proteostasis [J]. Exp Neurol, 2020, 330(1): 1-8.

[330] RHEIN V, SONG X, WIESNER A, et al. Amyloid-beta and tau synergistically impair the oxidative phosphorylation system in triple transgenic Alzheimer's disease mice [J]. Proc Natl Acad Sci U S A, 2009, 106(47): 20057-20062.

[331] NAVARRO A, BOVERIS A. Brain mitochondrial dysfunction in aging, neurodegeneration, and Parkinson's disease [J]. Frontiers in aging neuroscience, 2010, 2: 34.

[332] BOSETTI F, BRIZZI F, BAROGI S, et al. Cytochrome c oxidase and mitochondrial F1F0-ATPase (ATP synthase) activities in platelets and brain from patients with Alzheimer's disease [J]. Neurobiology of aging, 2002, 23(3): 371-376.

[333] PEREIRA C, SANTOS M S, OLIVEIRA C. Involvement of oxidative stress on the impairment of energy metabolism induced by A beta peptides on PC12 cells: protection by antioxidants [J]. Neurobiol Dis, 1999, 6(3): 209-219.

[334] HE K, NIE L, ZHOU Q, et al. Proteomic profiles of the early mitochondrial changes in APP/PS1 and ApoE4 transgenic mice models of Alzheimer's disease [J]. Journal of proteome research, 2019, 18(6): 2632-2642.

[335] AREA-GOMEZ E, LARREA D, PERA M, et al. APOE4 is associated with differential regional vulnerability to bioenergetic deficits in aged APOE mice [J]. Scientific reports, 2020, 10(1): 4277.

[336] CHEN Z, LIU M, LI L, et al. Involvement of the Warburg effect in non-tumor diseases processes [J]. J Cell Physiol, 2018, 233(4): 2839-2849.

[337] BAIK S H, KANG S, LEE W, et al. A breakdown in metabolic reprogramming causes microglia dysfunction in Alzheimer's disease [J]. Cell metabolism, 2019, 30(3): 493-507.

[338] JIA J, WANG F, WEI C, et al. The prevalence of dementia in urban and rural areas of China [J]. Alzheimers Dement, 2014, 10(1): 1-9.

[339] LI J Q, TAN L, WANG H F, et al. Risk factors for predicting progression from mild cognitive impairment to Alzheimer's disease: a systematic review and meta-analysis of cohort studies [J]. Journal of neurology, neurosurgery, and psychiatry, 2015, 87(5): 476-484.

[340] LOGAN S M, SARKAR S N, ZHANG Z, et al. Estrogen-induced signaling attenuates soluble Aβ peptide-mediated dysfunction of pathways in synaptic plasticity [J]. Brain Res, 2011, 1383(1): 1-12.

[341] ZENG M, LU Y P, XU H, et al. Estrogen receptor alpha and colocalization of Bcl-2 in hippocampus of Alzheimer's disease [J]. Zhongguo Yi Xue Ke Xue Yuan Xue Bao, 2004, 26(2): 108-111.

[342] AENLLE K K, KUMAR A, LI C, et al. Estrogen effects on cognition and hippocampal transcription in middle-aged mice [J]. Neurobiol Aging, 2009, 30(6): 932-945.

[343] YUN J, YEO I J, HWANG C J, et al. Estrogen deficiency exacerbates Aβ-induced memory impairment through enhancement of neuroinflammation, amyloidogenesis and NF-κB activation in ovariectomized mice [J]. Brain Behav Immun, 2018, 73(1): 282-293.

[344] YUE X, LU M, LANCASTER T, et al. Brain estrogen deficiency accelerates Abeta plaque formation in an Alzheimer's disease animal model [J]. Proc Natl Acad Sci U S A, 2005, 2(3): S96-S96.

[345] KUMAR S, LATA K, MUKHOPADHYAY S, et al. Role of estrogen receptors in pro-oxidative and anti-oxidative actions of estrogens: a perspective [J]. Biochim Biophys Acta, 2010, 1800(10): 1127-1135.

[346] MCKENNA N J, O'MALLEY B W. Combinatorial control of gene expression by nuclear receptors and coregulators [J]. Cell, 2002, 108(4): 465-474.

[347] GONZALEZ M, CABRERA-SOCORRO A, PEREZ-GARCIA C G, et al. Distribution patterns of estrogen receptor alpha and beta in the human cortex and hippocampus during development and adulthood [J]. J Comp Neurol, 2007, 503(6): 790-802.

[348] CHEN J Q, DELANNOY M, COOKE C, et al. Mitochondrial localization of ERalpha and ERbeta in human MCF7 cells [J]. Am J Physiol Endocrinol Metab, 2004, 286(6): E1011-

1022.

［349］ CHEN J Q, YAGER J D, RUSSO J. Regulation of mitochondrial respiratory chain structure and function by estrogens/estrogen receptors and potential physiological/pathophysiological implications［J］. Biochimica et biophysica acta, 2005, 1746(1): 1-17.

［350］ ALVAREZ-DELGADO C, MENDOZA-RODRIGUEZ C A, PICAZO O, et al. Different expression of alpha and beta mitochondrial estrogen receptors in the aging rat brain: interaction with respiratory complex V［J］. Exp Gerontol, 2010, 45(7-8): 580-585.

［351］ GAO F, ZHANG Y F, ZHANG Z P, et al. miR-342-5p regulates neural stem cell proliferation and differentiation downstream to notch signaling in mice［J］. Stem Cell Reports, 2017, 8(4): 1032-1045.

［352］ KIM J H, KIM M, HE X B, et al. Vitamin C promotes astrocyte differentiation through DNA hydroxymethylation［J］. Stem Cells, 2018, 36(10): 1578-1588.

［353］ KROEZE L I, VAN DER REIJDEN B A, JANSEN J H. 5-Hydroxymethylcytosine: an epigenetic mark frequently deregulated in cancer［J］. Biochim Biophys Acta, 2015, 1855(2): 144-154.

［354］ XIAO M, YANG H, XU W, et al. Inhibition of α-KG-dependent histone and DNA demethylases by fumarate and succinate that are accumulated in mutations of FH and SDH tumor suppressors［J］. Genes and development, 2012, 26(12): 1326-1338.

［355］ CHESTNUT B A, CHANG Q, PRICE A, et al. Epigenetic regulation of motor neuron cell death through DNA methylation［J］. Journal of neuroscience, 2011, 31(46): 16619-16636.

［356］ WONG M, GERTZ B, CHESTNUT B A, et al. Mitochondrial DNMT3A and DNA methylation in skeletal muscle and CNS of transgenic mouse models of ALS［J］. Front Cell Neurosci, 2013, 7(1): 279.

［357］ PISHVA E, CREESE B, SMITH A R, et al. Psychosis-associated DNA methylomic variation in Alzheimer's disease cortex［J］. Neurobiol Aging, 2020, 89(1): 83-88.

［358］ BRADLEY-WHITMAN M A, LOVELL M A. Epigenetic changes in the progression of Alzheimer's disease［J］. Mechanisms of ageing and development, 2013, 134(10): 486-495.

［359］ BLANCH M, MOSQUERA J L, ANSOLEAGA B, et al. Altered mitochondrial DNA methylation pattern in Alzheimer disease-related pathology and in Parkinson disease［J］. American journal of pathology, 2016, 186(2): 385-397.

［360］ STOCCORO A, SICILIANO G, MIGLIORE L, et al. Decreased methylation of the mitochondrial D-loop region in late-onset Alzheimer's disease［J］. Journal of Alzheimer's disease, 2017, 59(2): 559-564.

［361］ STOCCORO A, MOSCA L, CARNICELLI V, et al. Mitochondrial DNA copy number and D-loop region methylation in carriers of amyotrophic lateral sclerosis gene mutations［J］. Epigenomics, 2018, 10(11): 1431-1443.

［362］ CAO K, LV W, WANG X, et al. Hypermethylation of hepatic mitochondrial ND6 provokes systemic insulin resistance［J］. Adv Sci (Weinh), 2021, 8(11): 2004507.

第 4 章

帕金森病

帕金森病(Parkinson disease，PD)是仅次于阿尔茨海默病的第二大神经退行性疾病，1817年英国外科医生James Parkinson首次对帕金森病进行了系统描述，并将其归类于神经系统疾病。帕金森病广为人知源于1996年亚特兰大奥运会上拳王阿里的亮相，当时他已经深受帕金森病的影响，步伐迟缓，双手颤抖。自1997年起，欧洲帕金森病联合会将每年的4月11日确定为"世界帕金森病日"(World Parkinson Disease Day)，以James Parkinson的生日表彰他的杰出贡献，并希望帕金森病患者更被社会所关注。PD的临床症状主要表现为行动迟缓、静止性震颤、肌强直和姿势与步态异常等运动症状，同时还伴随有嗅觉障碍、睡眠障碍、认知障碍、抑郁、焦虑、痴呆、疼痛、尿失禁、便秘等一系列非运动症状，其中有些非运动症状通常早于运动症状10年出现[1]。流行病学统计表明，65岁以上人群PD的发病率在2%以上，80岁以上老人的发病率可高达5%[2-3]，男性发病率更高，多数人群中男性发病率可为女性发病率的2倍以上。目前我国PD患者约300万人，占全球患病人数的50%，并以10万/年的速率增长，帕金森病已经成为一种严重影响人类健康，给社会和家庭带来沉重负担的高发性神经退行性疾病。

PD的病理特征主要表现为中脑黑质致密部(substantia nigra pars compacta，SNc)区多巴胺(dopamine，DA)能神经元的选择性死亡及其投射区(纹状体、前额叶、杏仁核、海马等)DA分泌异常。PD的病理性标志是残存的多巴胺能神经元的胞质中出现大量嗜酸性的路易小体(Lewy body，LB)，同时，其突触区出现大量路易神经突，这些路易小体主要是细胞内脂类和蛋白质的聚集体，它们的蛋白质成分通常包含泛素和α-synuclein，但尸检结果表明并非所有的PD患者都会出现路易小体和路易神经突[4]。因此，多巴胺能神经元特异性凋亡和缺失及DA分泌异常仍是目前经典的PD临床诊断标准。DA在20世纪中期被研究证明可以作为一种独立的神经递质在基底神经节运动控制中发挥重要的作用[5]，且在之后的研究中发现了DA在情绪、学习、认知、奖赏、社交等行为中的重要调控作用。DA分泌水平的降低导致纹状体对苍白球内侧部(globus pallidus interna，GPi)的抑制减少，从而导致苍白球对丘脑(thalamus，Th)的抑制增强，最终导致对运动皮质(motor cortex)的兴奋性作用减弱，引起PD的运动功能障碍(图4.1)[6-7]。相比之下，虽已有大量研究表明，腹侧被盖区(ventral tegmental area，VTA)向伏隔核(nucleus accumbens，NAc)与前额叶皮质(prefrontal cortex，PFC)投射的多巴胺能神经元及其环路异常可能是导致PD相关情绪障碍的主要原因，但目前对 PD 非运动症状的环路机制还知之甚少。

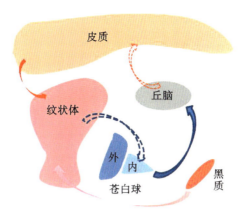

图 4.1　多巴胺分泌参与基底核环路导致 PD 运动障碍

谷氨酸能、GABA 能、多巴胺能神经元在大脑基底核的投射环路共同参与控制人体运动，皮质谷氨酸能的兴奋能够激活纹状体头部和尾部的 GABA 能神经元，进而激活整条下游的抑制性环路，停止对皮质运动神经元的持续激活。而多巴胺能神经元能够通过相似神经环路同时激活纹状体和皮质神经元，增强运动能力，相反，PD 中该神经环路中 DA 分泌减少使患者产生运动障碍。

PD 最初被认为是一种与基因无关的散发性的运动障碍性疾病，主要由环境因素导致，农药接触、外力刺激等都可能是 PD 的诱因。随着近年研究方法的改进和发展，特别是全基因组关联分析（genome-wide association study，GWAS）及全基因组、全外显子测序技术的出现，PD 发生的遗传学、流行病学研究取得了突飞猛进的发展，并发现 PARK1（α-synuclein，SNCA）、PARK2（parkin）、PARK6（PINK1）、PARK7（DJ-1）和 PARK8（leucine-rich repeats kinase 2，LRRK2）等 20 种以上重要的 PD 致病基因[3,8-9]。近 20 年依靠各种基因编辑手段、药物干预及各种 PD 动物模型进行的神经病理学研究也取得了许多新的重大突破，并形成了 PD 的多个致病假说，如线粒体假说、蛋白酶体假说、溶酶体假说、囊泡循假说和脑-肠轴假说。但目前 PD 的临床治疗尚未找到有效的药物靶点，目前临床治疗药物均存在疗效不佳或副作用明显等问题，但科学家们近期对 PD 致病机制的发展与完善，会为 PD 及其他神经退行性疾病的治疗找到新的突破口。

4.1　帕金森病概述

帕金森病的发现至今已有两百余年的历史，我们对这种常见的神经退行性疾病从临床表型的划分到其病理学特征、遗传环境因素、神经环路机制等各方面都已取得了多项重要进展。在过去的两百余年中，持续增加的研究结果逐渐加深了我们对帕金森病的理解，本节主要介绍两百余年来对 PD 研究的发展历程。

4.1.1　帕金森病的发现

英国外科医生 James Parkinson 在 1817 年出版的专著中提到了震颤麻痹症，第一次详细并系统地对 6 位患者进行了观察和研究，将其描述为神经障碍性疾病，然而这本著作直到半个世纪后才被法国巴黎的一个内科医生 Jean‑Martin Charcot 发现并重视，为纪念这位研究先驱，他将震颤麻痹症命名为帕金森病。两百余年来持续的关于帕金森病的科学研究及成果转化，让研究者们对该病的认识越来越深入，能够逐步控制该病的进程，并且 PD 患者的带病生存期及平均寿命均大大延长。

虽然更早的研究中提到过类似于 PD 的临床症状，但是 PD 作为神经系统疾病的首次描述是由 James Parkinson 提出的。在他的专著中，James Parkinson 描述了一些患者有震颤、动作迟缓或者丧失运动能力、驼背、步态不稳等症状。大约 50 年后，由法国内科医生 Jean‑Martin Charcot 开始，一群杰出的科学家对 PD 的临床特征和病理解剖信息进行完善，奠定了 PD 继阿尔茨海默病之后的第二大神经退行性疾病的基础。在这两百余年时间里，无数 PD 研究者贡献出的关键发现（图 4.2），让我们对该疾病的理解越发充分，而这一系列重要的研究进展可大致分为 4 个发展阶段。

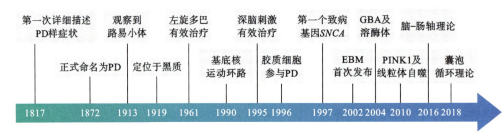

图 4.2　两百余年来关于 PD 的重要研究发现

第一阶段，典型运动症状的发现。用震颤麻痹这个术语来描述动作迟缓、肌肉僵直、静止性震颤或姿势不稳定等症状。PD 是最常见的导致震颤麻痹的病因，约占总病理的 80%。

第二阶段，非典型症状的发现。Jean‑Martin Charcot 指出，一些被认为患有 PD 的患者表现出非典型的神经系统病理特征，如呈现出直立而非驼背的姿势，并且缺乏震颤表型，这些临床表型都加深了对各种 PD、PD 相关或类似综合征（如多系统萎缩和进行性核上性麻痹）的认识。震颤麻痹症患者除了典型的 PD 表型以外，还根据个体差异分别表现出精神紊乱、眼球运动异常、痉挛和反射亢奋等。

第三阶段，非运动症状的发现。随着人们对该病的重视，临床病例越来越多，近期的 PD 临床描述中还显示了较高比例的非运动特征，如认知障碍、精神病症状、自主神经功能紊乱（如便秘）、疼痛和疲劳等。在多数患者中，这些非运动症状可能比运动症状更加严重或者更早出现。因此，对这些非运动症状的研究将是我们对 PD，尤其是早期 PD 病理进程及病理机制研究的重要突破口。

第四阶段，PD 早期阶段的临床表现越来越受到重视。嗅觉丧失、快速动眼睡眠行为障碍甚至是细微的运动功能障碍等的存在都可能预示着 PD 的发生，尽管 PD 前驱阶段的研究仍处于起步阶段，但是大批实验室正在致力于研究可预测 PD

的重要生理/生物标志物，这对 PD 的早期诊断、早期治疗与预防等至关重要。

4.1.2 帕金森病的临床症状

帕金森病主要的临床症状为运动迟缓、静止性震颤、肌肉僵直、姿势不稳等，随着病情进展，运动功能障碍越发明显，还可恶化成整个躯干向前弯曲、平衡能力受损及行走困难等全身性运动障碍。近年来的研究表明，PD 其实是一种多系统疾病，除典型的运动障碍外，还可表现出一系列非运动症状，这些非运动症状往往早于运动症状 5~10 年出现，这些症状的发生伴随 PD 发病的整个病理过程，且伴随着疾病的发生和发展，诸如认知功能障碍、自主神经功能障碍、睡眠障碍和情绪障碍等非运动症状逐渐成为主要的临床病症表现(图 4.3)。同时，非运动症状影响着更为广泛的器官系统，除中枢神经系统外，还广泛影响胃肠、泌尿、生殖系统等，是影响患者生活质量和造成社会负担的更重要的因素。帕金森病患者通常在出现明显多巴胺能神经元凋亡及运动症状之前就已表现出各种非运动症状，但是他们通常不会将这些症状与 PD 相联系，以至于错过了最佳的治疗时机。在 PD 最早的起始阶段，往往会出现轻微的快速动眼睡眠障碍，超过 90% 的特发性快速动眼睡眠障碍患者最终会发展为 α-synuclein 相关的神经退行性疾病，通常为帕金森病或相关疾病（如路易小体痴呆、多系统萎缩等），同时，30%~50% 的帕金森病患者存在快速动眼睡眠障碍，因此，快速动眼睡眠障碍是 PD 早期重要的临床表现之一[10]。随着运动症状的出现，PD 患者的非运动症状也逐渐加剧，体位性低血压、白天过度嗜睡和冷漠、痴呆等现象可能会相继出现，直至患者死亡。然而，帕金森病患者可能会因为更关注自身的运动症状而未意识到这些非运动症状，进而影响到心理健康，导致自身生活质量严重下降。但是这些症状在其他的神经退行性疾病中也可能发

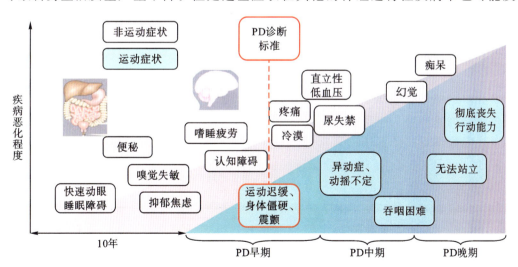

图 4.3 帕金森病的运动症状和非运动症状

帕金森病主要的临床特征为运动迟缓、静止性震颤和肌肉僵直等运动症状。但是，在 PD 患者未出现运动症状的早期阶段，非运动症状就已出现，随着病情进展，各种非运动症状出现并恶化，运动功能障碍也逐渐出现，最终出现脊椎变形、吞咽困难、痴呆等复杂的重症表现，严重影响患者的生活。

生,并不是帕金森病特有的临床表现,因此,PD的临床诊断还需要结合生物影像学观察和病理学分析等。总之,前驱症状与帕金森病的早期脑干病理相关,一旦神经病理进展导致尾侧黑质中40%～60%多巴胺能神经元的凋亡和丧失,就会表现出明显的帕金森病运动体征和症状(其中20%的帕金森病患者没有静止性震颤的症状)[11]。

临床上帕金森病的诊断主要基于既往病史及病患的体检结果,对运动症状和非运动症状进行综合评估。经典的帕金森病临床诊断标准为个体有震颤麻痹的症状、运动迟缓,伴有震颤、身体僵直或者兼具这些症状。有的临床治疗认为,帕金森病患者诊断标准满足以下两条以上临床症状即可确诊:①静止性震颤;②多巴胺能疗法可显著改善相应的运动症状;③左旋多巴引起的肢体运动不协调;④存在嗅觉失敏或嗅觉障碍。

PD的临床诊断通常还需要多种现代医疗器械的辅助。影像学的发展及成像技术的进步对PD影像学诊断有了新的突破,新技术可以观察到运动障碍性疾病的脑结构和功能特点,对帕金森病与其他运动疾病进行良好的鉴别。多巴胺转运体(dopamine transporter,DAT)单光子发射计算机体层摄影(SPECT)技术可通过检测基底神经节中DAT结合摄取放射性示踪剂的减少,来确定帕金森病和其他神经变性导致的震颤麻痹症中是否存在突触前多巴胺能神经元功能异常。DAT-SPECT在检测帕金森病患者的黑质多巴胺能神经元及纹状体多巴胺分泌减少方面具有很高的准确性(98%～100%的敏感性和特异性)。2011年,美国食品药品监督管理局(FDA)批准了DAT-SPECT技术用于帕金森病与原发性震颤的甄别监测,以提高帕金森病患者临床诊断的准确性。而特定的磁共振成像(magnetic resonance imaging,MRI)通常可以帮助将帕金森病与其他DAT功能障碍导致的震颤麻痹区分开,PD患者双侧黑质均发生包括长度、宽度及面积在内的形态学变化,采用MRI测量黑质致密部及黑质能够对帕金森病进展进行检测[12]。基于加权结构算法的MRI,还能够对PD患者早期出现的基底节核团体积减小(双侧尾状核、左侧壳核及双侧苍白球)进行检测,在PD进展的不同时期,基底节萎缩模式会有所不同。同时,针对铁敏感和神经黑色素敏感性的MRI,在不同亚型PD患者中也会发现小脑及边缘系统等萎缩、神经元活动减弱和前额叶、顶叶、颞叶的广泛外侧皮质及初级视觉皮质等部位神经元活动异常的现象[13]。而酰胺质子转移成像和弥散张量成像能够通过对PD患者黑质氨基质子转移信号进行检测,对疾病进展进行监测,对中晚期的PD进展有很强的追踪能力。除了基于多巴胺系统的PET/SPECT和MRI以外,目前临床上成熟使用的还包括非多巴胺能PET,通过捕捉5-羟色胺能和胆碱能去神经支配与神经炎症的示踪剂对患有非经典运动症状的PD患者进行诊断;代谢和脑血流网络成像能够清晰反映整体脑功能的变化;自由水成像等是反映皮质和皮质下区域神经元变性与神经炎症的技术[14]。

4.1.3 帕金森病的非运动症状

运动症状是PD的主要症状,但随着对PD认识的深入,PD的非运动症状受到越来越多的重视，非运动症状往往早于运动症状 5~10 年出现。PD 的非运动症状一方面严重影响患者的生活质量，另一方面也为 PD 的早期治疗提供了宝贵的窗口期。

早期使用多巴胺类药物对 PD 患者进行治疗时，发现会对患者造成焦虑、抑郁、疼痛等副作用，且在随后的研究中发现这些感觉知觉障碍、情绪障碍、自主神经系统障碍相关的非运动症状伴随 PD 的整个发病过程，甚至早于运动症状发生，给患者带来进一步的生活质量下降。因此，研发针对非运动症状的有效干预药物和措施也是帕金森病治疗的一个重大挑战。

这些复杂的非运动症状的产生机制涉及大脑和自主神经系统的多种神经递质通路，多巴胺在其中发挥着重要作用。视觉障碍是帕金森病患者最常见的症状之一，这种症状与枕叶和视网膜神经元中路易小体的存在、视网膜上多巴胺能无长突细胞(amacrine cell)的丢失，以及 D_1R 和 D_2R 表达水平的改变等密切相关[15]。而在灵长类动物实验中也发现，在服用 MPTP 或眼内注射 6-OHDA 之后，动物的视觉发生改变，这个实验有力地支持了多巴胺能环路的改变与视觉障碍的直接相关性。并且，在临床检测中也发现 PD 患者视网膜神经纤维层变薄的现象，而 PD 风险基因 *GBA* 的携带者无论是否发病，都有视网膜多巴胺浓度降低及视网膜神经纤维层变薄的现象发生[16]。

疼痛也是帕金森病早期的一种常见的临床症状。基底神经节通过调节和整合来自黑质、皮质、丘脑等多个核团的信息来维持感觉功能。在帕金森病中，基底神经节多巴胺能输入的缺失改变了感觉知觉，导致疼痛阈值的改变。临床治疗过程中也有研究发现，患者在非治疗期更容易感受疼痛，一旦采取多巴胺能药物治疗后，即可提高疼痛的阈值；并且除基底神经节以外，脊髓、丘脑和扣带回皮质等脑区中多巴胺信号的异常，也会介导疾病相关的疼痛。然而，PD 患者中疼痛的产生还与 5-羟色胺能系统和去甲肾上腺素能系统有密切关联，这也解释了多巴胺能药物不能完全消除疼痛现象的原因。

除了感觉系统障碍外，伴随着多巴胺能神经元的缺失，PD 患者还会表现出焦虑、抑郁等情绪障碍。焦虑作为 PD 中最常见的非运动症状之一，影响了多达 60% 的 PD 患者。一方面，PD 患者中的焦虑症状可能是疾病其他症状（主要是运动障碍）发生、发展所带来的心理反应；另一方面，越来越多的流行病学和病例对照研究表明焦虑症状可能与 PD 发生的神经化学机制有直接关系，焦虑症状是 PD 的早期表现之一。而 PD 患者中多巴胺分泌减少导致的多巴胺系统异常，是导致焦虑的重要原因之一[17]。有研究表明，PD 患者中社交恐惧症相关的焦虑与其多巴胺分泌减少和多巴胺受体活性受抑制相关，而部分 PD 患者的焦虑和抑郁与其多巴胺减少和多巴胺转运体活性降低有关[18]。除临床数据以外，动物模型的研究也表明全脑性损毁多巴胺系统或内侧前额叶皮质(mPFC)局部损毁多巴胺分泌都会导致焦虑的产生[19]。最新关于 DJ-1 负向情绪障碍的研究发现，在 DJ-1 敲除($PARK7^{-/-}$)的 PD 小鼠模型中，采用双光子在体荧光钙成像观察到清醒小鼠前额叶皮质神经元的过度兴奋,并发现这种神经兴奋性的增加是因为其突触后 D2R 表达下调导致的,进而揭示了 DJ-1 相关焦虑样症状的神经环路新机制(图 4.4)[20]。

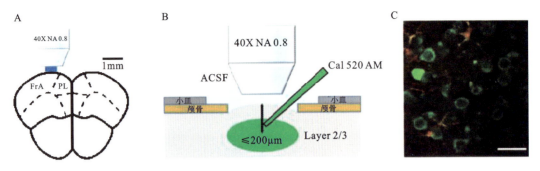

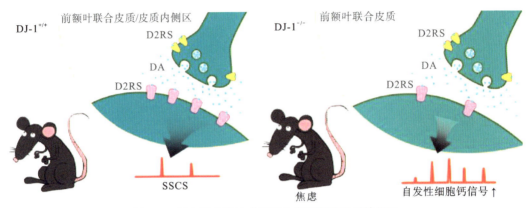

图 4.4 双光子成像技术观察小鼠前额叶皮质神经元

该图为双光子成像原理图,以及在成像条件下的第二、三层皮质神经元(绿色)及胶质细胞(红色)。DJ-1 介导的早发型帕金森病焦虑行为的机制为 DJ-1 的缺失导致前额叶联合皮质(FrA)神经元突触后 D2R 受损,造成 FrA 神经元的过度活跃,从而表现出焦虑样的情绪行为。PL 为前额叶皮质内侧区。

在皮质相关的环路中,多巴胺能系统的异常也与抑郁和认知障碍密切相关,尤其是 PD 早期的认知障碍综合征,被认为是一种多巴胺相关的纹状体疾病[21]。这种认知障碍主要表现在识别记忆功能障碍和空间结构认知的缺陷,并且与儿茶酚胺甲基转移酶(catechol O-methyltransferase, COMT)活性密切相关。早期 PD 患者前额叶皮质多巴胺水平大幅升高以补偿纹状体中多巴胺的缺失,而这种多巴胺能神经元过度兴奋性的状态导致皮质 D2R 的异常,进而造成了认知障碍[22]。在通过 6-OHDA 毒素造模的 PD 小鼠中,也发现了明显的认知障碍,表明认知障碍不仅仅是一种渐进的 PD 病理进程,急性多巴胺能神经元损伤也可诱导这种症状。但是 PD 患者早期并没有出现多巴胺能神经元的大量损伤,多巴胺能神经元急性损伤造成的认知障碍不能反映和模拟患者中出现的早期认知障碍综合征。在后续的研究中采用 MPTP 多次低剂量的注射方式,构建慢性 PD 模型,成功导致了一定程度的运动功能障碍,但由于不能诱导 α-synuclein 的聚集,因此该模型在针对认知相关的治疗研究时也存在着一定的局限性[21]。

膀胱功能障碍等自主神经系统障碍常见于 PD 中,并且随着疾病的进展逐渐恶化。排尿的调节一般依赖于脊髓反射弧传导的脑桥中枢信号，而下丘脑、小脑、额叶皮质和基底神经节的参与促进了这一过程的记忆形成[23]。PD患者膀胱反射亢进可能与基底神经节作用的丧失相关。实验数据表明，基底神经节D1R介导的信号输出对排尿有抑制作用，但D2R介导的信号输出对排尿有促进作用，且膀胱症状的严重程度与纹状体多巴胺转运蛋白缺失呈正相关[24]。

除以上介绍的多巴胺系统异常导致的PD非运动症状以外，PD作为一种复杂的神经退行性疾病，不仅仅是多巴胺系统，其他的神经递质系统也起着一定的作用。如PD最早出现的症状之一——嗅觉失敏，是由嗅球和杏仁核核团的P物质与乙酰胆碱能系统介导的[25]。PD晚期出现的严重痴呆症状也与乙酰胆碱能神经元密切相关[26]。伴随PD病理进展的胃肠道功能障碍则被认为是由包括乙酰胆碱、5-羟色胺、去甲肾上腺素、多巴胺系统在内的多种神经递质通路共同介导的[27]。

4.1.4 帕金森病的分类

帕金森病的个体差异性较大，患者的临床病理特征和疾病发展史可能各不相同。在临床诊断中需要一些客观的量表来帮助医生完成更加科学的判断和诊疗。常用的量表有：①帕金森病统一分量表（unified Parkinson disease rating scale，UPDRS），该表为总体量表，通过分值统计判断病症的严重程度，每一项计分值越高，则症状越严重；②帕金森病Hoehn和Yahr分级（H-Y）评分量表，该表通常用作运动症状评估，通过对PD病程进行分期，有效显示病情进展情况，这一类的量表常用的还有改良的Webster症状评分、Schwab和England日常生活量表等；③除此以外，临床上还包括一些非运动症状量表（如简明智力状态量表、蒙特利尔认知评估量表、抑郁自评量表、Hamilton焦虑抑郁量表、匹兹堡睡眠质量指数量表、便秘量表等）、生活质量量表（如PD生活质量问卷、日常生活能力量表等）、治疗评估量表（如异动症评定量表、WO评定量表等）。通过这些量表的评判，仔细分析后可对PD患者的运动、日常生活能力、病程发展程度、治疗后的状态、治疗的副作用和并发症等方面作出一个十分客观的评判。借助这些量表的统计，严格遵守《2016版中国帕金森病的诊断标准》，根据不同的病理特征对不同的PD患者进行分类，对这些亚型的深入了解能帮助理解疾病机制和对症靶向治疗。早期PD亚型的分类主要是基于单个变量（如年龄、震颤等）来进行划分的，传统分类更关注经典的运动症状，主要以PD患者的震颤、姿势不稳、步态困难（postural and instability and gait difficulty，PIGD）等症状为主导进行亚型分类。但是这些早期的亚型分类并不完善，且易将疾病的不同阶段混淆。目前，临床上将更多因素，如血液、脑脊液、遗传基因及生物标志物等，纳入PD分类的参考指标，根据这些变量对帕金森病进行不同属性的分类。

（1）发病年龄分类法：将发病年龄作为分类标准是最简单、最直观的分类方式，早发型PD（early-onset Parkinson disease，EOPD）的年龄诊断标准通常为40岁以下，后来的研究将年龄标准延至50岁，甚至55岁。早发型PD约占PD患者的

10%，根据其发病年龄，早发型PD又可进一步分为青年型帕金森病（young-onset Parkinson disease，YOPD）和少年型帕金森病（juvenile Parkinsonism，JP），JP一般在成年（21岁）之前就已表现出明显的PD症状。

在最近的一项使用帕金森病进展标志物倡议（PPMI）数据的研究中，将422名散发性PD患者根据发病年龄分为四类：年龄小于50岁、50～59岁、60～69岁及70岁以上。根据老年患者UPDRS的第三部分评估内容，个体越老，他们的姿势越不稳定，运动迟缓等症状越严重。关于疾病进展，早发型PD一般病程进展缓慢，不易发生认知功能障碍，所以能更好地观察患者的病理进程，可能是PD病理进程及药物干预效果分析的理想研究对象。此外，由于早发型患者仍需要活跃的日常活动，发病后行动不便使得早发型PD患者更有可能会失去工作，家庭生活受到影响，导致患有严重的情绪障碍（如抑郁症和焦虑等），从而严重影响患者及家人的生活质量。较早发病年龄的患者通常会表现出运动障碍，高达95%的早发型PD患者会在5年后发展成左旋多巴诱发的运动障碍。然而有研究表明，早发型PD和典型的迟发型PD个体之间的界限并不明显，并且早发型PD仅占整个PD群体的5%～10%[28]，因此，这种亚型并不能代表具有多数典型PD症状群体的临床表现、治疗反应、预后及其他变化。

(2)根据运动表型分类：从运动表型上，PD可以根据姿势不稳、步态困难和震颤程度等进行亚型分类，人们可以通过特定的计算方法来衡量PIGD和震颤得分。相对于具有震颤亚型的患者，无步态障碍、病情不恶化的患者则被归类为良性缓解性帕金森病。此类患者的尸检结果显示，其黑质中的神经元损失相对较少。与PIGD显性亚型相比，静止性震颤为主的PD患者似乎病情进展较缓慢。相比之下，PIGD显性表型则常表现为认知和工作记忆迅速衰退，患者容易表现出抑郁和冷漠情绪，更易并发低血压症状，以及更多的非运动症状（non-motor symptoms，NMS），这类患者通常病情恶化更快。

同时，不同运动亚型之间的生物标志物和影像学均有差异，在用静息状态MRI测量的功能连接研究中，PIGD评分与下丘脑-壳核连通性呈负相关，而震颤评分与丘脑-小脑连接呈正相关，表明不同运动亚型之间存在潜在的神经网络差异。另一项研究发现，具有非震颤症状的PD亚型的个体在基于立体成像的形态测量MRI中，前额叶皮质和苍白球中的灰质萎缩程度较高。尽管有这些阳性结果，将PD通过运动表型划分成亚型也饱受异议。用于描述步态和轴向运动特征的术语有着不明确、重复、甚至有时与不同的定义混淆的特点。PIGD显性和动力学、刚性亚型之间相互包含，有人建议，最好将PIGD评分对应疾病进展过程中姿势不稳和步态困难的严重程度。这样看来，PIGD作为一个运动障碍的指标，可能受到整体进展和年龄相关条件及合并症的多重影响。震颤主导和PIGD占优势或动力/刚性运动亚型的分类可能不如将其定义为PD的不同阶段更有说服力。最重要的是，单一的基于运动的亚型方法忽略所有非运动型表现，其中许多非运动型表现比运动亚型具有更强的预后预测。

(3)基于非运动表型的分类:尽管非运动症状并不经常作为亚型研究发表,但是许多研究发现按照非运动症状进行亚型分类也具有一定的临床意义。例如,许多研究报道了有快速动眼睡眠行为障碍(RBD)的 PD 患者更易患认知障碍、痴呆及更多的自主神经功能障碍。类似的,直立性低血压 PD 患者更容易发生痴呆的症状。在间碘苄胍(metaiodoenzylguanidine,MIBG)显像的研究中,不同个体的 PD 患者表现出不同的症状,如便秘、REM 睡眠行为异常、认知障碍、低血压和直立性低血压等。认知障碍患者由于认知功能受损导致生活质量下降,也可能会导致他们病情恶化更快。大脑成像研究支持以非运动症状对 PD 进行分类的关键作用与临床意义,尤其非多巴胺能神经递质的丢失可引起不同 PD 患者非运动症状。

(4)基于生物标志物的分类:帕金森病难以根治的重要原因之一就是其疾病发现时往往已处于病程后期,并已出现大量多巴胺能神经元的凋亡和缺失。因此,如果能以高度敏感性和高度特异性的生物标志物来帮助疾病的诊断和分类,将对疾病的治疗和干预具有重要意义。不同类型的生物标志物和 PD 的运动症状及非运动症状之间有一定的关联性,尽管如此,目前的 PD 诊断中尚未发现单独的高效、特异的生物标志物,他们一般均需要结合其他检测手段来综合判断患者是否为 PD 患者。目前一般通过分子成像手段用于 PD 的临床诊断,如 DAT-SPECT、卤代左旋多巴 PET、黑质-纹状体经颅超声铁稳态检测、黑质磁共振铁浓度检测、视网膜光学断层摄影(optical coherence tomography,OCT)多巴胺浓度检测等。此外,线粒体相关蛋白的表达变化,如线粒体呼吸辅助蛋白 P13 升高、琥珀酸脱氢酶 B 活性降低等[29];血液或脑脊液生化指标检测,如尿酸、DJ-1、脑源性神经营养因子(BDNF)、谷胱甘肽、α-synuclein、胶质原纤维酸性蛋白(glial fibrillary acidic protein,GFAP)各种炎症因子等也是 PD 患者生物标志物重要的化学检测方法,在 PD 的早期诊断中具有重要的指导意义[30-31]。

(5)遗传学亚型分类:按照遗传学属性,PD 可分为散发性 PD(sporadic PD)和家族性/遗传性 PD(familiar PD),并以散发性 PD 为主,遗传性 PD 仅占 PD 总数的 5%~10%。PD 最初被认为是一种与基因无关的散发性运动障碍疾病,主要由环境因素导致,且其具体的致病机制也不太清楚。近期研究,特别是全基因组关联分析(GWAS)技术的出现,发现了一些重要的孟德尔式遗传的 PD 关联基因,发现了一系列独特遗传位点的突变与一些家族性 PD 发病有关,且这些突变在散发性 PD 病例中同样发挥着重要作用。目前已经发现 20 种以上重要的 PD 相关基因,其中 *PARK1*(*SNCA*,*α-synuclein*)、*PARK2*(*parkin*)、*PARK6*(*PINK1*)、*PARK7*(*DJ-1*)和 *PARK8*(*LRRK2*)基因的基因突变被证明可直接导致遗传性 PD。其中,*α-synuclein* 和 *LRRK2* 是常染色体显性遗传性 PD 的致病基因,*PINK1*、*DJ-1* 和 *Parkin* 属于常染色体隐性遗传性 PD 的致病基因,且 *PINK1* 和 *Parkin* 的异常与线粒体运动和分裂密切相关,*DJ-1*、*LRRK2*、*α-synuclein* 则分别通过不同的系统与线粒体异常间接关联[32]。

随着对 PD 遗传学研究的深入,我们已经清楚认识到基因型可以影响疾病的亚型。例如，LRRK2 突变患者往往具有不对称震颤、低血糖症状，以及较低的痴呆发病率。而 Parkin 突变的患者通常具有正常的嗅觉和较低的痴呆发病率，以及较高的肌张力障碍和反射超敏现象（可能与年龄有关）。同时，Parkin 突变患者尸检时没有发现 α-synuclein 的存在。SNCA（α-synuclein）基因突变的患者则通常病情比较严重，对左旋多巴药物刺激的反应较差，伴随痴呆等精神疾病，病情进展迅速。GBA 和弥漫性恶性亚型（如 RBD）特征之间也有明确的联系，患有 GBA 突变的患者死亡风险增加 3 倍，死亡率增加近 1 倍。

尽管单基因遗传性与散发性 PD 在临床上和病理机制上区别很大，但它们都有许多共同特征，如线粒体功能损伤在 PD 发展进程中发挥着重要作用，所有的神经元活动异常与其能量供应异常密不可分，其中最重要的 PD 病症——黑质多巴胺能神经元凋亡，预示着它们可能在 PD 的发生、发展过程中有着相同的/类似的病理机制。后续我们将详细介绍不同基因突变在 PD 病理进程中的作用及其分子机制。

4.1.5 帕金森病的病理特征

PD 的病理特征主要表现为中脑黑质致密部（substantia nigra pars compacta，SNc）多巴胺能神经元的选择性死亡及其投射区纹状体内多巴胺（DA）的分泌异常。不同于对 PD 临床症状认识的快速发展，PD 的解剖病理学在很长时间都处于几乎空白的状态。一开始根据 PD 的临床症状，人们并没有将其归因于大脑的病变，直到 19 世纪末，有研究者报道了一例黑质肿瘤患者有帕金森病的震颤表现。这个发现促使有人提出了 PD 患者可能存在大脑黑质损伤的推断。20 年后，Konstantin Trétiakoff 首次证明了 PD 患者黑质（substantia nigra，SN）的病理性改变，并观察到 PD 患者 SN 处出现大面积的脱色（因为 SN 处有大量的黑色素细胞，大面积的脱色代表着黑质神经元的丢失）[33]（图 4.5A），利用 DAT-PET 技术在临床上观察到 PD 患者黑质区多巴胺转运体减少，说明 PD 患者中存在多巴胺能神经元的凋亡（图 4.5B）。很久以后，当多巴胺被确定为与 PD 密切相关的神经递质，黑质-纹状体神经环路才被人们广泛研究。

当研究者们对大鼠和猴子进行腹侧中脑的单侧损伤后，发现同侧纹状体多巴胺的水平显著降低[34]。同时，研究者们还证明了 SN 中神经元大多投射到背外侧纹状体，因此，背外侧纹状体是 PD 中受多巴胺影响最大的结构。同时，在不同药物诱导的单侧 PD 小鼠模型中应用免疫组化手段对 SN 处神经元进行酪氨酸羟化酶（tyrosine hydroxylase，TH）染色，发现实验侧 SN 都存在不同程度的多巴胺能神经元丢失。相应地，应用微透析-高效液相色谱法（high performance liquid chromatography，HPLC）、循环伏安法（fast cyclic voltammetry，FCV）、安培电流法（Amperometry）等神经电化学方法对多巴胺能神经元的投射区纹状体的多巴胺分泌进行检测，发现模型同侧纹状体区都存在不同程度的多巴胺分泌减少（图 4.5C 与图 4.5D）。同时，对实验鼠进行 30 天 MPTP（1-methyl-4-phenyl-1，2，3，6-tetrahydropyridine）30mg/(kg·d)腹腔给药处理后，能够观察到明显的 PD 样运动

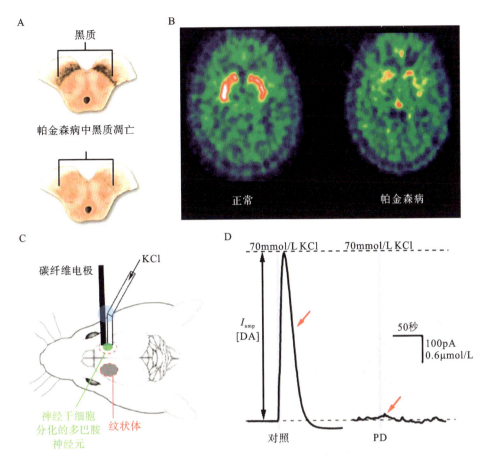

图 4.5 黑质致密部多巴胺能神经元死亡和纹状体多巴胺分泌减少

图 A 在石蜡切片的组织中观察到 PD 患者 SNc 区黑质结构的消失；图 B 是通过 DAT-PET 技术在临床上观察到 PD 患者黑质区多巴胺转运体的减少，代表着多巴胺神经元的凋亡。图 C、D 是通过碳纤微电极电化学记录的方法，在 KCl 刺激条件下，在大鼠纹状体区记录多巴胺能神经元突触末梢分泌，发现 PD 模型鼠中多巴胺分泌显著降低。

障碍表型，并且在组织检测中发现，SNc 区多巴胺能神经元大量凋亡，且纹状体区也出现了多巴胺分泌减少[35]。而在对实验鼠前脑内侧束（medial forebrain bundle，MFB）进行单次 6-OHDA（2.5mg/kg）定点给药，切断中脑多巴胺的神经投射，且通过氧化应激途径损伤多巴胺胞体，发现 95% 的多巴胺能神经元发生了凋亡，且几乎检测不到纹状体区的多巴胺分泌[36]。以上研究不仅奠定了 PD 黑质-纹状体神经环路基础，并为 PD 致病机制的基础与转化研究建立了可靠的动物模型与判定标准。由于这些病理特征在大多数具有 PD 样运动表型的动物模型中普遍存在，PD 新致病通路、新致病基因的发现都以此为证据来论述自己的观点。如最新证明的 PD 致病基因 *SYT11*，研究者发现 Syt11 过表达/异常积聚导致多巴胺能神经元缺失，投射区多巴胺分泌减少，并导致模型动物出现步态失稳、运动失调等一系列 PD 病理特征[37]。

伴随着神经元的丢失，PD 患者的 SN 还有胶质增生和路易小体（LB）的存在[33]。路易小体是由英国神经专家 Friedrich Lewy 于 1913 年首次报道,之后很快成为 PD 神经病理学的研究焦点。PD 患者中脑黑质残存的多巴胺能神经元中 10%都含有大量的 LB,同时,其突触区出现大量路易神经突。这些路易小体是一种嗜酸性包涵体,是细胞内脂类和蛋白质的聚集体,中央呈致密核心,周围有细丝状晕圈(图 4.6),其主要的蛋白质成分通常包含泛素、α-synuclein、Tau 蛋白和细胞骨架蛋白等。这种球形嗜酸性的胞内包涵体最早被发现存在于迷走神经的背核、蓝斑和苍白球,而在 SN 中反而并没有被发现。这些早期研究使得 SN 与 PD 的关联性在当时还存在争议。而在发现黑质-纹状体神经环路的同时,也有大量实验证据表明路易小体与 PD 致病基因 *LRRK2*、*Parkin*、*α-synuclein*、*PINK1*、*DJ-1* 等密切相关,且在基于线粒体抑制和泛素-蛋白酶体系构建的动物模型中也发现了大量的路易小体样的包涵体,进而奠定了路易小体在 PD 病理标志的核心地位,很快成为 PD 病理诊断的重要依据。

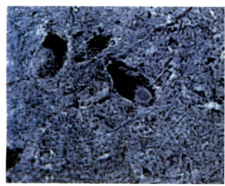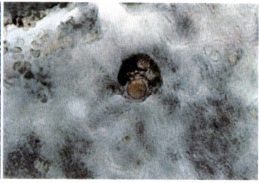

图 4.6 黑质中的路易小体

在显微镜下观察苏丹黑石蜡切片和尼罗蓝冷冻切片下的路易小体,黑质中路易小体的核和晕呈现的颜色差异很大,石蜡切片下内核呈淡蓝色,外围有深黑色晕;冷冻切片下内核呈橘红色,外围有淡红色晕。

路易小体自身广泛存在于中枢神经系统,如下丘脑、垂体后叶、基底核、黑质、蓝斑核、中缝背核、杏仁核、小脑、脊髓等,以及 PD 患者 α-synuclein 的最早聚集区嗅球和背侧迷走神经。除中枢神经系统外,路易小体也存在于交感神经、消化道迷走神经、肾上腺髓质等外周自主神经系统。正是因为其广泛的分布,路易小体不仅影响 PD 的病理进程,还会造成其他路易小体相关的多系统疾病,如阿尔茨海默病、唐氏综合征、皮氏痴呆等。并且,这种病理性的广泛分布,也与帕金森病的多种运动和非运动症状相对应。目前,路易小体在促进神经毒性和神经保护作用方面依然存在分歧,但以下四点充分说明了其在 PD 病理中的重要作用。第一,黑质和基底核是路易小体易感脑区,并且出现了明显的 PD 相关多巴胺能神经元丢失;第二,在轻、中度多巴胺能神经元丢失的患者中,路易小体数量比严重的神经元丢失患者更多,暗示了路易小体导致神经元死亡的可能性;第三,皮质路易小体的高度密集可能是引起帕金森病认知障碍的主要相关因素之一;第四,路易小体的衍生物(如路易神经突和因路易小体引起的突触肿大)都会影响多巴胺轴突的运输与多巴胺的分泌。值得注意的是，这种路易病理结构还可能出现在弥漫性路易小体病中，在这种疾病中，路易小体可出现在其他的脑区，与该病的痴呆、意识波动等症状密切相关。所以，路易小体病理结构的出现不是PD患者诊断的唯一标准。

此后，更多的神经病理学研究丰富了人们对PD的认识。例如，SN中与PD密切相关的亚区是黑质致密部，而进一步研究表明，SNc中有色素沉着的神经元比没有色素沉着的神经元受损更多[38]。由此提出一个假设，即神经黑色素可能通过促进神经毒性过程使得相应的神经元更易受氧化应激等的伤害。另一项PD相关研究发现，多巴胺能神经元丢失主要集中在SNc的腹外侧和尾侧部分，这种丢失与衰老造成的以背内侧神经元丢失为主的现象明显不同。在之后的很长一段时间内，SNc的多巴胺能神经元的丢失都代表着PD的神经病理学特性，但现在研究已经更为充分地认识到SNc处多巴胺能神经元的丢失并不代表所有的PD神经病理学特征，并且PD的各种临床指征和症状也不完全是多巴胺能神经元的病变引起的，其他神经元及复杂神经网络都参与其中。

4.1.6 多巴胺在帕金森病中的作用

自20世纪中期，人们开始了对PD的神经化学研究。首先，采用荧光生化方法和组织化学方法证明了脊椎动物大脑中多巴胺的存在，且大脑纹状体部位多巴胺浓度最高，仅含有少量的去甲肾上腺素[5]。这些观测结果证明了多巴胺是一种独立的神经递质，而不是之前所认为的仅仅是肾上腺素和去甲肾上腺素的前体。同时，据Carlsson和合作者报道，注射L-3，4-二羟基苯丙氨酸（L-DOPA）（多巴胺前体）可逆转由利血平（单胺消耗剂）诱导的动物模型中多巴胺水平和运动能力的降低[39]。这些发现表明多巴胺在运动控制中起关键作用。

多巴胺是一种内源性含氮有机化合物，为酪氨酸在代谢过程中经二羟苯丙氨酸所产生的中间产物，是儿茶酚胺类的一种（其他递质为肾上腺素和去甲肾上腺素）。正因此生化特性，其合成时所需的关键酶酪氨酸羟化酶（tyrosine hydroxylase，TH）可以作为检测DA水平的重要生物标志物。不同亚型的多巴胺能神经元可通过4条神经投射通路，即黑质-纹状体通路（nigrostriatal pathway）、中脑-边缘系统通路（mesolimbic pathway）、中脑-皮质通路（mescocortical pathway）、腹侧被盖区-纹状体通路向大脑的各个不同脑区进行投射（图4.7），分泌的DA可以通过与DA受体（D1R、D2R等）相结合，调控运动、奖赏、情绪、成瘾等行为。由于帕金森病是典型的运动障碍疾病，那么多巴胺是否参与了PD的病理过程？两个研究小组发现，在PD患者死后脑中的纹状体和SN中有大量的多巴胺缺失，并且在后期的动物实验中得到了可靠的重复数据（图4.8）。与此相对应，研究人员试着对PD患者和脑炎导致的帕金森病患者使用L-DOPA时，发现L-DOPA可有效缓解这些患者的运动障碍。因此，恢复多巴胺分泌水平很快成为PD的重要治疗策略之一，而L-DOPA也迅速成为PD和相关病症的首选治疗药物。

然而，大多数长期接受L-DOPA治疗的患者会出现运动障碍和幻觉等症状，

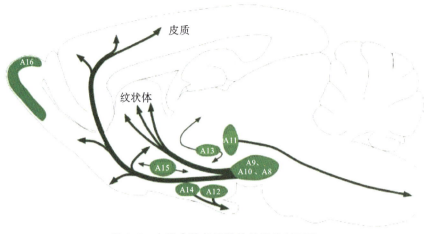

图 4.7　小鼠中脑多巴胺的神经投射环路

20 世纪 60 年代，Dahlstro 和 Fuxe 就描绘出儿茶酚胺类神经递质（CA）的分布图。在 17 个细胞群中，A8、A9、A10 聚集了大约 70% 的多巴胺能神经元，他们中不同亚型的多巴胺能神经元可以经过黑质-纹状体通路、中脑-边缘系统通路、中脑-皮质通路、腹侧被盖区-纹状体通路向大脑的各个不同脑区进行投射。

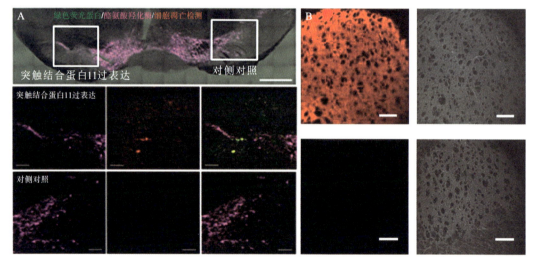

图 4.8　SN 区多巴胺能神经元缺失和纹状体多巴胺分泌减少

A. 通过 TUNEL（TdT - mediated DUTP nick end labeling）染色（红色）的方法观察以慢病毒为载体的 Syt11 过表达（绿色）和多巴胺神经元标记 TH 表达（玫红色）的共标情况，发现 Syt11 过表达条件下多巴胺能神经元出现凋亡。Syt11 过表达侧多巴胺能神经元数目远少于对照侧。B. 在 6 - OHDA 药物单侧造模大鼠中，以红色荧光标记纹状体多巴胺能神经元末梢，观察到 PD 模型侧多巴胺能神经元末梢几乎完全消失，左上图为大鼠正常侧纹状体 TH 染色，右上图为相应纹状体 DIC 成像；左下图为大鼠 PD 侧纹状体 TH 染色，右下图为相应纹状体 DIC 成像。

这可以部分归结于间歇性口服给药引起的非生理性多巴胺增加造成的一些病理性反应。因此，自 20 世纪 70 年代以来，人们开发出了各种治疗策略来降低这些副反应，包括新的 L-DOPA 制剂、新的给药途径（肠道灌注）、可穿过血-脑屏障的不同亚型的多巴胺受体激动剂、使用基于细胞或病毒载体方式靶向递送到多巴胺系统的手段来帮助提高受损多巴胺能神经元的存活能力和功能等多种方法。而近期的研究也有发现，肠道微生物环境稳态异常也会对 L-DOPA 的代谢途径产生抑制作用，进而导致药物失效[40]。

多巴胺相关的 PD 动物模型也随着研究深入逐渐丰富，最经典的动物模型，如 6-羟基多巴胺（6-OHDA）模型，该模型首次将 PD 与 SNc 多巴胺能神经元死亡相关联，如今其仍是临床评估帕金森病药效、细胞移植或基因修复多巴胺能神经元损伤等最常用的动物模型。此模型的好处之一是可以构建单侧 PD 模型，且可根据给药的多少来控制多巴胺能神经元的损伤程度。在相应的一系列治疗策略中，除直接补充多巴胺外，超过 30 年的神经细胞移植（包括诱导多能干细胞衍生的多巴胺能神经元）的研究成果为后续开发及寻找无副作用的治疗手段提供了坚定的基础。如今，针对多巴胺能神经元对 PD 患者进行治疗的技术中，最受关注的仍然是深部脑刺激（deep brain stimulation，DBS），这种方式可替代多巴胺分泌，改变基底神经节动作电位的发放和节律来发挥治疗作用，这项技术的重要性使得 Mahlon R. Delong 和 Alim Louis Benabid 获得了 2014 年的拉斯克-德贝基临床医学奖。

对富含多巴胺突触末梢的基底神经节的功能研究也是帕金森病研究的一个重要方向，早在 20 世纪中期，研究人员就发现基底神经节的一些病变可以改善帕金森病的症状。直到后来，人们发现使用化学手段破坏 PD 模型猴丘脑底核（subthalamic nucleus，STN）可完全去除其震颤麻痹症状，以及神经解剖学对基底神经节核心功能的揭示等证据的出现，才确定了基底神经节-丘脑-皮质环路与 PD 中的运动缺陷密切相关，同时也开始了针对患者 STN 和苍白球内核（globus pallidus internal segment，GPi）的 DBS 治疗方案[41]。这种治疗能在一定程度上改善患者运动症状，这是自引入 L-DOPA 后疗效最好的治疗手段之一。同时，DBS 可抑制基底神经节核团的过度同步震荡，并减少 PD 患者运动皮质的 β、γ 相位-振幅耦合现象（phase-amplitude coupling，PAC），PAC 与僵直症状的改善呈负相关，这表明 DBS 电极给 STN 或 GPi 传递高频电流可能会同步缓解 PD 相关的病理症状[42-43]。目前，正在测试除了 STN 和 GPi 以外的脑部核团，如脚桥核，或者是通过 DBS 刺激的闭环装置来更好地控制帕金森病患者的临床症状。

自 20 世纪 70 年代后期开始，行为学和电生理、光遗传学、化学遗传等新实验技术的结合，对研究啮齿动物和非人灵长类基底神经节的功能解剖学研究起到了跨越性的促进作用。最初的研究重点主要在于阐明纹状体（基底神经节的主要输入核团）神经元多巴胺反应机制的基础研究上，发现皮质-基底核-丘脑-大脑皮质回路是基底核实现运动调节功能的解剖学基础，其中，基底核包含直接通路（纹状体-内侧苍白球/黑质网状部）和间接通路（纹状体-外侧苍白球-丘脑底核-内侧苍白球/黑质网状部）两大神经回路，这两条通路协同作用精确地控制运动起始与进行。直接通路是由纹状体内表达兴奋性 D1 受体的棘突神经元发出的 GABA 抑制性投射到苍白球内侧部和黑质网状，而这两个核团再投射 GABA 到丘脑，然后丘脑再以谷氨酸能投射到皮质上进行信息的整合。间接通路是由纹状体内表达抑制性 D2 受体的棘突神经元发出 GABA 投射到苍白球的外侧部，然后外侧部以 GABA 投射到丘脑下核，丘脑下核再投射谷氨酸能到苍白球内侧部和黑质网状，同样这两个核团再投射 GABA 到丘脑。所以，大脑皮质投射的谷氨酸能神经元可同时激活直接通路和间接通路，两个通路激活导致的皮质输出是相反的，彼此之间达到平衡。这一发现促使了相应的 D1‑Cre/D2‑Cre 或者光遗传转基因工具小鼠的出现，帮助研究人员更好地研究活体动物中纹状体调控运动平衡的直接途径和间接途径。在经典的 DA 神经环路中，纹状体直接途径可能是加速运动（即"运动"途径）作用，而间接途径是抑制运动（即"停止"途径）作用（图 4.9）。运动‑停止的相对模型已经在一些清醒运动的小鼠实验中得到充分证实，纹状体 DA 分泌通过结合 D1 受体激活直接通路，同时通过结合 D2 受体抑制间接通路，最终增加运动活性，而 DA 分泌水平的降低则导致纹状体对苍白球内侧部的抑制减少，从而导致苍白球对丘脑的抑制增加，最终导致对运动皮质的抑制增加，而引起 PD 患者的运动功能障碍[44-45]。但是也有不同的观点，如一些研究认为，直接途径和间接途径不是交替作用的，而是在运动开始期间同时起作用的，并且在运动期间分别执行运动的起始和延续功能。在这两种模型中，破坏基底神经节环路都会导致运动起始的障碍，导致 PD 患者产生身体震颤症状。

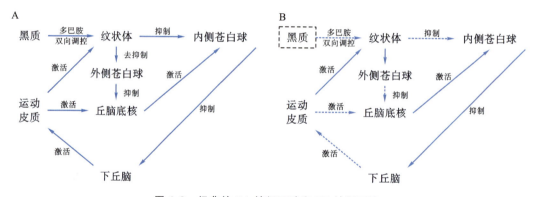

图 4.9 经典的 DA 神经环路和 PD 神经环路

A. 在正常情况下，从 SNc 到纹状体的多巴胺能神经元激活直接通路、抑制间接通路。这种效应抑制了 GPi 区中间神经元活性，起到对丘脑的去抑制作用，激活皮质运动神经元。B. 在帕金森病中，SNc 多巴胺缺失导致直接途径的活性降低，过度激活的间接途径导致 GPi 中间神经元过度兴奋。因此，抑制丘脑神经元，进一步导致皮质运动神经元被抑制出现运动障碍。

在帕金森病患者中，运动迟缓的特征非常明显，多巴胺能神经元的丢失被认为对此症状起主要作用，为了探究其中涉及的环路和原理，Jashua T. Dudman 团队采用了渐进性多巴胺能神经元丢失的小鼠模型来检测基底神经节在控制自主性运动的速度和运动幅度中的作用[46]。随着小鼠年龄的增加，模型鼠逐渐出现了运动迟缓的表型，接着研究者将小鼠固定住但保留前爪的活动性，前爪可触及的地方有一个拉杆，小鼠通过完成不同速度的拉杆测试，可以获得水的奖赏，整个过程中结合神经记录仪记录背侧纹状体的神经活性，发现模型鼠完成任务所需时间更长，且背侧纹状体活跃的神经元更少。为了进一步证明多巴胺信号通过调控基底神经节来调节运动速度和幅度，研究者利用光遗传学方法在测试过程中实时抑制纹状体直接途径中 D1R 神经元活性，小鼠即刻表现出运动缓慢和运动幅度变小的表型，此外，在此实验范式下对纹状体间接途径中 D2R 神经元的刺激同样会导致小鼠前爪完成任务的速度和幅度变小。这表明基底神经节环路中多巴胺的信号传递异常会造成运动速度调节的功能障碍，并且导致 PD 患者运动迟缓的症状。

4.1.7 多巴胺分泌的检测方法

由于多巴胺参与许多生理功能调节和病理过程机制，因此，对多巴胺分泌及其调控机制的研究是深入理解 PD 致病机制的关键所在，也是研究 PD 病理分子机制的基础与前提。目前主要的检测方法有微碳纤电极电化学检测法、高效液相色谱法、荧光染料法、放射性标记法、ELISA、膜电容记录法等。

微碳纤电极电化学检测法是目前主流的多巴胺原位检测方法，该方法根据检测多巴胺的微碳纤电极的钳制电压是否恒定不变，可分为安培法和循环伏安法。安培法使用恒定的电压氧化多巴胺，产生氧化电流，通过氧化电流的大小反映多巴胺的浓度（图 4.10A）。而循环伏安法使用的是三角波形的循环电压，电极表面的多巴胺等还原性物质则随电压周期进行氧化-还原的周期性变化，从而得到其氧化-还原的伏安图谱。不同的物质，其氧化还原特性不同，因而具有不同的氧化还原峰，因此，不同物质对应不同的伏安特征图谱，伏安图的特异波形可以作为多巴胺定性的一个标准（图 4.10B）。在多巴胺的伏安图谱中，氧化峰电流的大小即代表多巴胺的浓度，根据这一原理可以在多种还原性物质共存的情况下特异性剥离多巴胺的氧化电流并实时检测其浓度变化。

20 世纪 60 年代后期兴起了可以氧化的单胺类物质的电化学研究，并成功地将安培法应用于生物组织的研究，在一次次的技术更新中排除了代谢产物及抗坏血酸干扰的同时，将检测精度也提高到了毫秒级别。目前在脑片水平、在体水平及单细胞水平上都能原位记录多巴胺的分泌，尤其是点状碳纤技术（如 proCFE）在单细胞上能进行单个囊泡的多巴胺的检测，具有很高的时空分辨率。该技术将尖端暴露的长度控制在几微米以内，使实验噪音显著降低。将点状碳纤电极放在单个细胞上，给予 780mV 恒定电压进行电化学检测，当单个多巴胺囊泡融合分泌多巴胺时，多巴胺会立即被氧化，每一个囊泡的释放形成一个尖峰形式的氧化电流信号，通过氧化电流信号的动力学特征反映出囊泡融合的过程。另一种胞内碳纤安培法，可用于测定细胞内多巴胺的浓度。这种技术是将碳纤放在膜片钳玻璃电极内部，使用类似全细胞膜片钳记录的操作，使得碳纤前端进入细胞内，进而检测胞内的多巴胺浓度。安培法记录的缺点是需要对记录到的氧化电流进行鉴定，因为所有可被氧化的物质在恒定的电压下都可以产生氧化电流。但它相比于循环伏安法具有更高的时间分辨率（0.1ms），所以在反映分泌信号的动力学特征上更加接近于真实的氧化还原过程，且在恒定电压下，可根据法拉第定律对检测到的电流直接积分即可得到被电解物质的含量。

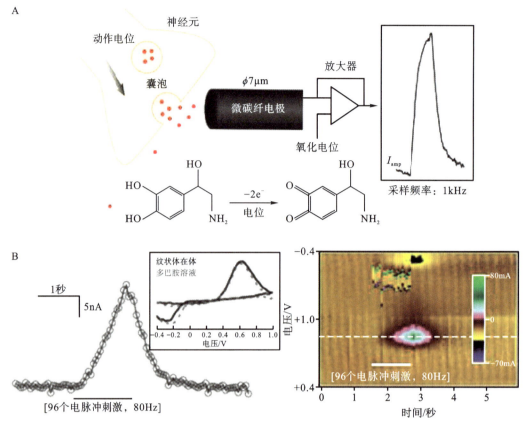

图 4.10 安培法和循环伏安法记录 DA 分泌

A. 安培法记录 DA 释放的原理图,从细胞内释放的 DA 能够被微碳纤电极上的电压氧化,释放的电子可以被微碳纤电极检测到形成氧化电流。B. 循环伏安法原理图,以 10Hz 的频率从 -400mV 至 1000mV 进行循环扫描,得到的 DA 释放的电流-时间图(黑色插图:在体循环伏安法记录时得到的氧化-还原"指纹";灰色插图:DA 标准品循环伏安法记录得到的氧化-还原"指纹")和电压-时间伪彩分析图。

循环伏安法在 20 世纪 70 年代开始被用来检测多巴胺的分泌,而在 1983 年由 Witghtman 小组首次实现循环伏安法的多巴胺分泌检测[47]。他们利用电刺激前脑内侧束(MFB),同时在大鼠纹状体内记录多巴胺分泌。目前,这种技术已经被推广用于大鼠、小鼠的纹状体多巴胺在体记录。而在进入 21 世纪后,Wightman 小组率先实现了自由活动状态下大鼠的多巴胺在体记录,这项技术可以将多巴胺的分泌与实时的行为学相结合,解决了多巴胺系统相关的基于奖赏系统的学习过程和药物成瘾性问题,并且为很多生理、病理行为的分子信号机制提供了直接的研究手段。在脑切片水平的多巴胺分泌检测中,循环伏安法同样使用广泛,如在前额叶皮质或纹状体脑片上进行的多巴胺记录。循环伏安法是测量多巴胺分泌的常用方法,其较高的扫描速率能够快速氧化并减少电极表面的活性物质,表现出灵敏度高、选择性好等优势,且特殊峰电位的定性作用使循环伏安法能够用于多种易氧化物质样品的检测。但缺点在于时间分辨率不够高。

除了现在研究中最常用的电化学检测方法,其他检测方法也在研究中起着重要作用。高效液相色谱法(high performance liquid chromatography，HPLC)是最早可行的脑组织含量分析方法之一，至今仍在广泛使用。这是一种利用样品中物质的不同理化性质导致通过色谱柱时洗脱时间不同而达到分离效果的检测方法(图 4.11)。在体、脑片和组织水平上微透析收集的样品皆可应用 HPLC 达到检测目的，且在体的微透析不仅可在麻醉动物上进行，还可在自由运动的清醒动物上进行。HPLC 的优点在于它有很高的灵敏度和区分度，且检测的范围更广，缺点在于它的时空分辨率低(2~5min/sample，Φ 200μm)、分析成本高、耗时较长。

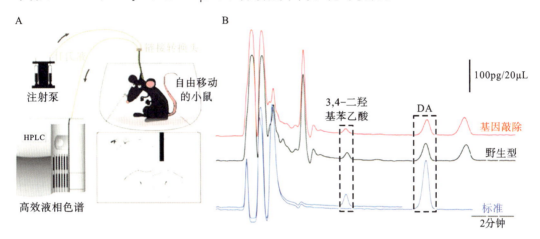

图 4.11　清醒小鼠脑内收集到样品的 HPLC -电化学分析[20]

A 为利用微量注射泵和 HPLC 系统在清醒小鼠大脑中收集样品并检测的原理示意图。B 为多巴胺及多巴胺代谢物二羟苯乙酸(DOPAC)在 HPLC -电化学检测中的波峰。黑色和红色分别为野生型小鼠和基因敲除小鼠的 HPLC 色谱图；蓝色为 DA 和 DOPAC 标准品的 HPLC 色谱图。

荧光染料法是基于一些能够选择性进入多巴胺囊泡中的化学荧光分子的变化，以表征多巴胺分泌的方法。如在 2009 年，由 David Sulzer 小组发明的荧光小分子 FFN511，由于其结构与多巴胺有一定的相似性，可以被 VMAT2 转运进入多巴胺的囊泡中，即可检测刺激引起的多巴胺囊泡的分泌。这种染料可以在单细胞和脑片水平上使用。这种方法具有操作方便，且能进行实时检测的优点。

放射性标记法是先将标本孵育上带有放射性标记的多巴胺，这些放射性标记的多巴胺就可以被转运进入细胞或神经末梢的囊泡中，再通过刺激并检测释放的多巴胺的放射强度来反映多巴胺的分泌。同时，这种方法可用于多巴胺回收速度与效率的研究，5 - HT 的转运体也可以回收多巴胺就是利用这种方法发现的[48]。这种方法的特点是特异性好，但时间分辨率不高，不能反映分泌的动力学过程。

酶联免疫吸附法(ELISA)是基于免疫学中抗原、抗体特异性结合的原理定性、定量检测抗原的方法。这个方法是在 1971 年由 Engvall 和 Perlmann 发明的。随着多巴胺小分子抗体的出现，这个方法也可以在单细胞、脑片或在体上收集的分泌外液中进行检测。它的优点是特异性好、灵敏度高，缺点是不能原位检测，所以时间和空间分辨率很低。

4.1.8 帕金森病的病理进程

Heiko Braak 等根据大脑中路易小体的聚集部位把 PD 分为 6 个神经病理阶段（图 4.12）。在疾病的症状前期阶段（一、二阶段），路易小体包涵体从胃肠道、延髓区、脑桥被盖区和嗅球、前嗅球核开始出现。随着疾病的进展，路易小体随着突触通路传播，由迷走神经延伸到脑干，黑质、中脑和前脑的其他边缘脑区核团也开始受到影响（三、四阶段），此时患者已经出现了相应的临床症状。在 PD 的最后阶段（五、六阶段），路易小体出现在患者的新皮质，这时候患者会表现出更多、更全面的临床症状。这种 PD 患者中路易小体病变逐渐影响健康神经元的传播方式，引起了科学家们的关注，他们提出了几个机制来解释这种现象（图 4.13）。两个早期的观察结果表明，α-synuclein 可以像朊病毒一样在患者的整个大脑中传播：第一，移植到纹状体处。存活了数十年的胚胎腹侧中脑神经元中有 10%～15% 的神经元中含有 α-synuclein 包涵体[49-50]，实验结果表明错误折叠的 α-synuclein 可作为传播模板，将天然构象的 α 螺旋结构（α-helix）转化为致病的 β 片状结构（β-sheet）。第二，PD 患者受损的大脑中 α-synuclein 免疫染色结果表明，α-synuclein 在大脑中有一种固定的分布模式。这些数据都暗示着错误折叠的 α-synuclein 可以以类似朊病毒的形式从所在神经元转移到健康的神经元中。实验数据证明，由完整和截短重组的 α-synuclein 形成的原纤维可通过与神经元表面的淋巴细胞激活基因 3（LAG3）结合而通过内吞作用进入原代神经元，并且可以将内源性的 α-synuclein 招募聚集成路易小体。而病理性 α-synuclein 的积累会导致突触蛋白水平的降低、神经元兴奋性和连接性的进行性损伤，最终导致神经元的死亡[51]。而死亡的细胞也有可能将 α-synuclein 释放到细胞外，进而引起更加严重的病理性恶化。

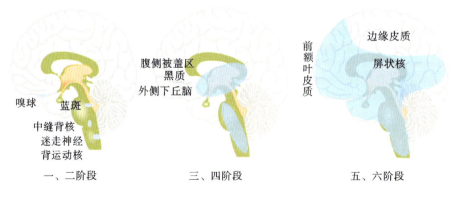

图 4.12 PD 的 6 个神经病理阶段

一、二阶段：α-synuclein 首先在胃肠道和嗅球开始出现异常聚集，随着疾病的进展，它们通过突触通路传播。三、四阶段：通过迷走神经向脑干传播，并且黑质、中脑和前脑的其他边缘脑区核团也开始受到影响，此时患者已经出现了相应的临床症状。五、六阶段：在 PD 的最后阶段，α-synuclein 最终会在新皮质广泛分布，患者则表现出更多的临床症状。

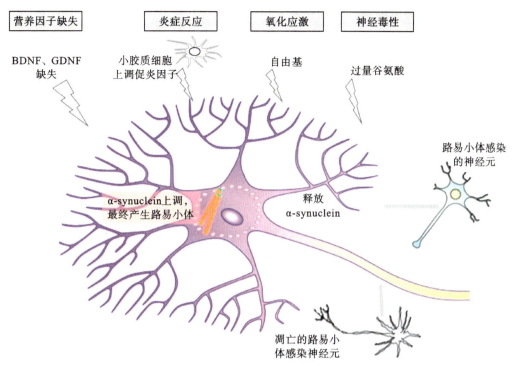

图 4.13　α-synuclein 向健康神经元扩散的机制

路易小体、细胞炎症、氧化应激和营养因子缺失等机制在健康神经元向 PD 病理性转化中有一定的作用。纹状体区脑源性营养因子（BDNF、GDNF）可以抵消氧化应激带来的毒性，并且抑制蛋白质的错误折叠，PD 中营养因子的缺失促进 α-synuclein 的扩散。路易小体感染的小胶质细胞使促炎因子大量上调促进核蛋白硝基化，氧化应激和过量谷氨酸引发的神经兴奋性毒性导致自由基增加，路易小体感染的神经元和死去的神经元释放 α-synuclein，这些都会促进 α-synuclein 向健康神经元扩散。

除此以外，PD 的病情进展还与细胞自主机制和非细胞自主机制的相互作用有关。首先，在细胞自主机制中，细胞炎症和氧化应激起着重要作用。细胞炎症的产生涉及由多巴胺能神经元丧失引发的一系列免疫级联反应，可能会造成神经元的进一步丢失。在动物模型的研究中发现神经胶质细胞，特别是小胶质细胞，更易在细胞毒性分子作用下释放促炎症因子，从而导致或加速神经元死亡。在临床上发现，PD 患者死后的尸检中存在小胶质细胞增生和部分星形胶质细胞增多，并且活化的小胶质细胞主要聚集在黑质神经黑色素附近，但是有时聚集在神经元周围，出现吞噬神经元的现象。尽管这些现象都暗示着细胞炎症在 PD 病理过程中起着一定的作用，但是并没有直接证据证明其中的因果关系。目前，由于 PD 和神经炎症的潜在联系，针对 α-synuclein 提出了免疫治疗（被动免疫和主动免疫）的治疗策略，这可能是治疗该疾病的一种潜在方法。

氧化应激是 PD 病理进程的另一个潜在重要途径。尸检研究的大量证据表明，氧化应激和线粒体损伤与 PD 的病理过程密切相关，并且动物实验数据表明，多巴胺能神经元对氧化应激带来的损伤更为敏感，氧化应激可促进蛋白质的异常修饰（如亚硝基化），从而加速蛋白质的错误折叠和聚集，使 α-synuclein 的表达水平大幅上升。将路易小体移植入有抵抗氧化应激能力的年轻健康的多巴胺能神经元中，会使其容易发生氧化应激并迅速衰老。线粒体损伤使其不能有效行使氧化磷酸化、维持钙稳态等重要功能，使得多巴胺能神经元胞体和突触受损，加速细胞的凋亡。

在非自主机制中，营养因子缺失是加速 PD 病理性进展的最主要原因之一，在含有路易小体的多巴胺能神经元中，给予持续的营养因子刺激，可使神经元能够维持一个正常的胞内环境。也有报道指出，PD 患者基底神经节胶质源性神经营养因子（glial cell line-derived neurotrophic factor，GDNF）和脑源性神经营养因子（BDNF）的表达水平降低，当细胞缺失这些营养因子时将无法修复氧化应激带来的损伤和降解错误折叠与聚集的 α-synuclein。

无论是 PD 病理进程中健康神经元内路易小体的扩散性病变，还是细胞自主机制和非细胞自主机制中细胞炎症与氧化应激水平的异常带来的损伤，它们都与神经元胞体或轴突的线粒体异常密不可分。线粒体相关基因的突变或环境压力导致的电子传递链功能异常会导致线粒体损伤、分裂和运动受损，以及损伤线粒体积累、线粒体自噬加速等功能障碍，进而加速了 PD 进展中关键神经元的凋亡。

4.1.9 帕金森病的环境因素

早在 20 世纪初，英国神经学家 William Richard Gals 就提出了 PD 有遗传性。后续的研究中也证实 PD 患者家属比没有 PD 家族史的人更容易患上 PD。但是临床结果显示，更多（>90%）的 PD 患者是散发性的，在他们的病例中大多没有发现可识别的遗传基因。生活习惯、环境因素、工作作息等日常行为对 PD 的影响不容忽视。研究显示，牛奶及乳制品摄入过高的人群患 PD 的概率更高，而且这种现象在男性中表现得更为明显。关于这种联系的生化基础研究目前只是排除了牛奶中高钙和维生素 D 对 PD 病理进程的影响，而牛奶制品中残留的环氧七氯（heptachlor epoxide）和奶制品引起的低尿酸水平可能是其关联的潜在机制。除了乳制品的高摄入，毒素药物的主动或被动接触，如注射甲基安非他明（methamphetamine，METH）及美国关岛土著人食用密克罗尼西亚苏铁种子后，都会引起 PD 症状。毒品冰毒能够与突触前多巴胺转运体结合，从而增加细胞外多巴胺浓度，带来快感的同时，损害黑质多巴胺能神经元，使大脑产生 PD 样病变。流行病学研究还显示，PD 的患病率与生活在农村地区井水的饮用和接触除草剂、农药呈正相关，如影响线粒体复合物 I 从而影响呼吸链传递的鱼藤酮毒素、引起氧化应激的 MPTP 和百草枯等都是导致 PD 病理进程的重要原因。而大脑组织的恶性肿瘤病变也与 PD 的发病有密切联系，如黑色素瘤患者中 PD 的发病率远高于正常人。创伤性脑损伤也能使 PD 的发病率大大升高，它能引起血-脑屏障的破坏、脑内长期的炎症、线粒体功能障碍、谷氨酸释放紊乱和 α-synuclein 聚集等现象。体重指数（BMI）过高的肥胖人群和 2 型糖尿病患者与 PD 的发病率也有一定的统计学上的联系，并且糖尿病患者使用二甲双胍等抗糖尿病药物后降低了患 PD 的风险。除此以外还有许多因素，如荷尔蒙紊乱、维生素及其他微量元素含量改变、幽门螺杆菌感染等，都与

PD 有正相关性。而适量饮酒及饮酒等原因导致的尿酸升高、饮用咖啡等咖啡因的摄入、黄酮类物质摄入、吸烟和适当的体育锻炼则能在一定程度上预防 PD 的发生。这些研究支持着各种环境因素对 PD 有一定正面或负面影响的观点。

环境假说一直受到科学家们的大量关注，但是 1997 年发现 SNCA 中的错义突变导致遗传性 PD 奠定了 PD 具有遗传基础这一观点。那散发性 PD 是否也具有遗传基础呢？研究表明，PARK2(parkin) 和 PARK8(LRRK2) 的突变与遗传性 PD 有关，但在一些散发性 PD 中也同样发现它们的相关突变。大规模流行病学提供了几个支持散发性 PD 遗传假说的证据，如编码 tau 的 *MAPT* 基因的单核苷酸多态性与 PD 易感性相关，特异性载脂蛋白 E(ApoE) 的基因型及染色体 1p 上可能有多个基因影响 PD 的发病年龄。此外，葡糖神经酰胺酶基因 (GBA) 突变的杂合性使个体更易患 PD，同时还有报道几种非编码 MicroRNA 表达水平的改变对 PD 有着重要作用。迄今为止所发现的 28 个遗传风险位点仅占可遗传成分的 15%，这表明还有许多其他位点未被发现。这个观点让研究人员认为在 PD 中可能存在许多效应较小的突变体，这些突变可能是导致 PD 的必要条件，但是却不能单独引起 PD，所以传统的遗传假说和环境假说可能并不是完全独立的，而是协同作用、相互影响的。

散发性 PD 和遗传性 PD 在表型上难以区分，佐证了上述讨论的环境和遗传因素可能是共同作用的观点，它们可能具有共同的病理基础和相似的病理机制。研究发现，遗传性 PD 相关的基因如 *SNCA*、*LRRK2* 和 *VPS13C*，同样也与散发性 PD 密切相关[52]，并且遗传性 PD 与散发性 PD 中都伴随着明显的线粒体异常。这些研究结果表明，基于临床表型的神经退行性疾病的分类方案能帮助我们了解疾病的不同表现形式。此外，因为与 PD 相关的突变早在生命开始的时候就存在，但是大多数患者在成年时期或后期才开始发病，提示 PD 可能是由遗传变异逐步驱动、长期积累的效应，这些结果也加深了我们对 PD 的分子病理机制的理解。

4.1.10　帕金森病的遗传性基因

遗传性 PD 与散发性 PD 有许多共同特征，其中包括最重要的 PD 病征——黑质多巴胺能神经元凋亡，预示着它们可能在 PD 的发生、发展过程中有着相同的或类似的病理机制。近期研究，特别是在全基因组关联分析 (GWAS) 技术的出现之后，发现了一些重要的孟德尔式遗传的 PD 关联基因。目前已经发现 20 种以上独立的 PD 风险基因，其中有 10 种以上重要的 PD 风险基因，而 *SNCA* (*α-synuclein*)、*PARK2* (*parkin*)、*PARK6* (*PTEN induced putative kinase 1*，*PINK1*)、*PARK7* (*DJ-1*) 和 *PARK8* (*LRRK2*) 目前已成为最经典的可直接导致遗传性 PD 的五大致病基因 (图 4.14)。*PARK1* (*α-synuclein*) 和 *PARK8* (*LRRK2*) 是常染色体显性遗传性 PD 基因，*PARK2* (*parkin*)、*PARK6* (*PINK1*) 和 *PARK7* (*DJ-1*) 属于常染色体隐性遗传性 PD 基因。

在过去 10～20 年的时间里，为了研究这些基因导致 PD 的分子机制，研究者们在分子、细胞、生理、组织结构和在体记录及行为学实验等方面开展了大量研究，

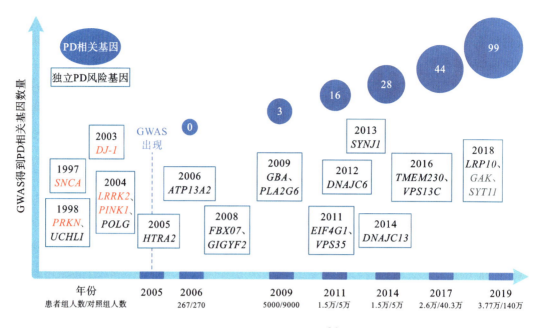

图 4.14 PD 的风险基因[8]

全基因组关联分析技术出现之后，使得 PD 风险基因相关调查的研究迅速增长，目前已报道超 90 种 PD 相关基因，20 种以上独立的 PD 风险基因，其中有 10 种以上重要的 PD 风险基因，而最经典的 PARK1（α-synuclein）、PARK2（parkin）、PARK6（PINK1）、PARK7（DJ-1）和 PARK8（LRRK2）五个基因的基因突变被证明可直接导致家族遗传性 PD。

发现它们能通过不同的通路、不同的机制影响细胞正常功能，而这些通路的交互作用可能是介导多巴胺能神经元凋亡及 PD 发生的病理机制。Parkin 作为 E3 泛素化连接酶，能够介导其底物的泛素化过程，进而促进其底物蛋白酶体依赖性的降解过程，因此在损伤和错误折叠蛋白的清除过程中发挥着重要作用。Parkin 与 PD 相关的突变均为功能缺失性突变，这些突变可导致其底物在细胞中异常聚集，进而产生细胞毒性，导致多巴胺能神经元的凋亡和 PD 的发生[53-54]。UCH-L1 和 DJ-1 在维持正常的蛋白酶降解系统中也发挥着重要作用。α-synuclein 的点突变则主要引起 α-synuclein 过多聚集，超过泛素蛋白酶系统的清除能力进而导致路易小体的形成。此外，Parkin、DJ-1 还与 PINK1 和 LRRK2 协同作用共同维持线粒体功能正常。DJ-1 作为氧化还原酶的分子伴侣，对线粒体具有保护作用，可保护神经元免于氧化应激和细胞凋亡。PINK1 可稳定定位于线粒体外膜中，招募 Parkin 至损伤的线粒体，介导线粒体自噬，确保线粒体的自我更新[55-56]。

最近研究表明，LRRK2 的致病突变 G2019S 可直接调节线粒体的动态变化与氧化应激水平，进而导致 PD 的发生。此外，细胞自噬功能的异常增强也被认为是部分 PD 致病基因共同的作用通路。液泡蛋白分选相关蛋白 35（vacuolar protein sorting-associated protein 35，VPS35）反聚体复合物的组成部分，控制蛋白质从核内体向高尔基网络的逆向转运。VPS35 突变体的表达导致体外和黑质多巴胺能神经元凋亡，并且从携带 VPS35（D620N）突变的帕金森病患者分离的成纤维细胞中存在线粒体断裂和线粒体凋亡增加的现象。在机制水平上，VPS35突变体与线粒体动力蛋白样蛋白1(dynamin-like protein 1，DLP1)相互作用，增强DLP1复合物从线粒体向溶酶体的转运，增加线粒体分裂和细胞器功能障碍。Syt11(SYT11)、Endophilin A1(SH3GL2)、synaptojanin1(SYNJ1)、Auxilin(DNAJC6)及同系物GAK则在突触囊泡分泌及循环的过程中发挥着重要的作用。*GBA*、*LRRK2*等基因的突变则在溶酶体的转运中发挥着重要作用。

4.1.10.1 α-synuclein

SNCA(α-synuclein) 是第一个被鉴定的PD遗传基因，它定位于染色体4q21-q23上，它的突变能够引起家族性和散发性PD的发生。α-synuclein的突变首次被发现于一个意大利的美国籍家庭，该家庭五代人中共有60多个常染色体显性遗传性PD患者，其中一半的患者携带有α-synuclein A53T的错义突变[57]。随后，A30P和E46K突变及α-synuclein二倍重复与三倍重复相继被证明可导致常染色体显性遗传性PD，其可能的致病机制是α-synuclein的毒性积聚导致的多巴胺能神经元死亡[58]。还有研究表明，α-synuclein启动子区的多态性导致α-synuclein的转录和表达的增强也与散发性PD有关。在细胞和动物模型上过表达α-synuclein或其突变体都能够导致PD相关的神经毒性[59]，进一步验证α-synuclein过表达或功能增强是导致PD的重要原因。因此，α-synuclein的转基因小鼠模型种类繁多，有α-synuclein WT及其突变体(A53T、A30P、E46K)转基因小鼠，也有α-synuclein knockin(KI)小鼠等，还有大量由各种启动子起始的具有时空及表达水平特异性的转基因小鼠模型。这些小鼠模型表型受转基因小鼠所使用的启动子影响很大，且大多数模型都不能精确地代表PD的病理过程，主要表现为没有发现渐进性中脑多巴胺能神经元的缺失，有些模型的行为学特征也不太明显[60]。2012年蔡怀滨小组通过tTA-tet系统利用PITX3启动子启动α-synuclein A53T的过表达，实现早期启动的多巴胺能神经元选择性过表达α-synuclein的小鼠模型，建立起较为理想的PD小鼠模型，不但出现渐进性运动障碍和纹状体多巴胺分泌异常，还检测到中后期多巴胺能神经元的死亡，且高尔基体的功能和溶酶体自噬通路也受到明显抑制[61]，为以后的PD研究提供了重要的动物模型范式。

α-synuclein属于相关突触核蛋白家族，该蛋白家族还包括β-synuclein、γ-synuclein和synoretin。α-synuclein包含140个氨基酸构成的小分子蛋白质[62]、6个不完整的KTKEGV保守序列的两性N末端(膜结合区域)、1个含有非β-淀粉样蛋白组分的疏水性中心区域(NAC结构域)，还有1个含40个氨基酸具有高度酸性的C末端(图4.15)。α-synuclein是一个内部结构不稳定、具有较高结构可塑性的蛋白质，易发生各种构象变化，其存在形式可以是单体，也可以是具有神经毒性的二聚体或寡聚体，亦可形成高度纤维化的淀粉样积聚。α-synuclein高度疏水的中心区域是α-synuclein二聚化、寡聚化与纤维化的关键所在[63]，而其酸性C末端则可防止其聚集。PD相关的突变A53T、A30P和E46K均存在于其两性N端区域，但它们以不同的方式改变α-synuclein的结构。如A53T突变主要通过促进β折叠结构的形成，进而导致更多的寡聚体，加速淀粉样纤维形成[64]，而 A30P 突变则破坏了第一个 α 螺旋并降低了它与磷脂的亲和力，因此容易积聚为球形 α-synuclein 多聚体，但不易形成可见的路易小体[65]。总之，α-synuclein 的功能获得性突变或其表达增强促进 α-synuclein 的可溶性二聚体和寡聚体的形成是导致黑质多巴胺能神经元进行性死亡的重要机制[66]。

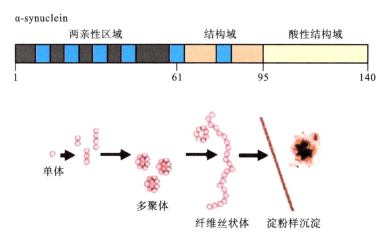

图 4.15　α-synuclein 蛋白结构及其纤维化过程

α-synuclein 是由膜结合区域、疏水性中心区域和高度酸性的 C 末端构成。N 端不同位点突变会加速其发生淀粉样纤维形成，或聚集为球形多聚体。α-synuclein 单体聚集成多聚体后继续缠结，形成大分子且具有神经毒性的纤维丝状体，最终黏附沉淀为淀粉样沉淀。

α-synuclein 在脊椎动物不同脑区均有较高表达，主要分布在神经末梢突触中，且与分泌囊泡和突触前膜密切关联。越来越多的证据表明，α-synuclein 参与了神经分泌与突触传递过程，α-synuclein 作为一个囊泡膜曲率感受和重构蛋白，在胞吐和胞吞过程中起着重要的作用，而由 α-synuclein 功能异常导致的囊泡循环异常可能是其他 PD 风险基因的共同作用通路之一。近期的在体实验表明，α-synuclein 可以结合 synaptobrevin-2 并促使 SNARE 蛋白复合体的形成，进而促进囊泡与质膜的融合过程[67]。然而，在 α-synuclein 基因敲除（knock out，KO）小鼠中神经元的突触分泌、短期及长期突触可塑性等都基本正常。α-synuclein 过表达则能显著抑制 PC12 细胞系和小鼠嗜铬细胞中儿茶酚胺类物质的释放。并且，α-synuclein 转基因小鼠的海马神经元和中脑多巴胺能神经元的分泌水平都受到明显抑制，进一步分析表明 α-synuclein 过表达抑制了胞吞后的囊泡再募集过程[68]。同时，Arnon Rosenthal 小组利用不同间隔的成对刺激发现，α-synuclein 缺失加速了囊泡分泌的再填充过程。并且，α-synuclein KO 小鼠中多巴胺能神经元突触内的囊泡循环过程加速，α-synuclein KO 小鼠和丧失脂质结合能力的 A30P 突变体转基因小鼠突触前的囊泡库水平明显降低。在海马神经元中敲低 α-synuclein 也能显著减小其可释放囊泡库。因此，α-synuclein 的另一个功能是通过与 synaptobrevin 结合促使突触囊泡聚集成簇并集中在突触前膜的活性区域[69]，以稳定囊泡库大小，帮助调节或者维持突触前的囊泡循环与囊泡库储存状态(图 4.16)。

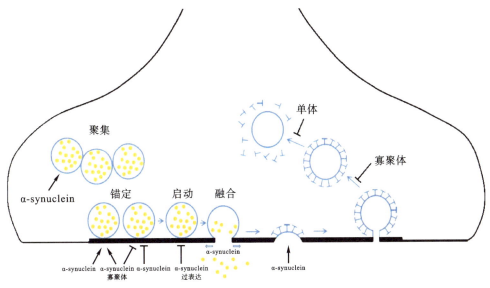

图 4.16　α-synuclein 在囊泡循环胞吞和胞吐中的作用

在胞吞和胞吐过程中，α-synuclein 在整个神经传递过程中的作用：①α-synuclein 介导了突触囊泡的聚集，使可释放囊泡的数量增加。②α-synuclein 的寡聚体在囊泡锚定的不同阶段起促进和抑制作用。③α-synuclein 过表达抑制了囊泡与突触前膜融合的过程。④α-synuclein 能促进囊泡孔的开放，并且抑制囊泡孔的关闭。⑤在网格蛋白包被的囊泡形成早期阶段，α-synuclein 起重要作用。⑥过表达 α-synuclein 的寡聚体会导致囊泡分离异常，而过表达 α-synuclein 的单体会导致囊泡脱包被的异常。

α-synuclein 作为膜曲率感受和重构蛋白，能够介导囊泡的聚集，α-synuclein 及其寡聚体能够在囊泡锚定阶段起促进或抑制作用，过表达 α-synuclein 会抑制融合的起始，α-synuclein 能维持囊泡孔打开状态，并促使网格蛋白介导的胞吞作用(clathrin mediate endocytosis，CME)的发生，但在脱包被过程中，α-synuclein 单体及寡聚体在不同阶段起着抑制作用。在正常小鼠脑黑质区直接注射错误折叠的 α-synuclein，可造成严重的神经退行性病变，如细胞内路易小体和路易神经突病理性累积，黑质区多巴胺能神经元的选择性丢失和死亡，纹状体多巴胺分泌水平的降低，诱发 PD 的主要运动障碍和病理特征。α-synuclein 寡聚体的形成及其纤维化的毒性还可能是通过使线粒体功能异常、过氧化物酶体、溶酶体系统异常及内质网-高尔基体转运系统的异常起作用的，这些异常可对多巴胺能神经元产生进一步的伤害作用[70]。因散发性 PD 患者中普遍存在线粒体复合物 I 活性下降现象，且这些患者的黑质和纹状体中均出现了 α-synuclein 的聚集[71]，同时线粒体突变的患者中也发现了路易小体，且抑制线粒体复合物 I 活性能够特异性导致多巴胺能神经元的死亡。因此，α-synuclein 导致线粒体功能障碍的观点备受关注，其病理过程可能是 α-synuclein 聚集造成线粒体损伤，线粒体功能障碍进一步加剧 α-synuclein 聚集，从而形成正反馈，高水平的氧化多巴胺会损害葡糖脑苷脂酶的酶活性，最终渐进性地导致帕金森病。从 α-synuclein 单体到富含 β 折叠的 α-synuclein 的转变，导致其在线粒体上积累,影响细胞器形态和氧化磷酸化。α-synuclein 与 ATP 合酶复合物相互作用并氧化这些成分,从而影响呼吸链的活性。此外,α-synuclein 寡聚体高强度地诱导线粒体脂质过氧化,导致线粒体通透性转换孔(MPTP)开放、凋亡途径激活和神经元细胞死亡,引发帕金森病。心磷脂是线粒体膜的基本磷脂,在线粒体代谢过程中起着关键作用,如氧化磷酸化和能量转换。在神经元中,线粒体上 α-synuclein 的积累与心磷脂暴露于线粒体外膜的增加有关,通过这种方式重新折叠 α-synuclein 原纤维,从而减少路易小体的增加,同时这种机制促进了线粒体膜上自噬信号分子的募集,导致了线粒体的过度清除,造成神经元的丢失。尽管溶酶体系统异常也能引起 α-synuclein 聚集,然而因缺乏对多巴胺能神经元的选择性,它们与 α-synuclein 聚集及 PD 发生的因果关系仍存在争议。

目前的研究认为,α-synuclein 首先从胃肠道和嗅球开始出现异常聚集,随着疾病的进展,他们沿着突触通路传播,通过迷走神经向脑干运输,并且黑质、中脑和前脑的其他边缘脑部核团也开始受到影响。在 PD 的最后阶段,α-synuclein 最终会在新皮质有广泛的分布。而在脑-肠轴的研究中,发现促炎因子 Toll 样蛋白信号通路异常和肠道微生物菌群稳态的改变,如幽门螺杆菌和其他革兰氏阴性菌的感染,会促使 α-synuclein 异常聚集的发生,引起 PD 病理早期的便秘等胃肠系统障碍。

4.1.10.2 LRRK2

LRRK2 位于 12 号染色体上,是在常染色体显性遗传性 PD 家族中通过基因连锁分析和定位克隆法鉴定出来的。LRRK2 是含有多个功能域的大分子蛋白质(2257 个氨基酸残基),具有 GTP 调节的丝氨酸/苏氨酸激酶活性,其主要的功能结构域包括类锚蛋白重复序列(ankyrin-like repeats,ANK)、富含亮氨酸重复序列(leucine-rich repeats,LRR)、Ras 蛋白复合体(Ras of complex,ROC)、GTPase 结构域、Ras 蛋白 C 末端重复序列(C-terminal of Ras,COR)、激酶结构域(即 MAPKKK 结构域)和色氨酸天冬氨酸重复序列(WD40,即每个重复序列由 40 个色氨酸和天冬氨酸组成)等(图 4.17)。LRRK2 的催化中心由 ROC、COR 和激酶部分依次组成,其上游的 ANK 和 LRR 结构域及下游的 WD40 结构域主要介导 LRRK2 与其他蛋白质或磷脂膜的相互作用[72]。

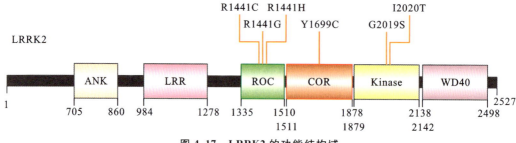

图 4.17 LRRK2 的功能结构域

LRRK2 在神经元和非神经元细胞中普遍表达,与 PD 病理相关的突变主要集中在 LRRK2 中心的 ROC 和激酶区域,如 ROC 区的 R1441C/G/H、COR 区的

Y1699C、激酶结构域的 G2019S 和 I2020T 等位点，这些突变主要影响了其酶活性[72]。最常见也是研究最多的一种突变是激酶结构域的 G2019S 突变，许多研究表明这种突变增加了 LRRK2 的激酶活性，进一步证实了 LRRK2 的功能获得性突变是 LRRK2 导致 PD 的主要原因[72]。G2019S 突变的外显率与携带者的年龄密切相关，80 岁以上的 G2019S 突变携带者的 PD 发病率可高达 80%。LRRK2 可以发生自身磷酸化，PD 相关的病理性突变常常导致其自身磷酸化的增加及激酶活性的增强。目前，已发现一系列的 LRRK2 可能的底物，且体外实验表明与 PD 相关的 LRRK2 突变体可增加这些候选底物的磷酸化水平[73]。这些底物包括 ERM 蛋白家族成员（连接细胞骨架与细胞膜）、N-BAR 蛋白 Endophilin-A、MAPK 激酶成员、Ste20 丝氨酸/苏氨酸激酶家族、真核生物翻译起始因子 4E-结合蛋白（4E-BP）与核糖体蛋白 S15 等。LRRK2 可以通过其激酶活性来调节 Endophilin-A 的磷酸化水平，进而确保果蝇神经肌肉接头中突触囊泡有效的内吞和循环，在多巴胺能神经元的突触传递中发挥着类似的功能。LRRK2 对 Ste20 丝氨酸/苏氨酸激酶家族的磷酸化作用促进了神经生长过程中机动蛋白细胞骨架的重组[74]。在果蝇中，LRRK2 对 4E-BP 的磷酸化水平的调节可能会干扰 MicroRNA 的活性，进而导致一些 mRNA 转录异常[75]。同时，4E-BP 的上调还可能通过增加核内线粒体基因的转录水平进而增强线粒体活性[76]。LRRK2 还控制线粒体位点的 RAS 癌基因家族成员 RAB10 的活性。在氧化应激下，LRRK2 磷酸化 RAB10，并在 PINK1 和 Parkin 的共同作用下诱导其在去极化的线粒体膜上聚积。结合在线粒体上的 RAB10 招募自噬受体 OPTN 并促进线粒体自噬的发生[77]。并且发现在携带最常见 LRRK2 突变（G2019S 和 R1441C）的 PD 神经元中，RAB10 的 73 位酪氨酸磷酸化增强，其与线粒体活性降低和自噬清除减少有显著的相关性。这些发现暗示了一个新的理论，多巴胺能神经元中的 LRRK2、PINK1 和 Parkin 在同一线粒体途径上互相作用，这些关键元素中的每一个突变都可能导致帕金森病。

近期研究表明，核糖体蛋白 S15 也是 LRRK2 的病理性底物，LRRK2 可能是通过 S15 的磷酸化来增加蛋白质的大量合成，并导致 PD 的发生。然而，这些底物是否就是 LRRK2 介导 PD 的真正病理性底物还需要进一步的研究。同时，还有多条线索暗示 LRRK2 和 α-synuclein 在 PD 的发生上存在着相互作用。携带 LRRK2 突变的 PD 患者脑组织中经常发现路易小体[78]，且路易小体中可以检测到 LRRK2 的免疫活性。重要的是，LRRK2 敲除减缓了 α-synuclein A53T 突变体的聚集与 PD 的病理过程，暗示 LRRK2 可能会促进 α-synuclein 的表达、聚集和神经毒性。此外，LRRK2 可通过泛素蛋白酶体系统及分子伴侣介导的溶酶体自噬作用（chaperone-mediated autophagy，CMA）进行降解，然而 PD 相关的病理性突变体可抑制 LAMP-2A 的多聚化及 CMA 转移复合体的形成，进而抑制 LRRK2 与其他 CMA 底物（包括 α-synuclein）的降解过程，因此，LRRK2 突变体细胞中不仅 LRRK2 的蛋白水平很高，α-synuclein 在溶酶体上的聚合水平也很高，进一步加剧了 PD 的病理进程[79]。

4.1.10.3 Parkin

Parkin 是一个含有 12 个外显子,由 1.3Mb 个碱基对基因编码的蛋白,由 465 个氨基酸组成(图 4.18)。其功能是作为 E3 连接酶参与泛素-蛋白酶体系统,主要位于细胞质中。目前在 Parkin 基因中已发现了 120 多个突变,50% 的家族性帕金森病例和至少 20% 的早发散发性病例与 Parkin 的突变密切相关。大多数 Parkin 的突变会影响 E3 连接酶活性或影响与 E2 酶的相互作用而导致 Parkin 功能失活。由于 Parkin 失活导致 Parkin 底物大量聚集,这些聚集的底物则产生神经元毒性,导致多巴胺能神经元的死亡,从而参与帕金森病的病理发生过程。非受体型酪氨酸激酶 c-Abl,能够磷酸化 Parkin 的 143 位的络氨酸,从而使 Parkin 失活,因此,在散发性的帕金森病中也发挥重要作用。并且使用 c-Abl 的抑制剂或抑制 c-Abl 的表达都能够保持 Parkin 的催化活性。由于这些机制,在帕金森病的治疗上通过抑制 c-Abl 已经产生了较好的临床治疗效果。

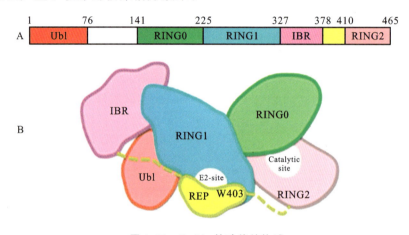

图 4.18 Parkin 的功能结构域

本图为 Parkin 的二级结构(A)与空间结构示意图(B)。Parkin 由 465 个氨基酸构成,主要包括 1 个 N 端的类泛素(ubituitin-like, Ubl)结构域、1 个含有 60 个氨基酸残基的中心连接区、1 个 parkin 特有的 RING0 锌指结构域和 C 端的 2 个串联的 RING 结构域(RING1 和 RING2)组成,2 个 RING 结构域之间含有 1 个 in-between RING (IBR)结构域。

Parkin 功能发生异常后是通过怎样的生化通路造成神经元死亡的?哪些底物在促进 PD 的发生、发展过程中起着关键作用呢?目前对这方面的研究众说纷纭。已知 Parkin 可能的底物多达 20 余种,但是在这些可能的 Parkin 底物中,哪些底物在 Parkin 功能缺陷后会导致 PD 病理性改变还没有达成共识。Parkin 可以通过不同的泛素连接对不同蛋白质进行修饰,包括通过 lysine-48 和 lysine-63 连接进行单泛素化和多泛素化。单泛素化与受体的反转有关,lysine-63 连接与蛋白质内含物有关,lysine-48 连接调节蛋白质的降解[80]。

了解这些不同的 Parkin 介导的泛素化反应,是理解 Parkin 失活导致的 PD 病理发生机制的关键。在对一种新的 Parkin 相互作用底物 PARIS 的研究过程中,发现了在 PD 中 Parkin 失活导致神经元死亡的分子机制[81]。Parkin 能够通过泛素-蛋白酶体系统调节 PARIS 的水平，而 PARIS 是一种转录抑制蛋白，通过与共同激活剂 1α (PGC-1α)基因启动子中胰岛素反应序列(iRSs)结合能够选择性地下调 PGC-1α，最终导致 NFR-1 的下调。NFR-1 的作用是控制线粒体的生物再生，NFR-1 的下调最终导致多巴胺能神经元的死亡。PD 患者的大脑和 Parkin 失活的动物或细胞模型中存在 PARIS 的聚集。在成年小鼠中条件敲除 Parkin 后，PARIS 通过转录抑制作用强力下调 PDC-1α，导致多巴胺能神经元的死亡。因此，在帕金森病患者中，通过 Parkin-PARIS-PDC-1α 通路导致多巴胺能神经元的死亡。Parkin 还可以通过 PARIS 控制过氧化酶体增生物 PGC-1α 的表达。

我们在 2018 年的研究中发现了一种新的 Parkin 底物——synaptotagmin11 (Syt11)。Parkin 将 Syt11 进行泛素化后，通过蛋白酶体进行降解，Parkin 泛素结构域和 RING1 结构域的失活突变不能有效介导这一过程，进而导致 Syt11 表达上调，上调的 Syt11 通过抑制胞吞作用来减缓囊泡循环速度，进而导致多巴胺能神经元可释放囊泡库减小，抑制 DA 分泌，最终导致帕金森病的病理过程(图 4.19)。这

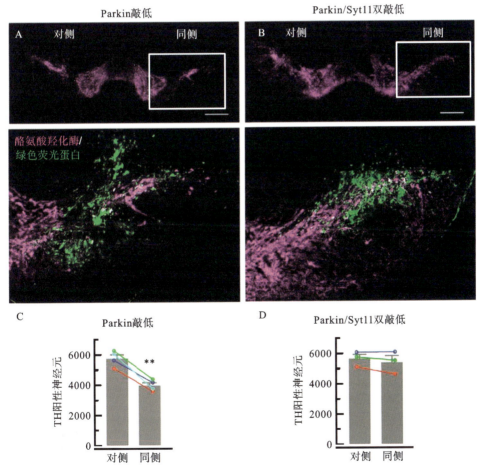

图 4.19　Syt11 能够缓解 Parkin 敲低介导的多巴胺凋亡

A 和 B 是通过免疫荧光染色的实验方法，在 Parkin 敲低小鼠中观察到的 SNc 多巴胺能神经元减少现象能被 Syt11 敲低所逆转。C 和 D 是对这种逆转效应进行的统计分析[37]。

一研究不仅揭示了困惑本领域长达 20 年之久的 Parkin 导致 PD 的病理机制,还首次从功能上证明 Syt11 是导致 PD 的重要致病基因,并为 PD 治疗提供新药靶点[82]。

4.1.10.4 PTEN induced putative kinase 1（PINK1）

在对西西里岛一个大家族的 4 个早发性帕金森病患者进行全基因组纯合性筛选的过程中,在染色体 1p35 - p36 区发现了一个共同的 12.5cM 区域,PINK1 基因位于这个区域中。PINK1 是一个由 581 个氨基酸构成的蛋白。在结构上,PINK1 含有一个保守的丝氨酸/苏氨酸蛋白激酶结构域,在 N 末端有一个线粒体锚定序列(图 4.20)。PINK1 位于线粒体的膜间隙和线粒体膜上,但是最近的研究表明 PINK1 的激酶区域朝向胞质,当线粒体受损伤后,PINK1 会稳定在线粒体膜上,并将 Miro(将驱动蛋白 kinesin 锚定在线粒体表面的运动-接头复合体的重要组成部分)磷酸化,磷酸化后的 Miro 就会招募 Parkin,在 Parkin 作用下发生泛素化及蛋白酶体依赖性的降解过程。同时,kinesin 也会从线粒体膜上脱落下来,线粒体停止移动并启动自噬过程(图 4.21)[56]。随后,有研究发现泛素是 PINK1 的另一底物,PINK1 需要同时磷酸化 Parkin 和泛素才能完全激活 Parkin 的 E3 连接酶活性[83]。动物实验表明,缺少 PINK1 的果蝇会出现线粒体退化,进而导致其飞行肌凋亡,并在行为学上表现为雄性不育、不能飞行和爬动速度缓慢等;与 Parkin 敲除的果蝇类似,该果蝇的线粒体由于 DNA、蛋白质的减少和 ATP 水平不足而出现肿胀。多巴胺能神经元中线粒体数量明显减少,并伴随有体积增大的现象。与 Parkin 敲除小鼠类似,PINK1 敲除小鼠并未表现为明显的 PD 相关的运动表型变化,且多巴胺能神经元数量、纹状体多巴胺水平、多巴胺受体水平都没有发生明显改变,仅在黑质-纹状体神经传递上出现一定的缺陷。

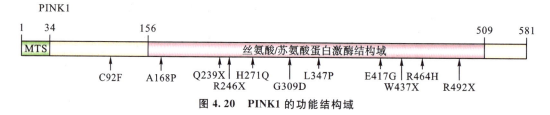

图 4.20　PINK1 的功能结构域

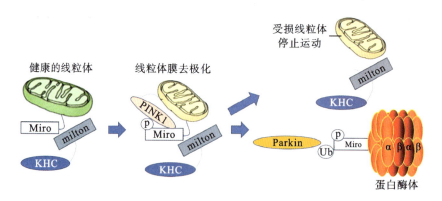

图 4.21　PINK1 的作用机制

线粒体运动复合物包括两个衔接蛋白 Miro。KHC 为激酶重链。

Parkin 和 PINK1 是线粒体稳态维持的两个重要控制者，且具有相互作用，动物和细胞实验中都观察到它们相关突变导致的 PD 病理结果。在果蝇实验中，Parkin 或 PINK1 功能的缺失会导致十分相似的表型，如运动功能受损、寿命缩短、线粒体膨胀和多巴胺能神经元的死亡[84]。在 Parkin 和 PINK1 功能缺失的果蝇中能够观察到由于氧化应激导致的 PD，同时，通过过表达抗氧化基因能够减少神经元的死亡。重要的是，Parkin 的过表达能够完全逆转由于 PINK1 功能缺陷导致的表型，但是过表达 PINK1 却不能阻止由于 Parkin 突变造成的表型。这些研究表明，Parkin 和 PINK1 作用于一条共同的基因通路，而且 PINK1 位于 Parkin 的上游。

Parkin 突变会导致线粒体复合物 I 活性受损、线粒体结构迁移和融合异常。最近的研究表明，过表达的 Parkin 能够被 PINK1 选择性地招募到损伤的线粒体上，促进自噬的发生。在健康的线粒体中，全长的内源性 PINK1(63kDa) 可以在电压依赖性蛋白水解作用下被水解成较短的形式（约 52kDa），保持健康线粒体上低水平的 PINK1。线粒体膜电位的改变导致 PINK1 不能被水解，且在线粒体外膜上聚集。Parkin 被募集到线粒体上，就可以泛素化电压依赖阴离子通道 1(VDAC1)和线粒体融合蛋白，最终被蛋白酶体水解。一但 Parkin 或 PINK1 发生病理性突变，就会影响 Parkin 的募集、底物的泛素化和线粒体自噬，最后会导致帕金森病的病理过程的发生。

4.1.10.5 DJ-1

DJ-1 基因是 ThiJ/Pfpl 分子伴侣家族的一员，共编码 189 个氨基酸，其序列高度保守，在溶液中以二聚体形式存在（图 4.22）。DJ-1 广泛且大量地表达在包括脑在内的大部分哺乳动物组织中。在人类中，DJ-1 由 PARK7 基因编码，在 2003 年被首次发现与早发性家族性帕金森病有关。目前的研究已经解释了不同 DJ-1 突变对其三维蛋白结构的影响，DJ-1 错义突变导致疏水区域的 166 位的亮氨酸突变为脯氨酸，导致蛋白质构象的不稳定和二聚体的解构，这种功能失活突变导致早发性帕金森病。在脑组织中，DJ-1 存在于神经元和胶质细胞中，在氧化应激条件下，能够转运到线粒体，与 Parkin 和 PINK1 一起参与对神经元的保护[85]。DJ-1 功能缺陷的小鼠在用 MPTP 处理时，表现出对氧化应激的高敏感性，同时加速多巴胺能神经元的凋亡加速。DJ-1 功能缺陷的小鼠除具有上述表型外，也未表现出明显的 PD 的病理变化与运动表型，虽然有研究提示 DJ-1 缺失可能导致多巴胺再回收功能障碍[86]，这一研究结果也被后面更高灵敏度的研究结果否定，且 DJ-1 敲除小鼠也未出现明显的神经元凋亡和缺失等表型[87]。这些结果暗示，对于 DJ-1 功能缺陷的小鼠来说，单独 DJ-1 的缺失不足以导致细胞死亡，外界诱导因素对于帕金森病的发生是十分重要的。DJ-1 敲除小鼠的非运动症状和神经环路机制取得重要进展，在 DJ-1 敲除的小鼠模型中 DA 分泌、囊泡循环、再摄取过程等都未发生显著变化，但其前额叶皮质神经元中突触后 D2 受体表达显著下调，导致前额叶皮质的神经环路过度兴奋，进而引起 PD 相关的焦虑样行为[20]。这一研究结果不仅为 PD 非运动症状分子与神经环路机制研究提供新的理论和实验依据，为 PD 非运动症状的治疗提供新药靶点，还为其他 PD 小鼠模型的应用研究提供了一种新的范式和思路。

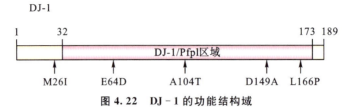

图 4.22　DJ-1 的功能结构域

DJ-1(PARK7)具有螺旋-折叠-螺旋结构，并形成二聚体晶体结构，且在不同组织中表达分布广泛[88]。DJ-1 结构包含 11 个 β 折叠(β1～β11)和 8 个 α 螺旋(αA～αH)，αA 螺旋位于二聚体结构的中心，αH 螺旋位于 DJ-1 的羧基端。αH 螺旋可限制 DJ-1 表面的假定催化位点并调节酶活性，氧化应激时可因催化活性改变而导致构象改变，同时第 106 位半胱氨酸、第 126 位组氨酸和第 18 位谷氨酸残基对于催化活性的调节均具有重要作用。

DJ-1 在保护线粒体完整性和功能上发挥着重要作用。在体研究发现，DJ-1 作为一种过氧化物酶，能够在氧化应激的时候发挥保护线粒体的作用[89]。在氧化剂的作用下，DJ-1 上保守的半胱氨酸残基会发生改变，导致 DJ-1 向线粒体重定位，发挥过氧化物酶的作用，保护线粒体免于氧化应激，进而对神经元具有保护作用[85]。DJ-1 在果蝇中存在两个种间同源基因：*DJ-1a* 和 *DJ-1b*。*DJ-1b* 具有抗氧化应激作用，通过 *DJ-1b* 上半胱氨酸残基的改变，可以保护线粒体，抵抗氧化应激。在 *DJ-1a* 和 *DJ-1b* 基因都敲除的果蝇上，在用可以产生活性氧的化合物(百草枯和鱼藤酮)处理后，会出现线粒体呼吸链功能损伤、细胞寿命缩短等表型，最终导致细胞死亡[90]。除了具有过氧化物酶的作用外，DJ-1 还能作为氧化还原敏感的 RNA 结合蛋白，在氧化应激刺激时，DJ-1 上调抗氧化物谷胱甘肽的合成，调节氧化还原依赖激酶的信号转导通路[91]。在培养的人源性 DJ-1 突变的多巴胺能神经元(d70)中能观察到线粒体氧化应激水平的升高和神经黑色素的聚集，但是没有同时观察到溶酶体蛋白水解功能的受损。直到培养至 d180 时才在神经元中观察到了蛋白水解水平的降低，表明 DJ-1 突变导致的氧化多巴胺的积累对溶酶体功能的损伤作用。这些 DJ-1 突变导致的神经毒性作用能够被线粒体靶向的抗氧化剂逆转，以上的实验结果也侧面证实了 DJ-1 在氧化应激的时候发挥保护线粒体的重要作用[92]。除此以外，还有文献报道 DJ-1 在突触囊泡运送过程中发挥着重要的作用，DJ-1 KO 的皮质神经元中观察到了突触囊泡内吞速率的降低，并且囊泡回收减慢，最终在不改变突触末梢结构的情况下，造成了严重的突触传递障碍[93]。

4.1.10.6　Syt11

Syt 是一种启动突触前神经递质释放的初级钙感受器，它们在突触囊泡胞吐过程中的锚定、启动、融合等步骤中及突触前胞吞胞吐耦合机制中发挥着重要的作用。Syt11 作为 Syt 家族中重要的一个不能结合 Ca^{2+} 的 Syt 成员(图 4.23)，遗传学方法表明 Syt11 的表达异常可能与帕金森病和精神分裂症密切相关[94]。Pulst 小组体外实验的结果表明，Parkin 可直接结合 Syt11，并介导 Syt11 的泛素化降解过程，同时还在隐性遗传性青年 PD 患者脑组织的路易小体中发现 Syt11 的异常聚集[95]，暗示 Syt11 可能在 Parkin 相关的 PD 的病理过程中具有重要作用。随后，Riess 小组对 393 例遗传性与散发性 PD 患者的分析中并未发现 Syt11 的任何致病性突变[96]，这在一定程度上降低了大家对 Syt11 的期待与研究热情。然而，国际帕金森病基因组学协会于 2011 年在 Lancet 期刊上发表了他们最新的研究成果，他们通过对 5333 例 PD 患者和 12019 例对照者进行了全基因组关联分析，并用 7053 例病例和 9007 例对照进行了重复验证，他们发现了 11 个 PD 致病基因，其中 6 个（MAPT、SNCA、HLA-DRB5、BST1、GAK 和 LRRK2）已有相关研究报道，另外 5 个是新发现的致病基因，包括 ACMSD、STK39、MCC1/LAMP3、SYT11 和 CCDC62/HIP1R。但是，Syt11 是否直接参与了 PD 的致病过程，其与 Parkin 之间的关系及其致病机制等目前还不清楚。

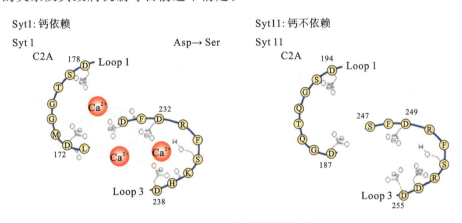

图 4.23 Syt11 的特殊构象改变

突触结合蛋白（synaptotagmin，Syt）家族按能否与钙离子结合可分为两类，钙离子依赖性的 Syt1 的 C2A 区的一个天冬氨酸点突变为丝氨酸后，失去钙离子结合能力，就会成为 Syt11[97]。

我们的研究发现，Syt11 与反式高尔基网络（trans Golgi network，TGN）特异性表达蛋白 TGN46、囊泡相关膜蛋白 2（vesicle-associated membrane protein 2，VAMP2）、网格蛋白（clathrin）及 AP-2 均有部分共定位，表明 Syt 11 与其他 Syt 蛋白一样，主要定位于囊泡转运、融合、内吞与循环的整个环路通路上。通过 Syt11 敲低和 rescue 实验，结合膜片钳电生理记录（膜电容记录）与生物成像技术，我们发现 Syt11 可通过抑制膜内陷结构的形成同时抑制网格蛋白介导的胞吞与巨胞吞过程，进而抑制囊泡循环与神经递质的可持续分泌。对 Syt11 进行结构-功能分析的结果表明，Syt11 的跨膜区及其与 AP-2 的结合在网格蛋白介导的胞吞作用（clathrinmediate endocytosis，CME）中发挥着重要作用，C2A 结构域仅在巨胞吞作用中是必需的，对 CME 没有影响，而 C2B 结构域对两种胞吞模式都非常重要（图 4.24）。这不仅首次揭示了 Syt11 在神经元中的生理功能，还首次揭示了胞吞作用的刹车机制。

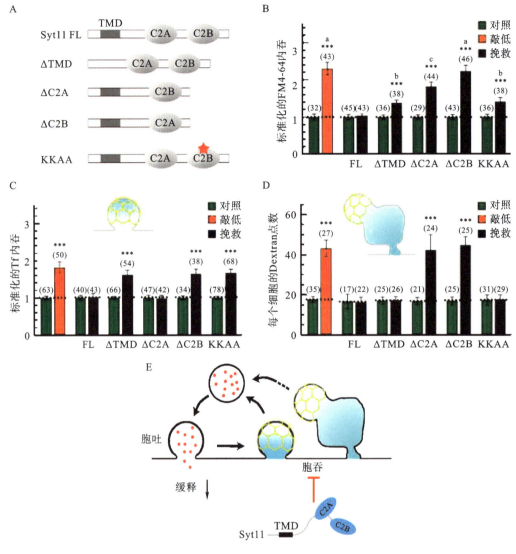

图 4.24 Syt11 在胞吞过程中的刹车机制

Syt11 不同结构域的敲低和 rescue 实验表明，Syt11 的跨膜区及其与 AP-2 的结合在网格蛋白介导的胞吞作用中发挥着重要作用，C2A 结构域仅在巨胞吞作用中是必需的，对 CME 没有影响，而 C2B 结构域对两种胞吞模式都非常重要。Syt11 可通过抑制膜内陷结构的形成同时抑制网格蛋白介导的胞吞与巨胞吞过程，使胞吞速率降低，进而抑制囊泡循环与神经递质的可持续分泌。

为进一步证明 Syt11 是否参与了 PD 的病理进程，我们在前期工作基础上进一步在体外验证了 Syt11 与 Parkin 之间的相互作用，并证明 Parkin 可以介导 Syt11 的泛素化与蛋白酶体依赖性的降解过程，与 PD 相关的 Parkin 突变导致 Syt11 不能被有效降解，且 Parkin 缺失（基因敲除和转录后沉默）导致 Syt11 在腹侧中脑异常积聚。同时，在中脑黑质区过表达 Syt11 发现，Syt11 上调可直接导致 PD 相关的行为学变化，以及纹状体 DA 释放异常，并可导致多巴胺能神经元的凋亡（图 4.25）。重要的是，转录后沉默 Parkin 的表达导致 PD 相关的病理过程，同时沉默 Syt11 则可完全逆转这一效果,且多巴胺能神经元中特异敲除 Syt11 的小鼠能够完全抵抗 Parkin 沉默导致的 PD 相关的病理变化,表明 Syt11 是 Parkin 的生理/病理性底物,对 Parkin 异常导致 PD 的病理过程至关重要[37]。

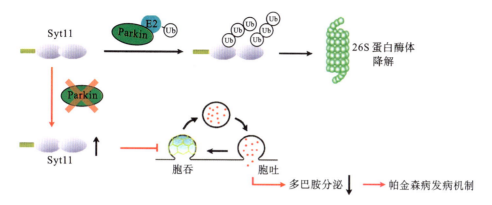

图 4.25　Syt11 与 Parkin 相关的帕金森病中的作用模式图

Parkin 介导 Syt11 泛素化及其后续的蛋白酶体依赖性降解。Parkin 异常时导致 Syt11 在中脑多巴胺能神经元的积累,从而抑制了多巴胺能神经元的内吞作用,进而抑制了囊泡的循环,导致多巴胺能释放受损和帕金森病的出现。

鉴于 Syt11 上调导致的 DA 囊泡循环异常及 DA 分泌异常均发生在多巴胺能神经元发生明显凋亡之前,且 Syt11 与 Parkin 都是胞吞与囊泡循环的重要调节蛋白,同时,其他 PD 致病基因(如 *synaptojanin1*、*α-synuclein*、*TMEM230*、*LRRK2* 等)也直接或间接参与囊泡循环的调节过程,我们推测囊泡循环异常可能是 PD 早期重要的、共同的神经病理机制,并在此基础上提出帕金森病的囊泡循环假说。同时,Syt11 自身与 PD 具有密切的遗传相关性,所以 Syt11 表达上调可能不仅是 Parkin 导致 PD 的重要病理机制,还可能是其他遗传性及非遗传性 PD 的重要致病因素,值得进一步系统地深入研究。

4.2　帕金森病的病理机制

PD 最初被认为是一种与基因无关的散发性运动障碍疾病,主要由环境因素导致,其具体的致病机制也不清楚。随着近几年研究方法的改进和发展,对 PD 发生的遗传学、流行病学及神经病理学等相关研究的深入,取得了许多新的重大突破,形成了公认的 PD 三大致病假说,即线粒体假说、蛋白酶体假说和溶酶体假说(图4.26),并提出了氧化应激、蛋白质异常聚集、自噬功能受损等导致 PD 中多巴胺能神经元特异性凋亡或退行性病变的现象。因为针对这三大假说尚未找到有效治疗靶点,科学家们也不断探索着新的致病机制,如囊泡循环假说和脑-肠轴假说在 PD 中的作用,下文将介绍这几种相应的假说。目前有许多遗传性 PD 风险基因被证明其突变与散发性的 PD 密切相关,并且它们通过不同的机制促进 PD 的病理机制。

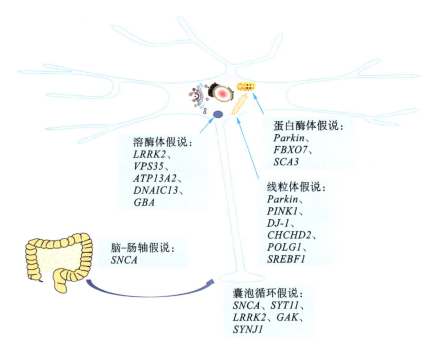

图 4.26 PD 的不同致病假说

线粒体假说：*Parkin*、*PINK1*、*DJ-1* 等基因参与到线粒体运输功能和氧化应激水平的变化，它们的异常造成线粒体功能受损，进而导致神经毒性。蛋白酶体假说：*Parkin* 等基因功能异常导致泛素蛋白酶系统对蛋白质水解障碍，造成错误折叠的蛋白质异常聚集，引发神经毒性。溶酶体假说：*GBA*、*ATP13A2* 等基因异常造成自噬功能障碍和膜稳态异常，引发 PD 样症状。囊泡循环假说：*SYNJ1*、*LRRK2*、*SYT11* 等基因功能异常造成囊泡胞吞、胞吐、回收等过程速率降低，进而导致神经递质分泌异常，造成神经退行性病变。脑-肠轴假说：α-synuclein 从肠道开始聚集，通过迷走神经向中脑黑质区扩散，最终导致帕金森病变。

4.2.1 线粒体假说

线粒体成为 PD 的热点研究最早源于美国加州兰斯顿（Langston）博士等人于 1983 年发表于 *Science* 杂志上的一篇文章，其中报道了两起滥用药物事件。吸毒成瘾的年轻人在注射了含有 1-甲基-4 苯基-1，2，3，6-四氢吡啶（1-Methyl-4-phenyl-1，2，3，6-tetrahydropyridine，MPTP）阿片类似物后立即出现了类似 PD 的症状。MPTP 诱导的这种震颤僵直症状与 PD 症状的相似性使得研究人员开始研究 MPTP 神经毒素的作用机制。从 1984 年起，许多研究表示 MPTP 诱导的细胞毒性经过了众多复杂的步骤，最后产生了高浓度的 1-甲基-4-苯基吡啶离子（MPP$^+$）这种活性代谢产物，进入线粒体基质中抑制电子传递链中的复合物 I 而产生的作用。这些研究暗示了线粒体的缺陷可能参与了 PD 的发病过程[98]。

由于 PD 是一种渐进性神经退行性疾病，单次暴露于线粒体毒素直接导致 PD 的可能性较低，而基因突变可能对线粒体的呼吸作用产生类似的影响。有报道线粒体复合物 I 基因［如泛醌氧化还原酶核心亚基 V2（NDUFV2）］的突变与 PD 密切相关，并且在PD患者的SNc处发现线粒体DNA的大规模缺失，另外编码复合物Ⅰ亚基的基因多态性可能会增加某些个体的PD易感性，这些发现把大家的注意力成功吸引到线粒体功能异常上来。由于线粒体DNA基本来自卵子，线粒体细胞病变假说推测PD可能是母系遗传。

到目前为止，还没有线粒体基因突变与PD的直接相关病例。然而存在潜在的相关性，*12S rRNA*基因中的点突变（A1555G）涉及L-DOPA反应性帕金森病相关的母系遗传性耳聋。同样，在一个家族中有着母系遗传性*12S rRNA*基因点突变（T1095C）的成员中有耳聋、L-DOPA反应性帕金森病和精神病变的病症。然而，在20例散发性PD患者中并未发现相应的突变，这表明*12S rRNA*基因突变可能不是PD的主要原因。显然，当将帕金森病归因于这些罕见的线粒体DNA突变时，它就只是多系统疾病临床表现的一部分。这一结论也适用于那些对线粒体基因组完整性有作用的蛋白发生缺陷从而导致的线粒体DNA突变的患者，如线粒体DNA聚合酶γ的突变[99]。

20世纪90年代中期，线粒体呼吸链缺陷是PD的主要病理机制的假说开始流行。虽然流行病学统计，线粒体疾病患者通常寿命短于大多数PD患者的寿命，与线粒体呼吸链缺陷机制相悖。尽管如此，线粒体假说仍然有着一定的支持者，过去的十余年，发现了几个线粒体相关的基因与PD相关，它们与线粒体呼吸链没有直接联系，但是参与了线粒体质量控制机制，预防缺陷线粒体的产生。

PD和线粒体质量控制之间的联系起源于PARK2编码的Parkin功能丧失的研究。已知这种突变会导致隐性遗传性帕金森病，但是在Parkin敲除的小鼠中并没有成功重复出PD类似的表型，且果蝇中敲除Parkin后也没有表现出线粒体的异常[100]。所以目前尚不清楚PARK2突变能否通过线粒体导致多巴胺能神经元的退行性病变。Parkin有着E3泛素酶的功能，Parkin的底物之一PARIS可以抑制过氧化物酶体增殖物激活受体γ辅激活物1α（PGC-1α），这表明Parkin可能间接调控线粒体呼吸。

Parkin与PINK1一起参与了缺陷线粒体的自噬过程。与PARK2中发现的突变类似，PINK1突变也与隐性遗传性PD相关。Parkin敲除果蝇中PINK1的进一步缺失会导致线粒体功能异常，且PINK1-null果蝇的线粒体异常表型可以通过过表达Parkin来消除。因此，Parkin和PINK1似乎是作用在同一个线粒体自噬通路上，Parkin过表达导致了PINK1参与的自噬增加，进而导致线粒体丢失[101]。

这些研究显示了功能失调的线粒体会出现在神经元等有丝分裂后期的细胞中，在生理情况下，由Parkin-PINK1共同作用的质量控制机制会清除这些异常的线粒体。然而，如果PARK2和PINK1发生突变，有缺陷的线粒体会累积，最终导致神经元功能障碍和死亡。而其他PD致病基因（如*LRRK2*）的突变能够导致线粒体钙稳态的异常，并且促使线粒体自噬发生，导致神经退行性病变；在脑组织中，DJ-1存在于神经元和胶质细胞中，在氧化应激条件下，能够转运到线粒体，与Parkin和PINK1一起参与对神经元的保护，因此，DJ-1在保护线粒体完整性和功能上发挥着重要的作用。在体研究发现，DJ-1作为一种过氧化物酶，能够在氧化应激的时候发挥保护线粒体的作用[102]。在 DJ-1 KO 的多巴胺能神经元中，α-synuclein 的异常聚集能使线粒体氧化应激水平迅速上升；在体外细胞培养和小鼠动物实验中都发现了 VPS35 突变会导致线粒体破损和线粒体功能障碍，在小鼠中还会出现黑质多巴胺能神经元丢失和凋亡，并且可以通过抑制过多的线粒体分裂来逆转这个现象，这表明 VPS35 突变可能通过对线粒体动力学和功能的破坏作用导致神经退行性变。与氧化应激的效应相似，VPS35 突变体与动力蛋白样蛋白（dynamin-like protein，DLP）的相互作用增加，这使得 DLP 复合物通过线粒体向溶酶体的转运增强，导致了线粒体自噬加速[103]。还有研究发现，VPS13C 和 FBXO7 与 Parkin-PINK1 系统相互作用，而 VPS13C 和 FBXO7 与家族性 PD 的遗传相关性进一步说明了 PD 中线粒体质量控制的重要性。

4.2.2 蛋白酶体假说

帕金森病是一种多巴胺能神经元特异性的神经退行性病变，神经元正常生理功能的维持与蛋白质稳态及稳态调节密不可分。蛋白质稳态的维持正是因为其合成和降解都受到严格的调控，泛素-蛋白酶体系统（ubiquitin proteasome system，UPS）则是可溶性蛋白和单体蛋白最主要的降解机制之一。UPS 在工作时主要分为两个关键步骤：第一步，通过泛素化系统对需要降解的蛋白质进行靶向和选择，该系统通过热休克蛋白 70kDa（HSP70）和三类泛素连接酶（E1、E2 和 E3）依次作用，这些连接酶影响了目标蛋白上赖氨酸位点的泛素残基的添加[104]。第二步，通过蛋白酶体对靶向后经过泛素化的蛋白质进行识别和降解，蛋白质泛素化后的底物会被 UPS 中的 19S 组件的泛素受体所识别。当底物与 19S 环状的 RPN 亚基结合后，泛素基团被泛素特异性蛋白酶 14（USP14）、素 C 末端水解酶 UCH37（UCHL5）和 26S 蛋白酶体调控亚基 RPN11（也称为 PSMD14）三种酶去除。RPN11 仅在底物被破坏后才去除泛素化链，而 USP14 或 UCH37 可能在底物被破坏前起保护作用[104]。去除泛素基团后，蛋白质被 26S 蛋白酶体 AAA-ATPase 亚基 RPT1（也称为 PSMC2）、RPT2（也称为 PSMC1）、RPT3（也称为 PSMC4）、RPT4（也称为 PSMC6）、RPT5（也称为 PSMC3）和 RPT6（也称为 PSMC5）的 19S 组件的亚基成分展开。然后通过 20S 核心部分的 α-亚基进入中央的 β-亚基，该 β-亚基具有肽酶活性（胰蛋白酶、胰凝乳蛋白酶和半胱天冬酶等活性），可对展开的蛋白进行水解作用。

除了将蛋白泛素化以外，UPS 还可以清除在细胞应激条件下积聚的被氧化的蛋白质，可以对运输进入线粒体的蛋白出现错误时对这些线粒体蛋白进行降解，也可清除细胞核中异常的核蛋白，且在突触后神经毒性蛋白的清除中起着重要作用。

PD 发病机制与蛋白稳态维持控制机制密切相关。UPS 在遗传性 PD 中维持蛋白稳态理论的提出，来源于 2000 年 Imal 等人的一篇关于 Parkin 蛋白功能的研究。他们发现，青少年帕金森病的风险基因 *PARK2* 的编码蛋白 Parkin 作为一个 E3 泛素化连接酶与蛋白酶体降解密切相关。Parkin 点突变失活后，会失去其 E3 泛素化连接酶的功能，使 UPS 功能受损，进而影响其神经保护的作用。这个结果在数年时间内没有得到动物实验数据的论证，在 Parkin 敲除小鼠中，也没有发现动物出现帕金森病样的症状。直至 2018 年，我们的研究发现了在成年小鼠中，通过病毒基因编辑手段进行 Parkin 敲低后，出现了帕金森病样的运动症状[37]。这些实验表明，在小鼠模型中，Parkin 及 UPS 功能异常可能存在一套代偿机制，而在成年动物中这种代偿机制大大削弱，就可以成功模拟 PD 患者的临床表型了。

Parkin 除了通过 UPS 与 PD 密切联系之外，Parkin 和 Ub 作为 UPS 相关蛋白，还与大量的 α-synuclein 和细胞骨架蛋白一起组成了路易小体[105]。路易小体作为帕金森病的主要病理特征之一，其主要成分突触核蛋白 α-synuclein 的基因（SNCA）中的突变（A30P、E46K、H50Q、G51N 和 A53T）与显性遗传性 PD 相关。许多研究者认为，α-synuclein 介导的神经毒性源于其本身错误折叠而形成的寡聚体和纤维体[106]。但是，在散发性 PD 患者中并没有发现 SNCA 突变，尽管在这些个体的路易小体中也发现了该蛋白。此外，α-synuclein 的增加也会导致常染色体显性遗传性 PD 的表型，这表明，α-synuclein 的细胞毒性作用也许不是由于新功能的产生，而是本身功能的增强导致了疾病。虽然 α-synuclein 的增加导致 PD 产生的机制尚不明朗，但蛋白质错误折叠后清除障碍而累积导致 PD 中神经退行性病变的假设日趋完善，并且认为蛋白质稳态控制系统的各个功能（如蛋白质酶体活性、分子伴侣活性和自噬等）可能随着年龄的增长而降低，因此无法应对翻译后修饰（如氧化损伤）或突变引起的错误折叠蛋白的额外负担。UCH-L1 也可以促进 PD 中蛋白聚集形成，作为去泛素化酶，在 UPS 中能够催化多聚泛素链的水解形成单体。

除了以上维持蛋白质稳态系统中蛋白质与 PD 的密切联系，抑制蛋白酶体的功能也能导致 PD 样症状的出现。大鼠 PD 模型黑质中的蛋白酶体的 α-亚基受到影响，使 α-亚基依赖的蛋白酶体的组装异常，这导致了功能性蛋白酶体水平的降低。对大鼠使用选择性的蛋白酶体抑制剂 lactacystin 导致了大鼠出现了相应的 PD 运动症状、多巴胺能神经元的丢失及 α-synuclein 聚集体的增加。α-synuclein 聚集可以结合蛋白酶体 20S 组件并抑制胰凝乳蛋白酶活性。此外，α-synuclein 单体或聚集体能通过结合 19S 组件的 S6 亚基抑制蛋白酶体活性。临床研究表明，PD 患者大脑组织尸检显示 PA700 和 PA28 基因表达下调，这可能进一步促进了蛋白酶体活性的降低。在细胞培养中，蛋白酶体抑制剂 lactacystin 引起了铁稳态失衡和 ROS 的增加，这与泛素结合的蛋白质聚集体形成有关。除了直接抑制蛋白酶体外，抑制某些与蛋白酶体相关的转录因子也能影响 α-synuclein 的聚集。此外，α-synuclein 因与 NF-κB 的分子伴侣有同源性，可以抑制 NF-κB 级联反应，形成一种抗凋亡途径。同时，GSK3b 是一种促凋亡蛋白，可被 α-synuclein 触发，该蛋白可能与抗凋亡转录因子 β-catenin、cAMP 效应元件结合蛋白（cAMP-response element binding protein，CREB）、转录激活蛋白（signal transducer and activator of transcription，STAT）、活化 T 细胞核因子（nuclear factor of activated T cells，NFAT）和立早基因 c-jun 相互作用，还可能抑制 NF-κB 的磷酸化[107]。目前胶质细胞领域的研究也指出，在胶质细胞中敲除 Parkin 会引起谷胱甘肽、热休克蛋白 70(heat shock protein 70，HSP70)及泛素化蛋白水平的变化，导致了胶质功能障碍。而在少突胶质细胞中使用蛋白酶体抑制剂也会导致细胞髓鞘脱鞘，使 α-synuclein 纤维化聚集，最终引起严重的 PD 样运动症状。

总之，目前的研究指出神经元和胶质细胞中的 Parkin 和 α-synuclein 都能通过影响蛋白酶体的降解功能，从而导致细胞内蛋白质稳态失衡，诱发 PD。并且，在神经元和胶质细胞中对 UPS 的抑制，也会引起 PD 样的病变，所以，蛋白酶体的功能紊乱可能是 PD 的诱发因素。

4.2.3 溶酶体假说

19 世纪 50 年代，Christian de Duve 发现溶酶体是单层膜结构的囊泡状细胞器，含有多种可分解蛋白、脂质、核酸和多糖的水解酶[108]。溶酶体可以通过内吞作用和吞噬作用降解细胞外物质或者通过自噬来降解细胞内物质。溶酶体降解产物会被运输到高尔基体中进行再利用或者通过溶酶体的胞吐作用从细胞中分离，这一过程对免疫系统极为重要。此外，溶酶体在其他的细胞过程中也起着重要作用，如营养物质传递和能量代谢的调控。溶酶体功能的改变可导致广泛的有害影响，包括无法清除有毒的细胞代谢物、炎症、细胞凋亡和细胞信号转导失调等[109]。

与 PD 相关的几个基因都直接或间接与内含体/溶酶体机制相关。例如，SNCA 突变导致路易小体的形成，路易小体主要包含纤维丝状 α-synuclein。而 α-synuclein 主要由溶酶体通过分子伴侣介导的自噬途径(CMA)进行降解，但是 α-synuclein 突变的聚集体相较于普通的 α-synuclein 半衰期更长且不能通过溶酶体途径进行降解，而是通过巨自噬途径(macro-autophagy pathway)进行降解[110]。生化分析表明，组织蛋白酶 D(cathepsin D)在溶酶体蛋白酶降解 α-synuclein 的过程中发挥尤其重要的作用。在组织蛋白酶 D 缺陷的小鼠中观察到了 α-synuclein 的积累，反之，α-synuclein 的积累在过表达组织蛋白酶 D 的小鼠体内相应减少，并且多巴胺能神经元的损坏也更少。LRRK2 突变体的细胞模型和动物模型中均有溶酶体的运输缺陷与异常结构溶酶体的积累。LRRK2 与 Rab 家族的一些蛋白相互作用，而 Rab 家族的蛋白是囊泡胞内转运的重要调节者[111]。Rab 蛋白中的 Rab-7L1(RAB29，有 PD 风险相关性)和 RAB32 在将囊泡转运到溶酶体和溶酶体样细胞器中起重要作用。LRRK2 可以磷酸化和调节其他的 Rab 蛋白，包括 RAB3A、RAB8A、RAB10 和 RAB12。LRRK2 的突变可能增强了对这些 Rab 的激酶活性，导致了 Rab 下游效应子和其他调节蛋白的相互作用发生变化，但这些 LRRK2 底物在 PD 中是否发挥作用还需要进一步的验证[112]。PD 相关 LRRK2 突变的转基因小鼠和 LRRK2 敲除小鼠未显示出明显的 PD 样表型，但是 LRRK2 基因敲除小鼠会表现出年龄依赖性的溶酶体病理学特征，特别是在肾脏的近端小管细胞和肺的Ⅱ型细胞中，这表明了 LRRK2 和溶酶体转运功能之间可能有一定联系。且 LRRK2 突变会使其与线粒体外膜蛋白 Miro 结合能力受损，造成受损线粒体自噬能力的降低。

另外，携带 DJ-1 突变导致线粒体抗氧化功能丧失的 PD 患者神经元中，DA 氧化水平升高，进而导致下游溶酶体功能障碍和 α-synuclein 异常等毒性作用。

溶酶体中最常见的与 PD 相关的风险基因为 *GBA* 和 *ATP13A2*，目前美国 10% 的 PD 患者携带 GBA 突变。GBA 编码的葡萄糖脑苷脂酶是一种溶酶体水解酶，还可引起高雪氏病（一种神经性溶酶体贮积病）。GBA 突变的杂合子携带者罹患 PD 的风险较高，为普通人的 3~8 倍[113]。葡萄糖脑苷脂酶缺乏会导致神经退行性病变，会间接导致溶酶体功能障碍和内含体-溶酶体或自噬体-溶酶体系统的功能障碍，也会直接导致葡糖神经酰胺（glucosylceramide，GlcCer）和 α-synuclein 的积累。而 GlcCer 可以稳定 α-synuclein 的寡聚体，葡萄糖脑苷脂酶的缺乏和随之而来的 GlcCer 积累也可能通过过度激活内质网相关降解（ERAD）途径与破坏其他细胞内的稳态机制来损伤细胞。葡萄糖脑苷脂酶活性的降低可能会破坏通过神经酰胺的合成途径，在中枢神经系统中产生鞘脂，导致进一步的膜相关的稳态失衡。在人 iPSC 细胞衍生的神经元中构建 GBA 突变相关的 PD 神经元模型中也发现了 α-synuclein 和 GlcCer 的积累。此外，神经元中过表达 α-synuclein 会导致葡萄糖脑苷脂酶向溶酶体的运输缺陷。另外，由 *SCARB2*（PD 风险基因）基因编码的溶酶体膜蛋白 2（LIMP-2）是一个帮助转运葡萄糖脑苷脂酶到溶酶体的辅助因子。LIMP-2 缺乏会导致葡萄糖脑苷脂酶的转运缺陷，以及溶酶体功能缺陷和 α-synuclein 的积累[114]。

ATP13A2 基因编码定位于溶酶体和晚期内含体上的跨膜 P 型 ATP 酶，并且在大脑中广泛表达，其突变会导致早发性帕金森病并伴有痴呆等症状。ATP13A2 的突变会导致溶酶体功能障碍和异常溶酶体积聚，它们还使细胞对氧化应激、线粒体功能障碍和锰毒性更敏感。在细胞模型中，该基因的突变导致 α-synuclein 的积累，但是在动物模型中无法重复。ATP13A2 还与 synaptotagmin11 相互作用，后者与溶酶体功能和胞吐相关，并且也是 PD 的风险相关基因。ATP6AP2 是溶酶体酸化和发挥功能所必需的液泡型 H^+ ATP 酶的组成成分，对溶酶体的酸化和功能起着重要作用，在动物模型中，ATP6AP2 蛋白的缺失会导致神经退行性病变[115]。VPS13C 是一种编码参与囊泡运输到溶酶体的蛋白，该基因的常见变异也与散发性 PD 有风险相关性[116]。除了以上经典的基因外，*Hspa8*、*Lamp2*、*Vps35* 等溶酶体相关基因突变也被报道与 PD 密切相关[117]。

以上研究指出，在散发性帕金森病患者大脑中，帕金森病相关的神经病变和遗传性啮齿类动物模型中，都观察到了溶酶体途径的损伤，且 PD 相关基因（*α-synuclein*、*LRRK2*、*Parkin*、*PINK1* 等）突变参与溶酶体介导的降解过程，而溶酶体相关基因（*GBA*、*ATP13A2* 等）也与 PD 密切相关，*GBA*、α-synuclein、*ATP13A2*、*Parkin* 等基因自身间紧密联系，这些证据都说明溶酶体功能紊乱无法通过自噬清除受损的线粒体，氧化的 DA 和异常聚集的蛋白与 PD 有一定联系，可能是 PD 中神经元丧失的潜在机制。

4.2.4 囊泡循环假说

在过去的 20 年间，基于对 PD 致病基因的生理功能和病理机制的大量研究，该领域内逐渐形成了 PD 的三大致病假说，即本章节之前介绍的线粒体假说、蛋白酶体假说和溶酶体假说，但是这些假说并不能完美地解释 PD 相关基因为什么只特异性地使多巴胺能神经元发生退行性病变，且基于以上假说研发的药物在临床上并没有显著的疗效。因此，近年的研究数据和 PD 风险基因的分析都指向了一个新的研究方向和致病假说——囊泡循环假说。

囊泡循环的基本过程包括突触前神经递质释放和突触后神经元的响应，突触前神经递质通过胞吐的方式释放到胞外，然后突触囊泡经过胞吞、循环，神经递质重新填充后再次进行胞吐。突触结构的丢失或异常和整个囊泡循环过程中突触前囊泡运输、聚集、锚定、启动、融合、释放、解离、再填充一系列精密有序的调控和突触后受体上、下膜转运的每一个步骤的异常都有可能会使神经元内膜系统紊乱（图4.27），导致神经退行性疾病的发生。而在这一系列过程中，线粒体通过产生能量（ATP 和 NAD^+）和调节细胞 Ca^{2+} 稳态与氧化还原平衡发挥重要作用[118]。

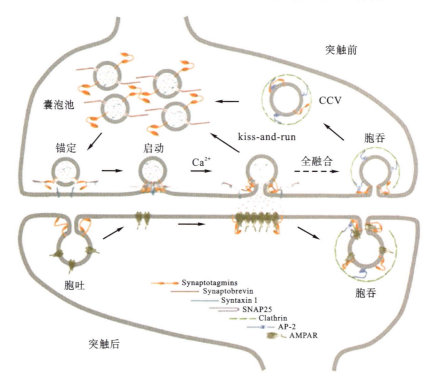

图 4.27　突触囊泡循环

kiss-and-run：囊泡与突触前膜短暂融合，部分囊泡内容物释放到胞外，这一瞬间的融合即为"kiss"，而随后的囊泡与突触前膜的瞬间分离即为"run"。

囊泡循环过程中的突触囊泡内吞（synaptic vesicle endocytosis，SVE）最常见的模式是网格蛋白介导的内吞（clathrin-mediated endocytosis，CME），SVE 首先是通过衔接蛋白 2（adaptor protein 2，AP-2）、衔接蛋白 180（adaptor protein，AP-180）和 epsin 将网格蛋白募集到质膜表面 PtdsIns（4,5）P2 脂质集中的区域。这些衔接蛋白调节囊泡蛋白分选（cargo sorting）确保相关蛋白和囊泡一起内吞。epsin 包含泛素相互作用基序并在胞吞过程中负责结合泛素化的蛋白。接着帮助膜弯曲的蛋白（如 FCHo 和 Endophilin A1）被募集到质膜，然后这些蛋白通过将其 BAR 区域插入脂膜区帮助形成新的囊泡内陷。FCHo 同样包含类似 AP-2 的囊泡内蛋白的结合亚基，以此来结合相应蛋白，但是 FCHo 结合何种囊泡内蛋白还尚不明确，这表明了 FCHo 在早期的 SVE 中起着一定作用。Endophilin A1 随后与 dynamin 相互作用并且招募 synaptojanin1 到膜界面上，通过其 GTPase 活性，dynamin 可以使网格蛋白包被的囊泡（clathrin-coated vesicle，CCV）从质膜分裂。一旦 CCV 从质膜分离，synaptojanin1 的磷酸酶活性可以将 PtdsIns(4, 5)P2 磷酸化为 PtdsIns4P，然后再磷酸化成 PtdsIns[120]。这一系列的磷酸化事件使得依赖于 PtdsIns(4, 5)P2 帮助囊泡结合到质膜上的 AP-2 离开，并且使得 auxilin 通过其 PTEN 样和网状蛋白结合的区域结合到 CCV 上。auxilin 是 hsc70 的辅助因子，其 J 结构域负责募集 ATPase 以刺激网格蛋白去包被过程。一旦 CCV 去包被，则可以向新生囊泡中填充神经递质，填充好神经递质的囊泡接着会转移到各种相应的突触囊泡池中，以备下一次囊泡循环。在整个 CCV 介导的囊泡内吞过程中，Endophilin A1(SH3GL2)、synaptojanin1(SYNJ1)、auxilin(DNAJC6) 三个参与囊泡循环的关键蛋白目前都被认为与帕金森病密切相关，在早发性 PD 患者中都有发现编码这些蛋白的基因发生了突变。以纯合子定位发现两名非典型少年帕金森病患者的 DNAJC6 有剪接位点突变（c.801-2 A>G），导致了 mRNA 水平显著降低。另一项研究发现，一名非典型帕金森病青年患者出现 auxilin 纯合的截短突变（Q734X），导致了其负责结合 hsc70 的 C 末端 J 结构域出现 20% 的功能性缺失[121]。到目前为止，这些突变已将 auxilin 与非典型青少年帕金森病例联系起来。另外，最近的调查报道了另外的 DNAJC6 R927G 和 T741T 突变与 PD 早期发病有关，这些突变均导致 auxilin 表达降低。

SYNJ1 中的 R258Q 和 R459P 突变与青少年或早发性 PD 相关。这些突变位于 synaptojanin1 的 Sac1 结构域并损害其磷酸酶活性[122]。synaptojanin1 单倍体功能不足导致小鼠中脑多巴胺突触囊泡内吞速率变慢，但不足以造成皮质神经元的内吞延迟，提示 synaptojanin1 功能丧失导致多巴胺能神经元更易于受到损伤。GWAS 分析显示了 SH3GL2(endophilin A1) 的 PD 风险相关性[3]。这些囊泡内吞相关基因与 PD 的联系提示了 SVE 功能的缺陷可能是导致患者中脑多巴胺能神经元退行性病变的原因。auxilin 敲除小鼠突触前出现突触小泡密度降低、CCV 增加和无膜的网格蛋白等 SVE 缺陷。auxilin 的同系物 GAK 也是 PD 的风险基因，它的敲除会导致小鼠胚胎致死，auxilin 的敲除可以由过表达 GAK 的 clathrin 结合区域和 J 区域的 C 末端片段来进行恢复。这些表明了 GAK 的过表达可以潜在地减轻 auxilin 缺失引起的 PD 表型。此外，果蝇中缺乏 auxilin 会导致年龄相关的运动障碍，在此模型中，α-synuclein 聚集导致多巴胺能神经元丢失更迅速[123]。这些结果都表明了黑质神经元在 auxilin 的功能丧失后更易受损。SYNJ1 R258Q 敲入小鼠的神经元突触表现出严重的内吞缺陷和较多的内吞中间体，且在背侧纹状体中观察到形态异常的轴突末端。据报道，在 synaptojanin1 突变小鼠中，auxilin 和 Parkin(PRKN) 蛋白水平升高。Endophinlin A1 敲除鼠模型中同样也升高的 Parkin 水平及积累的 CCV，表明 SVE 蛋白和 parkin 之间有一定的联系。

由于 SVE 不是中脑多巴胺能神经元所特有的，多巴胺能神经元中 SVE 缺陷与 PD 的发生机制尚不清楚。SYNJ1 R258Q 小鼠模型中表现出多巴胺能神经元中 SVE 的延迟和背侧纹状体中多巴胺能轴突末端的明显变化，说明 synaptojanin1 缺陷导致了多巴胺能神经元的敏感性[124]。在 SYNJ1 杂合敲除和 LRRK2 G2019S 转基因小鼠中还报道了 CCV 密度降低和 CCV 的积累，特别是在多巴胺能神经元中，轴突的形态异常和神经元的选择性突变更为明显，可能是因为多巴胺能神经元对胞质积累的多巴胺更为敏感。多巴胺在 vATPase 形成的质子梯度作用下被 VMAT2 转运填充进囊泡中，最近的研究工作表明突触囊泡酸化需要在网格蛋白脱包被之后，更具体的机制是 vATPase 的活性被网格蛋白包被所抑制，在 auxilin 去包被后才能恢复其活性[125]。该结果表明 SVE 的缺陷会导致多巴胺不能及时地填充进囊泡中，从而导致胞质内多巴胺水平增加，最终导致从轴突末端开始的多巴胺能神经元的退行性病变。其他囊泡回收的模式（如 kiss–and–run）和各种巨胞吞也研究得较为详细。这些机制都是不依赖于网格蛋白的，并且更加迅速，但是整个过程中仍被 dynamin、Endophilin A1 和 synaptojanin1 所调节[126]。除了以上在囊泡循环中发现的 PD 相关的风险基因，还有大量研究发现，传统的 PD 致病基因编码的蛋白（如 α–synuclein、VPS35、LRRK2、Parkin 等）也参与到了囊泡循环的过程中。动物实验中，在八目鳗突触末梢急性注射人源野生型的 α–synuclein 后，给神经元一个强烈刺激，会导致内吞速率显著降低，从而导致了 CCV 的积累。而另一项研究发现，二聚体 α–synuclein 的表达会导致包被过程中网格蛋白 clathrin 构建缺失。这些研究表明，不同构象的 α–synuclein 可能在胞吞过程中不同步骤产生不同的影响，单体的 α–synuclein 可能会影响囊泡的脱包被过程，而多聚体的 α–synuclein 可能会影响 CCV 的形成。这些数据都表明 α–synuclein 在介导囊泡再生的胞吞过程中起着重要的作用。正常的 LRRK2 丝氨酸/苏氨酸激酶活性对于适当的 SVE 是至关重要的，化学抑制 LRRK2 会降低内吞作用的速率，并且 SVE 过程中的调控蛋白很多都是 LRRK2 的磷酸化底物。此外，LRRK2 突变小鼠在多巴胺能末梢发现了 CCV 的积累和突触囊泡密度的下降。LRRK2 在功能上也与 VPS35 相关，而 VPS35 自身也与常染色体显性遗传性 PD 相关，是编码逆转录酶体复合物的主要成分，参与蛋白质从溶酶体到跨高尔基体网络的循环。VPS35 中与 PD 相关的突变，导致其自身功能下降，提高了 LRRK2 激酶活性。此外，果蝇同源蛋白 VPS35 的缺失会导致突触囊泡再生的缺失。VPS35 和 retromer 功能障碍也直接与 α–synuclein 的病理作用相关，因为 VPS35 功能的丧失可干扰一系列模型系统中（酵母和转基因小鼠）的降解机制，使细胞对 α–synuclein 的积累敏感。增强的 retromer 功能可能会抑制与 LRRK2 突变或 α–synuclein 过表达相关改变的运输和毒性，这提供了一种潜在的治疗途径[127]。另一个与 SVE 调控相关的 PD 基因编码的 E3 泛素连接酶 Parkin，与 Endophinlin A1、dynamin、synaptojanin1 密切相关，这些蛋白和 VPS35 都能被

Parkin泛素化。除此以外，我们最新的研究中也发现了突触结合蛋白Syt11作为Parkin的底物，能够通过抑制胞吞发挥囊泡循环刹车机制的作用。而抑制Syt11刹车效应可完全逆转PD病理进程[37]。

在最近研究中发现，人源性多巴胺能神经元突触囊泡内吞功能障碍可导致胞质氧化型多巴胺和α-synuclein积累。这些副产物通过影响ATP的产生进一步抑制线粒体功能，并通过线粒体介导胞质DA的代谢增加活性氧的产生。此外，它们还可能导致溶酶体功能障碍，这可能进一步涉及突触蛋白的蛋白水解缺陷和不溶性蛋白聚集物的积累。突触囊泡循环、线粒体和溶酶体功能障碍的共同作用加剧胞质DA和α-synuclein的积累，最终导致细胞凋亡和帕金森病（图4.28）。这也提示了囊泡循环异常可能发生在其他病理变化之前，或者是一种帕金森病早期的病理机制。

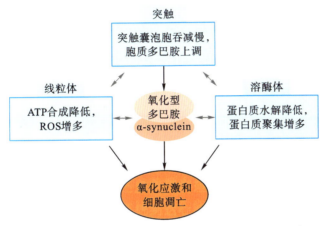

图 4.28　突触前溶酶体、线粒体和囊泡循环异常共同导致PD

4.2.5　脑-肠轴假说

脑-肠轴的发现最早源于外科医生William Beaumont对一位患者治疗期间的观察记录。一位近距离中弹的士兵进行治疗后在肠道仍留下了一个瘘口。借此契机，威廉医生通过直接放入食物，一段时间后取出消化后的食物进行观察，拿到了第一份肠道消化过程的实时记录。除此以外，他还发现了患者的情绪会对消化产生极大影响，指出了大脑和肠道间可能存在联系。在此之后，德国科学家Ivan Pavlov建立了最早的动物体外慢性消化实验模型——狗巴普洛夫囊，为现代脑-肠轴研究奠定了基础。20世纪80年代脑成像技术的出现，更是让人们认识到脑-肠轴的双向调控作用，该领域的研究进入了飞速发展阶段。肠道微生物（包括其代谢物，如短链脂肪酸、寡聚氨基酸、肽聚糖等）通过免疫系统、色氨酸代谢系统、迷走神经和肠神经系统与大脑神经中枢系统相互交联，而这种脑-肠轴系统紊乱能够影响突触形成，改变突触可塑性和导致神经递质释放异常，产生小胶质细胞功能障碍，引起神经炎症等，从而引发多种神经系统疾病。

1817年，James Parkinson就在其专著中提到PD患者有流口水、吞咽困难、便秘等胃肠道功能异常。但是在他之后的将近两个世纪里，几乎没有人研究帕金森病的胃肠道功能障碍。直至20世纪末，人们才重新认识了PD的这些症状。在临床诊断中，大多数PD患者都会患有胃肠道功能的障碍，表现为食欲亢进、吞咽困难、胃排空延迟、恶心、便秘等症状。并且帕金森病患者中消化性溃疡和幽门螺杆菌感染的发生率较高。大量的数据表明，α-synuclein在肠黏膜下开始聚集，并通过迷走神经，以朊病毒样方式向大脑入侵，最终导致中脑SNc区DA胞体的病变。在流行病学长达30年的研究中，观察到接受腹部迷走神经切除手术的患者罹患帕金森病的风险低于正常人群，此外，将过表达人α-synuclein的腺相关病毒直接注射到大鼠迷走神经后，发现α-synuclein通过迷走神经向上运输，并且在大脑中扩散（图4.29）[128]。这些实验为PD的病理起源于肠道，且迷走神经参与PD进展的观点提供了有力证据。总的来说，在遗传性PD易感人群中，饮食习惯带来的物质摄入、农药等化学毒素的接触或微生物感染等外部因素都可能在诱发和传播PD病理过程中发挥重要作用，并且最新的临床研究指出，炎症性肠病患者患帕金森病的风险显著提高。

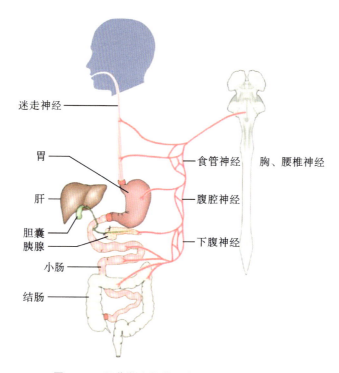

图4.29 肠道微生物菌群在PD发生中的作用

肠道微生物菌群的改变，如幽门螺杆菌、革兰氏阴性菌感染等引发肠道炎症，可诱发α-synuclein聚集。而副交感神经支配下的迷走神经，将食管神经、腹腔神经和下腹神经与髓质相连并且向大脑脑干扩散。

近几十年来微生物学和神经科学的交叉为神经退行性疾病也带来了新的视角，肠道微生物菌群改变对PD的影响也吸引了研究者的注意。在小鼠模型中，将来自PD患者肠道的微生物菌群移植入小鼠体内，诱发了帕金森病样运动功能障碍。有研究发现了革兰氏阴性菌感染可以促进 PINK1 缺陷小鼠的线粒体抗原呈递和线粒体特异的 CD8⁺T 细胞的扩增，进一步确证了 PINK1 是免疫系统的抑制因子，肠道感染诱发 PINK1 缺陷小鼠出现帕金森病样症状。在另一组研究人员的实验中，他们在 α-synuclein 转基因小鼠模型中发现了 PD 样的运动症状和胃肠道功能异常，而且他们发现在无菌环境中饲养的这种转基因小鼠比正常肠道菌群的小鼠更加健康，帕金森病的症状不明显。而有一些研究小组也已经报道了 PD 患者肠道菌群的改变[129]，这些报道指出，PD 患者与正常人相比，具有抗炎作用的细菌类型明显减少，而具有促炎作用类型的细菌明显增多。这种肠道微生物菌群的改变会导致肠道炎症的发生，破坏肠道上皮细胞，α-synuclein 在肠道中出现并通过肠道黏膜下的肠内分泌细胞传输到中枢神经系统，且 PD 患者体内相关因素的变化也引起了肠道菌群的变化。肠道微生物群除了维持肠道内环境稳定和一些重要的宿主生理功能外，还产生了多种 Toll 样受体(Toll-like receptors，TLR)，其在一定条件下可发挥促炎作用。TLR 作为识别受体，能够感知外来微生物，参与到抵御微生物入侵的第一道防线中。TLR 除了在免疫系统中发挥作用，在中枢神经系统中同样发挥着重要作用。在神经系统中，分布的免疫系统感受器加强了神经细胞介导免疫反应的能力，也突出了 TLR 信号传递在维持神经细胞发育和细胞内环境稳态的重要性。而在 PD 患者中，TLR 也积极参与了多巴胺能神经元病变的过程。第一，在多巴胺能神经元系统中能够发现大量 TLR 的表达。第二，SNc 区 α-synuclein 寡聚体能够激活小胶质细胞，释放出大量的 TLR2，该实验数据表明 TLR 是由 α-synuclein 激活的。第三，这些 TLR2 信号通路的激活会继而激活下游的 NF-κB、MAPK 等通路，促进炎症和氧化应激反应，并且在这之后发生神经元的丢失。第四，在 MPTP 诱导的小鼠 PD 模型中，TLR4 信号通路的缺失后，多巴胺能神经元没有发生退行性病变，这个数据突出了 TLR 在 PD 进展中的重要作用，抑制它的信号通路，能够延迟或逆转 PD 进展。

虽然临床上的 PD 患者表现出种种胃肠系统的功能障碍，但是我们对其中的机制还知之甚少，脑-肠轴的研究为我们更好地理解 PD 提供了新的见解，同时也给我们提供了新的治疗策略，如采用精准饮食、运动等调节肠道菌群用于预防神经退行性疾病的发生也是一项值得深入研究的治疗方向。

4.3 帕金森病与线粒体

线粒体是一个有着双层膜包被、棒状或者球状的细胞器，是细胞的"动力工厂"，为细胞提供 ATP。线粒体有高度动态性且结构复杂，参与脂质代谢、氨基酸代谢、丙酮酸氧化、三羧酸循环、钙稳态的维持和自由基控制的凋亡等生理活动。因为这些重要的功能，线粒体几乎掌握着人体中所有细胞的命运，多巴胺能神经元也不例外。目前的研究已经揭示了线粒体在 PD 的神经退行性病变过程中起着必不可缺的作用。(图 4.30)

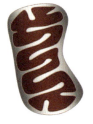

图 4.30 线粒体功能障碍在帕金森病病理学中的代表性通路

线粒体生成障碍、活性氧产生增加、线粒体自噬功能缺陷、转运功能受损、电子传递链功能障碍、线粒体动力学变化、钙失衡等线粒体相关功能障碍之间的相互作用导致了进行性细胞功能障碍的恶性循环，最终引发 PD 等神经退行性疾病。

4.3.1 帕金森病中线粒体的动态变化

细胞通过调节线粒体的动态变化，保持能量平衡，避免氧化应激，对线粒体进行保护及清除功能有缺陷的线粒体。其包括线粒体融合和分裂、线粒体转运及通过线粒体自噬来清除异常线粒体。这 3 个过程对线粒体质量控制起关键作用。许多与 PD 相关的基因在帕金森病中都涉及了线粒体的动态变化，暗示线粒体的动态变化可能参与了 PD 的病理进程。

线粒体融合蛋白（mitofusion，Mfn）和 GTPase OPA1（optic atrophy1）介导了线粒体外膜与内膜的融合，动力相关蛋白 1（dynamin - related protein，Drp1）主导线粒体的分裂；Mfn 和 OPA1 的缺失会导致线粒体形态变小和片段化，Drp1 的缺失会导致大量线粒体连通成网状形态。因此，线粒体的融合和分裂必须保持在一个稳态，才能维持一定数量的正常线粒体。OPAa1 缺失者患有显性遗传性视神经萎缩，Drp1 缺失可导致一种罕见的婴儿线粒体性脑病，包括早期神经系统衰竭导致的死亡。尽管并没有证据表明这些基因和 PD 有关，但是它们都和 PD 相关基因存在相互作用。

线粒体来源的囊泡（mitochondria drived vesicle，MDV）的功能主要是向线粒体外运输核内体或过氧化物酶体等蛋白，是一种选择性结合蛋白质的运输途径。MDV 内的包含物随着线粒体的状态而改变，当线粒体受到应激时，MDV 会包含应激反应诱导的氧化蛋白，表明 MDV 在线粒体质量控制中起重要作用。Parkin 和 PINK1 参与了 MDV 的运输途径。氧化应激后，Parkin 的存在会促进 MDV 的生成，MDV 从线粒体中开始填装特定的蛋白，并且依赖 PINK1 进行后续组装，最终在溶酶体内完成降解。该代谢通路的异常会导致线粒体清除氧化蛋白能力减弱，进而导致 PD 中的线粒体功能异常。研究者们提出了一个假说来解释 PINK1 和 Parkin 在 MDV 产生过程中的机制[130]。ROS 刺激或者蛋白质组装失败会导致线粒体基质中的氧化蛋白的积聚。线粒体膜上心磷脂被氧化产生磷脂酸，磷脂酸调节膜的曲率形成突起。随着氧化蛋白质聚集物在膜上的堆积，使得线粒体蛋白运输通路被堵塞。PINK1 对泛素的磷酸化，以及 PINK1 磷酸化 Parkin 的泛素样结构域使得 Parkin 稳定在线粒体上并激活其泛素化功能。Parkin 介导的线粒体外膜靶标的泛素化是形成囊泡的必要条件，最终形成线粒体来源的囊泡，这种类型的囊泡包裹着线粒体上的一部分错误折叠蛋白转运到溶酶体进行降解。大量的实验数据支撑以上假说，在果蝇中，PINK1 或者 Parkin 突变会导致线粒体形态发生变化。在 PINK1 或 Parkin 突变果蝇中减少线粒体融合或者增加线粒体裂变可恢复一些线粒体形态缺陷。动力相关蛋白 Drp1 是敲除致死的关键蛋白，添加单拷贝的动力相关蛋白 Drp1 可以部分恢复 PINK1 突变体中的能量水平，但是却不能恢复呼吸链复合物 I 的活力[131]。这些基因间的关联将 Parkin、PINK1 的功能与线粒体融合和分裂的调节分子联系了起来。

总之，线粒体融合、分裂、转运等改变与 PD 的许多相关病理有关，但线粒体融合、分裂增加也许只是对损伤的一个应激反应，目前所观察到的改变可能只是结果，其中的原因还需要进一步深入探究。

4.3.2 帕金森病中线粒体 DNA 突变

线粒体在 PD 发生中的作用大多源于线粒体细胞模型实验。人线粒体基因组由多重拷贝的环状双链分子构成，大小约为 16.6kb，包含 2 个 rRNA 和 22 个 tRNA。线粒体基因组编码呼吸链中的 13 个主要蛋白，在线粒体 DNA(mtDNA)中尚未发现与 PD 相关的遗传突变。但是在老年 PD 患者中，可以观察到 mtDNA 的缺失，并引起黑质神经元中呼吸链缺陷。而且在散发性 PD 患者的黑质多巴胺能神经元中也存在 mtDNA 的缺失。也有研究者否定这个观点，认为年龄才是影响 PD 的最大风险因素，随着时间的推移，DNA 突变可能会超过 mtDNA 突变带来的影响。在衰老过程中，最常见的 mtDNA 改变是线粒体基因组中 4977bp 位置的缺失。这种缺失在多巴胺代谢高的脑区尤其明显。同时，在 PD 患者神经元中发现细胞色素 c 氧化酶的组织化学活性降低，可能是由大量的 mtDNA 缺失引起的。学者们认为，mtDNA 的缺失只有超过一定阈值才会导致线粒体缺陷进而增加 PD 的风险。PD 患者中发现了许多 mtDNA 突变、重排或缺失，暗示 mtDNA 突变在线粒体功能缺陷和多巴胺能神经元死亡中发挥作用[132]。PARK2 突变患者的成纤维细胞中也表现出线粒体受损、ATP 水平和膜电位降低。POLG 的外切核酸酶结构域 II 突变 (D257A) 的小鼠中有大量的 mtDNA 缺失，但在 SN 中线粒体或神经元的功能并没有出现明显障碍。这些研究表明，低于一定阈值的 mtDNA 缺失不会直接引起 PD 中的神经元功能障碍。在小鼠多巴胺能神经元中，条件性破坏线粒体转录因子 A 或通过表达线粒体特异性的限制酶来部分去除 mtDNA，这样的小鼠在左旋多巴的刺激下呼吸链缺陷和运动障碍会更加明显。这些缺陷主要和多巴胺能神经元丢失有关。这些研究表明，小鼠多巴胺能神经元中氧化呼吸链的缺陷会导致 PD 的表型，因此 mtDNA 出现缺陷在 PD 发生中具有重要作用。在临床研究中，PD 患者的脑组织中观察到，在 SN 中存在氧化损伤的 mtDNA。早发性 PD 患者路易小体聚集的 SN 中 mtDNA 突变增加[133]，并且遗传学数据还表明，mtDNA 中的点突变（G11778A）可能与家族性 PD 相关[134]。

综上所述，PD 和 mtDNA 的突变密切相关，尽管衰老也可能影响 mtDNA 的突变，但是早发性 PD 患者中 mtDNA 的突变更加进一步指出了 mtDNA 突变在线粒体功能缺陷和多巴胺能神经元死亡中发挥着重要作用。

4.3.3 线粒体未折叠蛋白反应在 PD 中的作用

线粒体蛋白组约有 1500 种蛋白，由线粒体和核基因组共同编码。线粒体中电子传递链（ETC）的主要蛋白均由线粒体编码，而其他的蛋白主要经核基因编码后再被转运到线粒体的特定位置上。许多线粒体基质蛋白（如代谢酶等）以未折叠状态的蛋白前体先后通过线粒体外膜（mitochondria outside membrane，MOM）和内膜（mitochondria inside membrane，MIM）转运到基质中。转运到工作位点后，剪切掉前导肽的蛋白在分子伴侣协助下进行折叠形成完整的蛋白结构。线粒体中有两个主要的加速蛋白折叠的分子伴侣，即 mtHsp70 和 Hsp60 - Hsp10 多聚体，不仅在平时负责蛋白质的正确折叠，也在线粒体未折叠蛋白反应下（mitochondrial unfolded protein response，mtUPR）对错误折叠蛋白的重新构造起关键作用。当前的众多研究将线粒体伴侣蛋白和 PD 的发病机制联系了起来[135]。

PD 与线粒体未折叠蛋白的联系起源于 PD 患者黑质区的线粒体应激蛋白 Mortalin（HSPA9）水平降低。Mortalin 属于 Hsp70 蛋白家族，是一个保守的线粒体蛋白伴侣，主要定位于线粒体，与线粒体内膜复合物转运酶相互作用[136]，同时也作用于 Hsp60，帮助内膜介导的转运蛋白进行再折叠。除了在蛋白转运中发挥作用以外，Mortalin 还在氧化应激中起作用。在多巴胺原代细胞中，Jin 等验证了 Mortalin 和 DJ - 1 有直接作用，经鱼藤酮处理后，Mortalin 的蛋白表达显著升高。Mortalin 还和 α - synuclein 有直接作用，过表达野生型 α - synuclein 会使得 Mortalin 表达降低。尽管 Mortalin 在神经元中的作用尚不明确，但是此蛋白的表达或者功能的改变似乎都会造成线粒体对于外源性刺激更加敏感。

另一个与 PD 相关联的线粒体伴侣蛋白是 TND -受体相关蛋白 1（Trap1），其属于 Hsp90 蛋白家族。该伴侣蛋白是 PINK1 首次验证的在体靶点，另外 Trap1 的磷酸化作用能使 PINK1 保护细胞免受 ROS 诱导的细胞死亡。果蝇 Trap1 突变体中线粒体的功能障碍引发的运动能力降低，类似于衰老相关的运动能力降低。在线粒体功能相关的通路上，PINK1 会使得 Parkin 磷酸化水平增加，但是过表达 Trap1 可以使得 PINK1 敲低的果蝇恢复运动表型，但不能恢复 Parkin 突变引起的表型，表明 Trap1 和 Parkin 可能以独立的方式在线粒体功能失调的情况下对细胞进行保护[137]。在大鼠的皮质原代细胞和人多巴胺细胞中过表达 Trap1 可恢复 PINK1 突变表型并降低 α-synuclein 诱发的毒性[138]。

第三个与 PD 有关联的线粒体伴侣蛋白是 Hsp60。它在线粒体 mtUPR 时与 PINK1 和 Parkin 相互作用。在多巴胺能神经元培养时，PINK1 的缺失使得 Hsp60 蛋白表达水平下调约 40%。

总之，因为 PD 和线粒体功能失调有一定相关性，同时伴随着 ROS 的上升，这使得在 PD 模型中能观察到 mtUPR 的激活。mtUPR 中的几个组分在 PD 模型中可以观察到功能失调或者表达降低，同时在 PD 患者中也观察到一致结果。哺乳动物细胞培养中发现线粒体 Hsp60、Mortalin 和 Trap1 能控制线粒体通透性转换孔开放[139]。所以，这 3 个蛋白的缺失主要通过线粒体通透性转换孔的开放和细胞色素 c 的释放使得细胞对凋亡更敏感。

4.3.4　帕金森病患者中线粒体呼吸链的变化

ATP 主要在线粒体基质中通过 4 个呼吸链复合物和线粒体内膜上的 ATP 合酶生成。线粒体呼吸链功能障碍是帕金森病的关键特征之一。将线粒体功能障碍纳入 PD 的发病原因，始于有人在意外注射 MPTP 后出现了 PD 症状。后续研究发现 MPTP 可以通过血-脑屏障，在胶质细胞中的单胺氧化酶 B 作用下转化为 MPP^+，MPP^+ 通过多巴胺转运体（DAT）选择性地进入多巴胺能神经元，抑制呼吸链复合物Ⅰ、复合物Ⅲ和复合物Ⅳ的功能。在对 PD 患者尸检提取的 SN 匀浆中检测到复合物Ⅰ、复合物Ⅱ和复合物Ⅳ活性降低，从而也证实了 PD 与线粒体损伤具有相关性[140]。由于线粒体损伤对呼吸链产生影响，导致生物能量产生降低、氧化应激和钙稳态受损等现象。MPTP 是制作 PD 动物模型的经典药物，尽管在 MPTP 模型中还是不能检测到路易小体，但是能够很好地重现 PD 的运动症状。百草枯和鱼藤酮是制作 PD 模型的另外两种药物。百草枯被机体吸收并透过血-脑屏障，可使线粒体膜电位发生改变并破坏线粒体内膜，同时使细胞内 ROS、iNOS 水平增加，并且同时可激活小鼠黑质部多巴胺能神经元中蛋白水解酶 caspase 3，促进多巴胺能神经元的凋亡。鱼藤酮作为线粒体复合物Ⅰ的抑制剂，能在果蝇、人和啮齿类动物中引起多巴胺能神经元变性，使用鱼藤酮全身给药，可以构建小鼠和大鼠的 PD 模型。使用这两种药物造模时，能够引起 α-synuclein 聚集和路易小体样包涵体，但是黑质多巴胺能神经元丢失的个体差异性大。通过动物实验，发现这些毒素类起始了线粒体电子传递链缺陷，导致线粒体的活性降低、线粒体通透性增加、活性氧的生成和一氧化氮合成酶的活性升高，最终引起 PD 样病变。在临床研究或尸检报告中，发现 PD 患者的黑质、骨骼肌和血小板中存在线粒体复合物Ⅰ受损的现象[140]。另外，PD 患者前额叶皮质中线粒体复合物Ⅰ的催化亚基由于氧化应激而受损，这与复合物Ⅰ的功能障碍和组装失败有关。

原发性或毒性诱导的呼吸链功能障碍与 ROS 的产生密切相关。当电子过早地脱离电子传递链时，就会产生 ROS。复合物Ⅰ功能缺陷导致 ROS 大量生成，在多巴胺能神经元丢失中起关键作用。由凋亡诱导因子引起复合物Ⅰ的结构变化并不会直接造成多巴胺能神经元的丢失，而是使多巴胺能神经元对神经毒素更加敏感。ROS和活性氮（RNS）对正常的细胞生理非常重要，它们的细胞内水平受到超氧化物歧化酶（SOD）和谷胱甘肽（GSH）等抗氧化剂的调节。毒素引起复合物Ⅰ缺陷对多巴胺能神经元丢失起关键作用，并且很可能是与其他缺陷共同作用的结果，如细胞能量不足等。PD患者的大脑尸检报告中发现有多处蛋白、脂质和DNA的氧化损伤，这也为ROS的作用提供有力证据。根据这个发现，由于DJ-1是一种线粒体过氧化物酶，可以清除线粒体中的ROS，那么缺乏DJ-1的神经元可能是原发性线粒体氧化应激的模型。而且转基因小鼠中过表达DJ-1可以使MPTP诱导的线粒体ROS产生降低和多巴胺能神经元死亡减少。

在与遗传性PD明确相关的蛋白中，除了DJ-1，还有其他基因编码的蛋白也在调节电子呼吸链过程中发挥着重要作用。PD与线粒体呼吸链有直接联系的证据之一是PINK1功能异常。PINK1敲除小鼠中，250号丝氨酸位点的NdufA10亚基磷酸化功能缺失，导致呼吸链复合物Ⅰ的功能异常，而在小鼠胚胎细胞和果蝇中过表达磷酸化的NdufA10能够独立作用于呼吸链复合物Ⅰ，恢复呼吸链的功能，并且呼吸链功能障碍也最常见于*PINK1*基因突变的遗传性PD患者中。*PARK2*和*PINK1*是导致青少年帕金森病的两个重要基因，其编码的蛋白在同一条通路上，以PINK1为上游、Parkin为下游的方式调节不同的电子传递链复合物活性进而对线粒体自噬与凋亡起着关键作用。近期研究表明，在正常状态下，线粒体的外膜（MOM）及内膜（MIM）均有少量的PINK1激酶存在而作用于呼吸链复合物。果蝇中PINK1调节呼吸链复合物Ⅰ的活性是通过激活包含mTORC2的激酶途径。同样，PINK1的缺失会使得复合物Ⅰ活性降低。2013年的一项研究表明，PINK1还能调节呼吸链中5个复合物的蛋白转化率。另一个PD致病基因*Parkin*和PINK1一起调节不同的电子传递链复合物的活性，Parkin定位于细胞质中，招募功能失调的线粒体。Parkin突变果蝇中有ATP水平降低现象。然而，与PINK1突变不同的是，Parkin突变体中没有复合物Ⅰ缺陷[141]。所以，相较于PINK1，Parkin突变的果蝇可能存在其他呼吸链复合物缺陷。

4.3.5 PD中线粒体和内质网的相互作用

细胞内的线粒体与其他亚细胞器存在相互作用，从而快速完成代谢和信号转导，而最高效的相互作用就是通过细胞器膜直接接触的方式。5%～20%的线粒体与内质网表面紧密相对，内质网（endoplasmic reticulum，ER）中这种关联的区域被称为线粒体相关膜（mitochondria - associated endoplasmic reticulum membrane，MAM）。ER中的Mfn2参与线粒体融合，并与Mfn1在线粒体表面相互作用，使得两个细胞器更加靠近[142]。ER和线粒体之间的这种紧密连接及在该区域中有多种选择性酶和蛋白质的存在，使得它成为细胞中多种重要反应过程（代谢、脂质转移、钙的信号转导和细胞死亡）的枢纽点。电压依赖性阴离子通道、IP3受体[143]或MF-2

在内质网-线粒体系统中富集且共同调节 MAM。

线粒体的动态变化对突触活动有直接影响，而突触中的 MAM 在线粒体动态变化的许多方面起着关键作用。任何引起内质网-线粒体关联的改变都有可能损害神经元，尤其是 SNc 脑区多巴胺能神经元。α-synuclein 在 PD 发生中非常关键，从细胞系和哺乳动物的脑组织样本中发现，α-synuclein 突变会使线粒体与 MAM 相关性降低，这导致线粒体与 ER 之间协同工作效率降低。Drp1 或 Mfn2 是富集在 MAM 中参与神经变性的蛋白质，它们增加了内质网和线粒体的接触，在神经退行性疾病的发生中起关键作用。*Parkin* 和 *PINK1* 能够介导线粒体自噬和囊泡运输功能，这与膜融合密不可分。线粒体去极化后，*PINK1* 和 *Parkin* 会被招募到 MAM 中，并且 *PINK1* 迁移到 MAM 是招募自噬到该区域的必要条件。此外，在神经元兴奋性中毒的情况下，*Parkin* 也会转移到 MAM[144]。因此，这两个基因在内质网-线粒体联系上也起着重要的作用。

除了以上介绍的有大量研究数据支持的线粒体异常与 PD 之间的关系，近来还有许多前沿研究报道了线粒体在 PD 发病机制中的新作用，如细胞免疫、星形胶质细胞相关炎症、非编码小核糖核酸、去乙酰化酶介导的线粒体应激反应等。PINK1 和 Parkin 是线粒体介导的分泌囊泡出芽所必需的，而这些囊泡行使着抗原呈递的功能。一旦发生免疫反应，若缺乏 Parkin 会导致抗原呈递过度激活，引发细胞免疫毒性，最终导致神经元死亡。在炎症相关的多种胶质细胞类型中，除了小胶质细胞与 α-synuclein 密切相关，星形胶质细胞能够从细胞外吞噬 α-synuclein，并通过溶酶体途径降解蛋白质[145]。然而，在较大的 α-synuclein 浓度下，星形胶质细胞的消化能力达到极限，细胞内沉积物形成并干扰线粒体功能。同时负担过重的星形胶质细胞通过隧道纳米管（tunneling nanotube，TNT）与附近的健康星形胶质细胞连接。通过 TNT，应激细胞可以释放寡聚 α-synuclein，以达到恢复部分线粒体功能的目的[77]。并且从 Parkin 敲除小鼠培养的星形胶质细胞中发现，形态学改变的线粒体数量增加，线粒体蛋白 PINK1、Drp1 和 SOD2 在氧化应激时上调。此外，在来源于 PINK1 敲除小鼠的星形胶质细胞中，发现增殖缺陷、线粒体质量下降、膜电位异常和 ATP 产生的减少及细胞活性氧的增加。这些都表示星形胶质细胞中线粒体代谢受损将会限制其神经元的支持功能。这些进展为 PD 研究提供了新的思路和方向。

4.4 帕金森病动物模型

近 40 年来，PD 病理模型被广泛应用于疾病的发病机制和病理生理学的研究。这些模型既包括经典的药物模型，如 MPTP、6-OHDA、百草枯、鱼藤酮等通过损伤线粒体导致 DA 细胞毒性的 PD 模型等，也包括随着过去十余年 PD 的"遗传时代"的快速发展出现的各种哺乳动物和非哺乳动物的 PD 转基因模型。然而，不论是毒性模型还是转基因动物模型，都有自己的特点和局限性，在研究过程中要对使用的模型进行仔细考虑。比如需要重现黑质-纹状体的病变,则应用经典的毒性模型;而如果研究 PD 发病的分子机制,那么转基因模型是更好的选择。

4.4.1 帕金森病细胞模型

由于 PD 病理机制的复杂多样性,当前的 PD 模型仅能重现疾病的部分特征,研究模型的选择将取决于研究人员想要研究疾病的方面和想开发的治疗方式。如果想要开发药物,前期使用细胞模型是一个很好的选择。与动物模型相比,细胞模型周期更短、成本更低、遗传或药理学操作及成像更方便。这些都使得细胞模型能在更短的时间内进行更大规模的测试,并且单独研究特定的细胞类型(如多巴胺能神经元),有利于研究 PD 的发病机制。但是,越来越多的研究指出,PD 的发病机制和病理生理学的许多过程都需要不同的细胞类型相互作用,所以,所有在细胞模型上的发现仍需要在动物模型中进行进一步的验证。如今的细胞模型主要基于 PD 的两种病理特征:黑质致密部(SNc)中多巴胺能神经元的丧失和含有 α-synuclein 的蛋白质聚集体。

(1)黑质多巴胺能神经元病变模型:PD 患者的 SNc 处多巴胺能神经元的丧失是 PD 患者震颤、肌肉僵直和运动不协调等症状的病理基础,这些症状能通过多巴胺替代疗法予以改善。因此,多巴胺能细胞或者儿茶酚胺能细胞可以用于建模模拟 PD 的病理特征。神经母细胞瘤细胞系 SH-SY5Y 和嗜铬细胞瘤细胞系 PC12 也在细胞实验中广泛使用[146]。它们能产生和释放儿茶酚胺,并且可通过特殊的分化步骤形成有成熟神经元特性的细胞。它们的优点在于比原代神经元更容易维持,但分化更困难,较适用于药物干预的研究。

隆德人中脑(Lund human mesencephalic,LUHMES)细胞是最常用的永生化细胞系,分化的 LUHMES 细胞有着与多巴胺能神经元类似的神经元标记、神经元的成熟过程及电生理特性。类似的细胞系还有小鼠永生化神经前体细胞系 MN9D 和大鼠永生化神经前体细胞系 CSM14.1[147]。使用小鼠、大鼠的胚胎或刚出生乳鼠的中脑制备的原代神经元也常见于 PD 病理的研究。

(2)非多巴胺能神经元构建 PD 模型:多巴胺能神经元的死亡是 PD 的主要特征,而在 PD 中,除了 SNc 多巴胺能神经元的退化,SNc 其他类型神经元及其他脑区神经元也在 PD 过程中有退化,包括蓝斑的神经元[148];而腹侧被盖区的多巴胺能神经元在 PD 中反而不会退化太多。Liss 和 Roeper 认为,SNc 和腹侧被盖区的多巴胺能神经元在 ATP 敏感性钾通道的表达上存在差异,他们发现缺乏这些通道的小鼠对神经毒素 MPTP 的敏感性较低。同样,Surmeier 及其同事发现,特异性钙通道(CaV1.3)对 SNc 神经元特别重要,阻断该通道对鱼藤酮和 MPTP 的 PD 小鼠模型具有保护作用。若这些电生理特征的改变与 PD 患者的 SNc 神经元的退化相关,那么细胞上的 ATP 敏感性的钾离子通道或者 CaV1.3 钙离子通道可能与多巴胺能神经元丢失一样重要[149]。此外,PD 除了多巴胺能神经元退化等突出特征,还有相应的非运动特征,包括痴呆、抑郁和自主神经衰弱等,PD 的运动症状可以通过多巴胺替代疗法或者特定情况下的深部脑刺激进行有效治疗，而相应的非运动特征的治疗，还需要继续深入研究。

(3)路易小体模型：路易小体的存在是PD患者的另一项重要病理特征，路易小体是一类细胞质内含物，主要由错误折叠和聚集的α-synuclein组成。路易小体不仅存在于黑质中，而且存在于大脑的许多区域。细胞可以通过泛素-蛋白酶系统或者自噬来降解可折叠蛋白。当这些系统出现问题时，错误折叠的蛋白可以被运输到微管组织中心，形成聚集体。Kopito认为微管中心聚集体的形成早于自噬，并且当自噬体降解无法跟上聚集体的产生和运输时，就会形成聚集体，而路易小体很可能就是这样形成的。最近的证据表明，纤维状α-synuclein比原纤维前体更具毒性，另外，α-synuclein聚集体和路易小体在大多数大脑区域中不会导致细胞死亡，但它们很有可能引起突触功能障碍。路易小体并不是在所有细胞模型中都能够被诱导出，PD是一种神经退行性疾病，细胞中诱导α-synuclein需要一定的时间，在HEK293细胞中，可使用CMV启动子构建的质粒进行转染，而较弱的启动子无法诱导路易小体的产生。在原代细胞中，通常使用强启动子构建的α-synuclein的高浓度病毒使得聚集体达到较高的浓度，常采用A53T突变体增加聚集倾向。另外，还可以使用MG132抑制蛋白酶体来促进路易小体聚集，但此种方法不适合研究细胞自身对α-synuclein的降解，以及α-synuclein对蛋白酶体的影响。还有一种策略是通过铁离子或者线粒体损伤诱导氧化应激来增加α-synulcein的错误折叠[150]。Synphilin-1是一种与α-synuclein相互作用的蛋白，Synphilin-1的共表达也可以诱导聚集体的形成[151]。由于PD患者中α-synuclein聚集体和路易小体的广泛存在，因此，在培养细胞中产生α-synuclein和路易小体可代表研究PD发病机制和开发新治疗策略的合理模型。

4.4.2 非哺乳类转基因模型

非哺乳类动物模型相较于啮齿类动物和非人灵长类动物模型有着更易操作、成本更低的特点，同时有着允许高通量实验操作的可能性，并且在非哺乳类模型中尽管不能完全囊括PD的表型和病理特征，但是为多巴胺能神经元丢失和路易小体出现的特征复制使得非哺乳动物模型在PD的药物研发及研究PD风险基因与多巴胺能神经元功能的联系提供了便利。

(1)果蝇(drosophila)：在过去的十余年中，果蝇已成为适用于研究PD相关神经退行性机制的PD模型。在果蝇中多巴胺能神经元成簇存在，并且DA合成的代谢途径在果蝇和人之间是保守的。第一个类似PD的果蝇模型是通过在果蝇神经元中过表达人的α-synuclein野生型或突变体(A53T或A50P)构建的。该转基因果蝇的寿命较野生型更短，多巴胺能神经元部分丧失并出现α-synuclein纤维状内含物，在行为方面逐渐丧失攀爬能力，这些症状可以通过L-DOPA和DA激动剂进行缓解。

遗传性PD中的大多数相关基因除了α-synuclein外，在果蝇中至少有一个同源物。选择性诱导果蝇多巴胺能神经元中的 PINK1、Parkin、DJ-1 或 LRKK2 同源物的功能丧失或失活突变，会导致果蝇的多巴胺能神经元丢失和运动缺陷。但总的来说，果蝇中家族性 PD 相关联的同源基因的丧失导致较弱的表型改变，并且没有路易小体形成，这大概和果蝇中缺乏 α-synuclein 同源物有关[152]。Parkin 突变的果蝇表现出寿命缩短，线粒体缺陷，飞行肌肉退化导致严重的飞行和攀爬障碍，以及蛋白酶体 26S 活性降低等。PINK1 果蝇突变体与 Parkin 果蝇突变体表型特征相同，包括多巴胺能神经元退化和运动缺陷。果蝇中 PINK1 过表达同样也显现出多巴胺能神经元丢失和攀爬能力的降低。

与哺乳动物不同，果蝇中有两种 DJ-1 同源物：①DJ-1α，仅在雄性种系中存在；②DJ-1β，更接近哺乳动物中的 DJ-1，在果蝇中普遍表达。DJ-1β KO 的果蝇对百草枯、鱼藤酮等毒素的敏感性增强。DJ-1β 的无效突变能导致果蝇脑中 ROS 积累。运用果蝇模型还可研究 LRKK2、PINK1、Parkin 和 DJ-1 的相互作用，发现过表达 LRKK2 能拯救果蝇中 PINK1 和 Parkin 突变的病理表型，可能是通过磷酸化 eIF4E 结合蛋白起作用的[153]。

(2) 秀丽隐杆线虫(C. elegans)：可用于遗传研究的极佳模型，因为它是一种多细胞生物，遗传背景简单，且秀丽隐杆线虫是具有神经系统的最简单的生物之一，能相对容易地通过 RNA 干扰破坏特定的基因功能。成虫的所有细胞中有三分之一是神经元，其中恰好有 8 个是多巴胺能神经元，TH 的无效突变可以使得秀丽隐杆线虫运动能力降低，表明多巴胺在秀丽隐杆线虫中的功能也包括运动控制。由于秀丽隐杆线虫是透明的，所以当使用 DAT 启动子的荧光蛋白标记多巴胺能神经元时，可以在活体动物中很容易地观察到多巴胺能神经元，从而实时观察神经元的神经退行性病变。在秀丽隐杆线虫中已经鉴定出了人类 PD 相关蛋白的同源物，包括 Parkin、LRKK2、PINK1 和 DJ-1，与果蝇相同，也没有 α-synuclein 的同源物。秀丽隐杆线虫中人源 α-synuclein 或其突变体(A53T、A30P)过表达均会导致多巴胺能神经元的丢失，且胞体区和树突中有 α-synuclein 与磷酸化 α-synuclein 的积累，并且这种表现可以通过多巴胺治疗进行缓解[154]。在秀丽隐杆线虫中敲除 Parkin，会使秀丽隐杆线虫对线粒体抑制剂的易感性增加，同样，带有 Parkin 突变的秀丽隐杆线虫会导致蛋白质以片段形式出现并聚集，表明 Parkin 突变后对内质网应激更加敏感。在 Parkin 突变体秀丽隐杆线虫中表达 α-synuclein 会增加秀丽隐杆线虫的发育缺陷和致死率。

DJ-1 KO 或者 PINK1 KO 的秀丽隐杆线虫对 PD 诱导性毒素的易感性增加，这种表型可用过表达 LRKK2 来缓解[155]。LRKK2 G2019S 突变体在秀丽隐杆线虫中的过表达会增加多巴胺能神经元的退化，降低 DA 的水平，并且增加对鱼藤酮的易感性，而野生型 LRKK2 过表达会增加对毒素的抗性。

(3) 斑马鱼(zebrafish)：一种流行的观赏鱼，长 3~4cm，其胚胎在体外发育且是透明的，因此可以直接使用荧光染料或者病毒来观察由遗传学或药理学操作诱导的形态学或表型变化。鱼类的幼虫可在 96 孔板繁殖，用于高通量筛选治疗药物。

最重要的是，斑马鱼的脑与哺乳动物中枢神经系统有相似之处。例如，端脑的某些区域与哺乳动物中参与运动调节的基底神经节同源；而位于斑马鱼的腹侧间脑中的 TH 阳性神经元与哺乳动物中脑 SNc 和腹侧被盖区的神经元同源，并且向前脑投射。斑马鱼的多巴胺能神经元（总共 14 个）对诱导 PD 的毒素敏感。与果蝇和秀丽隐杆线虫相似，斑马鱼的基因组数据简单易获得，在斑马鱼中检测到 PD 相关的蛋白质同源物，包括 Parkin、DJ-1、PINK1 和 LRRK2。尽管斑马鱼中存在 3 种突触核蛋白基因，但都不是人 α-synuclein 的同源物。

在斑马鱼中，过表达 Parkin 可以保护其免受细胞应激的影响。Parkin KO 会导致多巴胺能神经元的中度丢失（约 20%），线粒体复合物 I 活性降低，毒素易感性增加。与小鼠一样，斑马鱼中多巴胺能神经元 DJ-1 KO 使斑马鱼对毒素的易感性增加。同样，斑马鱼中多巴胺能神经元 PINK1 KD 不会诱导多巴胺能神经元的丢失，而是影响多巴胺下游的投射进而诱导了运动缺陷。具有引起激酶结构域丧失的 PINK1 点突变的斑马鱼在幼虫期就表现出多巴胺能神经元的丢失和线粒体功能的降低。LRKK2 KO 会导致胚胎致死，且 WD40 结构域的缺失会诱导斑马鱼中多巴胺能神经元的丢失和运动缺陷[156]。

4.4.3 线粒体损伤构造帕金森病动物模型

神经毒素模型代表经典的 PD 实验模型，这类模型利用相应的药理试剂对啮齿类动物或灵长类动物选择性地诱导黑质-纹状体多巴胺能神经元的退化来重现人类帕金森病的病理和行为变化。这些毒素可以采用全身或局部给药模式，下文中，我们将重点介绍目前常用的毒性模型。

(1) MPTP 全身给药模型：最经典的 PD 模型。MPTP 对多巴胺能神经元具有选择性毒性，MPTP 可穿过血-脑屏障，被单胺氧化酶 B 转化为活性代谢物 1-甲基-4-苯基吡啶离子（MPP^+），MPP^+ 可以被多巴胺转运体（dopamine transporter, DAT）转运到黑质致密部（SNc）的多巴胺能神经元中，进而阻断多巴胺能神经元中线粒体复合物 I 的活性（图 4.31）。啮齿类动物中，通常使用小鼠进行 MPTP 造模，因大鼠对 MPTP 有着高度耐药性，具体原因尚不清楚，若使用大鼠造模，可对大鼠 SNpc 处直接注射 MPP^+。小鼠的 MPTP 造模，可以使用短时间内多次注射构建急性模型（每天 4 次，间隔 2 小时）。使用灵长类动物造模时，需要反复多次通过双侧颈动脉注射 MPTP，可引起左旋多巴（L-3,4-dihydroxyphenylalanine, L-DOPA）反应性帕金森病，也就是典型的帕金森病症状。但是 MPTP 模型中，SNc 处的多巴胺能神经元的退化并未伴随着路易小体的形成，因此，此模型缺乏 PD 的重要神经病理学标志。后续的各种研究通过改变 MPTP 的处理方法，如 Fornai 等报道通过渗透性微型泵给予小鼠 30 天 30mg/(kg·d) 的 MPTP 处理，小鼠的黑质中会形成对泛素和 α-synuclein 有免疫反应的内含物[35]。而 Shimoji 等对小鼠分别进行 MPTP 腹腔急性给药（1 天）、半慢性给药和慢性给药后，小鼠神经元中未出现路易小体样内含物[157]。

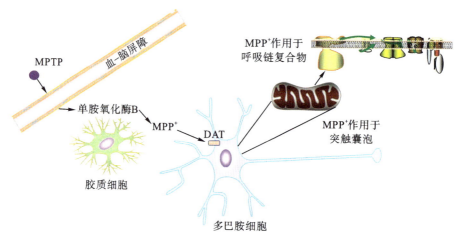

图 4.31　MPTP 毒理模型图

(2) 6-Hydroxydopamine(6-OHDA)：神经毒素 6-OHDA 是多巴胺的羟基化类似物，并且对多巴胺转运体具有高度亲和性。6-OHDA 一旦进入神经元后被氧化，可产生具有细胞毒性的化合物过氧化氢和对苯醌；此外，6-OHDA 还能在线粒体中积累，抑制线粒体复合物 I 的活性（图 4.32）。6-OHDA 不能穿过血-脑屏障，所以只能采用大脑局部注射的方法。在将 6-OHDA 注射到 SNc 中或者前脑内侧束（MFB）中会特异性地损坏多巴胺能神经元及相应的神经末梢，损坏程度依赖于 6-OHDA 的作用位置和剂量大小。SNc 神经元在注射 6-OHDA 后的第一个 12 小

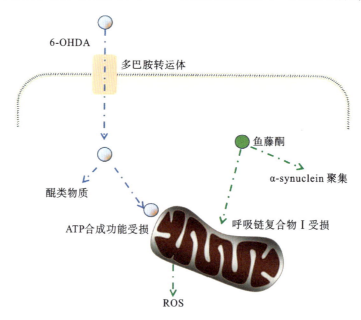

图 4.32　6-OHDA 和鱼藤酮毒理模型原理图

6-OHDA 对多巴胺转运体具有高度亲和性，进入神经元后被氧化产生过氧化氢和对苯醌，并且在线粒体中积累；鱼藤酮可穿过血-脑屏障，在神经元内抑制线粒体呼吸链复合物I的活性，并引起 α-synuclein 的聚集。两种毒素都会造成严重的氧化应激和神经毒性。

时内开始死亡,而纹状体中的多巴胺能神经末梢的显著损伤在 2~3 天内形成。通常采用单侧注射构建单侧损伤模型。在 20 世纪 90 年代中期,提出了纹状体中注射 6-OHDA 的方案,这可以引起纹状体末端的迅速损伤和 SNc 神经元渐进的延迟性损伤,在 4~6 周后使整个 SNc 区域的 50%~70% 的细胞损伤[158]。因此,该方法提供了黑质-纹状体损伤的渐进模型,更类似于人 PD 的神经退行性病变过程[159]。使用 6-OHDA 诱导的模型具有高度可重复性,由 6-OHDA 引起的单侧模型可以通过转圈行为学实验进行检测,该模型可以响应能直接激活纹状体 DA 受体的药物(如阿扑吗啡),或刺激纹状体中多巴胺末梢释放多巴胺的药物(如甲基安非他明)。在阿扑吗啡刺激下,动物将向损伤侧旋转,而在甲基安非他明的刺激下,动物模型将向非损伤侧旋转。在大鼠的 6-OHDA 模型中能观察到多巴胺耗竭、黑质多巴胺能神经元丢失和相应的行为学变化。但是,6-OHDA 造模同样不产生路易小体。

(3)鱼藤酮(rotenone):杀虫剂的主要成分,有高度亲脂性,且可以穿过血-脑屏障,鱼藤酮抑制呼吸链复合物 I 后会导致许多毒性影响,包括 ROS 的产生造成氧化应激、ATP 水平降低、坏死性细胞死亡或者凋亡(图 4.32)。啮齿类动物静脉注射鱼藤酮在损坏黑质-纹状体的多巴胺能神经元的同时伴随 α-synuclein 的聚集、路易小体形成、氧化应激和肠胃性问题[160]。然而,鱼藤酮在溶液中高度不稳定,所以鱼藤酮的帕金森病致病性仍存在争议。

(4)百草枯(paraquat):一种广泛使用的除草剂,在结构上类似 MPP^+。通过氧化还原生成 ROS,形成氧化应激效应对细胞产生毒害作用。百草枯还可诱导 α-synuclein 蛋白水平增加,致使 SNc 中多巴胺能神经元形成类路易小体的物质。流行病学的报告显示,除草剂的使用会增加罹患 PD 的风险,但是现在只有少量的证据表明 PD 和百草枯的毒性直接相关。

(5)脂多糖(lipopolysaccharide,LPS):炎症也被认为是 PD 发病机制中的重要参与者,目前在实验模型中使用的所有神经毒素都会诱发黑质-纹状体的神经炎症反应。因此,研究者们构建出 PD 炎症模型,将可引起组织炎症反应的细菌内毒素脂多糖直接注入大鼠的黑质,LPS 的注射会导致小胶质细胞的激活和多巴胺能神经元的退行性变化。Hunter 等人报道 LPS 注射到大鼠纹状体中可诱导黑质-纹状体通路神经退行性病变,在注射后第四周 SNc 中有 41% 的神经元的损失,纹状体处多巴胺分泌水平减少 42%,而存活的 SNc 神经元中有 α-synuclein 和泛素的积累[161]。

上述的大多数毒素 PD 模型都是利用毒素破坏黑质-纹状体多巴胺能系统,导致纹状体分泌的多巴胺水平降低。这些模型构建周期短,可产生相应的 PD 表型,可用于研究针对纹状体多巴胺替代物或 PD 相关症状的治疗方法。但是,这些急性模型很少能重复正常帕金森病的病理过程,如帕金森病的病程进展缓慢,伴随大范围的神经元退化等。这些不足在不同程度上限制了这些模型的应用。

4.4.4 帕金森病转基因动物模型

虽然 PD 的毒素模型提供了关于 PD 病理学的大量信息,但是毒素模型缺乏年龄依赖性、缓慢进展性病变及路易小体的存在等相关的PD病理特征，所以，毒素模型并非广泛地适用于所有研究。随着全基因组关联研究的发展，许多与PD相关的基因突变和风险性等位基因的单核苷酸多态性被鉴定，这些都促使了新的动物模型的发展。

(1) α-synuclein：α-synuclein突变会导致常染色体显性遗传性PD，SNCA是第一个与家族性PD相关的基因，常见的α-synuclein转基因动物模型多采用过表达野生型或突变型α-synuclein进行构建。模型出现症状的程度和发病的时间多取决于启动子的选择与转基因表达水平的变化。α-synuclein聚集造成线粒体损伤，线粒体功能障碍进一步加剧α-synuclein聚集，从而形成正反馈，高水平的氧化多巴胺会损害葡萄糖脑苷脂酶的酶活性，最终渐进性地导致帕金森病。从α-synuclein单体到富含β折叠的α-synuclein寡聚体的转变导致其在线粒体上积累，影响细胞器形态和氧化磷酸化水平。α-synuclein与ATP合酶复合物的成分相互作用并氧化这些成分，从而影响呼吸链的活性[162]。α-synuclein的模型大多数未表现出多巴胺能神经元丢失这一病理特征，所以通常会结合神经毒素一起来研究α-synuclein对多巴胺能神经元的影响。此模型中还观察到一些PD早期阶段的非运动功能障碍，如胃肠道功能改变、嗅觉缺陷和睡眠周期紊乱。

小鼠模型的构建大多数是通过过表达人源α-synuclein及人源α-synuclein的A53T、A30P突变体。也有少数通过过表达修饰后的α-synuclein（如C端截短的α-synuclein）来增加其毒性，鼠源的α-synuclein过表达模型也存在。启动子的选择也有很多种，最常用的有人血小板衍生生长因子亚基B（human platelet-derived growth factor subunit B，PDGFB）、小鼠胸腺细胞抗原1（mouse thymus cell antigen 1，Thy1）、大鼠的酪氨酸羟化酶（tyrosine hydroxylase，TH）启动子，可用于将α-synuclein特异性表达在儿茶酚胺类神经元中。在使用Thy1启动子促使皮质、皮质下神经元及SNc中野生型α-synuclein的表达时，可导致嗅球、SNc和蓝斑中出现α-synuclein包含体、纹状体中的DA含量呈时间依赖性降低，TH表达降低，小鼠运动缓慢的表型[163]。

BAC转基因大鼠模型表达PD相关的人源α-synuclein E46K突变水平是内源性α-synuclein的2~3倍时，会在黑质多巴胺能神经元处形成α-synuclein的聚集体，但是不导致多巴胺能神经元的丢失，大鼠12个月时也没有明显的运动缺陷，但对鱼藤酮的毒性敏感性更高。过表达野生型人源α-synuclein的BAC转基因大鼠在12月龄时纹状体多巴胺减少同时出现运动功能障碍，18月龄时出现大量的黑质神经元丢失和严重的运动功能障碍。这些大鼠中还出现α-synuclein聚集体存在，运动症状之前有显著的非运动症状，包括气味辨别力受损、对新物体探索欲望降低。随后在BAC转基因大鼠中过表达野生型人α-synuclein，发现了α-synuclein的积累，大鼠表现出焦虑情绪、探索和进食欲望均降低等表型[164]。相较于病毒过表达大鼠，转基因大鼠多巴胺能神经元的丢失通常没那么严重，且个体表型差异更小。

2015 年的研究中构建了恒河猴转基因 PD 模型(A53T α-synuclein)，表现出年龄依赖性的认知缺陷和焦虑表型等非运动症状，未检测到睡眠障碍，同时也未检测到运动障碍。虽然病毒注射的方式可以通过调整注射的病毒的量和滴度从而获得所需要的病毒表达水平，但是病毒注射的方式也并不能如实地复制所有 PD 的病理学特征。首例非人灵长类 PD 模型通过在狨猴的 SN 区注射 rAAV2/2 或 rAAV2/5 载体携带的野生型或突变体 α-synuclein 进行构建，该模型复刻了 PD 的多巴胺能神经元退行性病变，但是整个病程进展缓慢且多巴胺能神经元损失中等，存在模型个体之间差异性较大的问题。

近期的研究已经成功构建出了啮齿类动物 α-synuclein 介导的脑-肠 PD 模型，在 Ted Dawson 和 Han Seok Ko 的研究中，将预制的 α-synuclein 原纤维(PFF)注入小鼠的十二指肠和幽门的肌肉层。注射一个月后病理性的 α-synuclein 聚集在迷走神经背核(DMV)和蓝斑中，随后扩散到杏仁核、背沟核和黑质。病理性的扩散与多巴胺能神经元的丢失同步进行，并且还同时出现相应的运动和非运动症状，类似于散发性帕金森病。研究者发现，α-synuclein 从肠道到大脑的病理性传播依赖于完整的迷走神经和内源性 α-synuclein 的存在。同样 Nathalie Van Den Berge 发现，将人源 α-synuclein 注射到过表达 α-synuclein 的转基因大鼠的十二指肠中，过量的内源性 α-synuclein 将形成病源性聚集，从而促进肠道诱发 PD 的病理反应。此项研究中，研究人员不但发现了 α-synuclein 通过交感神经和副交感神经途径进入 DMV 和蓝斑的证据，而且他们还发现了病理性 α-synuclein 可以由 DMV 反向传播到胃，并且通过心脏交感神经系统到达心脏，提出了脑-肠轴双向调控的机制。这些新的动物模型为研究脑-肠轴在 PD 的发病和病理进程中的作用提供了宝贵的工具，也为 PD 的治疗提供了潜在的治疗方法和干预措施。

(2)LRRK2：LRRK2 突变与常染色体显性遗传性 PD 相关，LRRK2 上的 PD 相关的病理性突变已鉴定出 7 种(R1441G、R1441C、R1441H、N1437H、Y1699C、G2019S、I2020T)。突变 G2019S 和 I2020T 在 LRRK2 的激酶区，其突变会增加 LRRK2 的激酶活性。R1441G、R1441C、N1437H、Y1699C 及 R1441H 在 Roc 区，其突变会增加 LRRK2 的GTPase活性。BAC 转基因小鼠中过表达野生型 LRRK2 会诱导纹状体中 DA 释放增加和小鼠运动的过度活跃。而 G2019S 突变蛋白的过表达导致年龄依赖性的多巴胺释放和摄取的降低，同时会导致受损线粒体自噬效应被抑制，诱发多巴胺突触末梢的凋亡。同样，过表达 R1441G 突变体 LRRK2 蛋白的 BAC 转基因小鼠显示出年龄依赖性和进行性运动缺陷，在 10 月龄时有明显的运动障碍，类似于晚期 PD 患者的运动不能症状，并且可使用多巴胺类药物逆转此现象。突变的 LRRK2 可能改变了其激酶活性，从而促进了 α-synuclein 蛋白的聚集和 129 位丝氨酸的磷酸化[165]。纯合的 LRRK2 R1441C 转基因小鼠表现出 PD 早期的表型，如精细运动较差、步态不稳及嗅觉受损，但没有表现出严重的运动障碍或神经退行性病变。然而，野生型 LRRK2 或其突变形式的过表达不能诱导神经元的死亡。LRRK2 KO 的小鼠是可存活的，并没有显示严重的发育或生长障碍，且未增加对 MPTP 的易感性。

LRRK2 转基因大鼠中，不管是过表达野生型 LRRK2 还是 G2019S、R1441C、R1441G 突变体，都没有发现明显的黑质多巴胺能神经元的丢失。Walker 等的研究表明，过表达 G2019S LRRK2 的 6 月龄大鼠在滚轮实验中滚轮上停留时间减少，而其他的实验中未发现异常。Sloan 等的研究中，过表达 G2019S 或 R1441C 突变体 LRRK2 的 BAC 转基因大鼠表现出年龄相关的运动障碍[166]。

（3）PINK1：和沿着神经元树突与轴突的线粒体转运之间的积极的相互作用，对于受损线粒体的稳态清除至关重要。PINK1 突变与常染色体隐性遗传性 PD 相关，PINK1 KO 小鼠未显现出严重缺陷，同样也未观察到多巴胺能神经元数量或纹状体多巴胺分泌水平的变化，仅存在轻度的线粒体和黑质-纹状体神经传递缺陷。但是 PINK1 KO 小鼠对氧化应激和 ROS 的易感性增加，且缺乏 PINK1 的神经元存在明显的线粒体运输和树突生长受损。在 G309D-PINK1 转基因小鼠中观察到年龄依赖性的多巴胺水平降低，同时能观察到小鼠运动能力的降低。这些小鼠在长达 18 个月的时间内未观察到路易小体的形成或黑质-纹状体退化，仅检测到线粒体病理性的逐渐减少[167]。故可用此小鼠模型分析导致线粒体功能紊乱的分子机制。

PINK1 KO 的大鼠在 6~8 个月（相当于人 30~40 岁）大时开始年龄依赖性的多巴胺能神经元丢失。运动行为缺陷最早出现在 4 月龄，包括站立次数的降低、旷场中运动路程的减少、步态不稳、平衡木穿梭时间增加。非运动症状中出现了显著的年龄依赖性的发声缺陷，在 2 月龄时出现发声强度降低，4 月龄时出现发声频率减少，8 月龄时发声缺陷显著。PINK1 KO 的大鼠在各个脑区还出现了线粒体呼吸缺陷和不能被蛋白酶 K 降解的 α-synulcein 的聚集体。该模型可以用于研究突触核蛋白在 PD 发病机制中的作用及测试防止年龄依赖性的黑质多巴胺能神经元丢失的方法。

（4）Parkin：Parkin 突变可导致常染色体隐性遗传性 PD，Parkin 的缺失、截短和错义突变约占所有早发性 PD 患者（30 岁以前）的一半，到目前为止，已报道了 *Parkin* 基因中有 150 个与 PD 相关的突变，其中大多数突变导致蛋白质功能丧失并通常导致早发性 PD。Parkin 是一种 E3 泛素连接酶，与 PINK1 共同参与线粒体的质量控制。Parkin 通过介导一种位于 OMM 的 E3 连接酶——MITOL/March 5 的泛素化，促进 APTase 从线粒体膜向过氧化物酶体的转移，用于响应氧化应激和线粒体损伤[56]。在现有的几种 Parkin KO 小鼠中，未发现多巴胺能神经元或动物行为上的异常，这些小鼠对神经毒素或炎症刺激都表现出更高的易感性，表明 Parkin 的突变可能使多巴胺能神经元更加脆弱。另外，Parkin KO 小鼠中有黑质-纹状体线粒体呼吸缺陷，氧化损伤的脑标志物增加。在多巴胺能神经元中选择性地过表达 Q311X Parkin 突变的转基因小鼠出现进行性运动缺陷和年龄依赖性的黑质-纹状体退化，同时伴随 α-synuclein 的聚集[168]。

Parkin KO 大鼠没有明显的行为缺陷或年龄依赖性的黑质多巴胺能神经元丢失，同时缺乏路易小体或对 α-synulcien 具有免疫反应性的任何其他病理学。

Parkin KO大鼠可用于蛋白质组学研究和鉴定Parkin的底物,从而进一步研究帕金森病的细胞和分子机制。采用病毒单侧注射方式构建的Parkin KD小鼠模型中,病毒注射后的第三周开始出现了甲基安非他明诱导的转圈反应,第四周出现步态不稳、步幅紊乱、前后脚掌重合性降低等运动缺陷,同时碳纤电极检测到纹状体多巴胺分泌降低,表现出明显的帕金森病运动症状[37]。该病毒模型的构建时程短、症状明显,为后续Parkin相关的PD研究提供了很好的模型。

(5) DJ-1：*DJ-1*基因中的点突变(L166P、149A)与早发性的常染色体隐性遗传性PD相关。DJ-1是一种氧化还原敏感的分子伴侣蛋白,位于细胞质中。这些点突变通过影响DJ-1的表达水平或者诱导蛋白形成不稳定的二聚体导致DJ-1的功能异常。同时突变还影响了DJ-1的丝氨酸蛋白酶活性[169]。DJ-1 KO小鼠表现出轻度的运动障碍、黑质-纹状体突触生理特性改变,但是没有多巴胺能神经元的丢失,DJ-1 KO小鼠对毒素和氧化应激更敏感,DJ-1 KO小鼠的额叶皮质联合区中的自发性钙信号增加,并且有焦虑的表型[170]。DJ-1 KO大鼠表现出显著的年龄依赖性黑质多巴胺能神经元的丢失,并伴有运动障碍及纹状体中多巴胺受体的改变。DJ-1自身还可以有效减轻多巴胺能神经元过度兴奋导致的氧化应激。DJ-1 KO大鼠纹状体中分离的线粒体与野生型线粒体相比,呼吸作用改变显著。DJ-1 KO大鼠的这些与PD相关的现象可能有助于研究家族性和特发性PD的致病机制。

(6) 病毒诱导的转基因模型：脑立体定位病毒注射是另一种可以实现的在特定脑区急性诱导动物模型的一种手段,不同的病毒系统,如慢病毒(lentivirus)、重组腺相关病毒(recombinant adeno-associated virus,rAAV)、单纯性疱疹病毒(herpes simplex virus,HSV)等,都能根据基因的结构和实验目的进行使用。rAAV系统转染效率高,范围广,单次立体定位注射可以感染SN区的大部分神经元。不同rAAV的血清型可以优先转染对应的细胞类型(如AAV2对神经元与神经胶质细胞更具特异性；AAV1和AAV5有高度扩散的特征)。rAAV的局限性在于其包装能力有限,载体携带的基因不能超过4.7kb,因此,大基因不能使用rAAV载体进行包装。HSV的优点在于可以包装大基因,如LRRK2的包装,同时也有着高效的转染神经元效率,还具有逆行运输的优势,所以,HSV病毒还可以定向注射到纹状体,同样能引起SN处神经元的转染。通过病毒转染法成功表达取决于病毒的效价和质量,高滴度和传染性能确保成功。在C57小鼠中过表达Syt11的病毒可以构建PD模型,该模型有着多巴胺分泌减少、步态不稳等经典的PD运动表型(图4.33)。通过病毒过表达α-synuclein的大鼠有明显的黑质多巴胺能神经元丢失、纹状体TH末梢减少,以及对α-synulcein具有免疫反应性的内含物大量出现。高纯度和高滴度($1\times10^{10}\sim1\times10^{14}$ PFU/mL)的α-synulcein病毒制剂可引起大于50%的黑质多巴胺能神经元损失。多巴胺能神经元缺失通常在注射后8周进行测量。LRRK2病毒表达的方法受到限制,因为全长LRRK2 cDNA(7.6kb)很大,很难与其他所需序列一起包装在病毒衣壳中。第二代重组人血清5型腺病毒已成功用于在大鼠中表达由神经元特异性突触蛋白1启动子驱动的全长人野生型和G2019S突变体LRRK2。

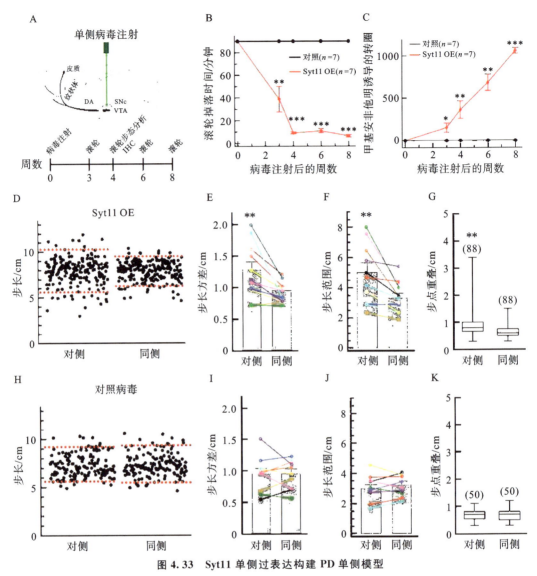

图 4.33 Syt11 单侧过表达构建 PD 单侧模型

A 为单侧 Syt11 过表达模型构建示意图；B、C 为单侧 Syt11 过表达小鼠在甲基安非他明刺激下的转圈反应，Syt11 过表达小鼠表现出明显转圈现象，暗示着病毒注射侧多巴胺分泌异常；D~G 为单侧 Syt11 过表达鼠病毒注射，对侧显示出步态不稳、步幅紊乱、前后脚掌重合性较差。H~K 为与 Syt11 单侧过表达小鼠对比，对照病毒注射小鼠在步态实验中的表现正常。

目前可获得各种神经毒素诱导 PD 模型和转基因 PD 模型，它们都具有各自的优点和缺点。神经毒素模型通常能重复出多巴胺能神经元丢失的病理特征和相应的运动缺陷表型，但没有检测到路易小体的形成（鱼藤酮的处理可能例外）。转基因模型为 PD 发病机制的分子机制提供了一些线索，但是其中黑质纹状体通路中的神经元损伤不严重仍是这类模型的主要限制。因此，在开发出完美模型前，应根据实验所需要的研究目的选择最适合的模型。例如，如果要测试神经保护性治疗，那么选择神经毒素诱导的黑质-纹状体病变的模型更适合；如果要研究参与 PD 发病机制的相应蛋白的作用，那么特定的转基因模型是最好的选择。

4.5 帕金森病的治疗

据1990—2016年的统计学数据显示，全球帕金森病患者从约200万人增长至约600万人。随着人口老龄化的进展、人均寿命的延长、人们疾病意识的加强、检测诊断技术的更新，至2020年，全球帕金森病患者确诊人数已经超过1000万，其中，中国患病人数达300万之多。由于目前对帕金森病等神经退行性疾病还没有彻底治愈的治疗手段，因此，大部分治疗都根据PD患者不同的病理症状采取对症治疗的方式进行治疗。PD是多巴胺能神经元特异性的病变，针对此特性，多巴胺转运体单光子断层扫描（DAT-SPECT）等成像技术和核酸探针等技术都在PD的诊断方面有着出色的表现，并且针对运动障碍的患者补充多巴胺是治疗帕金森病的主要方法。而其他非运动症状则多采用其他神经递质相关药物进行治疗。随着研究机制的深入，非神经递质类药物、深部脑刺激、干细胞治疗、改善囊泡循环、肠道悬浮液的使用等也有着良好的治疗前景。然而当老年PD患者采取保守治疗方法时，亲友的照料、良好的心态和健康的生活方式有助于PD的治疗。以下将从药物疗法、物理疗法、生物疗法和线粒体治疗4个方面对现有的治疗手段进行介绍。

4.5.1 药物疗法

药物疗法的目的是补充多巴胺或降低多巴胺代谢，而多巴胺水平的恢复对于改善患者的运动症状有很大帮助。左旋多巴及其类似物、多巴胺受体激动剂和单胺氧化酶B（MAO-B）是最早应用于针对PD运动症状进行治疗的药物，其他药物（如儿茶酚胺类甲基转移酶抑制剂等）也逐渐在临床上得到使用（表4.1）。由于多巴胺不能通过血-脑屏障，因此不能直接用于帕金森病的治疗。而多巴胺的中间产物左旋多巴能够通过血-脑屏障，可以作为多巴胺的替代品用于治疗。自19世纪60年代后期开始，左旋多巴始终是最为有效的改善帕金森病运动症状的治疗药物。尽管左旋多巴能够对帕金森病症状起到改善作用，但是长期使用（大约5年后）会使大部分的患者出现运动波动（motor fluctuation）和运动并发症（motor complication）。运动波动包括疗效减退（wearing off）和开关现象（on-off phenomenon）。疗效减退是指药物的有效持续时间缩短，开关现象是指间歇性失去行动能力。运动并发症又称为运动障碍（dyskinesia），表现为不自主地在头面部、四肢和躯干出现舞蹈样动作或肌张力障碍。因此，PD早期患者在治疗过程中，医生一般不建议其使用左旋多巴。超过40%接受口服多巴胺激动剂治疗的患者会出现冲动控制障碍（impulse control disorders），如赌博、暴饮暴食等。同时，在停止使用多巴胺受体激动剂之后，患者时常会出现一定程度的戒断反应（如焦虑、成瘾、易怒等）。使用单胺氧化酶B同样也会出现一些副作用。总的来说，高剂量的左旋多巴在使用时疗效更好，但更容易带来运动障碍的副作用；而多巴胺受体激动剂和MAO-B对PD较轻的运动症状疗效较好，副作用也更小。大多数患者采用多种药物、低剂量的方式进行治疗，以避免不良反应。即使如此，随着患者服药时间的增长，患者自身合成多巴胺的能力进一步减弱，药物服用的频率和剂量也需要增加。

表 4.1 用于治疗 PD 运动症状的药物

种类	药品及服用方法	疗效	副作用
左旋多巴类	卡比多巴-左旋多巴（控释/速释，25mg，每天 3 次）	有效减缓运动障碍	恶心
	卡比多巴-左旋多巴（肠悬，临床使用）	疗效待定	恶心
	吸入式左旋多巴（按需使用）	即时起效	恶心、上呼吸道感染
多巴胺受体激动剂	普拉克索（控释/速释，0.125mg/0.357mg，每天 3 次/1 次）	有效缓解运动障碍	直立性低血压、头晕、恶心、嗜睡
	罗匹尼罗（控释/速释，0.25mg/2mg，每天 3 次/1 次）	有效缓解运动障碍	直立性低血压、头晕、恶心
	皮下注射罗替戈汀（2mg，每天 1 次）	有效缓解运动障碍	注射部位反应、直立性低血压
	阿普吗啡注射（按需使用）	即时起效	注射部位反应、直立性低血压
单胺氧化酶 B	司来吉兰（5mg，每天 2 次）	有效缓解运动障碍	恶心、头晕、失眠
	雷沙吉兰（1mg，早晨 1 次）	有效缓解运动障碍	直立性低血压、恶心
	沙芬酰胺（50mg/d）	有效缓解运动障碍	恶心
	唑尼沙胺（25~200mg/d）	疗效待定	嗜睡、食欲不振
儿茶酚胺类甲基转移酶抑制剂	恩他卡朋（和左旋多巴辅助使用）	有效缓解运动障碍	恶心、腹泻
	奥匹卡朋（50mg，晚上 1 次）	有效缓解运动障碍	易摔倒、直立性低血压、失眠
	托卡朋（100mg，每天 3 次）	有效缓解运动障碍	胃肠道不适、直立性低血压、失眠
其他	抗胆碱能类、氯氮平、金刚烷胺、伊曲茶碱	疗效待定	除以上症状外，还有焦虑、幻觉、水肿、心悸、便秘、流涎

后来，人们发现在 PD 患者中，不仅出现了运动症状，还伴随有许多的非运动症状，如焦虑、抑郁、认知障碍等，都需要通过其他不以多巴胺作为靶标的相关药物进行治疗（表 4.2）。目前，出现这些症状的患者一般都使用相关病症的普适药进行治疗。治疗抑郁，使用 5-HT 再摄取抑制剂、去甲肾上腺素再摄取抑制剂和三环类抗抑郁药；治疗焦虑，使用苯二氮䓬类药物；治疗睡眠障碍，使用褪黑素等；治疗便秘，使用益生菌和巨环素等；现并没有专门针对 PD 中焦虑、抑郁等症状的治疗药物。这些药物使用的时候有时会带来认知障碍、意识混乱等副作用。

表 4.2 用于治疗 PD 非运动症状的药物

非运动症状	药品及服用方法	疗效	副作用
恶心	多潘立酮片(10mg，每天 3 次)	疗效待定	心律不齐、心源性猝死、口干、嗜睡
快速眼动睡眠障碍	氯硝西泮(0.25～2mg，睡前 1 次)	疗效待定	迟钝、迷糊
	褪黑素(3～15mg，睡前 1 次)	疗效待定	白天嗜睡、头晕、头痛
抑郁、焦虑	西酞普兰(10～20mg，每天 1 次)	疗效待定	多动、厌食、恶心、性功能障碍
	氟西汀(10～50mg，每天 1 次)	疗效良好	多动、厌食、恶心、性功能障碍
	帕罗西汀(20～40mg/d)	疗效待定	多动、厌食、恶心、性功能障碍
	缓释文拉法辛(37.5～225mg，每天 1 次)	疗效较好	嗜睡、失眠、性功能障碍、胃肠障碍
	去郁敏(25～150mg，每天 1 次)	疗效较好	直立性低血压、心律失常、体重增长
痴呆、认知障碍	卡巴拉汀(1.5～6mg，每天 2 次)	疗效较好	恶心、腹泻
	多奈哌齐(5～10mg，每天 1 次)	疗效较好	易摔倒、直立性低血压、失眠
	阿托西汀(80mg，每天 1 次)	疗效待定	胃肠道不适、直立性低血压、失眠
直立性低血压、胃肠障碍等	与非 PD 患者使用相似药物，剂量相同	疗效良好	药物副作用较少

目前的治疗药物在一定程度上都会损伤患者自身的多巴胺代谢功能，从而带来不良反应。因此，研究者们也正在依据遗传学、病理学和分子机制对 PD 进行精准分类，积极开发新的治疗药物(图 4.34)。随着现代医疗的发展，个体化精准医疗已经取得了成功。根据 PD 的分类，找到特定机制，这种精准靶向治疗有望在未来获得突破性进展。

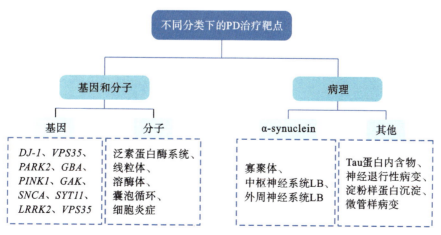

图 4.34 针对 PD 不同分类开发的治疗药物

4.5.2 物理疗法

随着科学技术的发展，PD的治疗现在不仅仅依靠于药物，通过外科手术或无创的物理手段介入大脑特定脑区电活动的方式也能起到一定的治疗效果，目前研究比较成熟的有深部脑刺激（deep brain stimulation，DBS）、经颅磁刺激（transcranial magnetic stimulation，TMS）、神经核损毁术、超声治疗、光遗传、磁遗传等。物理疗法和药物疗法不同的是，物理疗法与黑质纹状体通路无关。深脑刺激是物理疗法的一种，是将一个或多个刺激电极通过外科手术的方式植入到大脑特定的区域，刺激电极和脉冲发生器相连，脉冲发生器发出的电脉冲通过刺激电极调节植入区域紊乱的神经传导信号。对于帕金森病，DBS有3个最常用的治疗脑区：丘脑底核（STN）、丘脑腹侧中间核（VIM）和苍白球（GPi）。这3个区域属于基底核，是帕金森病发生时最常影响到的区域。DBS通过植入的刺激电极作用于临近的细胞和神经纤维，抑制细胞和兴奋神经纤维。这种治疗可以影响到多个丘脑皮质回路、下游的传导通路和其他脑结构。DBS通过改变基底神经节单个神经元的动作电位的发放和节律来发挥治疗作用，发出的电流还可作用于突触，促进胶质细胞钙波的释放和神经递质的局部释放。除此之外，这种治疗还能够增加血液流动和促进神经再生。所有的这些作用发生在一个大的神经网络，并不局限于刺激电场周围的神经元胞体及其轴突。但是，这些作用是怎样导致帕金森病症状改善的仍不是很清楚。

早在1987年，DBS就作为一种治疗运动障碍的临床手段用于缓和渐进性症状；2002年，美国食品药品管理局（FDA）批准DBS作为一种改善帕金森病症状的辅助治疗手段用于帕金森病的治疗。但是接受DBS治疗的患者需要满足一定标准，对左旋多巴有响应，出现颤抖、开关现象和运动障碍的患者，DBS疗效最显著。然而，对于出现步态、平衡和语言损害的患者，DBS有可能加重其症状。只有那些多种药物治疗无效的帕金森病患者，才应该考虑进行DBS治疗。一般情况下，在刺激电极植入后，刺激发生器在$2.0 \sim 5.0$ V电压下发出波宽为$60 \sim 120 \mu s$的高频（$130 \sim 185$ Hz）电脉冲对植入电极的脑区进行刺激。对于不同的患者，刺激参数是可变的，特别是电极植入的前几个月内，需要对刺激参数进行经常性调整。据报道，患者经过DBS治疗，能持续改善临床症状至少10年。

进行DBS治疗，将电极植入大脑时最大的顾虑是电极植入后造成的感染和出血。据报道，DBS治疗后由于感染需要进一步手术的概率为$1.2\% \sim 15.2\%$。如发生感染，通常来说需要将植入的电极进行移除，在重新移植前还需要一段时间的抗感染治疗。有文献报道，电极植入后，颅内出血发生的概率为5.0%，出血造成的永久性的功能损害或死亡达到1.1%。植入电极后造成癫痫的概率达到2.4%。据报道，DBS可以对神经和神经心理造成大范围的不良影响。一些情况与植入的电极有关，只需要将电极进行移除即可；另有一些情况，电极植入造成的损伤是永久性的。DBS对神经方面造成的不良影响包括认知障碍、记忆缺陷、语言困难、平衡失调、吞咽困难及运动和感觉困难；心理上的不良影响包括狂躁、忧郁、冷漠、焦虑等。Meta分析中揭示，DBS造成的最常见的认知不良效应是语言流畅度下降。DBS的另外一个缺点是费用昂贵，其手术费用在28000~50000美元。

进行DBS还有几个问题亟待解决。一个最重要的问题就是应该在帕金森病的什么阶段进行DBS治疗。为了回答这个问题，在权衡DBS的利弊后，就有必要对什么时候进行DBS治疗制订一个实用性的标准。尽管有些研究表明，对年轻患者进行DBS能取得良好的治疗效果，但是进行DBS的合理年龄应该是70岁以后。另一个问题是对帕金森病进行DBS常选择的两个核团分别是下丘脑核与苍白球的内侧，选择哪一个核团进行刺激疗效较好。对此目前还没有明确的答案。在最近的随机试验中表明，无论是刺激下丘脑核还是刺激苍白球的内侧，对于帕金森病运动功能改善都没有区别。但是在长期的随访试验中发现，刺激下丘脑核比刺激苍白球内侧会造成更快的认知功能下降[171]。第三个问题是治疗时是单侧刺激还是双侧刺激，哪种对帕金森病的运动症状改善更好。一次手术中在双侧植入刺激电极或许会对帕金森病有更好的改善。如果有临床要求，也可分次对电极进行植入。然而，双侧DBS更有可能会引起术后精神障碍、语言障碍和认知障碍等并发症，而且有研究表明单侧DBS的改善效果并不比双侧DBS差[172]。

经颅磁刺激是一种无创性电磁刺激，可用于诱导神经可塑性，改善大脑皮质的神经兴奋性来治疗帕金森病。重复脉冲经颅磁刺激（rTMS）将持续的脉冲传递到特定的脑区。当定位于运动皮质时，rTMS可以有效地提升患者的反应能力和运动时间。对大脑皮质M1区给予1~5Hz的刺激可以缓解PD患者的运动障碍和行动迟缓现象。同样的，rTMS在起治疗作用的同时也会带来刺激部位头痛、灼伤、颈部疼痛、癫痫或惊厥性晕厥、躁狂、妄想和迷走神经的异常反应等副作用。经颅直流电刺激（transcranial direct current stimulation，tDCS）可以利用低压直流电刺激大脑，调节皮质和皮质下组织神经元的兴奋性与突触可塑性，增加纹状体多巴胺分泌水平。tDCS的阳极能够刺激神经活动，而阴极抑制神经活动。tDCS的副作用较轻，治疗后容易产生头痛、恶心和失眠现象。无创又能对深部脑区进行调节的聚焦超声技术使用高度聚焦的超声束灼烧丘脑，进行丘脑部分切除，同时使用MRI定位和监测病变的范围。但是这种技术目前治疗效果不一，有的患者在治疗后6个月近乎痊愈，也有患者经治疗后虽减轻了运动障碍，但是导致了一定的语言障碍，副作用为丘脑损伤导致的共济失调、头部固定支架导致的疼痛和手术时瞬间高血压与术后认知、平衡障碍等。另外，对于症状以震颤或僵直为主的PD患者，通过外科手术的方式分别对丘脑腹中间核团或苍白球的腹后部进行干预，也能起到治疗效果。除以上比较成熟的物理治疗手段之外，PD新机制的发现也带来了新的治疗方向和交叉技术的联用，如通过经皮内镜在胃肠造瘘口后通过泵持续给予左旋多巴-卡比多巴（levodopa-carbidopa）肠内悬浮液，可使运动障碍得到良好控制。随着光遗传、磁遗传等与基因工程联用的研究手段在动物模型中的广泛应用，目前已经能做到对特定脑区特定神经进行调节。这些灵敏度高、特异性强的技术手段在治疗PD上有很大的潜在应用前景。

4.5.3 生物疗法

基因治疗在 PD 的治疗中有很大的应用前景，相较于药物治疗，它可以在增加多巴胺合成前体的同时，保护或修复多巴胺能神经元。基因治疗可以通过增加、减少、沉默靶基因的表达，或诱导内源蛋白的产生来治疗特定的遗传缺陷。将编码治疗蛋白的基因转移到 SNc 或纹状体这样的大脑靶向区域，能够改善帕金森病的运动和非运动并发症[173]。重组病毒作为使用最成熟的基因长期稳定表达的载体，已被广泛应用于脑内表达治疗性蛋白，如慢病毒、单纯疱疹病毒、腺相关病毒（AAV）、逆转录病毒等。其中，AAV 的效果最好，能够长时间地存在且不产生神经炎症反应或胶质增生，除了可能会刺激 T 淋巴细胞的细胞毒性反应，几乎没有任何副作用。目前研究发现，通过编辑 6 种重要的 PD 基因，能够治疗或改善帕金森病的主要运动体征（表 4.3）。AAV-GAD 通过调控谷氨酸脱羧酶（GAD）亚型的表达，增加纹状体区 GABA 能的输入，从而起到去抑制作用，能有效缓解运动障碍[174]。多巴胺能神经元的逐渐凋亡与单胺脱羧酶（AADC）的减少密切相关。AAV-AADC 通过在纹状体或其他基底核脑区表达 AADC，增加 AADC 的合成，促进多巴胺的分泌，对运动症状有一定的缓解作用[174]。GDNF 和神经生长因子（NRTN）用于促进黑质多巴胺和纹状体多巴胺能神经元末梢的存活[175]，AAV-GDNF/AAV-NRTN 也能改善运动效应。α-synuclein 和 Parkin 作为 PD 密切相关的蛋白，分别通过 α-synuclein 沉默和 Parkin 编辑，都能对 PD 病理起到不错的治疗效果[176]。

表 4.3 PD 的 6 种基因治疗方法研究

基因治疗手段	研究阶段	治疗效果
PRKN 基因表达	灵长类动物实验	神经保护作用
SNCA 沉默	大鼠实验	不确定潜在的副作用
AAV-NRTN	临床二期	泛素蛋白酶系统功能提高
Lenti-AADC/TH	临床一期	缓解运动障碍
AAV-AADC	临床一期	改善较少
AAV-GAD	临床二期	有效缓解运动障碍

细胞移植是目前治疗帕金森病最有前景的治疗手段之一，是通过将干细胞移植入帕金森病患者、动物模型的纹状体或中脑黑质中来提高多巴胺的水平，达到改善运动的目的。根据细胞的来源不同可以分为胚胎中脑细胞（fetal midbrain）移植、干细胞（stem cell）移植和诱导多能干细胞（induced pluripotent stem cell，iPSC）移植。

在帕金森病动物模型中移植人胚胎的中脑组织能够改善动物的运动功能。基于动物模型实验数据，在 1980—1990 年，对 300~400 名帕金森病患者进行了人胚胎中脑组织的移植，这些尝试证明胚胎中脑细胞移植对帕金森病症状的改善是有效的，但是结果个体差异很大。进一步研究是在 1995 年，有研究报道，将分离于 7 个受精 6.5~9 周的人类胚胎的中脑组织移植到帕金森病患者的纹状体中，患者表现为运动功能改善，而且在统一帕金森病评定量表（UPDRS）的测试中有了相当大的改善。手术18个月后，发现移植的细胞不仅能够存活，而且还能整合到患者的纹状体中。在移植后6个月、12个月的PET扫描时发现氟多巴的摄取有了显著的提高，反映了移植组织周围区域神经元的功能得到了改善。但是也有研究通过双盲实验和安慰剂实验发现，胚胎中脑组织的移植对帕金森病患者的症状改善并没有什么作用。由于胚胎中脑组织移植对帕金森病不确定的治疗效果，使用胚胎中脑组织存在的伦理学争议（帕金森病患者每侧纹状体的移植需要1～4个胚胎）及移植后产生的副作用——运动障碍，科学家们开始审视这个问题，并开始采用干细胞替代胚胎中脑组织来进行移植。与胚胎中脑组织移植前相比，PET扫描显示纹状体氟多巴的吸收在干细胞移植后6个月和12个月有了渐进性的增加。

干细胞是一种原始的未分化的细胞，具有分化成各种组织器官的潜能。1963年，McCulloch和Till在骨髓中发现了干细胞，从此开启了干细胞研究的大门。随后Evans在1981年从小鼠胚胎中成功地培养出了干细胞株，Thomson在1998年从人类胚胎组织中培养出了干细胞株。由于胚胎干细胞自我更新的能力和它们全能性的特质，因此被认为是细胞疗法治疗神经系统疾病的最有前景的细胞来源。

在用干细胞研究帕金森病的治疗时，最常用的是用一种神经毒素6-OHDA造成的帕金森病动物模型。细胞移植后，通过测量安非他明或阿扑吗啡诱导的非对称性旋转测试、步态测试、圆柱体测验及paw-reaching测试，结合免疫组织化学的证据（移植细胞的存活及移植细胞在纹状体的整合）来评价细胞移植的效果。

胚胎干细胞具有全能性，可以分化成全身的各个组织、器官。卵子受精后，开始有丝分裂。72小时后分裂成16个细胞结构，称为桑葚胚（morula）。继续分裂到第5～7天，形成囊胚（blastocyst），在囊胚中的内细胞团（inner mass cell）即为胚胎干细胞。这些胚胎干细胞可以进一步形成各个组织、器官（图4.35）。

利用胚胎干细胞的培养，可以得到大量的A9类型（GIRK^{2+}）多巴胺能神经元，将这种细胞注射到帕金森病大鼠的纹状体中，运动功能同样得到了明显的改善[177]。但另有研究表明，在用6-OHDA造模的帕金森病大鼠纹状体中移植了人胚胎干细胞来源的细胞后，并没有观察到运动功能的改善。干细胞移植治疗存在的免疫排斥问题和细胞数量不够的问题限制了其在临床上的应用。

诱导多能干细胞（iPSC）是再生医学领域一种开创性的技术。Yamanaka和Takahashi通过病毒载体将4种转录因子Oct4、Sox2、Klf4和c-Myc转导入小鼠或人的成纤维细胞中，将它们转变为诱导多能干细胞。产生的这种诱导多能干细胞来自于患者自身，从而在理论上不产生免疫排斥。诱导多能干细胞在基因组稳定性上、转录谱上、全能性上和多巴胺能神经元分化能力上与胚胎干细胞是相似的。多个实验室成功地从诱导多能干细胞上分化出多巴胺能神经元，这些神经元也能够整合到帕金森病大鼠模型的纹状体中，而且能够达到和干细胞来源的多巴胺能神经元相似的改善动物行为学的效果。

由于人类胚胎干细胞在没有干预的情况下会自动分化为前脑神经元，所以需要

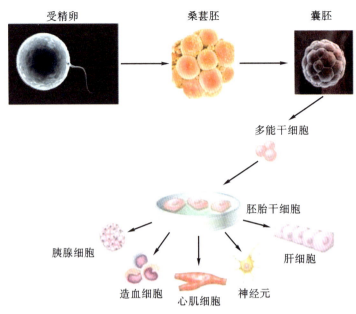

图 4.35　胚胎干细胞的形成过程

设计特定的方案来诱导胚胎干细胞向中脑神经元进行分化。目前有两种方法用来产生中脑的多巴胺能神经元：一种是用基质细胞作为饲养层来对干细胞进行分化；另一种是用特定的培养基来分化干细胞。

来源于小鼠颅骨骨髓的饲养层基质细胞 PA6，能够促进干细胞向多巴胺能神经元进行分化。饲养层基质细胞能够将干细胞转变为神经前体细胞，然后再经过底板(floor plate)来源的 sonic hedgehog(SHH)和成纤维细胞生长因子 8(FGF8)进行区域特化(向中脑特化)，最后分化为多巴胺能神经元。有实验证明，多巴胺能神经元产生的比率与 SHH 和 FGF8 处理的时间相关。Perrier 首先报道了一种实验流程能将人的胚胎干细胞分化成多巴胺能神经元，在添加了 SHH、FGF8、胶质细胞来源的神经营养因子(GDNF)、dbCAMP 和转化生长因子 β3(TGFβ3)的基质饲养层细胞中培养神经 rosette 六周，得到 24%～40% TH 阳性的神经元。Vazin 缩短分化实验流程到 1 个月，得到了相似的结果。通过将人类胚胎干细胞与基质饲养层细胞 PA6 共培养 12 天后，再进一步用 SHH、FGF8 和 GDNF 分化 18 天，得到了 34% TH 阳性的神经元。因为基质饲养层细胞是动物来源的，包含像小鼠抗原和病原体等异种因子，而且分化效率都比较低，这些因素都限制了这些细胞的临床应用。

特定的培养基可以高效地将人类胚胎干细胞分化为多巴胺能神经元。有报道通过使用不包含基质饲养层细胞的特定培养基可以将人类胚胎干细胞进行分化，得到了 67% TH 阳性的神经元。首先在一种细胞不发生黏附的培养基中，将人类干细胞培养 7 天形成拟胚体(EB)，然后将 EB 转移到用 Matrigel 涂层的培养皿中，用含有 0.5% N2 的培养基培养 5 天形成神经元前体，此时加入成纤维细胞生长因子再培养 14 天促进神经球的形成。将形成的神经球转移到 Matigel 涂层的培养皿中，用含有生长因子 SHH 和 FGF8 的特定分化培养基培养 10 天促进神经元的诱导，最后用含有 Vc 的培养基培养 6 天促进多巴胺能神经元的成熟[178]。此方法费时费力，而且不能产生足够用于移植的细胞。2011 年，Li 报道了一种新的诱导方案可以快速（1 周）将人类胚胎干细胞不经过神经球阶段，直接分化成初级神经干细胞（pNSC），这个神经干细胞可以自我更新 30～50 代而不发生分化，从而保证产生足够多的细胞用于移植。产生的 pNSC 在含有 N2、BDNF、GDNF 和 dbCAMP 的培养基中培养 2～3 周，可以产生 60%～70% TH 阳性的神经元[179]。Kriks 等将用类似的方法分化出的细胞移植到帕金森病动物的纹状体中，发现细胞能够存活，而且能够改善动物的行为学[180]。

全能干细胞包括 ESC 和 iPSC，被认为是细胞治疗的主要源泉，能够无限提供用于移植的细胞。然而，要将这些细胞能够用于临床治疗，有效的分化技术是必需的，因为不完全分化的细胞也可能会导致肿瘤的形成，这样就会限制细胞治疗的临床应用。

4.5.4 线粒体治疗

帕金森病作为一种缓慢发展、最终致残的疾病，整个病理进程中离不开线粒体受损的发生，目前已经有许多临床前研究和临床试验针对线粒体保护开展，意图开发新的神经保护疗法。

针对线粒体自身特性，首先提出的就是抗氧化疗法。虽然还未能真正进入临床应用，但是有一系列临床前研究表明抗氧化剂可以解决帕金森病的线粒体功能障碍。亚甲蓝（methylene blue，MB）是线粒体电子传递链中的一种可再生电子循环因子，具有抗氧化和细胞能量增强特性。已有研究发现，在帕金森病的急性毒素模型中，MB 对黑质-纹状体多巴胺能突触末梢损失和运动障碍有缓解的作用。并且在小鼠慢性 PD 模型中发现，MB 治疗能够有效改善嗅觉障碍，表明 MB 对 PD 的运动症状和非运动症状都有可能的治疗潜力。除了线粒体内固有作用因子的补充，线粒体靶向的抗氧化剂也被证明具有神经保护作用。在最近的研究中，线粒体转录因子 A 被选择性地敲除，以建立线粒体分裂受损的 PD 模型小鼠。而在抗氧化剂——米拓阿普（Mito-apocynin）的作用下，黑质-纹状体的退化被明显缓解，并且线粒体功能明显改善，NOX2 的激活、氧化应激、神经炎症被抑制。除了米拓阿普以外，单胺氧化酶 B 抑制剂在临床前研究中也有相似的治疗效果。同时作为多巴胺受体激动剂和线粒体抗氧化剂的普拉克索，能通过增强 Mfn2 依赖性线粒融合来达到神经保护作用。辅酶 Q10（CoQ10）、N-乙酰半胱氨酸（NAC）、Nrf-2 活化剂和尿酸等多种可能的药物研究，证明抗氧化疗法是一种值得期待的治疗帕金森病的干预手段。

针对线粒体治疗的研究是长期、多方面进展的。肌酸和熊去氧胆酸（UDCA）是两种可以对线粒体进行治疗的化合物。肌酸是一种天然化合物，在细胞能量稳态中起着关键作用，早在 2003 年研究人员就已经发现口服肌酸补充剂对 MPTP 小鼠模型有保护作用。熊去氧胆酸本用于治疗原发性胆汁性肝硬化，但临床前研究表明，通过改善线粒体功能，熊去氧胆酸对毒性诱导性和遗传性帕金森病都有保护作用，而目前研究的热点还是主要集中在改变与α-synuclein的相互作用的研究上。除了α-synuclein聚集和线粒体损伤之间的相互作用，α-synuclein抗体能通过提高清除率、减少细胞毒性和病理扩散而具有治疗作用。最近的一项研究中，在胞内和胞外使用抗体来减少α-synuclein的聚集，并且通过溶酶体途径诱导α-synuclein的降解，这些效应能够缓解α-synuclein过度表达导致的线粒体功能障碍。除此以外，线粒体调节因子PGC-1α的药理激活也能缓解α-synuclein聚集介导的神经毒性。除这两种药物以外，如原本用于治疗2型糖尿病的二甲双胍、参与葡萄糖代谢调节的催产素释放素等也被发现在线粒体功能调节中有重要的作用。

除了药物的干预，线粒体自身的生理调节和帕金森病的治疗也是目前的研究热点之一，如线粒体分裂增强、钙稳态调节、线粒体替代等新兴的治疗手段。钙通道拮抗剂艾斯利吡啶能够在PD模型小鼠中不改变钙离子通道峰值的情况下，减少黑质多巴胺能神经元胞质间的钙离子振荡，导致了较低的线粒体氧化应激、较高的有丝分裂基础率和线粒体质量的正常化。这表明钙离子通道增加体内线粒体氧化应激和周转，而艾斯利吡啶治疗可以保护线粒体自噬应激的方式重塑SN多巴胺能神经元。用具有生理功能的外源性线粒体替代功能失调的线粒体是治疗帕金森病的一种创新策略。在MPTP诱导的实验性帕金森病小鼠模型中，线粒体置换通过增加三磷酸腺苷的产生、减少活性氧、防止细胞凋亡来阻止帕金森病的进展。在临床上，研究人员发现运动锻炼改善帕金森病患者运动障碍的可能机制，在随机对照试验的系统回顾和Meta分析中发现了强有力的证据，运动可以起到神经保护作用的论点同样在动物模型中得到了证明。在单侧注射6-OHDA帕金森病大鼠模型中，跑步机锻炼改善了大鼠步态速度和平衡，降低了氧化应激，改善了线粒体融合和分裂，增加了线粒体数量，减轻了多巴胺能神经元变性状况，并改善了帕金森病大鼠的肌肉力量。

在过去的两百余年，人们对PD的了解越来越深入，对PD的研究发展迅速，特别是对神经环路的研究、治疗手段、分子水平研究、遗传学、病理学和脑成像技术的研究都有突破性的进展，但遗憾的是，现在对于PD仍没有有效的治疗方法，这迫使我们必须不断地思考和探究PD的致病机制。

参考文献

[1] HAWKES C H. The prodromal phase of sporadic Parkinson's disease: does it exist and if so how long is it? [J]. Mov Disord, 2008, 23(13): 1799-1807.

[2] POEWE W, SEPPI K, TANNER C M, et al. Parkinson disease [J]. Nat Rev Dis Primers, 2017, 3: 17013.

[3] CHANG D, NALLS M A, HALLGRÍMSDÓTTIR I B, et al. A meta-analysis of genome-wide association studies identifies 17 new Parkinson's disease risk loci [J]. Nature Genetics, 2017, 49(10): 1511-1516.

[4] BRAAK H, DEL T K, RÜB U, et al. Staging of brain pathology related to sporadic Parkinson's

disease [J]. Neurobiology of aging, 2003, 24(2): 197.

[5] MONTAGU K A. Catechol compounds in rat tissues and in brains of different animals[J]. Nature, 1957, 180(4579): 244-245.

[6] SHULMAN J M, DE JAGER P L, FEANY M B. Parkinson's disease: genetics and pathogenesis [J]. Annual review of pathology, 2011, 6(6): 193.

[7] RODRIGUEZOROZ M C, JAHANSHAHI M, KRACK P, et al. Initial clinical manifestations of Parkinson's disease: features and pathophysiological mechanisms[J]. The Lancet Neurology, 2009, 8(12): 1128.

[8] BLAUWENDRAAT C, NALLS M A, SINGLETON A B. The genetic architecture of Parkinson's disease[J]. The Lancet Neurology, 2020, 19(2): 170-178.

[9] NALLS M A, PANKRATZ N, LILL C M, et al. Large-scale meta-analysis of genome-wide association data identifies six new risk loci for Parkinson's disease[J]. Nat Genet, 2014, 46(9): 989-993.

[10] GALBIATI A, VERGA L, GIORA E, et al. The risk of neurodegeneration in REM sleep behavior disorder: a systematic review and meta-analysis of longitudinal studies[J]. Sleep medicine reviews, 2019, 43: 37-46.

[11] PASQUINI J, CERAVOLO R, QAMHAWI Z, et al. Progression of tremor in early stages of Parkinson's disease: a clinical and neuroimaging study [J]. Brain, 2018, 141(3): 811-821.

[12] REIMÃO S, PITA LOBO P, NEUTEL D, et al. Substantia nigra neuromelanin magnetic resonance imaging in de novo Parkinson's disease patients[J]. Eur J Neurol, 2015, 22(3): 540-546.

[13] PYATIGORSKAYA N, GALLEA C, GARCIA-LORENZO D, et al. A review of the use of magnetic resonance imaging in Parkinson's disease [J]. Ther Adv Neurol Disord, 2014, 7(4): 206-220.

[14] MITCHELL T, LEHERICY S, CHIU S Y, et al. Emerging neuroimaging biomarkers across disease stage in Parkinson disease: a review[J]. JAMA Neurol, 2021, 78(10): 1262-1272.

[15] BODIS-WOLLNER I. Retinopathy in Parkinson disease [J]. Journal of neural transmission, 2009, 116(11): 1493.

[16] SIEBERT M, SIDRANSKY E, WESTBROEK W. Glucocerebrosidase is shaking up the synucleinopathies [J]. Brain, 2014, 137(5): 1304-1322.

[17] QAMAR M A, SAUERBIER A, POLITIS M, et al. Author Correction: presynaptic dopaminergic terminal imaging and non-motor symptoms assessment of Parkinson's disease: evidence for dopaminergic basis? [J]. NPJ Parkinson's disease, 2023, 3(9): 16.

[18] SCHRAG A, TADDEI R N. Depression and anxiety in Parkinson's disease [J]. International review of neurobiology, 2017, 133: 623-655.

[19] ESKOW JAUNARAJS K L, ANGOA-PEREZ M, KUHN D M, et al. Potential mechanisms underlying anxiety and depression in Parkinson's disease: consequences of l-DOPA treatment [J]. Neuroscience and biobehavioral reviews, 2011, 35(3): 556-564.

[20] LI M, XU H, CHEN G, et al. Impaired D2 receptor-dependent dopaminergic transmission in prefrontal cortex of awake mouse model of Parkinson's disease [J]. Brain, 2019, 142(10): 3099-3115.

[21] MICHELY J, VOLZ L J, BARBE M T, et al. Dopaminergic modulation of motor network dynamics in Parkinson's disease [J]. Brain, 2015, 138(3): 664-678.

[22] CROPLEY V L, FUJITA M, BARA-JIMENEZ W, et al. Pre- and post-synaptic dopamine imaging and its relation with frontostriatal cognitive function in Parkinson disease: PET studies with [11C]NNC 112 and [18F]FDOPA [J]. Psychiatry Res, 2008, 163(2): 171-182.

[23] SAKAKIBARA R, TATENO F, KISHI M, et al. Pathophysiology of bladder dysfunction in Parkinson's disease [J]. Neurobiology of disease, 2012, 46(3): 565-571.

[24] SEKI S, IGAWA Y, KAIDOH K, et al. Role of dopamine D1 and D2 receptors in the micturition reflex in conscious rats [J]. Neurourology and urodynamics, 2001, 20(1): 105-113.

[25] BOHNEN N I, STUDENSKI S A, CONSTANTINE G M, et al. Diagnostic performance of clinical motor and non-motor tests of Parkinson disease: a matched case-control study [J]. Eur J Neurol, 2008, 15(7): 685-691.

[26] EMRE M, FORD P J, BILGIC B, et al. Cognitive impairment and dementia in Parkinson's disease: practical issues and management [J]. Mov Disord, 2014, 29(5): 663-672.

[27] VIZCARRA J A, WILSON-PEREZ H E, FASANO A, et al. Small intestinal bacterial overgrowth in Parkinson's disease: tribulations of a trial [J]. Parkinsonism & related disorders, 2018, 54: 110-112.

[28] SUZUKI H, KURODA S, ISHIZU H, et al. Early-onset Parkinson's disease and depression [J]. Acta Medica Okayama, 1999, 53(6): 253-257.

[29] CHOONG C J, MOCHIZUKI H. Gene therapy targeting mitochondrial pathway in Parkinson's disease [J]. J Neural Transm (Vienna), 2017, 124(2): 193-207.

[30] THENGANATT M A, JANKOVIC J. Parkinson disease subtypes[J]. JAMA Neurol, 2014, 71(4): 499-504.

[31] LOTANKAR S, PRABHAVALKAR K S, BHATT L K. Biomarkers for Parkinson's disease: recent advancement[J]. Neurosci Bull, 2017, 33(5): 585-597.

[32] MANTEGAZZA A R, MARKS M S. Pink light on mitochondria in autoimmunity and Parkinson disease[J]. Cell Metab, 2016, 24(1): 11-12.

[33] MARSDEN C D. Neuromelanin and Parkinson's disease [J]. J Neural Transm Suppl, 1983, 19(19): 121-141.

[34] GOLDSTEIN M, ANAGNOSTE B, OWEN W S, et al. The effects of ventromedial tegmental lesions on the biosynthesis of catecholamines in the striatum [J]. Life sciences, 1966, 5(23): 2171-2176.

[35] FRANCESCO F, PAOLA L, MICHELA F, et al. Occurrence of neuronal inclusions combined with increased nigral expression of alpha-synuclein within dopaminergic neurons following treatment with amphetamine derivatives in mice [J]. Brain research bulletin, 2005, 65(5): 405-413.

[36] THIELE S L, WARRE R, NASH J E. Development of a unilaterally-lesioned 6-OHDA mouse model of Parkinson's disease [J]. Journal of visualized experiments, 2012, 14(60): 3234.

[37] WANG C, KANG X, ZHOU L, et al. Synaptotagmin-11 is a critical mediator of parkin-linked neurotoxicity and Parkinson's disease-like pathology [J]. Nat Commun, 2018, 9(1): 81.

[38] GREENFIELD J G, BOSANQUET F D. The brain-stem lesions in Parkinsonism [J]. Journal of neurology, neurosurgery and psychiatry, 1953, 16(4): 213.

[39] CARLSSON A, LINDQVIST M, MAGNUSSON T. 3, 4 - Dihydroxyphenylalanine and 5 - Hydroxytryptophan as reserpine antagonists [J]. Nature, 1957, 180(4596): 1200.

[40] MAINI REKDAL V, BESS E N, BISANZ J E, et al. Discovery and inhibition of an interspecies gut bacterial pathway for Levodopa metabolism [J]. Science, 2019, 364(6445): eaau6323.

[41] BERGMAN H, WICHMANN T, DELONG M R. Reversal of experimental parkinsonism by lesions of the subthalamic nucleus [J]. Science, 1990, 249(4975): 1436 - 1438.

[42] HAMMOND C, BERGMAN H, BROWN P. Pathological synchronization in Parkinson's disease: Networks, models and treatments [J]. Trends in neurosciences, 2007, 30(7): 357 - 364.

[43] DE HEMPTINNE C, SWANN N C, OSTREM J L, et al. Therapeutic deep brain stimulation reduces cortical phase - amplitude coupling in Parkinson's disease [J]. Nature neuroscience, 2015, 18: 779.

[44] DELONG M R. Primate models of movement disorders of basal ganglia origin [J]. Trends in neurosciences, 1990, 13(7): 281 - 285.

[45] ALBIN R L, YOUNG A B, PENNEY J B. The functional anatomy of basal ganglia disorders [J]. Trends in neurosciences, 1989, 12(10): 366 - 375.

[46] GERFEN C R, ENGBER T M, MAHAN L C, et al. D1 and D2 dopamine receptor - regulated gene expression of striatonigral and striatopallidal neurons[J]. Science, 1990, 250(4986): 1429.

[47] EWING A G, BIGELOW J C, WIGHTMAN R M. Direct in vivo monitoring of dopamine released from two striatal compartments in the rat [J]. Science, 1983, 221(4606): 169 - 171.

[48] LARSEN M B, SONDERS M S, MORTENSEN O V, et al. Dopamine transport by the serotonin transporter: a mechanistically distinct mode of substrate translocation [J]. J Neurosci, 2011, 31(17): 6605 - 6615.

[49] WALSH D M, SELKOE D J. A critical appraisal of the pathogenic protein spread hypothesis of neurodegeneration[J]. Nature reviews. Neuroscience, 2016, 17(4): 251 - 260.

[50] BRAAK H, TREDICI K D, RÜB U, et al. Staging of brain pathology related to sporadic Parkinson's disease [J]. Neurobiology of aging, 2003, 24(2): 197 - 211.

[51] VOLPICELLI - DALEY L, LUK K, PATEL T, et al. Exogenous α - synuclein fibrils induce Lewy body pathology leading to synaptic dysfunction and neuron death [J]. Neuron, 2011, 72(1): 57 - 71.

[52] NALLS M A, NATHAN P, LILL C M, et al. Large - scale meta - analysis of genome - wide association data identifies six new risk loci for Parkinson's disease[J]. Nature genetics, 2014, 46(9): 989 - 993.

[53] STAROPOLI J F, MCDERMOTT C, MARTINAT C, et al. Parkin is a component of an SCF - like ubipuitin ligase complex and protects postmitotic neurons from kainate excitotoxicity [J]. Neuron, 2003, 37(5): 735 - 749.

[54] MOORE D J, WEST A B, DAWSON V L, et al. Molecular pathophysiology of Parkinson's disease [J]. Annu Rev Neurosci, 2005, 28: 57 - 87.

[55] MATSUDA N, SATO S, SHIBA K, et al. PINK1 stabilized by mitochondrial depolarization recruits Parkin to damaged mitochondria and activates latent Parkin for mitophagy [J]. J Cell Biol, 2010, 189(2): 211 - 221.

[56] WANG X, WINTER D, ASHRAFI G, et al. PINK1 and Parkin target Miro for phosphorylation and degradation to arrest mitochondrial motility [J]. Cell, 2011, 147(4): 893 - 906.

[57] POLYMEROPOULOS M H, LAVEDAN C, LEROY E, et al. Mutation in the alpha-synuclein gene identified in families with Parkinson's disease [J]. Science, 1997, 276(5321): 2045-2047.

[58] NUYTEMANS K, THEUNS J, CRUTS M, et al. Genetic etiology of Parkinson disease associated with mutations in the SNCA, PARK2, PINK1, PARK7, and LRRK2 genes: a mutation update[J]. Hum Mutat, 2010, 31(7): 763-780.

[59] MARAGANORE D M, DE ANDRADE M, ELBAZ A, et al. Collaborative analysis of alpha-synuclein gene promoter variability and Parkinson disease [J]. JAMA, 2006, 296(6): 661-670.

[60] YAVICH L, OKSMAN M, TANILA H, et al. Locomotor activity and evoked dopamine release are reduced in mice overexpressing A30P-mutated human alpha-synuclein [J]. Neurobiology of disease, 2005, 20(2): 303-313.

[61] LIN X, PARISIADOU L, SGOBIO C, et al. Conditional expression of Parkinson's disease-related mutant alpha-synuclein in the midbrain dopaminergic neurons causes progressive neurodegeneration and degradation of transcription factor nuclear receptor related 1 [J]. J Neurosci, 2012, 32(27): 9248-9264.

[62] CLAYTON D F, GEORGE J M. The synucleins: A family of proteins involved in synaptic function, plasticity, neurodegeneration and disease [J]. Trends Neurosci, 1998, 21(6): 249-254.

[63] GIASSON B I, MURRAY I V, TROJANOWSKI J Q, et al. A hydrophobic stretch of 12 amino acid residues in the middle of alpha-synuclein is essential for filament assembly[J]. J Biol Chem, 2001, 276(4): 2380-2386.

[64] HASHIMOTO M, HSU L J, SISK A, et al. Human recombinant NACP/alpha-synuclein is aggregated and fibrillated in vitro: relevance for Lewy body disease[J]. Brain Res, 1998, 799(2): 301-306.

[65] LUK K C, KEHM V, CARROLL J, et al. Pathological alpha-synuclein transmission initiates Parkinson-like neurodegeneration in nontransgenic mice [J]. Science, 2012, 338(6109): 949-953.

[66] BANDOPADHYAY R, DE BELLEROCHE J. Pathogenesis of Parkinson's disease: Emerging role of molecular chaperones [J]. Trends in molecular medicine, 2010, 16(1): 27-36.

[67] MARTIN I, DAWSON V L, DAWSON T M. Recent advances in the genetics of Parkinson's disease [J]. Annu Rev Genomics Hum Genet, 2011, 12: 301-325.

[68] NEMANI V M, LU W, BERGE V, et al. Increased expression of alpha-synuclein reduces neurotransmitter release by inhibiting synaptic vesicle reclustering after endocytosis[J]. Neuron, 2010, 65(1): 66-79.

[69] AULUCK P K, CARAVEO G, LINDQUIST S. α-Synuclein: membrane interactions and toxicity in Parkinson's disease[J]. Annu Rev Cell Dev Biol, 2010, 26: 211-233.

[70] CUERVO A M, STEFANIS L, FREDENBURG R, et al. Impaired degradation of mutant alpha-synuclein by chaperone-mediated autophagy [J]. Science, 2004, 305(5688): 1292-1295.

[71] DEVI L, RAGHAVENDRAN V, PRABHU B M, et al. Mitochondrial import and accumulation of alpha-synuclein impair complex I in human dopaminergic neuronal cultures and Parkinson disease brain [J]. J Biol Chem, 2008, 283(14): 9089-9100.

[72] SHULMAN J M, DE JAGER P L, FEANY M B. Parkinson's disease: genetics and pathogene-

sis [J]. Annu Rev Pathol, 2011, 6: 193-222.

[73] BISKUP S, WEST A B. Zeroing in on LRRK2-linked pathogenic mechanisms in Parkinson's disease [J]. Biochim Biophys Acta, 2009, 1792(7): 625-633.

[74] ZACH S, FELK S, GILLARDON F. Signal transduction protein array analysis links LRRK2 to Ste20 kinases and PKC zeta that modulate neuronal plasticity [J]. PLoS One, 2010, 5 (10): e13191.

[75] GEHRKE S, IMAI Y, SOKOL N, et al. Pathogenic LRRK2 negatively regulates microRNA-mediated translational repression[J]. Nature, 2010, 466(7306): 637-641.

[76] ZID B M, ROGERS A N, KATEWA S D, et al. 4E-BP extends lifespan upon dietary restriction by enhancing mitochondrial activity in drosophila [J]. Cell, 2009, 139(1): 149-160.

[77] SHIBA-FUKUSHIMA K, ISHIKAWA K-I, INOSHITA T, et al. Evidence that phosphorylated ubiquitin signaling is involved in the etiology of Parkinson's disease[J]. Human molecular genetics, 2017, 26(16): 3172-3185.

[78] ROSS O A, TOFT M, WHITTLE A J, et al. Lrrk2 and Lewy body disease [J]. Ann Neurol, 2006, 59(2): 388-393.

[79] ORENSTEIN S J, KUO S H, TASSET I, et al. Interplay of LRRK2 with chaperone-mediated autophagy [J]. Nature neuroscience, 2013, 16(4): 394-406.

[80] DAWSON T M, DAWSON V L. The role of parkin in familial and sporadic Parkinson's disease [J]. Mov Disord, 2010, 25(1): S32-S39.

[81] SHIN J H, KO H S, KANG H, et al. PARIS (ZNF746) repression of PGC-1alpha contributes to neurodegeneration in Parkinson's disease[J]. Cell, 2011, 144(5): 689-702.

[82] MOGHADDAM H S, ARABI M H. Synaptotagmin-11 is a novel hotspot in the pathogenesis of parkin-linked Parkinson's disease: new implications for clinical targeting [J]. Mov Disord, 2018, 33(4): 582.

[83] KOYANO F, OKATSU K, KOSAKO H, et al. Ubiquitin is phosphorylated by PINK1 to activate parkin [J]. Nature, 2014, 510(7503): 162.

[84] GREENE J C, WHITWORTH A J, KUO I, et al. Mitochondrial pathology and apoptotic muscle degeneration in Drosophila parkin mutants [J]. Proc Natl Acad Sci U S A, 2003, 100(7): 4078-4083.

[85] CANET-AVILES R M, WILSON M A, MILLER D W, et al. The Parkinson's disease protein DJ-1 is neuroprotective due to cysteine-sulfinic acid-driven mitochondrial localization[J]. Proc Natl Acad Sci U S A, 2004, 101(24): 9103-9108.

[86] GOLDBERG M S, PISANI A, HABURCAK M, et al. Nigrostriatal dopaminergic deficits and hypokinesia caused by inactivation of the familial Parkinsonism-linked gene DJ-1 [J]. Neuron, 2005, 45(4): 489-496.

[87] KIM R H, SMITH P D, ALEYASIN H, et al. Hypersensitivity of DJ-1-deficient mice to 1-methyl-4-phenyl-1, 2, 3, 6-tetrahydropyrindine (MPTP) and oxidative stress [J]. Proc Natl Acad Sci U S A, 2005, 102(14): 5215-5220.

[88] International Parkinson Disease Genomics Consortium Corporate Author, NALLS M A, PLAGNOL V, et al. Imputation of sequence variants for identification of genetic risks for Parkinson's disease: a meta-analysis of genome-wide association studies[J]. Lancet, 2011, 377(9766): 641-649.

[89] ANDRES–MATEOS E, PERIER C, ZHANG L, et al. DJ–1 gene deletion reveals that DJ–1 is an atypical peroxiredoxin–like peroxidase[J]. Proc Natl Acad Sci U S A, 2007, 104(37): 14807–14812.

[90] MEULENER M, WHITWORTH A J, ARMSTRONG–GOLD C E, et al. Drosophila DJ–1 mutants are selectively sensitive to environmental toxins associated with Parkinson's disease[J]. Curr Biol, 2005, 15(17): 1572–1577.

[91] VAN DER BRUG M P, BLACKINTON J, CHANDRAN J, et al. RNA binding activity of the recessive parkinsonism protein DJ–1 supports involvement in multiple cellular pathways [J]. Proc Natl Acad Sci U S A, 2008, 105(29): 10244–10249.

[92] BURBULLA L F, SONG P, MAZZULLI J R, et al. Dopamine oxidation mediates mitochondrial and lysosomal dysfunction in Parkinson's disease [J]. Science, 2017, 357(6357): 1255–1261.

[93] KYUNG J W, KIM J M, LEE W, et al. DJ–1 deficiency impairs synaptic vesicle endocytosis and reavailability at nerve terminals [J]. Proc Natl Acad Sci U S A, 2018, 115(7): 1629–1634.

[94] NALLS M A, PLAGNOL V, HERNANDEZ D G, et al. Imputation of sequence variants for identification of genetic risks for Parkinson's disease: a meta–analysis of genome–wide association studies [J]. Lancet, 2011, 377(9766): 641–649.

[95] HUYNH D P, SCOLES D R, NGUYEN D, et al. The autosomal recessive juvenile Parkinson disease gene product, parkin, interacts with and ubiquitinates synaptotagmin XI[J]. Human molecular genetics, 2003, 12(20): 2587–2597.

[96] GLASS A S, HUYNH D P, FRANCK T, et al. Screening for mutations in synaptotagmin XI in Parkinson's disease[J]. Journal of neural transmission. Supplement, 2004, (68): 21–28.

[97] WU X, HU S, KANG X, et al. Synaptotagmins: beyond presynaptic neurotransmitter release [J]. Neuroscientist, 2020, 26(1): 9–15.

[98] SCHAPIRA A H V, COOPER J M, DEXTER D, et al. Mitochondrial Complex I deficiency in Parkinson's disease [J]. Journal of neurochemistry, 1990, 333(8649): 1269–1269.

[99] PMELBERG L, MELBERG A, RINNE J O, et al. Parkinsonism, premature menopause, and mitochondrial DNA polymerase γ mutations: clinical and molecular genetic study[J]. Lancet, 2004, 364(9437): 875–882.

[100] GOLDBERG M S, FLEMING S M, PALACINO J J, et al. Parkin–deficient mice exhibit nigrostriatal deficits but not loss of dopaminergic neurons[J]. The Journal of biological chemistry, 2003, 278(44): 43628–43635.

[101] DEREK N, ATSUSHI T, DER–FEN S, et al. Parkin is recruited selectively to impaired mitochondria and promotes their autophagy[J]. The Journal of cell biology, 2008, 183(5): 795–803.

[102] WANG B, ABRAHAM N, GAO G, et al. Dysregulation of autophagy and mitochondrial function in Parkinson's disease [J]. Transl Neurodegener, 2016, 5: 19.

[103] DENG H, WANG P, JANKOVIC J. The genetics of Parkinson disease[J]. Ageing research reviews, 2018, 42: 72–85.

[104] POOT S A H D, TIAN G, FINLEY D. Meddling with fate: the proteasomal deubiquitinating enzymes [J]. Journal of molecular biology, 2017, 429(22): 3525.

[105] SHULTS C W. Lewy bodies[J]. Proceedings of the National Academy of Sciences of the United

States of America, 2006, 103(6): 1661.

[106] POLYMEROPOULOS M H, LAVEDAN C, LEROY E, et al. Mutation in the α-synuclein gene identified in families with Parkinson's disease[J]. Science, 1997, 276(5321): 2045.

[107] SHAO Q-H, YAN W-F, ZHANG Z, et al. Nurr1: a vital participant in the TLR4-NF-κB signal pathway stimulated by α-synuclein in BV-2 cells [J]. Neuropharmacology, 2019, 144: 388-399.

[108] WANG F, GÓMEZ-SINTES R, BOYA P. Lysosomal membrane permeabilization and cell death [J]. Traffic, 2018, 19(12): 918-931.

[109] PERERA R M, ZONCU R. The lysosome as a regulatory hub [J]. Annual review of cell and developmental biology, 2016, 32(1): 223.

[110] MAK S K, MCCORMACK A L, MANNINGBOG A B, et al. Lysosomal degradation of α-synuclein in vivo[J]. J BIOL CHEM, 2010, 285(18): 13621-13629.

[111] WASCHBÜSCH D, MICHELS H, STRASSHEIM S, et al. LRRK2 transport is regulated by its novel interacting partner Rab32 [J]. PLoS One, 2014, 9(10): e111632.

[112] FUJI R N, FLAGELLA M, BACA M, et al. Effect of selective LRRK2 kinase inhibition on nonhuman primate lung [J]. Sci Transl Med, 2015, 7(273): 273ra215.

[113] GOKER-ALPAN, SCHIFFMANN R, LAMARCA M E, et al. Parkinsonism among Gaucher disease carriers[J]. Journal of medical genetics, 41(12): 937-940.

[114] ROTHAUG M, ZUNKE F, MAZZULLI J R, et al. LIMP-2 expression is critical for β-glucocerebrosidase activity and α-synuclein clearance[J]. Proc Natl Acad Sci U S A, 2014, 111(43): 15573.

[115] KORVATSKA O, STRAND N S, BERNDT J D, et al. Altered splicing of ATP6AP2 causes X-linked parkinsonism with spasticity (XPDS) [J]. Hum Mol Genet, 2013, 22(16): 3259-3268.

[116] LESAGE S, DROUET V, MAJOUNIE E, et al. Loss of VPS13C function in autosomal-recessive Parkinsonism causes mitochondrial dysfunction and increases PINK1/Parkin-dependent mitophagy [J]. Am J Hum Genet, 2016, 98(3): 500-513.

[117] RUDENOK M M, ALIEVA A K, NIKOLAEV M A, et al. Possible involvement of genes related to lysosomal storage disorders in the pathogenesis of Parkinson's disease [J]. Molecular biology, 2019, 53(1): 24-31.

[118] CHUANG C-S, CHANG J-C, CHENG F-C, et al. Modulation of mitochondrial dynamics by treadmill training to improve gait and mitochondrial deficiency in a rat model of Parkinson's disease [J]. Life sciences, 2017, 191: 236-244.

[119] NGUYEN M, WONG Y C, YSSELSTEIN D, et al. Synaptic, mitochondrial, and lysosomal dysfunction in Parkinson's disease [J]. Trends Neurosci, 2019, 42(2): 140-149.

[120] SCHUSKE K R, RICHMOND J E, MATTHIES D S, et al. Endophilin is required for synaptic vesicle endocytosis by localizing synaptojanin [J]. Neuron, 2003, 40(4): 749-762.

[121] KÖROĞLU Ç, BAYSAL L, CETINKAYA M, et al. DNAJC6 is responsible for juvenile parkinsonism with phenotypic variability [J]. Parkinsonism Relat Disord, 2013, 19(3): 320-324.

[122] OLGIATI S, DE ROSA A, QUADRI M, et al. PARK20 caused by SYNJ1 homozygous Arg258Gln mutation in a new Italian family [J]. Neurogenetics, 2014, 15(3): 183-188.

[123] SONG L, HE Y, OU J, et al. Auxilin underlies progressive locomotor deficits and dopaminer-

gic neuron loss in a drosophila model of Parkinson's disease [J]. Cell reports, 18(5): 1132-1143.

[124] NGUYEN M, WONG Y C, YSSELSTEIN D, et al. Synaptic, mitochondrial, and lysosomal dysfunction in Parkinson's disease [J]. Trends in neurosciences, 2019, 42(2): 140-149.

[125] ZOHREH F, SINDHUJA G, MATIJA K, et al. Clathrin coat controls synaptic vesicle acidification by blocking vacuolar ATPase activity [J]. Elife, 2018, 7: e32569.

[126] COUSIN M A. Integration of synaptic vesicle cargo retrieval with endocytosis at central nerve terminals [J]. Front Cell Neurosci, 2017, 11: 234.

[127] TANG F L, ERION J R, TIAN Y, et al. VPS35 in dopamine neurons is required for endosome-to-golgi retrieval of Lamp2a, a receptor of chaperone-mediated autophagy that is critical for α-synuclein degradation and prevention of pathogenesis of Parkinson's disease [J]. J Neurosci, 2015, 35(29): 10613-10628.

[128] ULUSOY A, RUSCONI R, PÉREZ-REVUELTA B I, et al. Caudo-rostral brain spreading of α-synuclein through vagal connections [J]. EMBO molecular medicine, 2013, 5(7): 1119-1127.

[129] HILL-BURNS E M, DEBELIUS J W, MORTON J T, et al. Parkinson's disease and Parkinson's disease medications have distinct signatures of the gut microbiome [J]. Movement disorders, 2017, 32(5): 739-749.

[130] SUGIURA A, MCLELLAND G-L, FON E A, et al. A new pathway for mitochondrial quality control: mitochondrial-derived vesicles [J]. The EMBO journal, 2014, 33(19): 2142-2156.

[131] VILAIN S, ESPOSITO G, HADDAD D, et al. The yeast Complex I equivalent NADH dehydrogenase rescues pink1 mutants [J]. Plos Genetics, 2012, 8(1): e1002456.

[132] IKEBE S, TANAKA M, OZAWA T. Point mutations of mitochondrial genome in Parkinson's disease [J]. Brain research. Molecular brain research, 1995, 28(2): 281-295.

[133] GOLLAMUDI S, JOHRI A, CALINGASAN N Y, et al. Concordant signaling pathways produced by pesticide exposure in mice correspond to pathways identified in human Parkinson's disease[J]. PLoS One, 2012, 7(5): e36191.

[134] SIMON D K, JOHNS D R. Mitochondrial disorders: clinical and genetic features [J]. Annual review of medicine, 1999, 50(1): 111-127.

[135] HAYNES C M, RON D. The mitochondrial UPR - protecting organelle protein homeostasis [J]. Journal of cell science, 2010, 123(Pt 22): 3849.

[136] DE M L, COTO E, SÁNCHEZFERRERO E, et al. Mutational screening of the mortalin gene (HSPA9) in Parkinson's disease [J]. Journal of neural transmission, 2009, 116(10): 1289-1293.

[137] ZHANG L, KARSTEN P, HAMM S, et al. TRAP1 rescues PINK1 loss-of-function phenotypes [J]. Human molecular genetics, 2013, 22(14): 2829.

[138] BUTLER E K, VOIGT A, LUTZ A K, et al. The mitochondrial chaperone protein TRAP1 mitigates α-synuclein toxicity[J]. Plos Genetics, 2012, 8(2): e1002488.

[139] QU M, ZHOU Z, CHEN C, et al. Inhibition of mitochondrial permeability transition pore opening is involved in the protective effects of mortalin overexpression against beta-amyloid-induced apoptosis in SH-SY5Y cells [J]. Neuroscience research, 2012, 72(1): 94.

[140] LIN M T, BEAL M F. Mitochondrial dysfunction and oxidative stress in neurodegenerative diseases [J]. Nature, 2006, 443: 787.

[141] VOS M, ESPOSITO G, EDIRISINGHE J N, et al. Vitamin K2 is a mitochondrial electron carrier that rescues pink1 deficiency [J]. Science, 2012, 336(6086): 1306-1310.

[142] DE BRITO O M, SCORRANO L. Mitofusin 2 tethers endoplasmic reticulum to mitochondria [J]. Nature, 2008, 456: 605.

[143] SZABADKAI G, BIANCHI K, VÁRNAI P, et al. Chaperone-mediated coupling of endoplasmic reticulum and mitochondrial Ca^{2+} channels [J]. J Cell Biol, 2006, 175(6): 901-911.

[144] VAN LAAR V S, ROY N, LIU A, et al. Glutamate excitotoxicity in neurons triggers mitochondrial and endoplasmic reticulum accumulation of Parkin, and, in the presence of N-acetyl cysteine, mitophagy [J]. Neurobiology of disease, 2015, 74: 180-193.

[145] CHUNG S Y, KISHINEVSKY S, MAZZULLI J R, et al. Parkin and PINK1 patient iPSC-derived midbrain dopamine neurons exhibit mitochondrial dysfunction and α-synuclein accumulation [J]. Stem cell reports, 2016, 7(4): 664-677.

[146] MEKA D P, MÜLLERRISCHART A K, NIDADAVOLU P, et al. Parkin cooperates with GDNF/RET signaling to prevent dopaminergic neuron degeneration [J]. Journal of clinical investigation, 2015, 125(5): 1873.

[147] STEFAN JEAN-PIERRE H, ANDREAS W. Dopaminergic differentiation of the Nurr1-expressing immortalized mesencephalic cell line CSM14.1 in vitro [J]. Journal of anatomy, 2010, 201(1): 61-69.

[148] ESPAY A J, LEWITT P A, KAUFMANN H. Norepinephrine Deficiency in Parkinson's Disease: the Case for Noradrenergic Enhancement[J]. Mov Discord, 2014, 29(14): 1710-1719.

[149] DRAGICEVIC E, SCHIEMANN J, LISS B, et al. Dopamine midbrain neurons in health and Parkinson's disease: emerging roles of voltage-gated calcium channels and ATP-sensitive potassium channels [J]. Neuroscience, 2015, 284: 798-814.

[150] ROBERTI M J, BERTONCINI C W, KLEMENT R, et al. Fluorescence imaging of amyloid formation in living cells by a functional, tetracysteine-tagged-synuclein [J]. Nature methods, 2007, 4(4): 345-351.

[151] SMITH W W, MARGOLIS R L, LI X, et al. Alpha-synuclein phosphorylation enhances eosinophilic cytoplasmic inclusion formation in SH-SY5Y cells [J]. J Neurosci, 2005, 25(23): 5544-5552.

[152] FRANK H. Drosophila melanogaster in the study of human neurodegeneration[J]. CNS neurological disorders drug targets, 2010, 9(4): 504-523.

[153] BLANDINI F, ARMENTERO M T. Animal models of Parkinson's disease [J]. Febs j, 2012, 279(7): 1156-1166.

[154] KARPINAR D P, BALIJA M B, KÜGLER S, et al. Pre-fibrillar alpha-synuclein variants with impaired beta-structure increase neurotoxicity in Parkinson's disease models[J]. The EMBO journal, 2014, 28(20): 3256-3268.

[155] VED R, SAHA S, WESTLUND B, et al. Similar patterns of mitochondrial vulnerability and rescue induced by genetic modification of alpha-synuclein, parkin, and DJ-1 in Caenorhabditis elegans[J]. Journal of biological chemistry, 2005, 280(52): 42655.

[156] DONGLAI S, DIANBO Q, KWOK K H H, et al. Deletion of the WD40 domain of LRRK2 in

Zebrafish causes Parkinsonism – like loss of neurons and locomotive defect [J]. Plos Genetics, 2010, 6(4): e1000914.

[157] MIKA S, LI Z, MANDIR A S, et al. Absence of inclusion body formation in the MPTP mouse model of Parkinson's disease [J]. Molecular brain research, 2005, 134(1): 103 – 108.

[158] SAUER H, OERTEL W H. Progressive degeneration of nigrostriatal dopamine neurons following intrastriatal terminal lesions with 6 – hydroxydopamine: a combined retrograde tracing and immunocytochemical study in the rat [J]. Neuroscience, 1994, 59(2): 401 – 415.

[159] GALIMBERTI L. Time – course of nigrostriatal damage, basal ganglia metabolic changes and behavioural alterations following intrastriatal injection of 6 – hydroxydopamine in the rat: new clues from an old model[J]. European journal of neuroscience, 2010, 25(2): 397 – 405.

[160] NICOLAS L, MICHEL S H, MARIA – GRAZIA M, et al. Rotenone induces non – specific central nervous system and systemic toxicity [J]. Faseb Journal, 2004, 18(6): 717 – 719.

[161] HUNTER R L, CHENG B, CHOI D Y, et al. Intrastriatal lipopolysaccharide injection induces parkinsonism in C57/B6 mice [J]. Journal of neuroscience research, 2010, 87(8): 1913 – 1921.

[162] DI MAIO R, BARRETT P J, HOFFMAN E K, et al. α – Synuclein binds to TOM20 and inhibits mitochondrial protein import in Parkinson's disease [J]. Sci Transl Med, 2016, 8(342): 342ra378.

[163] LAM H A, NANPING W, INGRID C, et al. Elevated tonic extracellular dopamine concentration and altered dopamine modulation of synaptic activity precede dopamine loss in the striatum of mice overexpressing human α – synuclein[J]. Journal of neuroscience research, 2011, 89(7): 1091 – 1102.

[164] KOHL Z, BEN ABDALLAH N, VOGELGSANG J, et al. Severely impaired hippocampal neurogenesis associates with an early serotonergic deficit in a BAC α – synuclein transgenic rat model of Parkinson's disease [J]. Neurobiol Dis, 2016, 85: 206 – 217.

[165] HONG Q, WONG W, MCGEER E G, et al. Lrrk2 phosphorylates α synuclein at serine 129: Parkinson disease implications [J]. Biochemical and biophysical research communications, 2009, 387(1): 149 – 152.

[166] MAX S, JAVIER A A, DAWID P, et al. LRRK2 BAC transgenic rats develop progressive, L – DOPA – responsive motor impairment, and deficits in dopamine circuit function[J]. Human molecular genetics, 2016, 25(5): 951 – 963.

[167] SLOAN M, ALEGRE – ABARRATEGUI J, POTGIETER D, et al. Parkinson phenotype in aged PINK1 – deficient mice is accompanied by progressive mitochondrial dysfunction in absence of neurodegeneration [J]. PLoS One, 2009, 4(6): e5777.

[168] LU X H, FLEMING S M, MEURERS B, et al. Bacterial artificial chromosome transgenic mice expressing a truncated mutant parkin exhibit age – dependent hypokinetic motor deficits, dopaminergic neuron degeneration, and accumulation of proteinase K – resistant alpha – synuclein [J]. Journal of neuroscience the official journal of the society for neuroscience, 2009, 29(7): 1962.

[169] ALBERIO T, LOPIANO L, FASANO M. Cellular models to investigate biochemical pathways in Parkinson's disease [J]. Febs Journal, 2012, 279(7): 1146 – 1155.

[170] LI M, XU H, CHEN G, et al. Impaired D2 receptor – dependent dopaminergic transmission in

prefrontal cortex of awake mouse model of Parkinson's disease [J]. Brain, 2019, 142(10): 3099-3115.

[171] WEAVER F M, FOLLETT K A, STERN M, et al. Randomized trial of deep brain stimulation for Parkinson disease: thirty-six-month outcomes [J]. Neurology, 2012, 79(1): 55-65.

[172] TABA H A, WU S S, FOOTE K D, et al. A closer look at unilateral versus bilateral deep brain stimulation: results of the National Institutes of Health COMPARE cohort[J]. J Neurosurg, 2010, 113(6): 1224-1229.

[173] EMBORG M E, CARBON M, HOLDEN J E, et al. Subthalamic glutamic acid decarboxylase gene therapy: changes in motor function and cortical metabolism [J]. Journal of cerebral blood flow and metabolism, 2006, 27(3): 501-509.

[174] LEWITT P A, REZAI A R, LEEHEY M A, et al. AAV2-GAD gene therapy for advanced Parkinson's disease: a double-blind, sham-surgery controlled, randomised trial [J]. Lancet neurol, 2011, 10(4): 309-319.

[175] KOTZBAUER P T, LAMPE P A, HEUCKEROTH R O, et al. Neurturin, a relative of glial-cell-line-derived neurotrophic factor [J]. Nature, 1996, 384(6608): 467-470.

[176] KIM C, LEE S-J. Controlling the mass action of α-synuclein in Parkinson's disease [J]. Journal of neurochemistry, 2008, 107(2): 303-316.

[177] ROY N S, CLEREN C, SINGH S K, et al. Functional engraftment of human ES cell-derived dopaminergic neurons enriched by coculture with telomerase-immortalized midbrain astrocytes [J]. Nat Med, 2006, 12(11): 1259-1268.

[178] CHO M S, LEE Y E, KIM J Y, et al. Highly efficient and large-scale generation of functional dopamine neurons from human embryonic stem cells[J]. Proc Natl Acad Sci U S A, 2008, 105(9): 3392-3397.

[179] LI W, SUN W, ZHANG Y, et al. Rapid induction and long-term self-renewal of primitive neural precursors from human embryonic stem cells by small molecule inhibitors[J]. Proc Natl Acad Sci U S A, 2011, 108(20): 8299-8304.

[180] KRIKS S, SHIM J W, PIAO J, et al. Dopamine neurons derived from human ES cells efficiently engraft in animal models of Parkinson's disease [J]. Nature, 2011, 480(7378): 547-551.

第 5 章
亨廷顿病

亨廷顿病(Huntington disease，HD)，又称亨廷顿舞蹈症，是一种常染色体显性遗传性神经退行性疾病。亨廷顿病是由单基因突变所引起的疾病，其中亨廷顿突变体蛋白(mHtt)由突变 *Huntingtin* 基因(*mHTT*)第一个外显子中 CAG 三核苷酸序列大量异常重复编码产生长度可变的多聚谷氨酰胺链组成。mHtt 的不溶性与毒性是造成 HD 患者神经元死亡的主要原因。此外，mHtt 能够与参与转录、细胞周期、能量代谢和细胞信号转导等过程的蛋白质相互作用，通过这些相互作用影响细胞活动，从而造成细胞死亡。线粒体作为细胞生存和死亡相关的重要细胞器，其形态与功能变化也受到 mHtt 的影响，从而可能激活各种信号通路，诱导细胞死亡和凋亡。因此，线粒体在 HD 病程发展与作为治疗靶点方面都有着重要意义。

5.1 亨廷顿病概述

5.1.1 亨廷顿病的发现及其流行特点

在人们对该疾病的认识过程中，亨廷顿病曾被赋予过多种不同的名称。HD 最初被称为"舞蹈病"，因患者发病时表现出明显的与遗传相关的舞蹈样动作，HD 也被称为过"遗传性舞蹈病"和"慢性进行性舞蹈症"。

1872 年，乔治·亨廷顿(George Huntington)(图 5.1)首次详细描述了这种疾病。通过检查几代出现相似症状患者的家族史，亨廷顿发现这种疾病符合孟德尔遗传定律中常染色体显性遗传模式："当父母一方或双方出现这种疾病时，他们的一个或多个后代几乎总是表现出这种疾病"。他在他的第一篇论文中对这种疾病给予了详细、准确的定义。因此，人们将这种疾病命名为亨廷顿病。

亨廷顿病的发病率有着地域和人种上的差异。根据遗传学和流行病学研究，全球范围内亨廷顿病的患病率约为 5/10 万。在西方人群中发病率较高，每 10 万人中有 10.6~13.7 人受到亨廷顿病的困扰，而非洲和亚洲人群患病率相对较低。在日本、我国的香港和台湾等地，亨廷顿病的发病率仅为每百万人中有 1~7 例，是欧洲和北美地区的十分之一左右。在南非，黑色人种的发病率也低于白色人种和混合人群。亨廷顿病的这种血统差异性是由 HTT 基因座的遗传差异引起的。CAG 重复较多的人群有更高的亨廷顿病发病率，欧洲人平均为 18.4~18.7 个 CAG 重复，亚洲人为 17.5～17.7 个，非洲人为 16.9～17.4 个。HD 的发病率会随着 CAG 重复长度的增加而增加。在一般人群中，CAG 的重复长度越长，CAG 的扩增率越高，亨廷顿病的患病率也就越高。

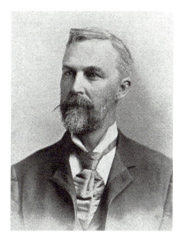

图 5.1 乔治·亨廷顿(1850－1916)

由于 HD 是单基因显性遗传性疾病，父母单方患病时，子女患病率为 50%。尽管 HD 有着明显的家族性遗传特点，但患者群中仍有 3% 的 HD 患者无明显家族病史(图 5.2)。

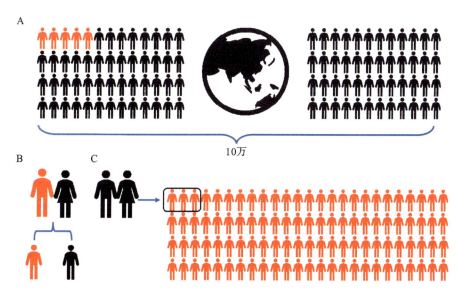

图 5.2 亨廷顿病流行性统计分析

A 表示全世界亨廷顿病的发病率约为 5/10 万。B 表示父母单方患亨廷顿病时子女患病率为 50%。C 表示亨廷顿病患者中有 3% 的人无家族病史。

5.1.2 亨廷顿病的分类

亨廷顿病有两个亚型：青少年型亨廷顿病(juvenile－onset Huntington disease，

JHD)和成人型亨廷顿病(adult-onset Huntington disease，AHD)。青少年和成人的发病显著不同(图5.3)，表现形式的区别也很大：成人型HD患者往往表现出舞蹈样动作、人格改变和认知能力下降，而青少年型HD患者则不出现成人患者的上述症状，是以肢体僵硬为主。

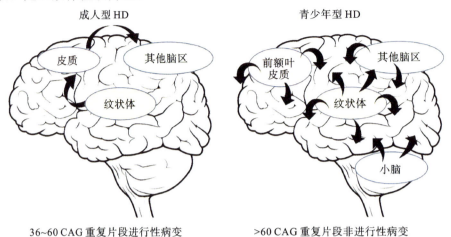

图5.3 成人型HD与青少年型HD对比

在极少数情况下，儿童或青少年会患上JHD。JHD主要在20岁之前发病，由于不同时期发病有着不同的临床表现，JHD又可以进一步细分为10岁之前发病和10~20岁发病。JHD主要由父系等位基因遗传，父系遗传与母系遗传之比大约为3∶1，CAG重复序列通常超过60个[1]。患有这种疾病的青少年或者儿童表现出丧失先前的学习能力或体育技能，身体方面也会出现肌肉僵硬影响步态和精细动作，以及出现轻微的非自主运动和癫痫。

成人型亨廷顿病是亨廷顿病的常见形式。患者通常在30～50岁时出现症状。患者在疾病的早期及中期以舞蹈样症状和其他运动障碍为主，随后表现出认知和情感的缺陷，包括注意力、记忆力及空间视觉功能受损。通常AHD患者在发病后15～20年死亡，而JHD病症的发展较AHD更为迅速[1]。

除了CAG重复序列，重复相关非ATG(RAN)翻译也发生于多聚谷氨酸疾病中，RAN是一种毒性蛋白，在成人型HD中，RAN的积累与HD的进展是可预测的，其最严重的区域在于纹状体与皮质。相比之下，青少年型HD表现出更加严重的RAN表达与聚集，皮质、小脑与纹状体十分严重，同时伴随着小脑明显萎缩。

5.1.3 亨廷顿病的临床症状

亨廷顿病通常在中年时期发病，表现为运动、情绪和认知障碍。在对HD患者的纵向观察研究中发现，HD患者在运动症状出现前就会表现出许多非运动症状和体征。大脑的改变会发生在运动症状出现前10~15年，主要表现为纹状体的萎缩(图5.4)。患者在发病初期，会出现轻微的运动、认知和行为变化。当运动和认知症状一旦出现，疾病就会不可逆地发展(迟发性除外)，直至患者死亡。

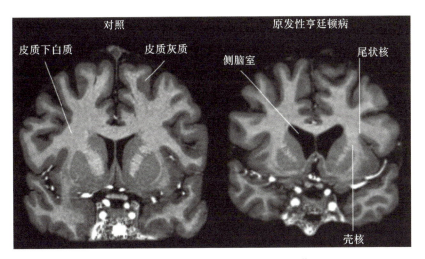

图 5.4　早期 HD 患者的壳核与尾状核萎缩

5.1.3.1　运动障碍

亨廷顿病的运动障碍可以分为两种类型。第一种是非自主运动障碍，表现为舞蹈样动作。舞蹈样动作在成人患者中常见，在青少年患者中较为罕见。一般在发病早期就会表现出舞蹈样动作。第二种是自主运动障碍，主要包括运动不协调和动作迟缓。这种运动障碍在青少年发病早期尤为常见，或出现在成人发病晚期。

尽管舞蹈样症状仅仅是 HD 运动障碍的一小部分，但仍是 HD 最典型的特征。舞蹈样症状一开始表现为可控制的随机、短暂动作，主要发生在四肢远端。随着病程时间的延长，舞蹈样症状变得更加明显，涉及的肌肉更多、更广，动作向心端靠近。大多数 HD 患者意识不到自己的非自主运动，剧烈的舞蹈样症状会导致患者出现身体疲惫和跌倒现象。

随着疾病的进展，语言表达、肢体动作或步态可能会进一步发生失调。最常见的是肌张力障碍，一般表现为出现持久怪异的姿势。另一常见的表现是运动迟缓，一般指的是动作幅度减少，如面部表情、自发手势减少，手臂摆动幅度、步幅减小。

5.1.3.2　认知障碍

在疾病确诊多年之前，HD 的认知障碍就已出现，而且认知呈现渐进性衰退。在认知测试中，HD 患者出现早期症状后的 12 个月内就可以检测到认知显著下降。在回顾性 HD 的认知调查中，患者在 HD 症状出现之前的 36 个月内就可以检测到认知的显著下降。尽管 HD 会普遍出现认知能力下降，但个体认知障碍的表现却不尽相同。有证据表明，在疾病发生过程中，认知能力各方面的下降是不同的，这种变化可以被解释为，某些认知方面（如精神、运动）的测量比其他认知方面（如执行功能）的测量更灵敏。

痴呆是亨廷顿病的严重并发症，一般出现在老年时期。HD 痴呆大部分为皮质下痴呆，以思维过程缓慢和执行功能障碍为特征，最初表现为多任务处理能力、注意力、短期记忆力和学习新技能的能力下降。最近一项针对有明显亨廷顿病症状的患者的调查研究表明，HD 也会影响工作记忆、注意力及语言流利性。在诊断时，大多数 HD 患者在神经心理测试中有明显的认知障碍。

通过 MRI 和低频振幅（amplitude of low frequency fluctuation，ALFF）测量局部神经元自发活动幅度，监测到 HD 患者大脑与正常人大脑相比，HD 患者大脑的右侧楔前叶与角回 ALFF 降低（蓝色区域），而双侧颞下回皮质（ITG）与左额上回 ALFF 增加（红色区域）（图 5.5）。在早期的功能磁共振成像（fMRI）研究中，角回被证明参与了视觉空间事实检索、执行/不执行任务中的冲突解决、视觉空间导航和描述社会互动的心理任务理论。因此，HD 患者的认知功能方面存在问题可能与此处异常有着重要联系。此外，双侧 ITG 和左额上回的 ALFF 增加。ITG 参与了需要对物体进行视觉识别的学习任务，被认为是第三视觉联想皮质。根据一项临床观察研究，HD 患者的手部位置和相对于正常人的空间位置的识别记忆受损。在 ALFF 分析中，当统计阈值降低到 $P<0.005$ 且簇的大小大于 $1188mm^3$（44 个体素）时，HD 患者除了 ITG 和左额上回 ALFF 值升高外，左尾状核 ALFF 值降低。因此，参与视觉运动联想学习的颞叶-纹状体回路和参与执行功能的额叶-纹状体回路在 HD 患者中受损，纹状体显示出神经活动减少，颞叶和额叶显示出代偿性神经活动增加。

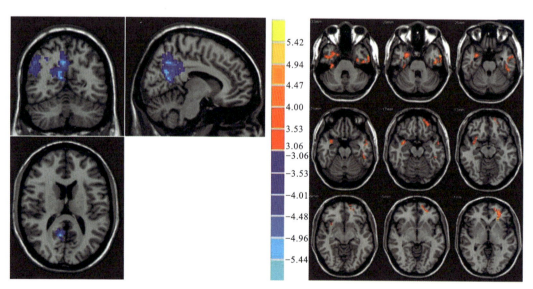

图 5.5　静息状态 HD 患者大脑中认知相关区域 MRI 与 ALFF 成像

5.1.3.3　精神症状

HD 的情绪特征比运动、认知特征更明显。超半数患者都会并发抑郁症[2]（表 5.1），HD 并发的重度抑郁症表现与普通抑郁症类似，并且治疗方式也相似。HD 患者的早期症状是容易发怒，多数患者在疾病后期会表现出情绪冷漠，并且随着时间的推移会逐渐恶化。回顾性 HD 调查数据表明，HD 患者在运动症状出现前 3 年就已经表现出了情绪冷漠的特点。

表 5.1 HD 患者与正常人群精神类疾病发病率对比

精神类疾病	HD 患者人群	普通人群
焦虑症	16.7%～24%	16.6%
抑郁症	20%～56%	6.8%
自杀	5%～10%	1.46%
易怒	38%～73%	—
精神病	10.4%	3.48%

HD 患者的疼痛反应也引起了普遍的关注与重视，统计分析表明 HD 患者疼痛的平均患病率为 40%[3]。这一症状有利于发现 HD 潜在的继发症状，提高治疗效果和改善患者生活质量。

5.1.4 亨廷顿病的病理特征

5.1.4.1 亨廷顿病中的生物标志物

HD 最终导致神经元死亡，但在神经元死亡之前会在临床上表现出相应的神经功能障碍。舞蹈症是神经功能障碍的主要表现。神经功能障碍在 HD 动物模型中确实存在，在条件性敲除小鼠和基于核苷酸基因沉默的小鼠中都证明这种功能障碍是可逆的。当突变亨廷顿蛋白减少时，出现异常的神经元可以得到恢复。因此，神经元功能障碍和神经元死亡相关的生物标志物对于 HD 的诊断、治疗及预后是非常重要的。

直接定量突变亨廷顿蛋白本身作为病理相关的生物标志物具有很大的应用前景。由于 N 末端亨廷顿蛋白片段的积累，突变亨廷顿蛋白的水平随疾病发展而升高，并且突变亨廷顿蛋白的浓度与 CAP 评分和脑萎缩率相关，表明这种蛋白具有潜在的功能相关性。如果能进一步成功提高这些检测工作，那么就可以在脑脊液中准确定量突变亨廷顿蛋白，类似于目前在阿尔茨海默病中使用 β-淀粉样蛋白和 Tau 蛋白作为检测指标。尽管突变亨廷顿蛋白普遍存在，但目前以此作为 HD 的生物标志物还具有相当大的难度。通过假说和各种"组学"方法已经产生了大量候选生物标志物[2]，但目前还没有一个可以通过验证。

其中的一个例子是 8-羟基脱氧鸟苷（8-OHdG），它是一种 DNA 氧化损伤产物，据报道 8-OHdG 在 HD 患者血浆中含量升高，并对肌酸抗氧化治疗有反应。有研究表明，进行大样本 8-OHdG 检测时，仅在 HD 患者中发现了 8-OHdG 的变化。此外，最近一项严格的双盲实验报道 8-OHdG 水平与任何阶段的 HD 无关。因此，很多人认为 8-OHdG 并不能用作指示 HD 发病和进程的生物标志物。这项实验强调了结果的可重复性、使用多种分析方法及严格的生物样品质量控制，其对未来的 HD 生物标志物研究具有同样的重要性。

未来生物标志物的研究工作可能集中在脑脊液中的相关病理分子方面。目前"组学"方法尚未确定脑脊液中 HD 的候选生物标志物。目前生物标志物的研究以假说作为研究的驱动力，集中在免疫激活、转录失调和胆固醇生物合成等方面起作用的相关靶标。另一种可能是尝试使用诸如多巴胺和 cAMP 调节的磷蛋白（DARPP-32）标志物来追踪纹状体变性，这些标志物可以通过死亡的多棘投射神经元释放到脑脊液中。

大部分 HD 研究都将注意力集中在中枢神经系统上，但是越来越多的研究表明 HD 也会影响一部分外周组织。因此，外周生物标志物，如炎症因子就具有一定的研究价值。在 HD 外周免疫系统的检查中，有研究发现血液透析过程中在血浆中可检测到先天性免疫激活因子。HD 基因携带者的白细胞介素-6 水平升高在临床症状出现前 16 年就可检测到[4]。同样，线粒体作为细胞中最重要的细胞器，它的异常往往与神经退行性疾病的发生有着密切联系，因此，线粒体数量及其功能是否正常，对于亨廷顿病的检测与诊断也有着重要的参考意义。

5.1.4.2 亨廷顿病的影像学检测

（1）宏观结构脑成像：迄今为止，脑结构成像已成为 HD 诊断的重要指标。结构磁共振成像显示纹状体的横截面和纵向长度在 HD 早期和晚期均有很大的变化[5]（图 5.6）。大规模的前瞻性研究和回顾性研究表明，与同年龄的对照人群相比，处于 HD 发病前期和发病期的患者纹状体体积减小。对 HD 患者纹状体进行纵向变化的研究表明，纹状体一旦出现萎缩，其萎缩速率保持恒定，并且 CAG 重复次数越多，纹状体萎缩程度越显著。苍白球、丘脑和海马等其他脑区也会发生萎缩，但目前对这些脑区的研究较少。横向和纵向研究表明，这些脑区体积萎缩的程度均小于纹状体。

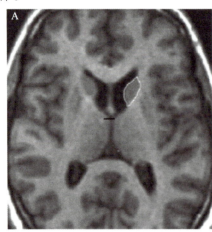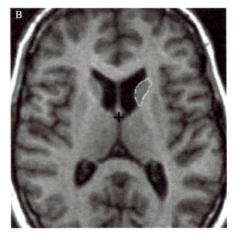

图 5.6　HD 患者患病 30 个月前后脑部 MRI 成像

图中白线标定为左侧尾状核，30 个月的病程中，尾状核发生了明显萎缩。

在 HD 发病前期，皮质灰质的萎缩晚于纹状体，且萎缩程度在发病前期和发病期均远小于纹状体。纵向研究表明，发病前期 HD 患者的皮质体积与对照组相比没有区别，而发病期的 HD 患者在 1～2 年后皮质体积显著缩小，萎缩程度明显加快。

早在运动症状出现之前，HD 患者白质体积明显缩小，并且持续萎缩至发病期[6]。纵向研究表明，在 HD 发病前期和发病早期的 1～2 年，白质就出现了明显的萎缩，且纹状体周围白质以及胼胝体内和后部白质束变化最显著。近期的容积研究证实，胼胝体在 HD 发病前期和发病早期发生纵向萎缩。

使用形态分析可以检测到皮质下结构的变化。这种方法可能比体积分析更敏感，并且提供可能受到影响的相关区域的附加信息。

(2)功能和化学 MRI：探测功能和代谢紊乱的成像技术对 HD 诊断，尤其是在对 HD 病程的早期诊断上特别重要。功能和代谢紊乱出现在结构改变之前，这时进行治疗干预效果更明显。结合血氧水平依赖性对比(blood oxygen level – dependent，BOLD)的 fMRI 可以反映神经元活动，并且能够在 HD 发病前识别脑功能是否发生异常。功能性的变化包括区域性的过度活跃和异常不活跃，这可以解释为代偿性过度活动或者功能障碍。在 HD 出现症状前，通过 fMRI 测量 BOLD 信号在大脑区域的同步性来检测功能连接，发现运动系统和认知形成系统的功能连接就已经出现异常。

另一种检测 HD 早期脑组织变化的方法是基于磁共振的磁共振波谱(MRS)，该方法可以识别 N-乙酰天冬氨酸(NAA)、谷氨酸和谷氨酰胺的改变。最近在早期 HD 患者的壳核中发现了肌醇(一种星形胶质细胞增生的标志物)水平的升高，其与运动功能障碍相关。最近使用高场强 MRS 研究证实了 HD 患者中 NAA 和谷氨酸水平发生改变这一结果。高场强 MRS 随着信噪比和光谱分辨率的提高，可用于研究其他代谢物，如乳酸、谷胱甘肽和 γ-氨基丁酸，并可提高 HD 脑中发生早期改变的生理指标的识别能力。

(3)PET 方法：早期的 FDG – PET 研究显示，HD 患者纹状体中葡萄糖代谢不足，认为在代谢不足之前可能存在高代谢的情况。最近的一项纵向研究报告了早期进展迅速的 HD 患者的糖代谢下降。这些研究结果表明，FDG – PET 与网络分析工具相结合，可以识别 HD 发病前脑功能的异常。HD 临床前的代谢改变可以用作早期对疾病进行检测的方法。FDG –PET 分析也能为 HD 的病理扩散提供线索。最近的一项研究表明，测量代谢网络的改变可以为临床试验提供有用的标志物。

HD 临床患者在 FDG – PET 成像及 D2 受体表达上都有着明显的下降。DG – PET 代谢减退可作为 HD 的预测因子，尽管还不清楚它是否能提供除预测纹状体大小之外的信息。此外，相关生物标志物的 PET 成像可以通过量化受体的表达与密度反映疾病的进展[7](图 5.7)。

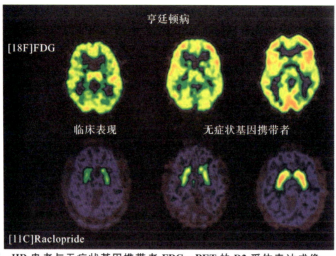

图 5.7 HD 患者与无症状基因携带者 FDG‑PET 的 D2 受体表达成像

5.2 亨廷顿病的病理机制

5.2.1 亨廷顿病的遗传基因

亨廷顿基因 *HTT* 位于染色体 4p16.3，编码亨廷顿蛋白[8]，其正常功能尚未完全清楚。亨廷顿蛋白的氨基末端有 polyQ 区域，此区域的长度可变。该区域由 CAG 三核苷酸重复序列编码。HD 风险诊断或临床诊断一般用含有特定寡核苷酸的引物通过聚合酶链式扩增反应（PCR）来检测。这种重复序列在正常人群中呈多态性，一般为 6～35 个 CAG 重复，当 CAG 重复大于 40 个时，可提高外显率，从而引发疾病，出现疾病的运动体征[9]（图 5.8）。重复 36～39 个 CAG 时外显率与正常人一样。CAG 重复通过减数分裂传递显示出遗传不稳定性，这种不稳定性随着 CAG 长度的增加而增加。同时也有着辅助因子对 CAG 的不稳定性产生多重作用，如高迁移率族蛋白 B1（HMGB1）[10]。重复长度的变化通常会以增加一个到几个 CAG 为主导[11]，很少发生大幅度的增加。这种变化总是与父亲精子的传递有关，表明 CAG 重复不稳定性倾向于发生在男性精子形成期间[11]。

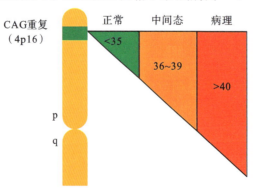

图 5.8 不同 CAG 重复次数对应不同疾病状态

HTT 中 CAG 重复长度决定了个体是否会罹患亨廷顿病，它是导致特征性运动症状发生的主要决定因素，也是临床诊断的基础[12-13]。更重要的是，有研究表明这些运动症状的发生是由具有较长 CAG 重复的等位基因决定，而较短的 *HTT* 等位基因，不管其长度正常与否，都不会改变临床症状的发生速度[14]。具体的发病机理目前并不明确，但是可以确定的是，在正常范围内的 CAG 重复长度，也与某些细胞功能分析（如细胞能量电荷 ATP 与 ADP 比例或细胞黏附分析）相关，表明它涉及亨廷顿蛋白的功能性获得、一个/多个亨廷顿蛋白正常功能的调节紊乱。无论如何，在人类突变携带者的细胞中可检测到 CAG 扩增对功能的影响[15-16]，并且在 HD 确诊前 15 年就可以发现这种影响[17]。

　　尽管多种基因，包括 *ADORA2A*、*ATG7*、*CNR1*、*GRIK2*、*GRIN2A*、*GRIN2B*、*HAP1*、*PPARGC1A*、*MAP2K6*、*MAP3K5*、*NPY*、*NPY2R*、*OGG1*、*PEX7*、*TP53* 和 *UCHL1* 作为亨廷顿病的遗传修饰物，但还没有一种能经受住严格的统计分析。目前正在利用现代遗传工具对全基因组进行研究，反义核苷酸、小干扰 RNA 和基因编辑在内的多种手段为 HD 患者带来了希望[18]，预计会发现真正的人类基因修饰物，改变人类亨廷顿病的病程，从而作为治疗靶点延缓疾病发生。

5.2.2　亨廷顿蛋白的结构和功能

　　亨廷顿蛋白由 3144 个氨基酸组成，其内有一个 polyQ 的部分，这一部分是由 CAG 三核苷酸重复序列所编码，分子量为 348kDa。亨廷顿蛋白由多个氨基酸富集的结构域组成（图 5.9）。亨廷顿蛋白在全身表达，但在不同的细胞类型中，表达水平并不一致，在脑和睾丸中表达水平最高，同时也使大脑更容易受到损伤。亨廷顿蛋白有多种功能，能够与囊泡运输、基因转录调控及内吞作用有关的蛋白相互作用。亨廷顿蛋白在神经系统发育中起关键作用，它可以影响脑源性神经营养因子（brain-derived neurotrophic factor，BDNF）产生、转运及在细胞黏附中起作用。亨廷顿蛋白缺失可导致早期胚胎致死，但是在 HTT 敲除小鼠中即使表达突变亨廷顿蛋白也可以扭转此现象。亨廷顿蛋白在这些过程中的功能以及这些功能的结构基础在很大程度上仍是未知的。

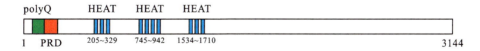

图 5.9　亨廷顿蛋白结构

亨廷顿蛋白 N 端含有 polyQ 和富含脯氨酸结构域（proline-rich domain，PRD），
蛋白质 N 末端的 3 个结构域中聚集了 10 个 HEAT 重复。数字表示氨基酸。

　　研究表明，在亨廷顿蛋白中，蛋白水解片段化是一种普遍的翻译后修饰，能够产生多种 N 末端片段（源于半胱天冬酶、钙蛋白酶和其他内切蛋白酶的裂解），并且其毒性作用是研究的重点。这些 N 末端片段大约有 100 个氨基酸组成，因为它们是由 HTT 的第一个外显子编码，所以称为 HTT 外显子 1。该片段可由 HTT 基因正常转录翻译为全长亨廷顿蛋白再水解切割而成，也可通过 HTT 基因异常转录翻译而直接形成。HTT 外显子 1 和相关片段由 3 个确定序列的无序区域组成：17 个氨基酸的 N 末端区段，称为 Htt^{NT} 或 N17，其通过酶促反应除去起始的甲硫氨酸而迅速削减为 16 个氨基酸残基[19]；1 个长度可变的由 CAG 重复序列编码的 polyQ 片段和包含 51 个氨基酸的富含脯氨酸结构域。Htt^{NT} 有许多作用，包括膜定位、与分子伴侣结合、核输出和其他运输，以及提供潜在转录后修饰的调控位点和寡聚物形成的结构基础。虽然 Htt^{NT} 在单体状态下是无序的，但是当它结合到膜或进行自组装时，它可以呈现 α 螺旋结构。polyQ 重复序列在正常亨廷顿蛋白中是否具有重要功能目前尚不清楚[20]。亨廷顿蛋白丧失了对 polyQ 重复扩增的调节也可能在亨廷顿病发生中起作用。然而，由于亨廷顿病主要是一种毒性蛋白引起的疾病，polyQ 重复扩增带来的亨廷顿蛋白新活性必定与蛋白质结构的改变有关，因此，许多研究集中在确定其构象错误折叠以及其聚集导致内质网应激在亨廷顿病中的作用[21]。另 HTT 外显子 1 的 PRD 是与某些分子伴侣（如某些含有 WW 结构域的蛋白质）相互作用结合的靶点。

细胞、模式生物和表达突变亨廷顿蛋白或 polyQ 扩增片段的亨廷顿病患者可产生大量亨廷顿蛋白内含物，其体积大到可通过光学显微镜观察到。这种聚集体的直径可以达到几微米，并且可以含有超过 100000000 个亨廷顿相关肽分子。随着超分辨荧光显微镜（STED）的出现，在荧光标记 HTT 外显子 1 的细胞中，已经可以发现小于内含物的聚集体，如小的淀粉样蛋白原纤维簇。这种类型的聚合体可包含多达 100000 个亨廷顿蛋白单体碎片。在细胞内亨廷顿蛋白变化的显微实时研究中，由于蛋白碎片太小无法检测。但是，通过使用非实时检测方法，一系列形态和大小的 HTT 外显子 1 的聚集体在体外和体内[22]都可观察到。亨廷顿蛋白的聚集对 polyQ 长度具有依赖性[23]，这其实是疾病风险对 CAG 重复长度依赖性的体现。新的证据表明，由 4~15 个 HTT 外显子 1 单体组成的寡聚体[24]，其主要由 Htt^{NT} 末端自组装形成 α 螺旋簇。这些最初的聚集体可以进一步成为含有数百个亨廷顿蛋白片段的非 β-寡聚体[25]。这些片段可以随着 polyQ 重复长度增加而加速重排，形成含有数千个片段的 β 淀粉样 polyQ 蛋白原纤维。此类 polyQ 淀粉样蛋白原纤维非常稳定，并且与淀粉样蛋白簇和包涵体一起形成 HTT 外显子 1 自体结合物；也就是说，一旦聚合过程开始，系统就趋向于以纤维化结束。活细胞不断产生新的亨廷顿蛋白使情况更为复杂化[22]。

HTT 的表达过程首先形成一个初始 RNA 转录本，通常被加工成编码全长亨廷顿蛋白的 mRNA，它也可被异常加工成含有扩展 CAG 重复序列仅编码外显子 1 的突变 mRNA。翻译可以产生全长亨廷顿蛋白或 HTT 外显子 1 蛋白。HTT 外显子 1 片段由 17 个氨基酸混合序列 HTT^{NT}、CAG 重复序列编码的聚谷氨酰胺序列和富含脯氨酸的结构域组成。全长亨廷顿蛋白由外显子 1 序列和一系列有序（框）与无序（环）蛋白片段组成。对无序片段中的可识别序列的蛋白水解切割，可产生一系列的产物包括 HTT 外显子 1 样片段。这些含有扩展的 polyQ 的片段在引发亨廷顿病方面起重要作用，但其分子机制尚不明确。

5.2.3　突变亨廷顿蛋白的致病机制

大量数据表明，亨廷顿蛋白片段是亨廷顿病发生的早期关键因子，可以在亨廷顿病患者尸检的大脑中分离出来[26]。具体发现包括中枢神经系统的神经元出现主要成分为含多聚谷氨酰胺延长序列无膜包绕纤维状蛋白质的包涵体（inclusions）和聚集体（aggregates），引发神经退行性病变。其内在机制为 HTT 基因转录为 HTT 外显子 1 片段，进入细胞核聚集形成包涵体或在胞质中聚集，造成细胞稳态失衡、神经元损伤，最终导致了神经退行性疾病的发生。不同细胞类型之间，亨廷顿蛋白片段的含量是不同的，取决于 HTT 的表达水平，其在神经元中的表达要高于神经胶质细胞。亨廷顿蛋白片段包括 HTT 外显子 1 蛋白的异常剪接产生的亨廷顿蛋白小片段[27]，还有一些已广泛研究的由半胱天冬酶、钙蛋白酶和其他蛋白酶切割而产生的片段。亨廷顿蛋白（全长和片段）可在多个位点进行翻译后修饰，并且这些过程受 polyQ 片段的影响，反过来又可影响其毒性。一些证据支持 polyQ 片段通过改变亨廷顿蛋白的结构及其裂解来影响翻译后修饰。因此，蛋白质片段积累到启动细胞发病所需的浓度阈值是亨廷顿蛋白的表达水平、错误事件发生的程度，以及特异性蛋白酶活性和翻译后修饰的共同结果。

亨廷顿蛋白片段的物理状态是如何导致细胞毒性的，这还需要进一步研究[28]。在体外和通过计算机模拟 polyQ 重复长度如何影响构象变化具有挑战性，体内更是如此。polyQ 序列中重复长度的增加是如何显著地改变蛋白构象目前并不清楚。在亨廷顿蛋白聚集模型中，成核（polyQ 淀粉样蛋白的形成首先需要形成核心结构）需求可以解释 polyQ 序列重复长度微小的增加就可导致疾病风险显著增加，随着 polyQ 重复长度的增加，淀粉样蛋白的成核时间显著减少。细胞毒性取决于突变亨廷顿蛋白或其片段是否达到了触发这些病理事件的浓度阈值。有几个因素可能会影响细胞毒性的启动，其包括突变亨廷顿蛋白的表达水平、细胞是否处于有丝分裂停滞期、CAG 重复扩增的多少、发生异常剪接的程度、通过蛋白水解产生的亨廷顿蛋白片段、翻译后修饰、聚集体以朊病毒方式从一个细胞向另一个细胞扩散，以及细胞内蛋白质稳态网络的能力。

亨廷顿蛋白分子自发聚集所需的浓度阈值随着 polyQ 长度的增加而降低，并且与此过程一致的是，与成年发病的亨廷顿病患者相比，在携带较长的 CAG 重复扩张片段导致亨廷顿病（确诊年龄 < 20 岁）的青少年患者中，其更广泛的脑区会受到影响。

突变亨廷顿蛋白的慢性表达导致蛋白质稳态网络的坍塌。蛋白质稳态网络通过分子伴侣蛋白和蛋白质清除机制维持蛋白网络的完整性[29]。在疾病发展过程中基础伴侣蛋白水平下降[30]，多种途径触发内质网应激，并且泛素-蛋白酶体系统[31]和自噬[32]系统受到损害。迅速应对应激对于所有生物都很重要，但是在亨廷顿病中，诱导主要应激反应的途径是热休克反应，该反应会随着疾病发展而受到严重损害，这将进一步加重疾病进程。

一旦突变亨廷顿蛋白的细胞毒性形成，可导致许多细胞功能障碍，包括转录和细胞内信号转导、细胞内运输、分泌、内吞再循环、免疫功能障碍、线粒体功能障碍、突触功能障碍和和轴突运送损伤等，致病机制极其复杂。这源于突变亨廷顿蛋白的细胞功能障碍导致的网络失衡。例如，由改变的神经元回路和非细胞自主功能障碍引起的兴奋性中毒导致亨廷顿病的神经和非神经症状。

HD患者中还会出现由于突变亨廷顿蛋白造成的一系列的线粒体损伤。这些通过不同的机制产生的线粒体损伤，最终表现为HD患者的线粒体损伤增加，功能缺陷线粒体积累，线粒体自噬过程异常和HD遗传模型的线粒体膜电位（$\Delta\Psi_m$）降低，Ca^{2+}缓冲能力降低，对Ca^{2+}诱导的通透性转变的敏感性增强，并触发caspase介导的凋亡途径，进一步造成神经元的损伤和神经退行性疾病的加剧。

5.3 亨廷顿病的神经机制

5.3.1 运动症状的环路机制

HTT 基因中CAG的异常重复性扩增导致神经元进行性病变，最早且受影响最严重的是纹状体多棘投射神经元(spiny projection neuron，SPN)，纹状体SPN接受来自皮质和丘脑的大量的谷氨酸能神经元输入，这些兴奋性突触的损伤是HD早期症状的主要原因，可以引发异常的下游信号转导，破坏突触可塑性并导致后期的退行性病变，是引起运动障碍的结构基础[33]。

SPN根据表达的多巴胺受体类型不同而分为两类，这两类SPN参与不同的信号通路。表达D1受体的SPN(dSPN)参与直接通路(direct pathway)，通常与自主运动和行为控制有关。dSPN向苍白球内侧部(the internal globus pallidus，GPi)发送抑制性投射。GPi向丘脑发送抑制性输入，丘脑向皮质发送兴奋性输入。因此，dSPN的激活会导致丘脑神经元的去抑制，从而增加其对皮质的兴奋性输入，促进运动。表达D2受体的SPN(iSPN)参与间接通路(indirect pathway)，参与抑制运动与行为的发生。iSPN发送抑制性投射支配苍白球外侧部(the external globus pallidus，GPe)，GPe向丘脑底核(STN)发送抑制性投射，而STN又向GPi发送兴奋性谷氨酸能投射。最终，iSPN激活对丘脑神经元产生抑制作用，从而使丘脑对皮质投射的兴奋性降低，抑制动作与行为的发生。总之，直接通路促进运动，产生"运动"的效果；而间接通路抑制运动，产生"静止"的效果[34]。

在HD纹状体中，iSPN最易受到损伤，最早发生退化，导致丘脑靶神经元失去抑制效应，这被认为是HD运动障碍的基础。在后期，当dSPN也发生损伤时，运动障碍被运动失能和肌肉僵硬所取代。早在明显的细胞死亡发生之前，SPN就开始显示功能异常。在HD模型中，一些SPN早期改变已被证实，包括膜电位去极化、输入电阻增加和超兴奋性。此外，这两种类型的 SPN 在谷氨酸能、γ-氨基丁酸能和多巴胺能调制方面表现出差异性变化，特别是导致 dSPN 的过度激活。这些功能改变被认为是疾病早期直接和间接途径失衡的关键。

在 HD 早期，SPN 的丢失主要局限于纹状体。由于这些 GABA 能神经元向中脑黑质区反向投射，这些抑制性神经元的死亡最初激活了黑质纹状体通路，导致舞蹈病和 HD 的其他临床症状。多巴胺（DA）传递改变的第一个证据来自于临床观察，HD 患者使用增加 DA 的药物会加重舞蹈病，而使用减少 DA 的药物则会导致运动失能。大量的后续研究表明，HD 的进展伴随着 DA 输入的双相变化，这种变化还与谷氨酸神经传递变化交织在一起。舞蹈病的早期症状表现为谷氨酸和多巴胺的过度释放，导致直接通路的选择性激活，丘脑去抑制；晚期，由于缺乏足够的谷氨酸和多巴胺信号导致直接通路沉默，丘脑被抑制，所以舞蹈病被活动失能所取代[35]。

5.3.2 HD 中 SPN 兴奋性变化

亨廷顿蛋白具有与多种蛋白互作的结构域，可以与多种突触前、突触后蛋白相互作用，并参与囊泡运输。在 HD 小鼠模型中，随着衰老小鼠出现 HD 表型，从纹状体 SPN 记录的兴奋性突触活动（如自发兴奋性突触后电流，sEPSC）频率降低[36-37]。与此一致的是，电子显微镜研究显示，在 HTT 敲入小鼠转基因模型中最早显示纹状体神经元的丘脑传入缺失[38]，其次是皮质传入缺失，并且通过 FM1-43 检测发现激活的皮质神经元数目减少。YAC128 小鼠携带人类 *HTT* 基因，表达 128 个 CAG 重复序列。通过电镜发现，在 12 月龄的 YAC128 小鼠纹状体中发现 SPN 兴奋性输入突触减少[39-40]。在早期 HD 小鼠模型 R6/2 中的数据表明，纹状体 SPN 轴突末梢上的大麻素受体 CB1 表达选择性下调，皮质投射到纹状体的突触前 CB1 保持不变。近来有报道发现，在纹状体 SPN 中选择性增加 CB1 的表达，可以恢复 R6/2 小鼠模型中这些神经元的兴奋性突触的正常数量[41]。此外，在一些 HD 小鼠模型及人类患者中，皮质白质显著减少，这表明随着疾病的发展，皮质对纹状体的输入降低[42]。另外，有证据表明晚期 HD 可能与突触小泡释放显著减少有关，部分原因可能是由于聚合的亨廷顿蛋白与突触小泡的异常相互作用。在晚期 HD 小鼠模型中，使用光遗传探针 iGluSnFR 检测谷氨酸水平，显示在疾病晚期来自 YAC128 小鼠的纹状体脑切片中动作电位刺激诱导的谷氨酸释放的显著减少。

除了兴奋性轴突输入丧失之外，对 HD 小鼠模型和人 HD 患者脑尸检的研究结果显示，在与皮质神经元共培养的纹状体 SPN 中，HD 晚期纹状体 SPN 的树突复杂性、长度和密度都有所减少。突触后结构蛋白，如突触后结构蛋白 MAGUK 蛋白、突触后密度蛋白 95kDa（PSD-95）及其家族成员在 HD 的纹状体 SPN 中的表达显著减少。纹状体兴奋性突触的变化表明，突变亨廷顿蛋白导致的过度活化与晚期代偿性下调有关。

在 HD 小鼠模型的早期疾病阶段，对纹状体神经元抑制性 GABA 能突触传递也发生了改变[36,43]。在多项研究中一致发现，在 HD 小鼠 SPN 中记录的自发抑制性突触后电流（sIPSC）频率增加[44-45]。电生理记录技术和光遗传学组合的应用可以选择性驱动中间神经元，一项研究记录了 HD 小鼠与野生型（WT）小鼠相比，含小清蛋白（PV$^+$）快速发放（FS）的中间神经元和 D2 型 SPN 之间的抑制性连接增强，而且抑制性中间神经元的发放频率也有所增加。另一项研究表明 HD 小鼠的 GABA 能中间神经元活性增加，与以前的研究相反的是，投射到 SPN 的 GABA 的释放率下降；然而，该研究没有区分作为突触后的 SPN 是 D1 型还是 D2 型，也没有区分突触前 GABA 能神经元的类型。随后的研究表明，大麻素介导的突触前 GABA 释放的抑制导致释放概率降低。因此，纹状体环路中 GABA 抑制作用的改变也是 HD 病理发生中的重要步骤。

除了突触传递之外，HD 小鼠模型中 SPN 的内在兴奋性也有所改变。在 HD 小鼠模型中，SPN 的电生理记录显示膜电容降低、静息膜电位去极化和膜电阻增加。有研究报道，HD 小鼠纹状体 SPN 中多种钾通道表达降低[46]，表明钾电导的变化是导致输入电阻增加和静息膜电位去极化的主要原因。值得注意的是，这些变化发生相对较晚，发生在 HD 表型的出现之后。钾通道表达降低可能是体内重新平衡的结果，这种变化会使纹状体中 SPN 更易兴奋，从而部分补偿纹状体 SPN 的皮质和丘脑输入损失。另外，最近的一份研究显示，在 HD 表型发生期间，两个不同的 HD 小鼠模型中，纹状体中星形胶质细胞内向整流钾离子通道 Kir4.1 的表达和功能降低。有人认为，这种改变与星形胶质细胞中亨廷顿蛋白的表达有关，是细胞外 K^+ 升高的原因，这也增加了纹状体 SPN 的兴奋性[47-48]。总之，越来越多的证据表明，随着 HD 发展，纹状体 SPN 的内在兴奋性增加，这可能是兴奋性输入减少的补偿结果。

5.4 亨廷顿病与线粒体

亨廷顿病是一种常染色体显性遗传性疾病，具有明显的运动障碍。尽管对 HD 的研究已经有上百年的历史，但是对于 HD 的发生机制尚不完全清楚。研究表明，线粒体缺陷在 HD 的发生中可能起到了关键作用，通过研究突变亨廷顿蛋白在培养细胞或动物模型中的毒性作用，揭示了 HD 中线粒体的变化：包括 Ca^{2+} 缓冲能力的降低、膜电位的丧失和氧化磷酸化酶的表达降低。许多研究强调，HD 发病机制与氧化应激相关。研究显示，HD 患者大脑线粒体电子传递链（ETC）复合物 Ⅱ/Ⅲ 活性降低，从而导致自由基生成增加和 ATP 产生减少[49]。HD 患者的外周血中发现 Cu-Zn 超氧化物歧化酶和谷胱甘肽过氧化物酶的活性降低。从这些研究可以推测出由于神经元对氧化应激高度敏感，导致抗氧化能力普遍下降，尤其是对含有突变亨廷顿蛋白的神经元更是致命的。所有这些观察结果都表明，线粒体作为神经化学环境的"传感器"，在 HD 的发生中起着核心作用。

HD 患者线粒体存在严重的功能障碍，这也是目前 HD 治疗的关键所在。因此，HD 的治疗在减缓症状的同时，还应将线粒体作为保护对象，从而减缓疾病进程，达到治愈的目的。

5.4.1 亨廷顿病中线粒体功能的变化

早期生物化学研究发现，HD的线粒体呼吸链酶存在严重功能缺陷。在HD患者尾状核和壳核的尸检样本中发现，复合物Ⅰ/Ⅱ的活性严重降低，复合物Ⅳ的活性轻度降低[50-52]。而未出现症状的患者没有观察到相应的变化[53]，但大脑皮质呼吸链酶活性发生了轻微改变[54]。纹状体中其他氧化代谢酶活性也明显降低，尤其是在尾状核和壳核中发现乌头酸酶的活性显著降低[55]，以及丙酮酸脱氢酶复合物活性的降低[56]。在对HD中代谢酶功能的早期研究认识到，酶的活性可能随着疾病的进展而发生改变。在对HD患者脑尸检的研究中发现，琥珀酸脱氢酶(SDH)在严重HD的情况下活性出现下降，乌头酸酶和α-酮戊二酸脱氢酶活性降低，谷氨酸脱氢酶活性增加，以及氧化呼吸链中多种酶活性降低等一系列变化。线粒体中此类重要酶活性的改变在HD症状出现后均能观察到。在R6/2转基因小鼠模型中，乌头酸酶和丙酮酸脱氢酶被发现有不同程度的活性降低[57]。在线粒体毒素三硝基丙酸(3-NP)处理的大鼠皮质和纹状体中，复合物Ⅰ活性显著性降低[58]。通过3-NP抑制啮齿类动物和灵长类动物的线粒体呼吸链复合物Ⅱ的活性，会导致这些动物出现HD样症状[58-64]。3-NP模型有力地揭示了HD患者纹状体中检测到的复合物Ⅱ缺陷可能参与细胞死亡。除了类似的表型外，对3-NP毒性的研究还表明线粒体缺陷和突变亨廷顿蛋白具有共同的致病途径，如Ca^{2+}内稳态、钙蛋白酶和半胱天冬酶激活及JNK激活。这些实验以及对线粒体复合物Ⅱ的研究在一定程度上支持了复合物Ⅱ功能障碍(改变)与线粒体蛋白氧化损伤可能导致HD中纹状体细胞死亡的假设。

在表达突变亨廷顿蛋白的细胞中分离的线粒体显示线粒体膜电位降低。质子沿着呼吸链复合物Ⅰ—Ⅳ传递，在线粒体膜处产生电化学质子梯度，产生-180～-150mV的线粒体膜电位，从而驱动ATP合成。这种能源生产要求线粒体膜电位至少要保持在其最大值的80%～90%。然而，在HD线粒体中，这个百分比发生了降低。从低表达和高表达全长突变亨廷顿蛋白的YAC72小鼠脑中分离的线粒体显示膜发生了去极化。YAC72高表达的线粒体在Ca^{2+}刺激后去极化更迅速[66]。研究者在淋巴细胞和成纤维细胞的研究也发现，在表达突变亨廷顿蛋白的细胞中，线粒体膜电位也存在异常[66]。HD患者淋巴细胞和成纤维细胞在应激诱导下细胞凋亡明显增加[67]。当受到凋亡应激时，与对照组相比，HD患者的淋巴母细胞表现出明显的线粒体膜去极化。这种加重的电位损失与CAG重复扩张有关。线粒体网络通过对受损线粒体降解和通过生物发生保持线粒体数量的平衡。线粒体生物发生是一个多步骤过程，其中线粒体DNA的转录和翻译，以及核编码的线粒体相关转录物的翻译，在HD中都被严重破坏。事实上，突变亨廷顿蛋白可与该途径的多种转录因子(如CREB结合蛋白或TAF4/TAFⅡ130)相互作用。CREB-TAF4信号通路可以调节过氧化物酶体增殖物激活受体PGC-1α的表达。PGC-1α参与线粒体生物合成，增加线粒体呼吸链复合物亚基的表达，可以改变线粒体在疾病中的状态[68-69]。研究表明，在 HD 患者中 PGC-1α 表达减少；并且在 HD 转基因动物模型中，PGC-1α 水平的降低会引起线粒体功能障碍和神经变性[70-72]。同样，在神经元中，增加 PGC-1α 表达可以使神经元免受突变亨廷顿蛋白的毒性影响，具有保护作用，相反，当 PGC-1α 被敲低时，神经元在培养中极易受到突变亨廷顿蛋白毒性的影响。

5.4.2 亨廷顿病中线粒体形态的变化

根据细胞需要，线粒体不断地经历连续的融合或分裂，具有动态的形态结构。线粒体融合和分裂是细胞生理过程（包括轴突运输、线粒体基因组的损伤调控和 Ca^{2+} 缓冲）所必需的。负责线粒体融合的蛋白质主要有两种，即 mitofusin 1（Mfn1）和 mitofusin 2（Mfn2）。参与分裂机制的蛋白质是动力相关蛋白 1（Drp1）和裂变蛋白 1（FIS1）。除了这些主要的调控蛋白之外，还有少数其他蛋白也涉及线粒体融合与分裂机制，如 Optic Atrophy 1（OPA1）、线粒体外膜转移酶 40（TOMM40）和亲环素 D（CypD）。像其他动力蛋白一样，Drp1 为环状结构。Drp1 是通过磷酸化、小泛素相关修饰物（small ubiquitin-related modifier，SUMO）化和泛素化实现激活[73-78]。在 Drp1 中，ser645 和 ser585 可被 cAMP 依赖的蛋白激酶磷酸化，在钙依赖磷酸酶的作用下发生去磷酸化；研究表明，Drp1 去磷酸是其活性形式，其转位并分裂线粒体。研究发现，Drp1 是 SUMO 的底物，而 SUMO 和线粒体融合之间的关系已由共聚焦显微镜得到证实，其显示 SUMO1 存在于线粒体的碎裂位点之处；SUMO1 和 Drp1 在分裂线粒体上存在于相同位置；SUMO 化可以增加 Drp1 稳定性和延迟降解，这解释了为什么增加 SUMO1 可以导致线粒体数量的增加。另外，一种 E3 泛素连接酶 MARCH5 也被发现可调节线粒体融合。MARCH5 介导 Drp1 泛素化是 Drp1 在细胞转运所必需的。除泛素化、SUMO 化和磷酸化外，DRP1 的 S-亚硝基化也会增加其活性，导致线粒体过度分裂[79]。突变亨廷顿蛋白可以通过抑制 PGC-1α，直接在线粒体水平，通过增加线粒体通透性转换孔（MPTP）的开放概率和影响线粒体呼吸链，并在 Drp1 水平引起线粒体嵴的断裂和重塑[80]。

在 HD 患者样本及动物模型中，很多研究都报道了 HD 中线粒体形状和大小存在缺陷。然而，突变亨廷顿蛋白如何在功能、形状和定位水平上对细胞器产生影响尚不清楚。文献表明，表达突变亨廷顿蛋白的 HeLa 细胞线粒体运动较慢，融合率降低。另一方面，突变亨廷顿蛋白介导的 Drp1 转位至线粒体以及随后线粒体嵴的重塑导致线粒体对凋亡刺激的易感性增加。同样，由 3-NP 引起的能量消耗和谷氨酸依赖性活性氧（ROS）增加也可以促进线粒体分裂。最近研究结果表明，突变亨廷顿蛋白实际上可以增加 Drp1 的 GTPase 活性，从而导致线粒体体积变小。在转基因 HD 小鼠及 HD 患者死后脑样品中发现，Drp1 的 S-亚硝基化更明显，初步推测这可能导致过度的线粒体分裂。此外，在晚期 HD 患者中发现，*fusion* 基因的 mRNA 水平降低。在这些蛋白中，Mfn2 下调最为严重，这表明线粒体融合在 HD 晚期患者中减少。相反，在 HD 患者中发现 *fission* 基因的 mRNA 水平增加。HD

晚期患者中 Fis1 的 mRNA 水平平均增加 33.1 倍，表明线粒体动力学异常参与了晚期 HD 的发病机制。不同程度 HD 患者 Drp1 mRNA 水平相似，表明 Drp1 上调参与了 HD 的整个发病过程。与正常人相比，HD 患者的脑标本中亲环素 D(CypD)的 mRNA 水平较高，表明 CypD 的 mRNA 高表达可能对晚期 HD 的线粒体结构损伤至关重要。总的来说，*fission* 基因的 mRNA 水平升高、CypD 的 mRNA 水平升高和 *fusion* 基因的 mRNA 水平降低提示晚期 HD 患者线粒体动力学异常[81]。

5.4.3 亨廷顿病中线粒体对钙的调节

维持细胞内较低钙浓度(约 100nM)对于维持神经元的正常功能至关重要，因为钙作为第二信使调节多种蛋白激酶、磷酸酶、蛋白酶、离子转运蛋白和通道的活性、神经递质囊泡释放和基因转录。一些离子通道可以介导钙的内流，其包括电压门控钙通道、谷氨酸门控 NMDA 受体和某些亚型的 AMPA 受体，以及钙库操纵性钙内流(store-operated calcium entry，SOCE)。钙也可以通过三磷酸肌醇(inositol triphosphate，IP3)与内质网(endoplasmic reticulum，ER)膜上的 IP3 受体 1 (IP3R1)结合，或通过兰尼碱受体(ryanodine receptors，RyR)使钙从细胞内储存器释放。线粒体基质和内质网中大量表达的钙缓冲蛋白，如钙结合蛋白和小白蛋白，使细胞内钙保持低水平。线粒体在调节细胞内的 Ca^{2+} 稳态中起着至关重要的作用。Ca^{2+} 进入线粒体内部对于部分 TCA 循环酶非常重要，因为它们的活性是钙依赖性的。线粒体调控 Ca^{2+} 对细胞的存活至关重要，过量 Ca^{2+} 浓度会导致线粒体通透性转换孔的开放和线粒体膜电位的丧失。有证据表明，HD 中线粒体对 Ca^{2+} 调控发生了障碍。Panov 等人[82]发现，在 HD 患者淋巴母细胞和 YAC72 HD 转基因小鼠中，线粒体基质中 Ca^{2+} 水平高负荷；在这些细胞和动物模型中，线粒体 Ca^{2+} 调节紊乱往往发生在病理异常出现之前。

线粒体钙处理缺陷是 HD 线粒体损伤的重要原因。这些缺陷在不同的 HD 模型中得到了验证，如 HD 患者的淋巴母细胞、表达突变亨廷顿蛋白的转基因小鼠脑中提取的线粒体及 R2/6 HD 小鼠获得的骨骼肌细胞[83]。这些 HD 模型对钙胁迫的敏感性增加，导致线粒体去极化，ROS 水平增加，线粒体呼吸衰竭。此外，表达突变亨廷顿蛋白纹状体神经元的线粒体表现出钙处理显著缺陷，线粒体去极化导致细胞死亡[84]。

5.4.4 亨廷顿病与线粒体自噬

线粒体自噬是一种选择性的自噬，是受损线粒体被吞噬进溶酶体后进行降解的过程[35]。HD 患者体内突变亨廷顿蛋白通过抑制线粒体自噬，使功能异常的损伤线粒体聚集。损伤线粒体聚集产生 ROS，进一步加剧对神经元的损伤。

自噬过程异常造成 HD 患者细胞中出现功能异常线粒体的积聚。功能异常线粒体的清除依赖于 PINK1/Parkin 通路。PINK1 聚集在去极化线粒体的外膜，并招募 E3 泛素连接酶 Parkin，依赖于 Parkin 的泛素化分别促进 Mitochondrial Rho(Miro)

和线粒体融合蛋白 Mfn1/2 的降解，阻止受损线粒体的运动和融合。自噬受体（如视神经素或 p62）随后可将表面蛋白泛素化后的线粒体连接到自噬体 LC3，从而在自噬体-溶酶体融合后介导吞噬进行消化，而 HD 患者中，线粒体加载到自噬体的过程受到损害，这一过程可能是由突变亨廷顿蛋白与自噬体受体 p62 的异常相互作用造成的。

同时，突变亨廷顿蛋白中的 polyQ 扩增也可能损害自噬体转运。在神经元中，自噬体从远端产生，并沿着轴突向胞体进行逆行转运。自噬体中存在 dynein 和 kinesin 马达。亨廷顿蛋白和亨廷顿相关蛋白 1（Huntingtin associated protein 1，HAP1）形成支架复合物，增强了自噬体向胞体的 dynein-dynactin 驱动的运输，然而，支架复合物的异常限制了 dynein 介导的逆行运输。最近的研究表明，在 LC3 阳性神经元自噬体亚群中，突变亨廷顿蛋白中的 polyQ 增强了对 HAP1 的亲和力。因此，突变亨廷顿蛋白可能破坏正常的亨廷顿蛋白和 HAP1 结合，损害自噬体运输，限制了线粒体的清除[85]。此外，亨廷顿蛋白还可作为一种支架蛋白帮助自噬适配蛋白 p62 与 LC3 和赖氨酸 63（K63）连接的泛素底物结合。突变亨廷顿蛋白中的 polyQ 扩增可能阻碍了这种支架功能。

5.4.5 亨廷顿病中线粒体损伤的可能机制

亨廷顿病患者细胞中，除了由于线粒体自噬异常造成功能缺陷线粒体积累，还存在其他造成功能缺陷线粒体增多的机制，进一步造成功能缺陷线粒体的累积。其机制多种多样，如突变亨廷顿蛋白可能直接与线粒体外膜相互作用，从而破坏线粒体膜的稳定性，增加线粒体通透性转换孔对 Ca^{2+} 或其他凋亡刺激的敏感性；HD 患者细胞中也可能发生其他神经退行性疾病类似的线粒体变化，如线粒体聚变/裂变平衡失调；HD 患者细胞中全长突变亨廷顿蛋白比短 N 端片段对线粒体的流动性损伤更大，更容易造成线粒体的损伤；此外，突变亨廷顿蛋白可造成呼吸链复合物的优先还原，特别是复合物 Ⅱ 和较小范围内的细胞色素氧化还原酶（Ⅳ）的优先还原。这些线粒体缺陷可能是突变亨廷顿蛋白直接与外膜相互作用，或突变亨廷顿蛋白诱导转录的蛋白对线粒体进行修饰所致。以上机制造成 HD 患者细胞中功能缺陷线粒体积累，从而产生更多 ROS，进一步导致线粒体及神经元的损伤。

此外，目前有研究表明，HD 细胞在转录过程中的改变可能导致线粒体功能障碍。Oliveira 及其同事对亨廷顿蛋白是否影响线粒体 Ca^{2+} 处理能力进行了研究[86]。在这项研究中，与对照细胞相比，来自敲除亨廷顿蛋白小鼠的 sthdh11q/111Q 细胞和 YAC128 小鼠纹状体神经元的线粒体 Ca^{2+} 处理能力降低，这些变化可被 HDAC 抑制剂所逆转[87]。这表明，至少部分线粒体功能缺陷是继发于核转录受损。此外，有研究表明，HD 中 CREB 依赖性转录减少，而 CREB 对部分呼吸链酶具有调节作用，因此，HD 中该变化可能对线粒体生理功能产生特定的影响[88]。同时，有研究证明，经过线粒体 PKA 作用，CREB 能够直接结合在 CREB 结合位点上[89]，线粒体中的 CREB 磷酸化调节可能涉及神经元中钙依赖性磷酸酶活性变化。因此，突变亨廷顿蛋白引起转录问题可能导致线粒体 Ca^{2+} 稳态破坏，从而进一步降低参与氧化磷酸化蛋白的 CREB 依赖性表达，导致能量衰竭和凋亡。此外，有研究证明，p53 的积累与线粒体功能障碍和 HD 有关。p53 与突变亨廷顿蛋白之间的强烈相互作用导致 p53 在细胞核内积聚，从而诱导 p53 依赖性转录。敲除 *p53* 基因可使纹状体细胞免于突变亨廷顿蛋白诱导的线粒体功能障碍（线粒体膜电位和 COX 活性丧失）[90]。多巴胺的存在也会使纹状体细胞更容易受到突变亨廷顿蛋白的毒性作用。D1 受体可加重谷氨酸毒性，D2 受体可能使线粒体复合酶Ⅱ的表达下调。线粒体缺陷可间接增加裂解亨廷顿蛋白的蛋白酶活性，导致 N 端亨廷顿蛋白片段的产生。这将进一步加剧转录缺陷，通过恶性循环，进一步加重线粒体损伤。

5.5 亨廷顿病的动物模型

根据亨廷顿病的单基因突变特性，人们建立了一系列转基因动物模型。其中，啮齿类动物模型已经成为基础研究和临床前治疗研究中使用最广泛的 HD 动物模型。小鼠是研究遗传病和确定治疗靶点的优秀模型生物，在遗传学研究的各个领域有着广泛的应用[91-92]，HD 的第一个转基因哺乳动物模型[93]为小鼠模型，根据这些模型建立的途径，可将其分为三大类：片段转基因模型（transgenic fragment models）、全长转基因模型（transgenic full-length models）和基因敲入模型（knock-in models）。这些动物模型模拟了 HD 患者的一系列临床表现，可用于研究 HD 的运动障碍、神经递质功能障碍和疾病发生的分子机制。因此，它们的使用可以加速揭示 HD 潜在的病理机制，同时可以为这种致死性疾病寻找有效的治疗方法。

5.5.1 片段转基因模型

小鼠片段转基因模型（transgenic fragment models）是第一种 HD 啮齿类动物模型，这类模型只携带人类 *HTT* 基因中 CAG 扩增位点的 N 端部分。1996 年，用一个 1.9kb 的 HD 患者基因组片段建立了两个转基因品系 R6/1 和 R6/2，该片段包含人类 HTT 基因启动子、携带扩增 CAG 重复序列的 HTT 基因外显子 1 和内含子 1 的前 262bp 序列[93]。其中，R6/1 模型有 115 个 CAG 重复，而 R6/2 模型有 145 个 CAG 重复[93-94]。在 R6 模型中观察到的表型与 HD 患者的临床表现高度相似。在 R6/2 转基因小鼠中发现了氧化应激增强导致的线粒体 DNA（mtDNA）损伤。1999 年，Schilling 等人建立了另一个片段转基因 HD 小鼠模型：N171-82Q[95]。这种转基因小鼠稳定表达 N 末端截短的亨廷顿蛋白 cDNA，该 cDNA 编码人类亨廷顿蛋白的前 171 个氨基酸，在小鼠朊病毒启动子的驱动下产生 82 个 CAG 重复。Tebbenkamp 等人又建立了 N586-82Q 模型，该模型表达人突变亨廷顿蛋白 N 末端的 586 个氨基酸，包含 82 个 CAG 重复。除了这些模型，随着时间的推移，由于片段转基因 HD 模型的表型与人类 HD 的症状高度相似，已经衍生出更多片段转基因 HD 模型。其生理状况、行为表现及病理生理学特征见表 5.2。

表 5.2 片段转基因模型小鼠生理状况、行为表现与病理生理学特征对比

小鼠模型	R6/1	R6/2	N171-82Q	N586-82Q
启动子	人类 HTT	人类 HTT	鼠朊病毒	鼠朊病毒
polyQ 长度	115CAG	145CAG	82CAG	82CAG
体重	体重减轻	体重减轻(10周)	体重减轻(8周)	体重减轻
寿命	缩短寿命(32~40周)	缩短寿命(10~13周)	2.5个月	8~9个月
运动表现	运动能力进行性下降,轻度震颤和间歇性运动障碍	运动能力进行性下降(8~9周),握力和四肢无力(9~11周)	两个月时步态异常,出现运动能力进行性下降	运动障碍伴共济失调样异常
精神表型	进行性焦虑样行为,抑郁样表型	焦虑样行为,抑郁样表型	抑郁样表型	
认知表型	社会行为和社会互动损伤(12周),空间学习缺陷(12周)	渐进性学习、记忆缺陷(3.5周)	运动、学习缺陷(14周)	环境和线索依赖性记忆缺陷(8个月)
神经病理学	神经递质受体水平的变化	出现神经元核内包涵体(首次在大脑皮质4周时观察到),mGluR1、mGluR2、mGluR3、D1 和 D2 受体的 mRNA 表达降低	出现神经元核内包涵体,无神经元丢失;脑容量减少,神经元凋亡,突变体 Huntingtin 的神经炎聚集体弥漫性核定位	小脑、纹状体和皮质的星形胶质细胞病,全脑区大内含物进行性小脑颗粒细胞变性,Huntingtin 无弥漫性蓄积减少,全脑体积、小脑和海马萎缩

5.5.1.1 模型小鼠的寿命、体重和健康状况

与 HD 患者的临床表现一致,R6、N171-82Q 和 N586-82Q 小鼠表现出进行性体重减轻和寿命缩短[96-98]。R6/2 和 N171-82Q 小鼠尽管摄入了正常的食物,但在疾病发展过程中,体重还是会出现进行性下降。R6/2 小鼠的尸检显示肌肉组织重量减轻、肌纤维再生缺乏等肌病迹象[93,99],而 N171-82Q 小鼠内脏器官形态和血糖水平没有出现明显异常[95]。

5.5.1.2 行为异常

在 R6 和 N171-82Q 小鼠中观察到进行性运动功能障碍,如震颤、运动功能减退、异常步态和后肢运动障碍等[93,97,100]。异常步态一般出现在 4 月龄(N586-82Q-C63)至小鼠 8 月龄之前,运动障碍持续加重。小鼠 8 月龄时,运动障碍会严重到无法进食和饮水[96]。

在 HD 患者中,认知能力下降也是普遍的临床表现,而且最常出现在运动障碍之前。与人类一样,R6/2 小鼠也存在学习和记忆缺陷[101]。R6/2 小鼠在 Morris 水

迷宫(3.5周)、T迷宫(5周)和探索性迷宫中可出现空间学习障碍及恐惧条件反射异常等[102]。2006年，Morton等人引入了一种基于触摸屏的自动认知测试系统，用于评估R6/2小鼠的认知衰退，并报告了R6/2小鼠中9~16周龄的学习缺陷[103]。N171-82Q小鼠14周时在水迷宫测试[104]中运动、学习[105]出现了缺陷。在HD患者中，认知能力下降被认为是额叶纹状体环路受损的结果。然而，这些小鼠模型的认知缺陷可能是由于海马神经元中存在大量的亨廷顿蛋白内含物导致，与额叶纹状体环路异常没有关系[104]。此外，N586-82Q模型在条件恐惧反射测试中也显示了环境和线索依赖性记忆缺陷[106]。

HD患者的神经/精神障碍可能出现在疾病的前驱阶段，主要的精神症状有抑郁、焦虑、冲动和易怒等[107]。在HD小鼠模型中，神经/精神表型主要是根据抑郁和焦虑样行为来研究的。N171-82Q[105]和R6模型表现出抑郁样表型，如它们在蔗糖偏好试验中减少了蔗糖消耗，在强迫游泳和尾部悬吊试验中延长了静止时间。R6/2小鼠的焦虑相关行为已经通过旷场试验证明[105]，R6/1小鼠在后期表现出进行性焦虑样行为(在24周龄达到高峰)。通过黑白箱实验，R6/2小鼠表现出焦虑样行为并存在性别差异(雄性比雌性更早表现出焦虑样行为)[108]。

5.5.1.3　神经病理学和神经化学改变

上述所有片段转基因模型都重现了HD患者的神经病理学特征。R6/2和终末期N171-82Q小鼠都出现了神经元核内包涵体，包含亨廷顿蛋白和泛素蛋白，这与HD患者中观察到的核异常相似[94]。在N586-82Q小鼠模型(N586-82Q-C62和N586-82Q-C63)中，所有的大脑结构中都发现了大的突变亨廷顿蛋白包涵体。这些包涵体由全长N586-82Q蛋白和Cp-A/1相似大小的片段组成，后者为核内包涵体的主要成分[109-110]。

与人类HD[111]一样，在N586-82Q、R6和N171-82Q模型中可以观察到脑体积减小。尽管断奶期间的大脑重量没有差异，在12~13周龄时，R6/2小鼠的大脑比野生型小鼠的大脑小20%(注意：脑重量的减少不是总体重减少的结果，因为脑重量的减少先于体重的减少)。在R6/2小鼠的基底神经节中，胼胝体的白质和形成内囊的纤维束与野生型小鼠没有区别。在N586-82Q-C63中，由于海马和小脑萎缩，其脑重量约为野生型小鼠的50%[96]。小脑颗粒细胞的明显减少是共济失调样异常出现的主要原因。与R6和N586-82Q模型不同，N171-82Q小鼠的大脑比对照组的小鼠稍小，没有异常发育的迹象，也没有观察到严重的神经元减少。

据报道，片段转基因模型的神经传递系统已经受损。通过受体结合放射自显影，发现R6/2小鼠的mGluR1、mGluR2和mGluR3代谢受体以及D1和D2多巴胺受体的mRNA表达显著降低。纹状体mGluR1、D1和D2受体的mRNA水平在4周龄时显著下降，皮质mGluR2的mRNA表达在8周龄时显著下降。尽管运动功能的改变与多巴胺能神经系统的异常有关[112]，但N171-82Q小鼠的多巴胺和5-羟色胺水平在4周和6月龄时仍保持不变。因此，有人推测，它们的运动障碍是各自的受体被破坏所导致[113]。

5.5.2 全长转基因模型

HD 小鼠全长转基因模型(transgenic full - length models)携带整个突变亨廷顿蛋白的基因，其中研究最多的是酵母人工染色体(YAC)和细菌人工染色体(BAC)转基因模型，它们分别在酵母和细菌染色体中插入人类 *HTT* 基因[114-115]。第一批亨廷顿 YAC 模型是表达 18 个谷氨酰胺的正常人类亨廷顿蛋白的 YAC18 小鼠和分别用 46 和 72 个 CAG 重复表达突变亨廷顿蛋白的 YAC46 和 YAC72 小鼠[116]。YAC72 转基因小鼠可观测到突变亨廷顿蛋白聚集体的形成以及多种运动和行为异常。这种小鼠显示线粒体钙缓冲异常及膜电位损伤，同时在线粒体中出现突变亨廷顿蛋白聚集体及胰凝乳蛋白酶样增加。该小鼠在其生命的最后阶段(从第 16 个月)出现 HD 表型，并且在额叶皮质和纹状体中显示出高表达的 BDNF。YAC46 和 YAC72 在一定程度上模拟了人类亨廷顿病的表征，这些模型表现出早期的电生理改变，随后 SPN 出现选择性变性，运动功能发生异常。尽管这些模型有助于人们理解 HD 的病理学特点，但它们对于临床前研究的定量测量并不理想。为了提高 HD 的表型，人们建立了一个含有 128 个谷氨酰胺的模型，命名为 YAC128[114]。与第一批 YAC 模型相比，YAC128 小鼠表达更多的谷氨酰胺，从而更早、更强地形成 HD 的相关表型。最近，已经产生了两个稳定的 BAC 模型。第一种是 BAC - HD 模型，表达人类全长 HTT，CAG 重复 97 次[115]；第二种是 BAC - 225Q 模型，携带小鼠 HTT 启动子，驱动小鼠全长 HTT 表达，CAG 重复达 225 次[117]。

这些模型模拟了人类 HD 症状，包括运动异常、认知和神经/精神障碍(表 5.3)，因此，被认为是 HD 研究的理想模型。

表 5.3 全长转基因模型小鼠生理状况、行为表现与病理生理学特征对比

小鼠模型	YAC128	BAC - HD
启动子	人类 HTT 位点	人类 HTT 位点
polyQ 长度	128CAG	97CAG
体重	体重增加	体重增加
脑萎缩	是	是
寿命	雄性寿命短	正常
运动表现	步态异常，多动症(3 个月)	步态异常(6 个月)
精神表型	抑郁样行为，焦虑样行为	抑郁样行为，焦虑样行为
认知表型	进行性运动、学习缺陷，认知记忆缺陷，程序性学习障碍，空间学习障碍(4 个月)	进行性运动、学习缺陷，新物体识别记忆缺陷(6 个月)，策略转移缺陷(9~10 个月)等
神经病理学	皮质和纹状体的神经元丢失(12 个月)，大脑、纹状体、皮质和白质体积逐渐减小(3 个月)	出现皮质和纹状体中 mHtt 内含物(12 个月)，皮质和纹状体体积减小(12 个月)

5.5.2.1 模型小鼠的寿命、体重和健康状况

BAC-HD 小鼠的寿命正常，而 YAC128 雄性小鼠的存活率降低[118]。不同于 HD 患者的体重减轻[119]，BAC-HD 小鼠与 YAC128 小鼠体重反而增加[115-120]。据报道，与非转基因雌性小鼠相比，BAC-HD 雌性小鼠体内脂肪更多[121]。在 HD 模型中，体重变化是一个与疾病病理变化相关的重要参数。在 YAC128 小鼠中，2～6个月时可以检测到20%～30%的自身体重增加，并且保持到12个月。体重的增加归因于总脂肪质量的增加，与食物和水的消耗无关[122]。有趣的是，这个模型中的大多数器官表现出重量增加，而大脑和睾丸萎缩，并显示出很强的突变亨廷顿蛋白毒性[122-124]。与 YAC128 小鼠不同，BAC-HD 小鼠体重的改变被认为与食物摄入量的增加有关[125]。具有早期肥胖表型（2月龄）的 BAC-HD 小鼠表现出内分泌异常，包括基础葡萄糖和胰岛素水平升高、糖耐量和胰岛素抵抗受损，以及调节食物摄入、食欲和脂肪组织代谢的中枢与外周因子水平改变[125]。有些神经内分泌异常（如胰岛素抵抗）在 HD 患者中也有出现[126]。

HD 的异常并不局限于大脑[124-127]，其中一个受影响的系统是下丘脑-垂体-性腺通路。男性 HD 患者的黄体生成素和睾酮水平降低[128]，生殖细胞数量减少，生精小管形态异常[124]。同样，YAC128 小鼠在9个月时睾丸形态异常，发育精子数量减少，睾丸重量降低。由于下丘脑促性腺激素释放激素神经元的数量和睾酮水平正常，这种外周生理变化被认为是睾丸中高表达亨廷顿蛋白的直接影响[124]。

5.5.2.2 行为异常

BAC-HD 小鼠和 YAC128 小鼠都表现出渐进性的运动功能减退[129-130]。在老年时期，它们会出现平衡失调和步态异常。YAC128 小鼠在3月龄时表现为多动症，在12月龄时运动能力降低。在 YAC128 小鼠中，运动缺陷一般出现在神经元丧失之前。

在 HD 中，认知能力下降先于运动障碍，与皮质和海马神经元功能失调有关[131-132]。BAC-HD 小鼠和 YAC128 小鼠都表现出与 HD 患者临床症状相似的不同类型的学习缺陷，包括运动学习缺陷、新物体识别记忆缺陷[133-134]、感觉运动门控缺陷[129]、反向学习和策略转移缺陷[129,135-137]。

对于精神症状，YAC128 小鼠和 BAC-HD 小鼠表现相似。抑郁样行为测试中，两种模型在强迫游泳测试中表现出较强的不稳定性，在蔗糖偏好测试中表现出对甜味溶液的偏好降低[138-139]。焦虑样表型在旷场[136]和黑白箱[130]的两种行为学测试中都很明显。

5.5.2.3 神经病理学和神经化学改变

YAC128 小鼠表现出典型的 HD 神经病理学特征，包括亨廷顿蛋白聚集体出现、纹状体和皮质萎缩，以及纹状体神经元丢失[140]。BAC-HD 小鼠则表现为迟发性神经病理学特点，在12月龄时出现皮质和纹状体萎缩，可检测到突变亨廷顿蛋白内含物，但没有神经元丢失现象[115]。相比之下，12月龄的 YAC128 小鼠纹状

体神经元的数量显著减少,这种神经元的丢失与神经元体积的减小是同时发生的[114]。经磁共振成像显示,YAC128 小鼠表现为大脑、纹状体、皮质和白质体积的逐渐萎缩[141-142]。其他 HD 动物模型,如 YFP(J16)-R6/2、HdhQ250、BAC-HD 大鼠[142-144]和人 HD 脑中[145]也观察到白质改变。在神经化学水平上,一系列纹状体 mRNA 转录物[如 DARPP-32、脑啡肽、大麻素受体 1(CB1)和多巴胺受体(D1 和 D2)]的表达在 YAC128 小鼠中发生改变,但在 BAC-HD 小鼠中却没有改变。

5.5.3 基因敲入模型

基因敲入(knock-in,KI)小鼠模型可以携带 1 或 2 个 $mHTT$ 基因。此类动物模型是通过修改内源性啮齿动物 HTT 基因 CAG 重复序列长度而产生。这些模型克服了转基因模型中的随机基因插入导致了基因拷贝数和表达量的遗传变异问题。KI 模型具有 HD 样病征和晚发表型,因此适合于研究与行为改变有关的早期神经病理变化。与其他转基因模型相比,大多数 KI 模型的行为学和神经病理学改变更温和、病程进展更慢[146]。

到目前为止,已有两种策略用于产生 KI 模型。第一种策略是在内源性小鼠 HTT 启动子的控制下,将人类 mHTT 外显子 1 插入内源性小鼠 Hdh(亨廷顿病基因同源物)位点产生,包括 HdhQ20、HdhQ50、HdhQ92 和 HdhQ111 模型。随后使用相同的策略生成 CAG140[147]和 zQ175 模型,后者是 CAG140 模型 CAG 重复数自然扩展[148]的结果。第二种策略是用含有 50~365CAG 重复序列替换小鼠 HTT 外显子 1 的短 CAG 重复序列,从而生成 KI 模型。将这些模型选择性繁殖进而衍生出了 HdhQ150[149]、HdhQ200 及 HdhQ250[144]模型。其生理状况、行为表现与病理生理学特征见表 5.4。

表 5.4 敲入模型小鼠生理状况、行为表现与病理生理学特征对比

小鼠模型	CAG140	zQ175	HdhQ150	HdhQ200	HdhQ250
启动子	小鼠 HTT	小鼠 HTT	小鼠 HTT	小鼠 HTT	小鼠 HTT
polyQ 长度	140CAG	175CAG	150CAG	200CAG	250CAG
体重	体重减轻	体重减轻	体重减轻	体重减轻	体重减轻
脑萎缩	是	是	是	是	是
寿命	正常寿命	缩短	正常寿命		
运动性能	垂直感觉运动功能损害	运动能力进行性下降	握力损伤(4 个月)	肌肉力量下降;步态异常(15 个月)	功能受损(12 个月)
精神表型	焦虑样行为,无明显抑郁样行为	程序性学习缺陷,工作记忆缺陷			抑郁样行为(3 个月)

续表

小鼠模型	CAG140	zQ175	HdhQ150	HdhQ200	HdhQ250
认知表型	长期认知记忆障碍(4个月)	出现核内含物(杂合子),纹状体萎缩,皮质变薄,多巴胺和BDNF水平降低	空间和逆向学习受损		
神经病理学	出现纹状体、伏隔核和嗅结节中的核与神经元聚集体(2~4个月),皮质(12个月)和纹状体(23个月)胶质细胞增生,神经元丢失(23个月),胼胝体体积减小(20~26个月)	纹状体萎缩、突变亨廷顿蛋白包涵体增多,纹状体多巴胺和脑源性神经营养因子水平下降及皮质变薄	核内包涵体(13个月)增加,胶质细胞增生(杂合子,14个月),神经元丢失(12.5个月),纹状体萎缩(12.5个月)	纹状体和皮质星形胶质细胞病(20个月),纹状体多巴胺受体结合减少(20个月);小脑异常——浦肯野细胞标志物的mRNA和蛋白质水平降低、浦肯野细胞数量和放电频率降低(11.5个月)	纹状体(6个月)和皮质萎缩的mHtt聚集(6个月),髓鞘形成紊乱(产后第14天)

5.5.3.1 模型小鼠的寿命、体重和健康状况

与全长转基因模型不同,KI模型体重出现下降,这与HD患者的临床表现相似[113,148-149],尽管每个模型体重下降的起始时间不同。据报道,zQ175[148]的寿命出现缩短,而HdhQ150[149]、HdhQ111[150]和CAG140[151]的寿命正常。

5.5.3.2 行为异常

KI小鼠模型显示出不同程度的运动症状。他们的表现随着年龄的增长而恶化,表现为活动减少和步态异常[151]。

与其他转基因小鼠模型一样,KI模型(HdhQ111、CAG140、zQ175和HdhQ150)的认知障碍与HD患者的研究结果一致[152]。对模型小鼠的学习和记忆障碍测试实验发现,HdhQ150纯合子小鼠的学习缺陷在严重运动症状出现前就已经表现出来[153]。早期出现认知障碍是HdhQ150的一个重要特征,因为在人类HD患者中,认知障碍是最早出现的症状之一,通常出现在运动障碍之前。

神经/精神表型只在一部分KI模型(HdhQ111、CAG140和HdhQ250)出现。HdhQ111小鼠的神经/精神表型在3~4月龄的雄性和雌性动物中表现不同[154]。在

旷场试验中，雄性 HdhQ111 小鼠表现出焦虑样表型：在旷场中心区域停留时间较短，进入中心区域的次数减少；而雌性在强迫游泳测试中不动的时间增加，表现出一种抑郁样的表型。在 4 月龄时表现出长期识别记忆受损[151]。然而 CAG140 小鼠在强迫游泳和尾部悬吊试验中没有表现出抑郁样行为[151]。HdhQ250 小鼠在强迫游泳测试中，3 月龄测试分数增加，在 12 月龄时出现下降[155]。

5.5.3.3 神经病理学和神经化学变化

KI 模型显示了 HD 的一系列独特的神经病理学特征，每种模型都模拟了人类 HD 的部分特征。HdhQ111 中没有发现纹状体萎缩，但显示出突变亨廷顿蛋白定位于核内，并形成不溶性聚集体[156]。HdhQ111 在在 1.5 月龄时首次显示 EM48 核反应性，5 月龄时在核内可见 EM48 斑点。CAG140 小鼠模型在 2～4 月龄出现神经病理学改变。12 月龄时，CAG140 小鼠纹状体 DARPP-32 和皮质胶质细胞增生水平降低；23 月龄时，纹状体中可以检测到胶质细胞增生。在此阶段，纹状体萎缩、成熟和未成熟神经元棘的丢失及树突数量减小愈发明显[157]。电生理学研究也显示，皮质-纹状体回路功能受损，SPN 突触传递发生改变[158]。20～26 月龄小鼠出现胼胝体体积减小和酪氨酸羟化酶免疫染色消失。zQ175 模型脑的特征是纹状体萎缩、突变亨廷顿蛋白包涵体增多，纹状体多巴胺和脑源性神经营养因子（BDNF）水平下降及皮质变薄[159]。

HdhQ150 小鼠的神经病理学改变表现为反应性胶质细胞增生、突变亨廷顿蛋白核包涵体增加，神经元轴突和胞体中细胞器变性，纹状体中神经元数量减少、体积减小，以及纹状体多巴胺 D1 和 D2 受体结合电位降低[149,152,160]。近期研究采用时间分辨荧光共振能量转移（TR-FRET）免疫分析方法，发现在老龄的 HdhQ150 小鼠的大脑中，可溶性突变亨廷顿蛋白水平与聚集的突变亨廷顿蛋白水平存在负相关[161]。对 HdhQ150 小鼠脑的体视学测量显示，相比于野生型（WT）小鼠，HdhQ150 纯合子和杂合子小鼠的纹状体体积与神经元数量都有所减少，纯合子小鼠纹状体体积减小更多。HdhQ200 模型出现了脑病理学特征，其特征是在 9 周龄时，亨廷顿蛋白聚集在细胞质病灶中，20 周时首次观察到神经元核内包涵体，40 周时达到大量分布。HdhQ200 小鼠核内包涵体仅限于纹状体和皮质中，在纹状体中核包涵体密度更高，形状和大小（3～5μm）与 HD 患者脑内的核包涵体一致[162]。除纹状体功能障碍外，该模型还描述了 50 周龄时小脑的异常，其包括浦肯野细胞标志物的 mRNA 和蛋白质水平降低、浦肯野细胞数量和放电频率降低[163]。

HdhQ250 小鼠在早期发育中存在髓鞘形成缺陷。与野生型小鼠相比，HdhQ250 小鼠纹状体髓鞘碱性蛋白和髓鞘少突胶质细胞糖蛋白水平降低，胼胝体髓鞘轴突较少，SPN 发生选择性变性[164]，BDNF 水平异常和其转运发生改变[165]。这些改变大多与 HD 患者脑中白质的形态和完整性被破坏的改变一致。

HD 转基因小鼠模型的建立为破译 HD 的发病机制和寻求治疗方法提供了一个有价值的工具。自从发现 *HTT* 基因的致病突变以来，现有的模型为研究提供了多种选择，但同时也为特定的研究选择哪种模型带来了困难。根据研究目的，可结合研究持续时间、可行样本量及在生化和行为学方面进行选择。遗传变异的一致性和稳定性是另一个令人关注的问题。这些考虑不仅限于目前的研究，而且还为 HD 和其他神经退行性疾病的新动物模型的产生提供了未来的方向。

5.6 亨廷顿病的治疗

5.6.1 线粒体疗法

目前 HD 的治疗策略是缓解疾病症状，主要是通过作用于神经递质及其受体来改善症状，而不以线粒体为靶标进行治疗，这是由于 HD 患者细胞中线粒体的病变主要发生在早期，患者发病时细胞内线粒体已经存在严重的功能障碍。因此，在早期 HD 治疗缓解症状时，还应该将线粒体作为保护对象，从而减缓疾病进程，为患者提供更好的治疗方案。

Rho 激酶(ROCK)在细胞内参与了调控增殖、分化和凋亡等进程，并且在哺乳动物中枢神经系统(CNS)中有着广泛的分布。使用 ROCK 抑制剂已被证明是多种神经系统疾病的潜在治疗方法，包括多发性硬化、帕金森病、脊髓和缺氧/缺血性损伤。

另外，在亨廷顿病小鼠模型中，ROCK 抑制剂被证明可以降低大脑中突变亨廷顿蛋白水平，并改善运动功能。除此之外，在线粒体毒素三硝基丙酸(3-NP)造模的 HD 模型小鼠中，产生的琥珀酸脱氢酶(SDH)会对呼吸链复合物Ⅱ的活性产生不可逆的抑制作用，并随后导致持续的能量缺乏，线粒体功能出现障碍，表现出 HD 的[135]早期症状。ROCK 抑制剂可以通过快速磷酸化激活 Akt，随后 Akt 会激活 eNOS 并引起 NO 对线粒体发挥保护作用。

ROCK 抑制剂 H1152 还可降低共济失调小鼠脑组织中致病性 ataxin-3 的水平，通过增加蛋白酶体活性起作用。每日腹腔注射 H1152 改善了 HD 模型小鼠的运动失调和运动活动缺陷，显著降低了小脑、大脑皮质、脑桥核和脊髓中的 ataxin-3 水平。

法舒地尔是第一代 ROCK 抑制剂，在治疗肺动脉高压和蛛网膜下腔出血的临床试验中得到了广泛的研究。最近在 HD 模型中也显示了其保护作用。从这个意义上说，ROCK 的抑制被认为是一个有希望的途径，可以治疗多种神经疾病，包括 HD 和其他 polyQ 疾病。

5.6.2 药物疗法

目前尚无有效方法改善 HD 进程或对 HD 进行根治，研究 HD 治疗最主要的挑战在于如何阻止神经元的死亡以及使用何种手段可以替换死亡的神经元。幸运的是，随着该领域的研究进展，人们发现了越来越多的可以针对 HD 关键分子的新药物及新的生物技术,帮助我们在未来能够直接或间接在细胞水平上对 HD 进行治疗。

HD 的药物疗法通常是针对舞蹈病、肌张力障碍、肌痉挛和抽搐等。川芎嗪(tetrabenazine,TBZ)是目前唯一获美国 FDA 批准治疗 HD 的药物。该药物获得批准取决于两个结果:其一,在 100mg/d 的剂量下,HD 受试者的舞蹈症状在 12 周内出现显著改善;其二,在停用 TBZ 治疗后,HD 受试者显示舞蹈症状加重。HD 的一个普遍特征是帕金森病样症状,在青少年 HD 和晚期 HD 中尤为突出。人们推测多巴胺能类药物可能在 HD 的治疗中会有作用,但目前仍没有令人信服的数据。除此之外,抗癫痫药,包括丙戊酸替拉西坦和氯硝西泮,常被用于治疗 HD 的进行性步态障碍和跌倒、严重的构音障碍和吞咽困难等晚期 HD 的严重症状。

HD 患者的运动症状与多巴胺能神经系统的异常密不可分,早期患者会出现多巴胺浓度上升,以及多巴胺 D1、D2 受体表达量的降低。普瑞多巴最初作为多巴胺 D2 受体的拮抗剂被用于治疗 HD 的运动症状,随着人们对其作用机制理解的加深,人们发现普瑞多巴具有多巴胺缓冲剂的作用。它能根据当前多巴胺能神经元活性矫正多巴胺的浓度,从而可以缓解患者认知和运动功能。除此之外,普瑞多巴还具有神经保护作用。它通过增强额叶皮质细胞骨架活性调节蛋白(Arc)基因的表达,从而促进了 NMDAR 的信号传递,缓解由皮质神经元谷氨酸过度释放导致的纹状体神经元凋亡。现阶段,普瑞多巴临床治疗数据显示其对整体运动功能及自主运动(手的运动和站立平衡)有显著的改善。因此,普瑞多巴有望成为第一个在大规模临床试验中,在不恶化其他症状的情况下,治疗 HD 核心运动症状的药物。

许多药物正处于临床研究的不同阶段,如氘化川芎嗪、半胱胺、白藜芦醇、普里多巴定、PDE10A 抑制剂、PF-02545920、拉奎莫德、绿茶多酚和一种脂质过氧化抑制剂等,其他的药物也正在计划实验中,具体总结在表 5.5 中。

表 5.5 亨廷顿疾病的药物疗法现状汇总

药品名称	测试阶段	作用机制	当前疗效
SD-809	Ⅲ	VMAT2 阻遏剂	12 周内改变舞蹈症状评分
半胱胺	Ⅱ	促进 BDNF 表达	18~26 个月改变 UHDRS 自理能力评分
白藜芦醇	Ⅲ	抗氧化,环氧化酶(COX)阻遏剂	12 个月内控制尾状核萎缩
普利多巴定	Ⅱ	多巴胺缓冲剂	26 周时改变 UHDRS 自理能力评分
PF-02545920	Ⅱ	PDE10A 阻遏剂	26 周时改变 UHDRS 自理能力评分
拉喹莫德	Ⅱ	鞘磷脂-1-磷酸受体调节剂,免疫调节剂	3、6、12 个月间隔内改变 UHDRS 自理能力评分

续表

药品名称	测试阶段	作用机制	当前疗效
绿茶多酚	II	BDNF 表达调节剂，Htt 错折叠	12 个月时改变 UHDRS 认知能力评分
BN82451B	II	磷脂质过氧化抑制剂，单胺氧化酶阻遏剂，钠通道阻遏剂	28 天内无明显副作用

5.6.3 生物疗法

5.6.3.1 免疫疗法

许多脑疾病的发生与自身免疫系统的异常密不可分。自身免疫细胞，如小胶质细胞、星形胶质细胞、巨噬细胞和肥大细胞，通过释放多种细胞因子在脑内引发慢性炎症，导致大范围脑神经网络功能障碍，最终触发神经退行性疾病的发生。通过免疫疗法调节免疫细胞的活性，作为一个可能的方案已经被应用于许多神经退行性疾病的治疗中。

拉奎尼莫是一种可口服并且人体耐受性良好的免疫调节小分子，主要靶向为神经炎症和神经变性。尽管拉奎尼莫的确切作用机制尚不清楚，但有证据表明，它通过驱动辅助性 T 细胞(Th)极化，使得原本 Th1 激活转变为 Th2 激活，并产生 Th2 的细胞因子发挥抗炎作用，还可通过促进脑源性神经营养因子的产生发挥神经保护作用。

通过主动或被动免疫反应直接靶向突变亨廷顿蛋白也是一种可行的治疗方法。Ramsingh 实验室在两种不同的 HD 啮齿动物模型中检测了 3 种 HTT 外显子 1 编码的肽段(AA1-17、AA4960 和 AA74-88)的安全性和免疫原性。虽然这 3 种肽的安全性均通过了验证，但只有 AA1-17 能诱导 HD 突变小鼠对突变蛋白产生更强的免疫原性反应。用这 3 种肽结合生产的疫苗在 HD 突变小鼠和对照小鼠中都显示出较强的免疫原性，并且在 HD 基因突变小鼠模型中观察到免疫相关基因的差异表达，具体表现为先天免疫应答的上调和记忆 T 细胞应答的下调。靶向突变亨廷顿蛋白的免疫疗法有待进一步的临床前研究，以证明不同 HD 临床前模型的免疫原性、安全性和有效性。

5.6.3.2 干细胞疗法

HD 的细胞病理学显示基底神经节纹状体中 SPN 大量死亡，95% 的 HD 患者纹状体出现萎缩。因此，另一种有前景的 HD 疗法便是利用神经干细胞(NSC)或神经前体细胞(NPC)替代受损的脑组织。迄今为止，各种类型细胞，如胚胎干细胞(ESC)、胎儿组织细胞已被试用于 HD 的治疗。虽然在一些 HD 患者中观察到短期的症状改善，但移植细胞过度增生或移植细胞存活不足等问题阻碍了这种治疗方法的进一步临床应用。此外，供体组织的伦理问题及此类细胞的有限可用性，限制了胎儿组织细胞等其他类型干细胞的使用。因此，诱导多能干细胞（iPSC）是目前最适合个体化细胞治疗的来源。

干细胞疗法需要诱导干细胞分化为纹状体中成熟的 SPN，第一步需要通过生长转化因子诱导干细胞向 NSC/NPC 进行分化；第二步通过形态因子诱导物，使神经干细胞向腹侧端脑神经元分化，并最终诱导其表达 GABA，成为成熟的 SPN。成熟的 SPN 注射到出现功能障碍的纹状体内，替代已经凋亡的神经元，重新建立突触连接，维持神经系统正常工作。然而，考虑到患者来源的干细胞会存在 HTT 的致病突变，因此，基于患者干细胞来源的细胞在纹状体植入前需先进行基因矫正。在不使用任何基因组编辑工具的情况下，通过同源重组对 HD-iPSC 的 HD 突变进行遗传校正，在体外分化后未观察到与 HD 相关的疾病征象，并且在植入后的 HD 小鼠模型中能够持续存活。通过基因组编辑方法，如锌指核酸酶、TALEN 或 CRISPR/Cas9 技术，识别特定的 DNA 序列，并在目标位点诱导 DNA 双链断裂或缺口，从而完成基因矫正也是可行的方法[166]。虽然这些技术不能准确地靶向 HD 中的 CAG 重复序列，但随着更多的 HD 突变的 SNP 位点被发现，这些基因矫正后的干细胞在 HD 治疗中的应用也将不断得到开发应用。

5.6.3.3 基因沉默疗法

随着对 HTT 突变体导致神经元功能障碍和神经元死亡认识的不断深入，更多的针对 HD 基因治疗的靶点被发现。HD 基因治疗方法是包括使用 RNA 干扰技术（RNAi）或反义寡核苷酸（ASO）靶向抑制 $mHTT$ 等位基因的表达，但不影响正常 HTT 等位基因，维持 HTT 基因功能，减少细胞毒性的产生。通过减少突变亨廷顿蛋白的产生对 HD 的治疗和预防产生积极影响，基于此设计寡核苷酸，选择性结合 mHTT mRNA，并通过特定的细胞机制将其降解。ASO 是一种单链寡聚核苷酸，可以靶向结合抑制 $mHTT$ 基因的表达。它可以通过互补结合于 $mHTT$ 的 mRNA，抑制翻译过程，进一步可以招募核糖核酸酶 H（RNAse H）对复合物 mRNA 进行降解，从而降低 $mHTT$ 基因的表达。

RNAi 技术包括小干扰 RNA（siRNA）和短发夹 RNA（shRNA）等，它们可与成熟 mRNA 结合抑制蛋白翻译过程，并招募 RNA 诱导沉默复合物（RISC）进行降解。在小鼠和非人灵长动物 HD 模型中，通过注射 ASO 疗法降低 mHTT 表达后，成功地减轻了 HD 症状。该技术的主要障碍之一是给药的方法。最新的方法之一是在纹状体区植入一根针管，与可填充的给药泵连接；另一种是通过病毒载体，但面临因病毒载体的随机插入影响正常细胞功能的风险。

在转录水平上抑制 mHTT 也是一种可行的方法。锌指蛋白（ZFP）是转录因子的 DNA 识别结构域，可与特定 DNA 序列结合，抑制基因转录。在 HD 治疗中，设计 ZFP 靶向 mHTT 的 CAG 重复序列，并通过病毒载体在体内表达，已成功在

HD模型小鼠中降低了mHTT的表达,并缓解了运动性症状,但其也同样面临给药困难的问题。ZFP的另一个功能是诱导核酸酶对DNA进行剪接修复,该功能可以去除多余CAG重复扩展,从而为治疗HD提供了理论支持,但有待进一步的实验验证。

5.6.4 物理疗法

近些年在健康领域的纳米技术应用取得了长足的进展。碳纳米管(CNT)由于其优异的物理、化学性质以及与神经元和神经回路的结合能力,在纳米医学领域具有广阔的应用前景。经过表面生物修饰的CNT具有毒性小、免疫原性好等优点,作为一种高载药量、特异性的药物传递系统,以其独特的理化性质在许多科学领域得到了广泛的应用[167],并且CNT有望作为组织工程促进神经再生的支架。

HD等神经退行性疾病的共同点是大量神经元的死亡,因此,可以在患者脑内使用CNT来包裹神经生长因子和神经干细胞,补充大量死亡的神经元,以促进神经网络的生长,从而达到缓解病情进展甚至完全治愈的目的。已有实验室利用立体光刻3D打印机制备了具有多孔结构的CNT水凝胶复合物作为神经支架,成功促进了神经元的再生。然而,相关研究仍局限于体外实验。

迄今为止,在体内应用CNT的报道很少,该技术的主要挑战在于血-脑屏障的阻碍,血-脑屏障的存在严重影响了CNT的传递效率。CNT的优点在于易于修饰及与细胞的相容性,具有克服血-脑屏障的巨大潜力。

尽管20多年前就已经发现了亨廷顿病的潜在基因突变,但关于HD的治疗目前仍然局限于相应症状的缓解,无法从疾病本身根治。此外,现有的疗法严重不足,现存的药物治疗虽然对舞蹈病、精神病症状有明显的改善,但无法缓解痴呆及其他运动性症状。随着近些年科学技术的进步,越来越多的潜在的治疗方法被发现,并逐渐进入临床试验,如基因沉默技术等。希望在未来的20年内,我们可以找到一种有效的可以缓解或者治愈亨廷顿病的疗法。

参考文献

[1] FINK K D, DENG P, TORREST A, et al. Developing stem cell therapies for juvenile and adult-onset Huntington's disease [J]. Regen Med, 2015, 10(5): 623-646.

[2] THOMPSON J C, HARRIS J, SOLLOM A C, et al. Longitudinal evaluation of neuropsychiatric symptoms in Huntington's disease [J]. The Journal of neuropsychiatry and clinical neurosciences, 2012, 24(1): 53-60.

[3] SPRENGER G P, VAN DER ZWAAN K F, ROOS R A C, et al. The prevalence and the burden of pain in patients with Huntington disease: a systematic review and meta-analysis[J]. Pain, 2019, 160(4): 773-783.

[4] BJÖRKQVIST M, WILD E J, THIELE J, et al. A novel pathogenic pathway of immune activa-

tion detectable before clinical onset in Huntington's disease[J]. Journal of experimental medicine, 2008, 205(8): 1869-1877.

[5] GONITEL R, MOFFITT H, SATHASIVAM K, et al. DNA instability in postmitotic neurons [J]. Proceedings of the National Academy of Sciences of the United States of America, 2008, 105(9): 3467-3472.

[6] CICCHETTI F, LACROIX S, CISBANI G, et al. Mutant Huntingtin is present in neuronal grafts in Huntington disease patients [J]. Annals of neurology, 2014, 76(1): 31-42.

[7] CYBULSKA K, PERK L, BOOIJ J, et al. Huntington's disease: a review of the known PET imaging biomarkers and targeting radiotracers [J]. Molecules, 2020, 25(3): 482.

[8] LISTED N. A novel gene containing a trinucleotide repeat that is expanded and unstable on Huntington's disease chromosomes[J]. Cell, 1993, 72(6): 971-983.

[9] SOARES T R, REIS S D, PINHO B R, et al. Targeting the proteostasis network in Huntington's disease [J]. Ageing Res Rev, 2019, 49: 92-103.

[10] ANGELOPOULOU E, PAUDEL Y N, PIPERI C. Exploring the role of high-mobility group box 1 (HMGB1) protein in the pathogenesis of Huntington's disease [J]. J Mol Med (Berl), 2020, 98(3): 325-334.

[11] WHEELER V C, PERSICHETTI F, MCNEIL S M, et al. Factors associated with HD CAG repeat instability in Huntington disease [J]. Journal of medical genetics, 2007, 44(11): 695.

[12] ROSENBLATT A, KUMAR B V, MO A, et al. Age, CAG repeat length, and clinical progression in Huntington's disease [J]. Movement disorders, 2012, 27(2): 272-276.

[13] ELIZABETH A, JAMES M, LIU D, et al. Association between age and striatal volume stratified by CAG repeat length in prodromal Huntington disease[J]. Plos Currents, 2011, 3(3): RRN1235.

[14] AZIZ N A, ROOS R A, GUSELLA J F, et al. CAG repeat expansion in Huntington disease determines age at onset in a fully dominant fashion[J]. Neurology, 2012, 79(9): 952.

[15] SEONG I S, IVANOVA E, LEE J M, et al. HD CAG repeat implicates a dominant property of huntingtin in mitochondrial energy metabolism [J]. Human molecular genetics, 2005, 14(19): 2871-2880.

[16] CONSORTIUM H I. Induced pluripotent stem cells from patients with Huntington's disease show CAG-repeat-expansion-associated phenotypes [J]. Cell Stem Cell, 2012, 11(2): 264-278.

[17] PAULSEN J S, LANGBEHN D R, STOUT J C, et al. Detection of Huntington's disease decades before diagnosis: the Predict-HD study[J]. J Neurol Neurosurg Psychiatry, 2008, 79(8): 874-880.

[18] SHANNON K M. Recent advances in the treatment of Huntington's disease: targeting DNA and RNA[J]. CNS Drugs, 2020, 34(3): 219-228.

[19] AIKEN C T, STEFFAN J S, GUERRERO C M, et al. Phosphorylation of threonine 3: implications for Huntingtin aggregation and neurotoxicity [J]. Journal of biological chemistry, 2009, 284(43): 29427-29436.

[20] WETZEL R. Physical chemistry of polyglutamine: intriguing tales of a monotonous sequence [J]. Journal of molecular biology, 2012, 421(4-5): 466-490.

[21] SHACHAM T, SHARMA N, LEDERKREMER G Z. Protein misfolding and ER stress in

Huntington's disease [J]. Front Mol Biosci, 2019, 6: 20.

[22] MARCELLIN D, ABRAMOWSKI D, YOUNG D, et al. Fragments of HdhQ150 mutant Huntingtin form a soluble oligomer pool that declines with aggregate deposition upon aging[J]. PLoS One, 2012, 7(9): e44457.

[23] MORLEY J F, BRIGNULL H R, WEYERS J J, et al. The threshold for polyglutamine – expansion protein aggregation and cellular toxicity is dynamic and influenced by aging in Caenorhabditis elegans[J]. Proc Natl Acad Sci U S A, 2002, 99(16): 10417 – 10422.

[24] OSSATO G, DIGMAN M A, AIKEN C, et al. A two – step path to inclusion formation of Huntingtin peptides revealed by number and brightness analysis[J]. Biophysical journal, 2010, 98(12): 3078 – 3085.

[25] JAYARAMAN M, KODALI R, SAHOO B, et al. Slow amyloid nucleation via α – helix – rich oligomeric intermediates in short polyglutamine – containing Huntingtin fragments[J]. Journal of molecular biology, 2012, 415(5): 881.

[26] LUNKES A, LINDENBERG K S, BEN – HAEM L, et al. Proteases acting on mutant huntingtin generate cleaved products that differentially build up cytoplasmic and nuclear inclusions [J]. Molecular cell, 2002, 10(2): 259 – 269.

[27] SATHASIVAMK, NEUEDER A, GIPSON T A, et al. Aberrant splicing of HTT generates the pathogenic exon 1 protein in Huntington disease[J]. Proceedings of the National Academy of Sciences of the United States of America, 2013, 110(6): 2366 – 2370.

[28] KLEIN F A C, ZEDERLUTZ G, COUSIDOSIAH A, et al. Linear and extended: a common polyglutamine conformation recognized by the three antibodies MW1, 1C2 and 3B5H10 [J]. Human molecular genetics, 2013, 22(20): 4215 – 4223.

[29] BALCH W E, MORIMOTO R I, DILLIN A, et al. Adapting proteostasis for disease intervention [J]. Science, 2008, 319(5865): 916 – 919.

[30] VIDAL R, CABALLERO B, COUVE A, et al. Converging pathways in the occurrence of endoplasmic reticulum (ER) stress in Huntington's disease [J]. Current molecular medicine, 2011, 11(1): 1 – 12.

[31] ORTEGA Z, LUCAS J J. Ubiquitin – proteasome system involvement in Huntington's disease [J]. Front Mol Neurosci, 2014, 7: 77.

[32] MARTIN D D, LADHA S, EHRNHOEFER D E, et al. Autophagy in Huntington disease and Huntingtin in autophagy [J]. Trends in neurosciences, 2015, 38(1): 26 – 35.

[33] REINER A, ALBIN R L, ANDERSON K D, et al. Differential loss of striatal projection neurons in Huntington disease[J]. Proceedings of the National Academy of Sciences of the United States of America, 1988, 85(15): 5733 – 5737.

[34] KOCH E T, RAYMOND L A. Dysfunctional striatal dopamine signaling in Huntington's disease [J]. J Neurosci Res, 2019, 97(12): 1636 – 1654.

[35] EVANS C S, HOLZBAUR E L F. Quality control in neurons: mitophagy and other selective autophagy mechanisms [J]. J Mol Biol, 2020, 432(1): 240 – 260.

[36] HEIKKINEN T, LEHTIMÄKI K, VARTIAINEN N, et al. Characterization of neurophysiological and behavioral changes, MRI brain volumetry and 1H MRS in zQ175 knock – in mouse

model of Huntington's disease [J]. PLoS One, 2012, 7(12): e50717.

[37] KOLODZIEJCZYK K, PARSONS M P, SOUTHWELL A L, et al. Striatal synaptic dysfunction and hippocampal plasticity deficits in the Hu97/18 mouse model of Huntington disease [J]. PLoS One, 2014, 9(4): e94562.

[38] DENG Y P, WONG T, WAN J Y, et al. Differential loss of thalamostriatal and corticostriatal input to striatal projection neuron types prior to overt motor symptoms in the Q140 knock-in mouse model of Huntington's disease [J]. Frontiers in Systems Neuroscience, 2014, 8(1): 198.

[39] JOSHI P R, WU N-P, ANDRÉ V M, et al. Age-dependent alterations of corticostriatal activity in the YAC128 mouse model of Huntington disease [J]. J Neurosci, 2009, 29(8): 2414-2427.

[40] SINGARAJA R R, HUANG K, SANDERS S S, et al. Altered palmitoylation and neuropathological deficits in mice lacking HIP14[J]. Human molecular genetics, 2011, 20(20): 3899-3909.

[41] NAYDENOV A V, SEPERS M D, SWINNEY K, et al. Genetic rescue of CB1 receptors on medium spiny neurons prevents loss of excitatory striatal synapses but not motor impairment in HD mice [J]. Neurobiology of disease, 2014, 71(11): 140-150.

[42] SMITH-DIJAK A I, SEPERS M D, RAYMOND L A. Alterations in synaptic function and plasticity in Huntington disease[J]. J Neurochem, 2019, 150(4): 346-365.

[43] RAYMOND L A, ANDRÉ V M, CEPEDA C, et al. Pathophysiology of Huntington's disease: time-dependent alterations in synaptic and receptor function [J]. Neuroscience, 2011, 198: 252-273.

[44] CEPEDA C, STARLING A J, WU N, et al. Increased GABAergic function in mouse models of Huntington's disease: reversal by BDNF [J]. Journal of neuroscience research, 2004, 78(6): 855-867.

[45] DVORZHAK A, SEMTNER M, FABER D S, et al. Tonic mGluR5/CB1-dependent suppression of inhibition as a pathophysiological hallmark in the striatum of mice carrying a mutant form of Huntingtin [J]. Journal of physiology, 2013, 591(4): 1145-1166.

[46] ARIANO M A, CEPEDA C, CALVERT C R, et al. Striatal potassium channel dysfunction in Huntington's disease transgenic mice [J]. Journal of neurophysiology, 2005, 93(5): 2565.

[47] TONG X, AO Y, FAAS G C, et al. Astrocyte Kir4.1 ion channel deficits contribute to neuronal dysfunction in Huntington's disease model mice [J]. Nature neuroscience, 2014, 17(5): 694.

[48] KHAKH B S, SOFRONIEW M V. Astrocytes and Huntington's disease [J]. Acs chemical neuroscience, 2014, 5(7): 494-496.

[49] SOROLLA M A, REVERTERBRANCHAT G, TAMARIT J, et al. Proteomic and oxidative stress analysis in human brain samples of Huntington disease [J]. Free radical biology and medicine, 2008, 45(5): 667-678.

[50] BRENNAN W A, BIRD E D, APRILLE J R. Regional mitochondrial respiratory activity in Huntington's disease brain[J]. Journal of neurochemistry, 1985, 44(6): 1948-1950.

[51] BROWNE S E, BOWLING A C, MACGARVEY U, et al. Oxidative damage and metabolic dysfunction in Huntington's disease: selective vulnerability of the basal ganglia[J]. Annals of neurology, 1997, 41(5): 646-653.

[52] BUTTERWORTH J, YATES C M, REYNOLDS G P. Distribution of phosphate-activated glutaminase, succinic-dehydrogenase, pyruvate-dehydrogenase and gamma-glutamyl-trans-

ferase transpeptidase in post-mortem brain from Huntington's disease and agonal cases[J]. Journal of the neurological sciences, 1985, 67(2): 161-171.

[53] GUIDETTI P, CHARLES V, CHEN E Y, et al. Early degenerative changes in transgenic mice expressing mutant Huntingtin involve dendritic abnormalities but no impairment of mitochondrial energy production [J]. Experimental neurology, 2001, 169(2): 340-350.

[54] TABRIZI S J, CLEETER M W J, XUEREB J, et al. Biochemical abnormalities and excitotoxicity in Huntington's disease brain[J]. Annals of neurology, 1999, 45(1): 25-32.

[55] SOROLLA M A, REVERTER BRANCHAT G, TAMARIT J, et al. Proteomic and oxidative stress analysis in human brain samples of Huntington disease [J]. Free radical biology and medicine, 2008, 45(5): 667-678.

[56] SORBI S, BIRD E D, BLASS J P. Decreased pyruvate dehydrogenase complex activity in Huntington and Alzheimer brain[J]. Annals of neurology, 1983, 13(1): 72-78.

[57] ZOURLIDOU A, GIDALEVITZ T, KRISTIANSEN M, et al. Hsp27 overexpression in the R6/2 mouse model of Huntington's disease: chronic neurodegeneration does not induce Hsp27 activation [J]. Human molecular genetics, 2007, 16(9): 1078-1090.

[58] PANDEY M, VARGHESE M, SINDHU K M, et al. Mitochondrial NAD^+-linked State 3 respiration and complex-I activity are compromised in the cerebral cortex of 3-nitropropionic acid-induced rat model of Huntington's disease [J]. Journal of neurochemistry, 2008, 104(2): 420-434.

[59] BEAL M F, BROUILLET E, JENKINS B G, et al. Neurochemical and histologic characterization of striatal excitotoxic lesions produced by the mitochondrial toxin 3-nitropropionic acid [J]. Journal of neuroscience, 1993, 13(10): 4181-4192.

[60] BROUILLET E, HANTRAYE P, FERRANTE R J, et al. Chronic mitochondrial energy impairment produces selective striatal degeneration and abnormal choreiform movements in primates [J]. Proceedings of the National Academy of Sciences of the United States of America, 1995, 92(15): 7105.

[61] BROUILLET E, JACQUARD C, BIZAT N, et al. 3-Nitropropionic acid: a mitochondrial toxin to uncover physiopathological mechanisms underlying striatal degeneration in Huntington's disease[J]. Journal of neurochemistry, 2010, 95(6): 1521-1540.

[62] BROUILLET E, JENKINS B G, HYMAN B T, et al. Age-dependent vulnerability of the striatum to the mitochondrial toxin 3-nitropropionic acid [J]. Journal of neurochemistry, 1993, 60(1): 356-359.

[63] LUDOLPH A C, HE F, SPENCER P S, et al. 3-Nitropropionic acid-exogenous animal neurotoxin and possible human striatal toxin[J]. Canadian journal of neurological sciences, 1991, 18(4): 492-498.

[64] PALFI S, FERRANTE R J, BROUILLET E, et al. Chronic 3-Nitropropionic acid treatment in baboons replicates the cognitive and motor deficits of Huntington's disease[J]. Journal of neuroscience, 1996, 16(9): 3019-3025.

[65] DUBINSKY J M. Towards an understanding of energy impairment in Huntington's disease brain [J]. J Huntingtons Dis, 2017, 6(4): 267-302.

[66] PANOV A V, GUTEKUNST C A, LEAVITT B R, et al. Early mitochondrial calcium defects in Huntington's disease are a direct effect of polyglutamines [J]. Nature neuroscience, 2002, 5(8): 731-736.

[67] SAWA A, WIEGAND G W, COOPER J, et al. Increased apoptosis of Huntington disease lymphoblasts associated with repeat length-dependent mitochondrial depolarization[J]. Nature medicine, 1999, 5(10): 1194-1198.

[68] LEHMAN J J, BARGER P M, KOVACS A, et al. Peroxisome proliferator-activated receptor γ coactivator-1 promotes cardiac mitochondrial biogenesis [J]. Journal of clinical investigation, 2000, 106(7): 847-856.

[69] WU Z, PUIGSERVER P, ANDERSSON U, et al. Mechanisms controlling mitochondrial biogenesis and respiration through the thermogenic coactivator PGC-1 [J]. Cell, 1999, 98(1): 115-124.

[70] CUI L, JEONG H, BOROVECKI F, et al. Transcriptional repression of PGC-1alpha by mutant huntingtin leads to mitochondrial dysfunction and neurodegeneration [J]. Cell, 2006, 127(1): 59-69.

[71] CHATURVEDI R K, ADHIHETTY P, SHUKLA S, et al. Impaired PGC-1alpha function in muscle in Huntington's disease [J]. Human molecular genetics, 2009, 18(16): 3048-3065.

[72] WEYDT P, PINEDA V V, TORRENCE A E, et al. Thermoregulatory and metabolic defects in Huntington's disease transgenic mice implicate PGC-1alpha in Huntington's disease neurodegeneration [J]. Cell metabolism, 2006, 4(5): 349-362.

[73] CEREGHETTI G M, STANGHERLIN A, BRITO O M D, et al. Dephosphorylation by calcineurin regulates translocation of Drp1 to mitochondria [J]. Proceedings of the National Academy of Sciences of the United States of America, 2008, 105(41): 15803-15808.

[74] CRIBBS J T, STRACK S. Reversible phosphorylation of Drp1 by cyclic AMP-dependent protein kinase and calcineurin regulates mitochondrial fission and cell death [J]. Embo Reports, 2007, 8(10): 939-944.

[75] HARDER Z, ZUNINO R, MCBRIDE H. Sumo1 conjugates mitochondrial substrates and participates in mitochondrial fission [J]. Current biology, 2004, 14(4): 340-345.

[76] PARK Y Y, LEE S, KARBOWSKI M, et al. Loss of MARCH5 mitochondrial E3 ubiquitin ligase induces cellular senescence through dynamin-related protein 1 and mitofusin 1 [J]. Journal of cell science, 2010, 123(Pt 4): 619-626.

[77] TAGUCHI N, ISHIHARA N, JOFUKU A, et al. Mitotic phosphorylation of dynamin-related GTPase Drp1 participates in mitochondrial fission [J]. Journal of biological chemistry, 2007, 282(15): 11521.

[78] ZUNINO R, SCHAUSS A, RIPPSTEIN P, et al. The SUMO protease SENP5 is required to maintain mitochondrial morphology and function[J]. Journal of cell science, 2007, 120(Pt 7): 1178-1188.

[79] AKAMURA T, CIEPLAK P, CHO D H, et al. S-Nitrosylation of Drp1 links excessive mitochondrial fission to neuronal injury in neurodegeneration[J]. Mitochondrion, 2010, 10(5): 573-578.

[80] COSTA V, SCORRANO L. Shaping the role of mitochondria in the pathogenesis of Huntington's disease [J]. EMBO J, 2012, 31(8): 1853-1864.

[81] SHIRENDEB U, REDDY A P, MANCZAK M, et al. Abnormal mitochondrial dynamics, mitochondrial loss and mutant Huntingtin oligomers in Huntington's disease: implications for selective neuronal damage [J]. Human molecular genetics, 2011, 20(7): 1438-1455.

[82] PANOV A V, LUND S, GREENAMYRE J T. Ca^{2+} – induced permeability transition in human lymphoblastoid cell mitochondria from normal and Huntington's disease individuals[J]. Molecular and cellular biochemistry, 2005, 269(1): 143 – 152.

[83] QUINTANILLA R A, TAPIA C, PéREZ M J. Possible role of mitochondrial permeability transition pore in the pathogenesis of Huntington disease[J]. Biochem Biophys Res Commun, 2017, 483(4): 1078 – 1083.

[84] MILAKOVIC T, QUINTANILLA R A, JOHNSON G V. Mutant Huntingtin expression induces mitochondrial calcium handling defects in clonal striatal cells: Functional consequences [J]. J Biol Chem, 2006, 281(46): 34785 – 34795.

[85] GUEDES – DIAS P, PINHO B R, SOARES T R, et al. Mitochondrial dynamics and quality control in Huntington's disease [J]. Neurobiol Dis, 2016, 90: 51 – 57.

[86] OLIVEIRA J M, JEKABSONS M B, CHEN S, et al. Mitochondrial dysfunction in Huntington's disease: the bioenergetics of isolated and in situ mitochondria from transgenic mice [J]. J Neurochem, 2007, 101(1): 241 – 249.

[87] OLIVEIRA J M, CHEN S, ALMEIDA S, et al. Mitochondrial – dependent Ca^{2+} handling in Huntington's disease striatal cells: effect of histone deacetylase inhibitors[J]. J Neurosci, 2006, 26(43): 11174 – 11186.

[88] GOPALAKRISHNAN L, SCARPULLA R C. Differential regulation of respiratory chain subunits by a CREB – dependent signal transduction pathway. Role of cyclic AMP in cytochrome c and COX Ⅳ gene expression [J]. J Biol Chem, 1994, 269(1): 105 – 113.

[89] RYU H, LEE J, IMPEY S, et al. Antioxidants modulate mitochondrial PKA and increase CREB binding to D – loop DNA of the mitochondrial genome in neurons[J]. Proc Natl Acad Sci U S A, 2005, 102(39): 13915 – 13920.

[90] BAE B I, XU H, IGARASHI S, et al. p53 mediates cellular dysfunction and behavioral abnormalities in Huntington's disease [J]. Neuron, 2005, 47(1): 29 – 41.

[91] JUCKER M. The benefits and limitations of animal models for translational research in neurodegenerative diseases [J]. Nature Medicine, 2010, 16(11): 1210 – 1214.

[92] HENG M Y, DUONG D K, ALBIN R L, et al. Early autophagic response in a novel knock – in model of Huntington disease[J]. Human molecular genetics, 2010, 19(19): 3702 – 3720.

[93] MANGIARINI L, SATHASIVAM K, SELLER M, et al. Exon 1 of the HD gene with an expanded CAG repeat is sufficient to cause a progressive neurological phenotype in transgenic mice [J]. Cell, 1996, 87(3): 493 – 506.

[94] DAVIES S W, TURMAINE M, COZENS B A, et al. Formation of neuronal intranuclear inclusions underlies the neurological dysfunction in mice transgenic for the HD mutation[J]. Cell, 1997, 90(3): 537 – 548.

[95] SCHILLING G, BECHER M W, SHARP A H, et al. Intranuclear inclusions and neuritic aggregates in transgenic mice expressing a mutant N – terminal fragment of Huntingtin[J]. Human molecular genetics, 1999, 8(3): 397 – 407.

[96] TEBBENKAMP A T N, GREEN C, XU G, et al. Transgenic mice expressing caspase – 6 – derived N – terminal fragments of mutant Huntingtin develop neurologic abnormalities with predominant cyto-

plasmic inclusion pathology composed largely of a smaller proteolytic derivative [J]. Human molecular genetics, 2011, 20(14): 2770-2782.

[97] CARTER R J, LIONE L A, HUMBY T, et al. Characterization of progressive motor deficits in mice transgenic for the human Huntington's disease mutation [J]. Journal of neuroscience, 1999, 19(8): 3248-3257.

[98] STACK E C, KUBILUS J K, SMITH K, et al. Chronology of behavioral symptoms and neuropathological sequela in R6/2 Huntington's disease transgenic mice[J]. Journal of comparative neurology, 2005, 490(4): 354-370.

[99] SATHASIVAM K, HOBBS C, MANGIARINI L, et al. Transgenic models of Huntington's disease [J]. Philos Trans R Soc B Biol Sci, 1999, 354(1386): 963-969.

[100] YOUNG D, MAYER F, VIDOTTO N, et al. Mutant Huntingtin gene-dose impacts on aggregate deposition, DARPP32 expression and neuroinflammation in HdhQ150 Mice [J]. PLoS One, 2013, 8(9): e75108.

[101] LIONE L A, CARTER R J, HUNT M J, et al. Selective discrimination learning impairments in mice expressing the human Huntington's disease mutation [J]. Journal of neuroscience, 1999, 19(23): 10428-10437.

[102] BOLIVAR V J, MANLEY K, MESSER A. Exploratory activity and fear conditioning abnormalities develop early in R6/2 Huntington's disease transgenic mice [J]. Behavioral neuroscience, 2003, 117(6): 1233-1242.

[103] MORTON A J, SKILLINGS E, BUSSEY T J, et al. Measuring cognitive deficits in disabled mice using an automated interactive touchscreen system [J]. Nature methods, 2006, 3(10): 767-767.

[104] RAMASWAMY S, MCBRIDE J L, KORDOWER J H. Animal models of Huntington's disease [J]. Ilar Journal, 2007, 48(4): 356-373.

[105] CHIU C-T, LIU G, LEEDS P, et al. Combined treatment with the mood stabilizers lithium and valproate produces multiple beneficial effects in transgenic mouse models of Huntington's disease [J]. Neuropsychopharmacology, 2011, 36(12): 2406-2421.

[106] WALDRON-ROBY E, RATOVITSKI T, WANG X, et al. Transgenic mouse model expressing the caspase 6 fragment of mutant huntingtin[J]. Journal of neuroscience, 2012, 32(1): 183-193.

[107] EPPING E A, PAULSEN J S. Depression in the early stages of Huntington disease[J]. Neurodegenerative disease management, 2011, 1(5): 407-414.

[108] PLA P, ORVOEN S, SAUDOU F, et al. Mood disorders in Huntington's disease: from behavior to cellular and molecular mechanisms[J]. Frontiers in behavioral neuroscience, 2014, 8: 135.

[109] LUNKES A, LINDENBERG K S, BEN-HAÏEM L, et al. Proteases acting on mutant huntingtin generate cleaved products that differentially build up cytoplasmic and nuclear inclusions [J]. Molecular cell, 2002, 10(2): 259-269.

[110] SCHILLING G, KLEVYTSKA A, TEBBENKAMP A T N, et al. Characterization of huntingtin pathologic fragments in Human Huntington disease, transgenic mice, and cell models[J]. Journal of

neuropathology and experimental neurology, 2007, 66(4): 313 - 320.

[111] VONSATTEL J P G, DIFIGLIA M. Huntington disease[J]. Journal of neuropathology and experimental neurology, 1998, 57(5): 369 - 384.

[112] SCHILLING G, JINNAH H A, GONZALES V, et al. Distinct behavioral and neuropathological abnormalities in transgenic mouse models of HD and DRPLA [J]. Neurobiology of disease, 2001, 8(3): 405 - 418.

[113] HOELTER S M, STROMBERG M, KOVALENKO M, et al. A broad phenotypic screen identifies novel phenotypes driven by a single mutant allele in Huntington's disease CAG knock - in mice [J]. PLoS One, 2013, 8(11): e80923.

[114] SLOW E J, VAN RAAMSDONK J, ROGERS D, et al. Selective striatal neuronal loss in a YAC128 mouse model of Huntington disease[J]. Human molecular genetics, 2003, 12(13): 1555 - 1567.

[115] GRAY M, SHIRASAKI D I, CEPEDA C, et al. Full - length human mutant Huntingtin with a stable polyglutamine repeat can elicit progressive and selective neuropathogenesis in BACHD mice [J]. Journal of neuroscience, 2008, 28(24): 6182 - 6195.

[116] HODGSON J G, AGOPYAN N, GUTEKUNST C A, et al. A YAC mouse model for Huntington's disease with full - length mutant Huntingtin, cytoplasmic toxicity, and selective striatal neurodegeneration [J]. Neuron, 1999, 23(1): 181 - 192.

[117] WEGRZYNOWICZ M, BICHELL T J, SOARES B D, et al. Novel BAC mouse model of Huntington's disease with 225 CAG repeats exhibits an early widespread and stable degenerative phenotype [J]. Journal of Huntington's disease, 2015, 4(1): 17 - 36.

[118] VAN RAAMSDONK J M, PEARSON J, ROGERS D A, et al. Loss of wild - type Huntingtin influences motor dysfunction and survival in the YAC128 mouse model of Huntington disease [J]. Human molecular genetics, 2005, 14(10): 1379 - 1392.

[119] AZIZ N A, VAN DER BURG J M M, LANDWEHRMEYER G B, et al. Weight loss in Huntington disease increases with higher CAG repeat number[J]. Neurology, 2008, 71(19): 1506 - 1513.

[120] POULADI M A, STANEK L M, XIE Y, et al. Marked differences in neurochemistry and aggregates despite similar behavioural and neuropathological features of Huntington disease in the full - length BACHD and YAC128 mice [J]. Human molecular genetics, 2012, 21(10): 2219 - 2232.

[121] BALDO B, CHEONG R Y, PETERSEN A. Effects of deletion of mutant Huntingtin in steroidogenic factor 1 neurons on the psychiatric and metabolic phenotype in the BACHD mouse model of Huntington disease [J]. PLoS One, 2014, 9(10): e107691.

[122] VAN RAAMSDONK J M, GIBSON W T, PEARSON J, et al. Body weight is modulated by levels of full - length Huntingtin[J]. Human molecular genetics, 2006, 15(9): 1513 - 1523.

[123] SOUTHWELL A L, FRANCIOSI S, VILLANUEVA E B, et al. Anti - semaphorin 4D immunotherapy ameliorates neuropathology and some cognitive impairment in the YAC128 mouse model of Huntington disease [J]. Neurobiology of disease, 2015, 76: 46 - 56.

[124] VAN RAAMSDONK J M, MURPHY Z, SELVA D M, et al. Testicular degeneration in Huntington disease[J]. Neurobiology of disease, 2007, 26(3): 512 - 520.

[125] HULT S, SOYLU R, BJORKLUND T, et al. Mutant Huntingtin causes metabolic imbalance by dis-

[126] LALIC N M, MARIC J, SVETEL M, et al. Glucose homeostasis in Huntington disease - Abnormalities in insulin sensitivity and early - phase insulin secretion[J]. Archives of neurology, 2008, 65(4): 476 - 480.

[127] AZIZ N A, PIJL H, FROLICH M, et al. Increased hypothalamic - pituitary - adrenal axis activity in Huntington's disease[J]. Journal of clinical endocrinology and metabolism, 2009, 94(4): 1223 - 1228.

[128] MARKIANOS M, PANAS M, KALFAKIS N, et al. Plasma testosterone in male patients with Huntington's disease: relations to severity of illness and dementia [J]. Annals of neurology, 2005, 57(4): 520 - 525.

[129] VAN RAAMSDONK J M, PEARSON J, SLOW E J, et al. Cognitive dysfunction precedes neuropathology and motor abnormalities in the YAC128 mouse model of Huntington's disease[J]. Journal of neuroscience, 2005, 25(16): 4169 - 4180.

[130] MENALLED L, EL - KHODOR B F, PATRY M, et al. Systematic behavioral evaluation of Huntington's disease transgenic and knock - in mouse models [J]. Neurobiology of disease, 2009, 35(3): 319 - 336.

[131] LICHTER D G, HERSHEY L A. Before chorea Pre - Huntington mild cognitive impairment [J]. Neurology, 2010, 75(6): 490 - 491.

[132] GIRALT A, SAAVEDRA A, ALBERCH J, et al. Cognitive dysfunction in Huntington's disease: Humans, mouse models and molecular mechanisms[J]. Journal of Huntington's disease, 2012, 1(2): 155 - 173.

[133] DORIA J G, SILVA F R, DE SOUZA J M, et al. Metabotropic glutamate receptor 5 positive allosteric modulators are neuroprotective in a mouse model of Huntington's disease[J]. British journal of pharmacology, 2013, 169(4): 909 - 921.

[134] SOUTHWELL A L, KO J, PATTERSON P H. Intrabody gene therapy ameliorates motor, cognitive, and neuropathological symptoms in multiple mouse models of Huntington's disease [J]. Journal of neuroscience, 2009, 29(43): 13589 - 13602.

[135] ABADA Y - S K, SCHREIBER R, ELLENBROEK B. Motor, emotional and cognitive deficits in adult BACHD mice: a model for Huntington's disease [J]. Behavioural brain research, 2013, 238: 243 - 251.

[136] AHARONY I, EHRNHOEFER D E, SHRUSTER A, et al. A Huntingtin - based peptide inhibitor of caspase - 6 provides protection from mutant Huntingtin - induced motor and behavioral deficits[J]. Human molecular genetics, 2015, 24(9): 2604 - 2614.

[137] BROOKS S, HIGGS G, JONES L, et al. Longitudinal analysis of the behavioural phenotype in Hdh(CAG)150 Huntington's disease knock - in mice [J]. Brain research bulletin, 2012, 88(2 - 3): 182 - 188.

[138] LUNDH S H, NILSSON N, SOYLU R, et al. Hypothalamic expression of mutant Huntingtin contributes to the development of depressive - like behavior in the BAC transgenic mouse model of Huntington's disease [J]. Human molecular genetics, 2013, 22(17): 3485 - 3497.

[139] POULADI M A, GRAHAM R K, KARASINSKA J M, et al. Prevention of depressive be-

haviour in the YAC128 mouse model of Huntington disease by mutation at residue 586 of huntingtin [J]. Brain, 2009, 132: 919 – 932.

[140] DIFIGLIA M, SAPP E, CHASE K O, et al. Aggregation of Huntingtin in neuronal intranuclear inclusions and dystrophic neurites in brain [J]. Science, 1997, 277(5334): 1990 – 1993.

[141] CARROLL J B, LERCH J P, FRANCIOSI S, et al. Natural history of disease in the YAC128 mouse reveals a discrete signature of pathology in Huntington disease [J]. Neurobiology of disease, 2011, 43(1): 257 – 265.

[142] TEO R T Y, HONG X, YU – TAEGER L, et al. Structural and molecular myelination deficits occur prior to neuronal loss in the YAC128 and BACHD models of Huntington disease [J]. Human molecular genetics, 2016, 25(13): 2621 – 2632.

[143] GATTO R G, CHU Y, YE A Q, et al. Analysis of YFP(J16)– R6/2 reporter mice and postmortem brains reveals early pathology and increased vulnerability of callosal axons in Huntington's disease [J]. Human molecular genetics, 2015, 24(18): 5285 – 5298.

[144] JIN J, PENG Q, HOU Z, et al. Early white matter abnormalities, progressive brain pathology and motor deficits in a novel knock – in mouse model of Huntington's disease [J]. Human molecular genetics, 2015, 24(9): 2508 – 2527.

[145] ROSAS H D, TUCH D S, HEVELONE N D, et al. Diffusion tensor imaging in presymptomatic and early Huntington's disease: selective white matter pathology and its relationship to clinical measures [J]. Movement disorders, 2006, 21(9): 1317 – 1325.

[146] HENG M Y, TALLAKSEN – GREENE S J, DETLOFF P J, et al. Longitudinal evaluation of the Hdh(CAG)150 knock – in murine model of Huntington's disease[J]. Journal of neuroscience, 2007, 27(34): 8989 – 8998.

[147] MENALLED L B, SISON J D, DRAGATSIS I, et al. Time course of early motor and neuropathological anomalies in a knock – in mouse model of Huntington's disease with 140 CAG repeats [J]. Journal of comparative neurology, 2003, 465(1): 11 – 26.

[148] MENALLED L B, KUDWA A E, MILLER S, et al. Comprehensive behavioral and molecular characterization of a new knock – in mouse model of Huntington's disease: zQ175 [J]. PLoS One, 2012, 7(12): e49838.

[149] LIN C H, TALLAKSEN – GREENE S, CHIEN W M, et al. Neurological abnormalities in a knock – in mouse model of Huntington's disease [J]. Human molecular genetics, 2001, 10(2): 137 – 144.

[150] WHEELER V C, WHITE J K, GUTEKUNST C A, et al. Long glutamine tracts cause nuclear localization of a novel form of Huntingtin in medium spiny striatal neurons in Hdh(Q92) and Hdh(Q111) knock – in mice[J]. Human molecular genetics, 2000, 9(4): 503 – 513.

[151] HICKEY M A, KOSMALSKA A, ENAYATI J, et al. Extensive early motor and non – motor behavioral deficits are followed by striatal neuronal loss in knock – in huntington's disease mice[J]. Neuroscience, 2008, 157(1): 280 – 295.

[152] LAWRENCE A D, SAHAKIAN B J, HODGES J R, et al. Executive and mnemonic functions in early Huntington's disease [J]. Brain, 1996, 119: 1633 – 1645.

[153] BROOKS S, HIGGS G, JANGHRA N, et al. Longitudinal analysis of the behavioural pheno-

type in YAC128 (C57BL/6J) Huntington's disease transgenic mice [J]. Brain research bulletin, 2012, 88(2-3): 113-120.

[154] ORVOEN S, PLA P, GARDIER A M, et al. Huntington's disease knock-in male mice show specific anxiety-like behaviour and altered neuronal maturation [J]. Neuroscience letters, 2012, 507(2): 127-132.

[155] CIAMEI A, DETLOFF P J, MORTON A J. Progression of behavioural despair in R6/2 and Hdh knock-in mouse models recapitulates depression in Huntington's disease [J]. Behavioural brain research, 2015, 291: 140-146.

[156] WHEELER V C, GUTEKUNST C A, VRBANAC V, et al. Early phenotypes that presage late-onset neurodegenerative disease allow testing of modifiers in Hdh CAG knock-in mice. Human molecular genetics [J], 2002, 11(6): 633-640.

[157] LERNER R P, TREJO MARTINEZ LDEL D C, ZHU C N, et al. Striatal atrophy and dendritic alterations in a knock-in mouse model of Huntington's disease [J]. Brain research bulletin, 2012, 87(6): 571-578.

[158] CUMMINGS D M, CEPEDA C, LEVINE M S. Alterations in striatal synaptic transmission are consistent across genetic mouse models of Huntington's disease [J]. Asn Neuro, 2010, 2(3): 147-156.

[159] SMITH G A, ROCHA E M, MCLEAN J R, et al. Progressive axonal transport and synaptic protein changes correlate with behavioral and neuropathological abnormalities in the heterozygous Q175 KI mouse model of Huntington's disease [J]. Human molecular genetics, 2014, 23(17): 4510-4527.

[160] YU Z X, LI S H, EVANS J, et al. Mutant Huntingtin causes context-dependent neurodegeneration in mice with Huntington's disease[J]. Journal of neuroscience, 2003, 23(6): 2193-2202.

[161] BALDO B, PAGANETTI P, GRUENINGER S, et al. TR-FRET-Based duplex immunoassay reveals an inverse correlation of soluble and aggregated mutant Huntingtin in Huntington's disease [J]. Chemistry and biology, 2012, 19(2): 264-275.

[162] DIFIGLIA M, SAPP E, CHASE K O, et al. Aggregation of Huntingtin in neuronal intranuclear inclusions and dystrophic neurites in brain[J]. Science, 1997, 277(5334): 1990.

[163] DOUGHERTY S E, REEVES J L, LESORT M, et al. Purkinje cell dysfunction and loss in a knock-in mouse model of Huntington disease [J]. Experimental neurology, 2013, 240: 96-102.

[164] EHRLICH M E. Huntington's disease and the striatal medium spiny neuron: Cell-autonomous and non-Cell-autonomous mechanisms of disease [J]. Neurotherapeutics, 2012, 9(2): 270-284.

[165] ZUCCATO C, CATTANEO E. Role of brain-derived neurotrophic factor in Huntington's disease [J]. Progress in neurobiology, 2007, 81(5-6): 294-330.

[166] BAILUS B, ZHANG N Z, ELLERBY L M, et al. Using genome engineering to understand Huntington's disease [M]//JAENISCH R, ZHANG F, GAGE F. Genome Editing in Neurosciences. Berlin: Cham (CH), 2017: 87-101.

[167] XIANG C, ZHANG Y, GUO W, et al. Biomimetic carbon nanotubes for neurological disease therapeutics as inherent medication [J]. Acta Pharm Sin B, 2020, 10(2): 239-248.

第 6 章

肌萎缩侧索硬化

6.1 肌萎缩侧索硬化概述

肌萎缩侧索硬化(amyotrophic lateral sclerosis，ALS)是一种渐进式、致命性的神经肌肉退行性疾病，其特征是上运动神经元(即从皮质投射到脑干和脊髓的神经元)和下运动神经元(从脑干和脊髓投射到肌肉的神经元)的退行性病变导致躯体肌肉组织出现功能障碍进而表现出严重的运动障碍。在欧洲，这种病被称为运动神经元病(motor neuron disease)。在美国，因著名棒球运动员卢伽雷(Lou Gehrig)患有该病，所以更多地被称为卢伽雷氏症。这种患者群也因"渐冻人"的称谓得到了更多的关注。"amyotrophic lateral sclerosis"一词由法国神经学家Jean Martin Charcot 于19世纪提出，因此有些欧洲地区也称其为"夏柯"(Charcot)病。"amyotrophic"是指肌肉萎缩，"lateral sclerosis"则描述了脊髓侧有疤痕或者组织硬化现象。ALS具有较高的致死率，只有10%的患者能够存活10年以上，这其中包括闻名世界的英国物理学家斯蒂芬·威廉·霍金。

ALS是运动神经元最常发生的病变。由于大多数对ALS流行病学的研究来自于欧洲学者，且对象人群以欧洲患者为基础，所以目前官方数据以欧洲肌萎缩侧索硬化流行病学协会发布为准。ALS是一种罕见的疾病，欧洲人群的发病率较高(>3例/10万人)，东亚(0.8例/10万人)和南亚(0.7例/10万人)人群的发病率较低。

此外，来源不同祖先的人群中，ALS的表型也有不同。欧洲报道的生存期(24个月)比中亚(48个月)短。混合血统人群ALS的死亡率较低，在古巴，混血人群每10万人中有0.55人死于ALS，而在白色人种或黑色人种每10万人中有0.9人死于ALS，证实了祖先起源在疾病发生风险中的重要性。在欧洲，大多数ALS男性患者都是脊髓性发病，而女性则更容易是延髓性发病；在亚洲，延髓性发病的患者所占比例远低于欧洲。根据现有资料，欧洲的诊断年龄和首发症状高于亚洲和南美的，男性发病率约是女性的1.4倍[1-2]，中位生存期无性别差异。ALS多发病于成年期晚期，青少年(小于25岁)和青年(小于45岁)发病患者数分别占病例的1%和10%。近期的ALS流行病学分析表明，典型ALS发作(成人发病)的平均年龄为61.8 ± 3.8岁，ALS确诊的平均年龄为64.4 ± 2.9岁[3]。

ALS 的分类因所使用的标准而不同。ALS 亚群的传统定义是基于上、下运动神经元的受累程度，而其他分类系统包括不同的参数，如发病部位（即延髓发病或脊髓发病）。到目前为止，这些分类系统都没有包含认知或行为症状，且在每个分类系统中，都可以观察到一系列亚型。

6.2 肌萎缩侧索硬化的临床症状

ALS 的初始症状多样，不同患者可能会有不同的发病形式，如有些表现为四肢肌肉无力，有些表现为语言困难和吞咽困难，高达 50% 的患者出现进行性认知和行为障碍，13% 的患者伴随着额颞痴呆的表型。

6.2.1 经典的肌萎缩侧索硬化症状

经典的肌萎缩侧索硬化同时影响上运动神经元（upper motor neuron，UMN）和下运动神经元（lower motor neuron，LMN），具有广泛的特征，主要由发病部位、发病的进展速度以及 UMN 和 LMN 缺失的相对数量决定。典型的脊髓发作通常始于四肢的软弱无力，患者会出现不明原因的脚下垂或跌倒，虚弱会逐渐扩展到其他相邻的四肢部位，并在几个月后累及到呼吸肌[4]。对患者进行临床检查可以发现下运动神经元累及的体征，如虚弱、肌肉萎缩和反射减弱，而上运动神经元的体征包括高张力、反射亢进、巴宾斯基征及霍夫曼征[5]。

6.2.2 延髓性肌萎缩侧索硬化症状

延髓性肌萎缩侧索硬化始于延髓，占 ALS 的 20%～30%。其下运动神经元体征包括面部无力、腭部隆起、构音障碍和肌肉萎缩；上运动神经元体征包括语言迟钝、舌运动缓慢、掌颏反射和下颌反射[6]（图 6.1），且有发音改变和失控性哭、笑，即假性延髓效应[7]。进行性延髓性麻痹的特征是吞咽困难和构音障碍，且主要累及下运动神经元。肌萎缩侧索硬化起病时，由于出现早期呼吸功能障碍，其预后一般较差。

6.2.3 额颞痴呆

很多 ALS 患者会伴有额颞痴呆等认知功能障碍。在多达 15% 的 ALS 患者中，额颞痴呆（frontotemporal dementia，FTD）通常表现为人格改变、行为异常、言语功能障碍和记忆障碍[8]。FTD 是仅次于阿尔茨海默病的第二种最常见的痴呆。其特点是额叶和前颞叶进行性病变。ALS 和 FTD 具有共同的病理机制。

6.2.4 疼痛

据报道，近 70% 的 ALS 患者在病程不同阶段出现疼痛，且发生频率与疾病发展呈正相关。疼痛涉及全身多个系统，多发生在关节、皮肤、骨骼肌等处。尽管如此多发，但目前人们对 ALS 患者疼痛的研究较少，且缺乏系统性，因此在各种 ALS 指南中，对于 ALS 患者疼痛的指导意见通常将其当作 ALS 的各种并发症进行处理。故帮助患者减轻疼痛应作为 ALS 精细护理的重要组成部分。

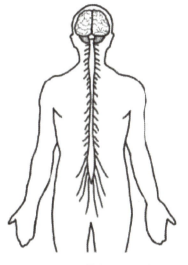

图 6.1　ALS 的主要临床表现

ALS 的体征和症状由受影响的运动神经元来划分，可观察到不同的 LMN 和 UMN 体征组合。大约 65% 的患者会出现肢体症状，高达 50% 的 ALS 患者会有额颞痴呆的症状。

6.3　肌萎缩性侧索硬化的病理学特征

ALS 的主要病理学特征包括：①脊髓和脑干前底部的下运动神经元超过 50% 的缺失；②初级运动皮质中的巨大锥体细胞（Betz 细胞）的退化缺失，运动皮质和苍白球萎缩，皮质脊髓侧束受损（包含从初级运动皮质到运动神经元的投射轴突），以及舌下神经（参与控制舌头肌肉）和脊髓腹根变薄；③运动皮质中的神经胶质细胞过度肥大和脊髓退化区反应性胶质细胞增生。

6.3.1　神经元的死亡

ALS 的核心病理表现是运动皮质和脊髓中的运动神经元死亡。额颞痴呆的 ALS 中，神经元退行性病变更为广泛地发生在额叶和颞叶。皮质脊髓轴病变导致脊髓外侧部变薄和瘢痕化（硬化）。此外，随着脑干和脊髓运动神经元的死亡，舌、口咽和四肢的肌肉会发生去神经性萎缩（肌萎缩）且腹根变薄。ALS不会影响支配眼部肌肉或膀胱的神经元。运动神经元变性伴随着神经炎症过程，即出现星形胶质细胞、小胶质细胞和少突胶质细胞的增生。

6.3.2 神经元中的蛋白聚集

家族性和散发性ALS患者的一个共同特征是细胞质泛素化蛋白包涵体聚集，在运动神经元中尤为明显。蛋白包涵体也存在于其他神经退行性疾病中（如AD中的淀粉样斑块和PD中的Lewy小体），而在大多数ALS亚型中，TDP43是包涵体的主要成分，97%的ALS患者具有TDP43包涵体特征。TDP43在细胞核中缺失，但在运动神经元中形成具有骨架样或致密形态的胞质聚集体。同时，在ALS的特定亚型中，可以观察到其他类型的蛋白聚集体，如SOD1相关的ALS患者中有错误折叠的SOD1等。虽然蛋白聚集体是ALS的标志，但真正产生毒性的可能是聚集之前的高分子蛋白复合物，而不是聚集体本身[9]。

6.4 肌萎缩性侧索硬化的风险因素

6.4.1 环境与生活方式

尽管ALS有明显的遗传性，但是环境因素对于ALS的形成也至关重要。近期研究表明，一系列环境因素都与ALS的发生具有相关性，且散发性ALS与接触有毒物质、饮食等关系密切。

铅元素是ALS中研究最多的重金属元素。多项研究表明，ALS患者不同组织中的铅水平出现升高。最近一项Meta分析发现，铅暴露会增加5%的ALS患病风险。汞（可抑制运动神经元中SOD1的活性）的积累会破坏细胞骨架成分并损害轴突运输，导致与ALS相似的表型，但其与疾病的直接相关性尚未确定。铝也与运动神经元疾病的症状相关，西太平洋地区是ALS的高发病区，在这里土壤和饮用水中含有过量的铝[11]；此外，高铝饮食的小鼠也会产生类似ALS的病症。

接触化肥、杀虫剂和除草剂也被认为是导致ALS的风险因素[12-19]。由于职业或家庭原因暴露于农药和化肥的ALS患者数量高于相同年龄和性别的对照组。

然而，由于ALS是一种比较罕见的疾病，较小的病例数量、分散的地区及人种会导致调查研究比较片面，缺少准确性。不久前欧洲运动障碍疾病研究课题组（Euro-MOTOR）完成了一项包含有大量病例的研究，几个研究小组发现吸烟与ALS风险呈正相关，吸烟者罹患ALS的风险是不吸烟者的3倍，并且患ALS后存活率降低[20-21]。女性吸烟者中ALS的风险增加并且预后更差。不过也有一些研究表明，吸烟与ALS风险没有相关性[22]。此外，还有研究表明退伍军人和运动员经历了长时间的体力消耗和多于常人的身体创伤，特别是头部受伤，可能也会增加

ALS 的患病风险。而高水平的脂质循环会减少本病的患病风险[23-24]。

6.4.2 遗传因素

尽管散发性 ALS 病例占大多数，但在过去的 20 年里，多个基因突变被鉴定为可能是潜在的 ALS 致病基因，暗示 ALS 同时也是一种复杂的遗传性疾病。全基因组关联研究(GWAS)显示，看似零星的 ALS 患者主要基于基因罕见的变异，且这种基因变异可能只针对个体或特殊群体，因此 ALS 的遗传学研究面临巨大挑战。目前研究表明，超过 30 种基因变异会带来 ALS 患病风险，但只有少数是可遗传的。在欧洲血统的人群中，20% 的 ALS 患者有家族史，其中 *SOD1*、*TDP-43*、*FUS*、*C9orf72* 基因占所有家族性 ALS 病例的 70%[25]。

6.4.2.1 *SOD1*

SOD1 是 1993 年发现的与 ALS 相关的基因，其编码超氧化物歧化酶 1(superoxide dismutase 1，SOD1)。人们在 1/5 的家族性 ALS 病例中发现了 *SOD1* 的显性突变，并且以 *SOD1* 突变构建的体外和在体模型已被用于研究 ALS 的病理机制。SOD1 是一个 16kDa 的蛋白质，通常形成 32kDa 的同源二聚体。每个 *SOD1* 亚单位的结构由一个 β 核心和边缘的 7 个环组成，这些环由分子内的二硫键、双核金属结合位点和全局氢键网络连接在一起。金属结合部位含有一个铜和一个锌离子，对 SOD1 的催化活性起重要作用。

SOD1 存在于胞质和线粒体内膜中，是生物体中的抗氧化剂，通过将超氧化物自由基转化为过氧化氢来清除氧自由基。目前已发现的超过 170 个 SOD1 错义突变，均会产生细胞毒性[26]。尽管歧化酶活性降低最初被认为将导致运动神经元中的氧化应激和兴奋性毒性[27]，但运动神经元退化更大可能是与突变 SOD1 蛋白集聚后与线粒体异常结合相关[28-29]。例如，SOD1 集聚物可被招募到脊髓线粒体上，与线粒体膜成分相互交联[30]。且 SOD1 具有朊病毒特征，能够螯合正常蛋白促使其聚集或者错误折叠。另外，SOD1 的突变会导致新生成的 SOD1 多肽的错误折叠，并且和其他分子结合形成聚集现象，甚至诱发氧化应激反应[31]。尽管运动神经元中 SOD1 突变与 ALS 的发生有一定关联，但是并不一定直接导致该疾病的发生。

SOD1 突变体具有多种错误折叠构象，不同突变体都可以介导家族性 ALS[32]，因此，表征 ALS 相关 SOD1 突变体的常见构象变化尤其具有挑战性。已有研究表明，SOD1 可以呈现 44 种以上的状态，取决于金属占有率、二硫键状态和寡聚态等[33]，SOD1 中的许多位点突变可以导致结构和功能缺陷，从而导致 ALS[34]。根据结构生物信息学研究合作实验室(RCSB)蛋白质数据库(PDB)中登记的人类 SOD1 突变体的结构，大多数分析的位点突变体，包括那些在二聚体界面发生突变的突变体，仍然可以具有类似于野生型 SOD1 的二聚体结构（表 6.1）。相反，如果去除导致 Cu 或 Zn 损失的 Cu/Zn 配体后，SOD1 的截短突变仅以单体形式存在。值得注意的是，几乎所有的位点突变体，包括取消二硫键形成的 SOD 结构[35]和显示锌结合受损的 H46R/H48Q[36-37]（表 6.1），仍然可以在晶体中以二聚体的形式存在，这表明除了截短突变体（如 *SOD1* L126Z）外，大多数 ALS 相关突变体也可以在体内形成二聚体，但是这些畸形的 SOD1 突变体缺乏稳定性。

表 6.1　野生型和突变型人 SOD1 的注册结构综述

类型	单位	二聚体	八聚体	十聚体
野生型		2C9V、3T5W、5O3Y、5O4O、4FF9、3REO、3KH3、3KH4、IPUO、1L3N、5U9M、2AF2		
野生 apo 型	6FLH、1RK7、1KMG			
单位点突变体	2MP3、2NAM	SK02、1UXM、3GZQ、1AZV、2WZ0、2WYT、2WZ5、1PTZ、1OEZ、4OH2、1OZU、4MCM、4MCN、3H2Q、3QQD、3CQP、3CQQ、2VR6、2VR7、2VR8、2ZKW、2KXY、2ZKY、3GZO、2WZ6、2WKO、3GZP、1UXL、4A7T、4A7V、4A7S、3ECV、4A7Q、4A7G、3H2P、1P1V		
多位点突变体		1PU0、2GBT、3GQF、2NNX、3K91、3ECW、3ECU		
超过两个位点突变的突变体	IMFM	2R27、2GBU、2GBV		
Loops Ⅳ 和 Ⅵ 删除的突变体	5J07、5J0C、5J0F、5J0G、2XJK、4BCZ			
Loops Ⅳ 和 Ⅵ 删除的多位点突变体	4XCR、4BD4			
其他片段删除的突变体	3HFF、1KMG、2XJL			
SOD1 残基 28-38			6B79、6DL1、5IIW	
SOD1 残基 30-35			5WMJ	
SOD1 残基 101-107				4NIN
SOD1 残基 147-153 有无点突变				4NIP、4NIO

注：摘自蛋白质数据库。

6.4.2.2 TDP-43 与 FUS

TAR DNA 结合蛋白 43(TAR DNA-binding protein 43, TDP-43)和 FUS (fused in sarcoma/translocated in liposarcoma, FUS)是核不均一性核糖核蛋白(heterogeneous nuclear ribonucleoprotein, hnRNP)家族成员。TDP-43 蛋白由 414 个氨基酸组成，编码基因 *TARDBP* 位于第 1 号染色体上，由 1 个带有核定位信号(NLS, aa82-98)的 N 末端区域(aa1-102)、2 个 RNA 识别基序 RRM1(aa104-176)和 RRM2(aa192-262)、1 个核输出信号(NES, aa239-250)、1 个包含朊蛋白样谷氨酸的 C 末端区域(aa274-414)等组成(图 6.2)。TDP-43 具有多种功能，主要参与 RNA 代谢的几个步骤，如转录、翻译、mRNA 转运、mRNA 稳定、microRNA(miRNA)和长链非编码 RNA(lncRNA)加工等。

TDP-43 和 FUS 都是核 RNA 结合蛋白，可在细胞核与细胞质间穿梭，参与转录、剪切和信使 RNA 的转运[38-40]。TDP-43 上有超过 40 个突变都与家族性 ALS 相关联[39,41]，大多数的结构突变发生在 hnRNP A/B 复合物结合的富含甘氨酸的 C 末端结构域，这些 C 末端区域通常在 ALS 和 FTD 的组织包涵体中出现。FUS 中与 ALS 相关的突变发生在 16 号染色体上的连锁区域并影响 FUS 蛋白的 C 末端(图 6.2)。FUS 突变占家族性 ALS 的 5% 左右，大多数 FUS 突变相关的 ALS 患者中检测到 FUS 包涵体，但是缺乏典型的磷酸化 TDP-43 包涵体[42]。FUS 突变可能参与 TDP-43 突变体导致神经退行性疾病的途径进而产生毒性危害[39]，或通过相互作用并聚集运动神经元存活蛋白(survival of motor neuron protein, SMN)导致轴突缺陷[43]；SMN 作用于剪切体的组装，儿童脊柱性肌肉萎缩中也有 SMN 蛋白水平降低，该病与 ALS 有相似的特征。

ALS 中，TDP-43 和 FUS 可以与调节 RNA 代谢的其他蛋白质相互作用。在各种应激状态的病理条件下，突变体 TDP-43、FUS 和 mRNA 之间的关联可导致蛋白质的异常磷酸化、泛素化和聚集，以及其细胞生理功能的异常和应激颗粒(stress granule)的形成[44]。

应激颗粒物包含应激后的翻译复合物，其中 mRNA-蛋白质的结构可以稳固 mRNA。这些经典的瞬态结构使得细胞适应压力环境；而在神经退行性疾病中，这种结构可以成为一种病理的存在，这种应激颗粒会聚集起来，接着又形成细胞质包涵体。TDP-43 是许多 ALS 患者中标志性泛素化包涵体的主要成分。在大多数家族性 ALS 患者中，*TARDBP* 未发生突变，但可能存在 TDP-43 聚集体，它会破坏 RNA 的形成，可能是触发运动神经元退行性病变的一个因素[41]。

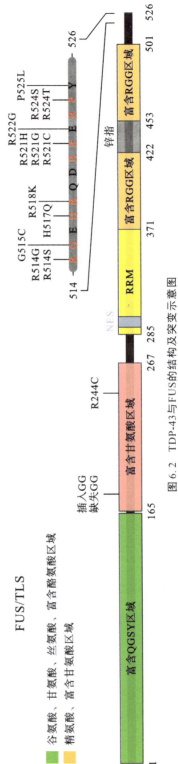

图 6.2 TDP-43 与 FUS 的结构及突变示意图

在散发性（红色）和家族性（黑色）ALS 患者中，已发现 30 个 TDP-43 的显性突变，其中大多数位于 TDP-43 的甘氨酸富集区。除 TDP-43 Y374X 截短突变外，其余均为错义突变；在家族性 ALS 患者中已发现 14 个 FUS/TLS 突变，其中大部分位于该蛋白的最后 13 个氨基酸。TDP-43 由 1 个 NTD 结构域、2 个 RRM 结构域、1 个核输出信号、1 个核定位信号、1 个病毒样不序 C-末端结构域 [富含氨酰胺/天冬酰胺的区域（Q/N）和富含甘氨酸的区域] 和线粒体定位基序（M1: 35-41; M3: 146-150; M5: 294-300）组成。

6.4.2.3 *C9orf72*

9号染色体开放阅读框72基因(*C9orf72*)与ALS的常染色体显性遗传相关[45]，2011年，人们发现*C9orf72*基因的GGGGCC重复扩增(图6.3)是欧洲和北美ALS最常见的遗传因素，这是一个突破性进展。

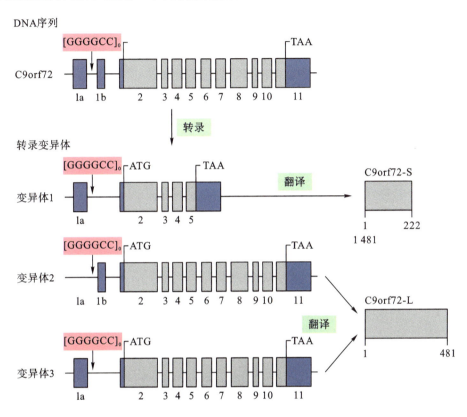

图6.3 *C9orf72*结构、转录本变体和蛋白质异构体

*C9orf72*基因由11个外显子组成，有3个主要的选择性剪接转录本变体，并产生2种蛋白质亚型。图中，编码外显子用灰色表示，非编码外显子用蓝色(不按比例)表示。GGGGCC六核苷酸重复扩增突变位于变异体1和变异体3的第一内含子内，位于变异体2的启动子区域内，变异体1编码C9orf72-S(长222个氨基酸的蛋白质)；变异体2和变异体3编码C9orf72-L(编码54kDa的481个氨基酸的蛋白质)。

*C9orf72*的重复扩增诱发疾病的机制有多种解释。首先，重复扩增可能潜在地改变突变等位基因的表达，在ALS患者中观察到*C9orf72*转录物的mRNA表达降低[46-47]，为*C9orf72*的功能缺失型突变与ALS相关提供证据；再者，ALS患者的脑和脊髓中均观察到核内聚集的重复的RNA转录体。通过*C9orf72*扩增的RNA重复序列相关的非ATG片段翻译后会产生聚集的简单多肽，这些多肽就可以影响转录、翻译，干扰mRNA的剪切和核糖体RNA的生成[48]，所以*C9orf72*同样可以通过功能获得型突变来诱导神经细胞退行性病变的发生(图6.4)。

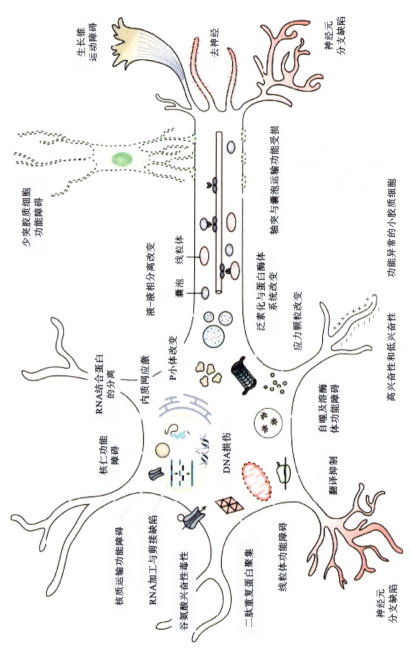

图 6.4 C9orf72在ALS中涉及的细胞病理过程

C9orf72介导的疾病涉及广泛的细胞通路,其中一些先前被认为与ALS相关。C9orf72功能丧失可以改变RNA的加工和代谢途径,表现为应激颗粒和P小体的改变,而C9orf72毒性功能获得可以导致核仁功能障碍,影响RNA剪接和转录,导致DNA损伤。C9orf72还可导致蛋白平衡途径,自噬和溶酶体功能,未折叠蛋白反应,内质网和泛素化与蛋白酶体系统受损。其他细胞过程,包括核仁功能,囊泡转运和质粒运输颗粒功能,以及线粒体功能也可能受到损害。此外,C9orf72相关的ALS涉及神经元特异性过程,包括过度兴奋性和低兴奋性,谷氨酸兴奋性毒性,轴突运输和神经元分支缺陷。最后,C9orf72功能丧失会改变免疫系统和小胶质细胞功能。

6.4.2.4 其他相关的基因突变

自 2014 年以来又发现许多基因与 ALS 相关，如 *UBQLN2*、*MATR3*、*CHCHD10*、*TBK1*、*TUBA4A*、*NEK1*、*C21orf2*、*CCNF* 等（图 6.5）[49-50]。如泛醌蛋白 2（ubiquilin-2），由 *UBQLN2* 编码的靶向降解异常蛋白质的蛋白突变可产生 TDP-43 阳性的 ALS 病理特征[51]。在 RNA 和 DNA 结合中起作用的蛋白突变也与 ALS 有一定关联，如 MATR3 编码蛋白。RNA 结合蛋白 hnRNPA1 和 hnRN-PA2B1 具有影响 mRNA 代谢和转运的朊病毒结构域[52]，可以直接与 TDP-43 的 C 末端区域交联[53]，其在显性遗传性 ALS 患者中发现的突变形式在动物模型中易于纤维化，并参与了应激颗粒和细胞内含物的形成[54]。在 ALS 患者和进行性运动神经病变患者中，观察到了参与 RNA 加工的 DNA/RNA 解旋酶 senataxin（SETX）编码基因的突变[55]。ALS 也与非结构化 N 末端区域或含有卷曲螺旋-螺旋-卷曲螺旋-螺旋结构域 10（*CHCHD10*）基因的 α 螺旋突变有关，该基因编码的蛋白质位于线粒体膜间隙[56]。其他相关基因包括 *GRN*、*ANG*、*CHMP2B*、*PFN1*、*OPTN*、*VCP*

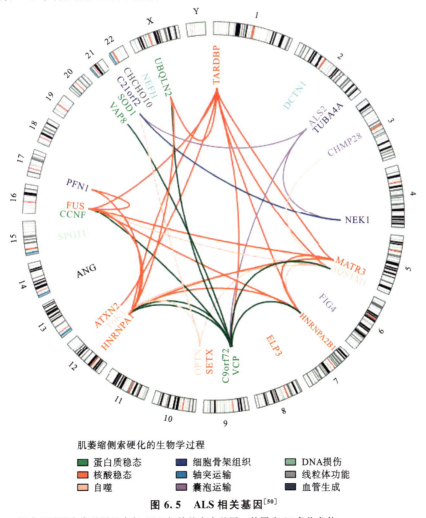

图 6.5 ALS 相关基因[50]

图中显示了人类基因组中与 ALS 相关的突变基因。外圆为 24 条染色体（22 条常染色体，X 染色体和 Y 染色体），内圈显示了每个基因的位置。

等，也参与了 RNA 的加工，这些研究表明 ALS 病理特征与 RNA 加工和蛋白质稳态之间的关系密切。

6.5 肌萎缩性侧索硬化的病理机制

肌萎缩性侧索硬化表现为全身或局部（系统、组织、器官、细胞等）的病理反应，目前被广泛接受的病理机制有 4 种，即蛋白质稳态失衡、RNA 代谢异常、兴奋性毒性和线粒体障碍。此外，其他可能的机制还包括核质及囊泡转运失调、轴突结构及运输损坏、DNA 修复障碍、神经炎症、少突胶质细胞损伤等（图 6.6）。关于 ALS 中线粒体的机制将在后面详细叙述。

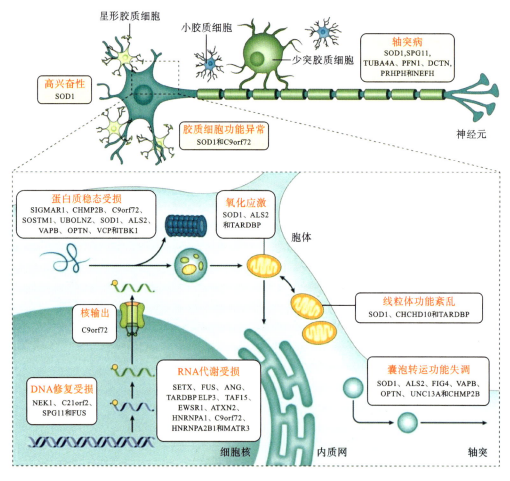

图 6.6 肌萎缩侧索硬化的发病机制

ALS 的病理生理学中涉及的基因突变可以通过一种以上的病理生理机制造成运动神经元损伤，这些机制往往是相互关联的。*SOD1* 是 ALS 中研究时间最长的基因，与众多的病理生理机制有关，但其一些突变（如 ALS3 和 ALS7）的影响尚不清楚。RNA 代谢异常和蛋白质稳态受损是导致多个 ALS 基因与神经元损伤的主要因素。线粒体功能障碍可由 *CHCHD10* 基因突变和其他 ALS 相关突变产生的蛋白质聚集体引起的继发性呼吸链缺陷引起。这两种情况都会导致氧化应激的增加，会对已经受损的蛋白质稳态系统造成更大的压力。ALS 的其他机制可直接改变神经元功能（如核输出受损、DNA 修复受损和囊泡转运失调）和胶质细胞功能紊乱。此外，ALS 还与神经元兴奋性和轴突功能障碍有关。

6.5.1 蛋白质稳态失衡

在 ALS 细胞中存在着蛋白质稳态失衡。某些基因突变导致蛋白质的错误折叠，其细胞内定位异常，且直接或间接损害细胞的蛋白酶体或自噬机制，可导致蛋白质更新受损。事实上，一些家族性 ALS 相关的基因编码的蛋白质可导致泛素-蛋白酶体系统功能障碍。如 SOD1 突变伴随着泛素-蛋白酶体组分的表达降低，ALS 相关的突变型内质网 ATP 酶（也称含缬酪肽蛋白 VCP）和泛醌蛋白 2（由 UBQLN2 编码）也会破坏其在底物递送至蛋白酶体过程中的作用[57-59]。另外，在与 SOD1 和 TARDBP 突变相关的 ALS 中已经鉴定了分子伴侣蛋白的失调[60]。*VAPB*（编码囊泡膜蛋白相关蛋白 B/C）突变可导致疾病模型中对未折叠蛋白质应激的缺失[61]。SOD1 和 TDP‐43 都是自噬的已知底物，提示自噬功能缺陷导致这些蛋白在 ALS 中的毒性积累。

C9orf72 是启动自噬的关键调控因子，ALS 相关的 C9orf72 突变会导致此功能丧失，并与中枢神经系统中泛素阳性、P62 阳性、TDP‐43 阴性包涵体的产生有关。P62、视神经蛋白（optineurin，由 OPTN 编码）和泛醌蛋白 2 在自噬的早期阶段起重要作用，它们的突变都与 ALS 密切相关。SQSTM1 突变可能扰乱自噬底物向自噬体的传递[62]。P62 和 optineurin 的活性受丝氨酸/苏氨酸蛋白激酶 TBK 的调节[63]，而 TBK1 的单倍体不足是家族性 ALS 的一个病因，这说明减少底物到自噬体的传递可能会导致 ALS 运动神经元损伤。与 ALS 病理生理学相关的其他蛋白，如 VCP、alsin、多磷酸肌醇磷酸酶（也称为 FIG4）和带电多泡体蛋白 2b（CHMP2B）等，可通过调节自噬体与多泡体、内质体和溶酶体的融合，参与自噬体成熟为自噬溶酶体[64]，然而其作用机制尚不清楚。

6.5.2 RNA 代谢异常

mRNA 加工异常是 ALS 的重要发病机制之一。mRNA 从细胞核转移至细胞质，在翻译前会经历一系列复杂的加工过程。在神经元中，mRNA 可被运输到轴突中在局部区域进行蛋白质翻译。虽然在年龄相关的、选择性的神经元变性中 RNA 失调的主要机制还不清楚，但对转录中的 mRNA 有效翻译片段的分析对阐明导致神经元损伤的上游分子事件至关重要。

TARDBP 和 FUS 突变是 ALS 的病因，这一发现证实包含低复杂度结构域的 RNA 结合蛋白可能具有重要的致病作用[65]。TDP‐43 或 FUS 突变体由细胞核被重新定位到细胞质，这可能导致其靶 RNA 的加工失常[66]。事实上，在与 TARDBP 相关的 ALS 模型中，多达 1/3 的转录组发生了改变，且在 C9orf72、SOD1 和 FUS 突变中也有类似的基因表达失调[67]，包括转录的改变、mRNA 的选择性剪接、mRNA 的轴突转运和 microRNA 的产生等[68]。

C9orf72 非编码区的 GGGGCC 重复扩增可引起 ALS，并形成稳定的平行单体

和多聚 G-四联体结构,此结构可与一些 RNA 加工因子紧密结合[69]。此外,重复扩增导致异常 RNA 产生,这些异常 RNA 被归类为核 RNA 团簇(RNA foci),可阻断 RNA 结合蛋白而直接诱发 RNA 毒性[70],目前许多能与此重复扩增序列结合的蛋白已被鉴定。此外,*C9orf72* 的重复扩增还可导致 R 环(即 DNA-RNA 杂交结构)的形成,从而增加 DNA 损伤的易感性和基因组不稳定性。事实上,由双链 DNA 断裂和丝氨酸蛋白激酶 ATM 介导的 DNA 修复缺陷,是 *C9orf72* 中 GGGGCC 重复扩增引起神经元损伤的重要原因。

ANG(编码血管生成素 angiogenin,在 RNA 加工中起作用)和 SETX(编码 senataxin,调节核糖体 RNA 的转录)的突变与 ALS 有关,可能导致 RNA 代谢的紊乱[71]。此外,ELP3(编码延伸复合蛋白 3)、TAF15(编码 TATA 结合蛋白相关因子 2N)和 EWSR1(编码 RNA 结合蛋白 EWS)的突变也与 ALS 密切相关[72],它们都参与 RNA 的代谢调节:ELP3 参与转录延长的调节,TAF15 和 EWS 在功能和结构上与 FUS 相关,在转录控制和选择性表达中起作用。与 RNA 代谢有关的其他基因,如 HNRNPA1、HNRNPA2B1 和 MATR3 的突变也与 ALS 有关[73],这些突变蛋白在细胞质中的错误定位可能导致其功能性毒性增加,这些蛋白对应激颗粒形成的影响是一个重要的研究领域[74]。

6.5.3 兴奋性毒性

由于运动神经元的钙缓冲能力很低,并且 α-氨基-3-羟基-5-甲基-4-异噁唑丙酸(AMPA)受体具有更高的钙渗透性(它们含有较少的 GluR2 亚基),因此过量的谷氨酸刺激引起钙离子超载进而产生神经毒性[75]。另外,兴奋氨基酸转运蛋白 2(EAAT2,一种星形胶质细胞蛋白,是主要的突触谷氨酸重摄取转运蛋白)在 ALS 中的功能受损也会导致突触谷氨酸过度增加,引起运动神经元毒性。研究者们在两种啮齿动物 ALS 模型中均观察到了 EAAT2 的缺失[76]。

近期研究发现,突变型 SOD1 在非神经细胞中的表达也在 ALS 的发病机制中起着重要作用。仅在运动神经元中表达 SOD1 突变体就足以诱导其病理变化,但这种毒性会被周围的细胞所减弱[77]。附近表达野生型 SOD1 的细胞可保护表达突变型 SOD1 的运动神经元,而表达突变型 SOD1 的周围细胞可以产生对正常运动神经元的毒性[78]。有趣的是,兴奋性毒性是一个影响运动神经元本身的病变过程,但它也会被周围的细胞减弱。在家族性和散发性 ALS 患者中都发现谷氨酸转运蛋白 EAAT2 的减少,并导致受影响大脑区域和脊髓的突触内谷氨酸转运的减少[78]。不同的证据表明 EAAT2/GLT-1 的缺失可导致运动神经元的选择性变性。在脑片培养中,用反义 RNA 敲除 GLT-1 可导致运动神经元的进行性丢失,AMPA 受体拮抗剂可阻止这一过程;在大鼠中,这些反义寡核苷酸可导致细胞外谷氨酸水平升高和进行性运动综合征[79]。此外,SOD1 突变体的毒性与 GLT-1 水平的降低有关[80]，突变体 SOD1 诱导的氧化应激破坏了 GLT-1 细胞内的羧基末端，导致谷氨酸转运减少[81]。此外，将过表达 GLT-1 的小鼠与 SOD1 突变鼠杂交可延缓疾病的发生，但不能延长生存期[82]。突变型 SOD1 的表达不仅降低了星形胶质细胞中 GLT-1 的表达水平，而且消除了星形胶质细胞 GluR2 诱导的保护性作用。在突变型 SOD1 星形胶质细胞上培养的非转基因运动神经元对谷氨酸诱导的细胞死亡更敏感，并且由于 GluR2 亚基表达水平降低，显示出更多的钙通透性 AMPA 受体[83]。

6.6 肌萎缩侧索硬化与线粒体

6.6.1 ALS 相关基因突变与线粒体的关系

多种与家族性和散发性 ALS 的相关蛋白，包括 SOD1、TDP-43、FUS、C9orf72 等，与线粒体功能密切相关[84-86]。ALS 相关蛋白与线粒体的这种联系也许是连接线粒体损伤与 ALS 的内在机制（表 6.2）。

表 6.2 ALS 相关基因在线粒体功能中的作用

ALS 基因座	基因	蛋白	突变对线粒体功能的潜在影响
ALS1	SOD1	铜、锌超氧化物歧化酶 1	IMS 中突变蛋白聚集，ATP 产生减少；细胞内 ROS 增加和 ROS 诱导的细胞损伤增加；钙稳态失衡；通过抑制 VDAC 和结合 Bcl-2 诱导细胞凋亡；线粒体结构受损；线粒体网络动力学和轴突运输受损；通过线粒体自噬导致线粒体清除受损；内质网与线粒体的连接受损
ALS2	ALS2	Alisn	自噬体形成减少和线粒体自噬减少
ALS6	FUS	RNA 连接蛋白 FUS	ATP 生成减少；ROS 水平升高；钙稳态缺失和内质网与线粒体的连接受损；线粒体自噬相关基因表达减少；线粒体结构受损；通过驱动蛋白基因表达受损导致线粒体转运受损
ALS8	VAPB	囊泡相关膜蛋白相关蛋白 B	钙稳态受损；顺行轴突运输降低；内质网与线粒体的连接受损
ALS10	TARDBP	TAR DNA 连接蛋白 43	TDP-43 在线粒体中聚集并破坏 mtDNA 转录；ATP 生成减少；钙稳态受损和内质网与线粒体的连接受损；线粒体结构受损；线粒体网络动力学改变和线粒体轴突运输受损；线粒体自噬相关基因表达降低；线粒体自噬受损

续表

ALS基因座	基因	蛋白	突变对线粒体功能的潜在影响
ALS12	OPTN	视神经蛋白	线粒体自噬减少导致线粒体清除受损
ALS14	VCP	包含Valosin的蛋白	ATP水平降低；线粒体解偶联；线粒体自噬减少
ALS16	SIGMARI	Sigma non-opioid intracellular receptor1	ATP生成减少，内质网与线粒体的连接受损；钙稳态失调；轴突运输减少
ALS-FTD1	C9ort72	9号染色体开放阅读框72位蛋白	DPR蛋白与线粒体核糖体蛋白相互作用；改变MMP；增加细胞ROS水平；poly(GR)DRP诱导氧化应激；自噬受损；线粒体结构受损和线粒体网络动力学改变
ALS-FTD2	CHCHD10	卷曲螺旋-螺旋-卷曲螺旋-螺旋结构域10蛋白	线粒体结构受损；电子传递链活性降低
ALS	SQSTMI	p62/Sequestosomel	线粒体自噬减少导致线粒体清除受损；减少MMP

注：ATP为三磷酸腺苷；DRP为二肽重复蛋白；IMS为膜间隙；MMP为线粒体膜电位；ROS为活性氧。

突变体SOD1可定位并聚集在线粒体内膜上，降低电子传递链的活性[87-88]。此外，SOD1聚集体也会干扰电压依赖的阴离子通道VDAC1的活性，这类离子通道负责线粒体外膜（MOM）的ATP、ADP及线粒体外膜上其他呼吸底物的转换[89]。SOD1的ALS相关突变体与VDAC1的直接作用会导致离子通道的电导降低，并降低其对ADP的通透性。VDAC1的活性降低到25%后会加速SOD1 G37R转基因鼠的ALS症状[90]。错误折叠的SOD1突变体会和OMM上的Bcl-2家族蛋白相互作用，导致促细胞凋亡反应[91]。TDP-43和TDP-43突变体也可在线粒体中积累，这类集聚蛋白会优先结合编码复合物Ⅰ亚基ND3和ND6的mRNA，干扰线粒体复合物Ⅰ的翻译进而使其分解。ALS相关的TDP-43突变体在线粒体中的积累似乎由其内在的线粒体靶向序列所介导[92]。细胞质TDP-43的积累是大多数ALS的标志性病理特征，这也可解释在散发性和家族性ALS病例中观察到的线粒体缺陷的分子机制。

野生型FUS和与ALS相关的FUS P525L突变体可以和线粒体共纯化，它们至少和线粒体分子伴侣热休克蛋白HSP60有相互作用。线粒体FUS多位于ROS增加的位点[84]，且FUS过表达可降低线粒体ATP的产生[92]，而减少FUS和线粒体的相互作用可以改善FUS转基因果蝇的神经退行性症状。

6.6.2 ALS中线粒体结构的变化

在ALS患者的运动神经元和Bunina小体[93]中存在结构改变并大量集聚的异常线粒体，其体积膨大且伴有片段化趋势。散发性ALS病例中偶尔也会出现轴突肿胀，里面包含了神经丝聚集、线粒体肿胀，以及次级溶酶体的出现[94]。在ALS患者血小板中线粒体的形态和超微结构均有明显变化。ALS患者中线粒体肿胀、嵴数量减少和溶酶体数量增加，较小的"线粒体内颗粒"使线粒体呈现斑片状。在ALS动物和细胞模型中均报道了有形态异常的线粒体，并且观察到大量线粒体片段化趋势。

在细胞中过表达TDP-43或其与ALS相关的突变体（M337V、Q331K、A315T）都会导致线粒体聚集、片段化与体积膨大[95]。在过表达SOD1 G93A转基因小鼠的运动神经元中也可观察到类似现象，且线粒体不再是细长结构，而是更接近球状[96-97]；同时SOD1 G37R和SOD1 G85R转基因小鼠的运动神经元中也出现了这些早期的线粒体异常症状[98]，且在SOD1 G93A小鼠中发现线粒体沿着轴突异常聚集[99]。在培养的神经元中过表达FUS的ALS突变体R521G或R521H导致线粒体缩短，并且胞质内FUS的存在会加速这一现象[100]。在表达突变体FUS P525L（与少年型ALS相关）的HT22细胞和原代皮质神经元中同样存在线粒体球形化现象[84]，动物模型中FUS P525L转基因小鼠也很好地重复出线粒体球形化表型[84,101]。在具有C9orf72重复扩增的ALS患者成纤维细胞中也同样发现轻微的线粒体片段化[102]，C9orf72相关ALS的干细胞模型中存在线粒体体积膨大[103]。Alsin敲除小鼠的皮质神经元中也发现了结构改变的线粒体聚集[104]。类似的，在ALS相关的VCP突变体（R155H）杂合小鼠中，线粒体会与TDP-43蛋白共聚集[105-106]。在C9orf72突变导致的ALS和额、颞叶退化（C9ALS/FTD）患者中，其成纤维细胞中的线粒体有嵴变形和丢失现象。同样SOD1 G93A、TDP-43 A513T及FUS P525L突变的ALS模型中，也同样发现此现象[102,107-108]。当然这些只是线粒体形态变化与ALS关联的间接证据，直接联系来源于线粒体蛋白CHCHD10的突变。CHCHD10位于线粒体内膜和外膜之间的接触部位[109]，与ALS相关的CHCHD1突变会破坏线粒体嵴并影响线粒体的结构。因此，在大多数遗传性ALS患者和动物模型中都存在结构与功能异常的线粒体。同时，线粒体结构性损伤和线粒体片段化发生在ALS模型的疾病早期阶段，暗示线粒体的形态学改变很可能与疾病的发病有联系[98-99]。

6.6.3 ALS中线粒体呼吸链及ATP产生缺陷

ATP是通过糖酵解和线粒体氧化磷酸化产生的。糖酵解通过将1个葡萄糖分子转化为2个丙酮酸分子来产生2个净ATP，这些分子通过呼吸链中的电子转移和ATP合酶活性来促进氧化磷酸化以产生30～36个ATP分子。ALS患者细胞的呼吸作用和ATP的产生相对于正常人降低。在散发性ALS患者的脊髓中，线粒体电子传递链（ETC）复合物Ⅰ、Ⅱ、Ⅲ和Ⅳ的活性降低[110-111]，肌肉细胞中复合物Ⅰ和Ⅳ的活性也出现降低[112-114]，淋巴细胞中复合物Ⅰ活性和ATP水平同样出现降低[115]。和健康的对照组相比，散发性ALS患者皮肤活组织成纤维细胞中线粒体膜电位（MMP）增加，这很有可能是由于 ATP 合成效率降低及线粒体代谢紊乱引起的补偿反应[116]。与之类似，在 C9orf72 突变型 ALS 患者的成纤维细胞中 MMP 也明显增加[102]，但由 C9orf72 突变患者成纤维细胞产生的 iPSC 诱导而成的运动神经元中，MMP 则显著降低[103]。

在 SOD1 G93A 转基因小鼠中，ATP 合成受损和线粒体呼吸速率降低，线粒体复合物Ⅰ、Ⅱ、Ⅳ活性下降。在 NSC-34 运动神经元中表达稳定低水平的 SOD1 G93A 或 G37R 突变体会降低复合物Ⅱ和Ⅳ的活性[117-118]，并伴随 MMP 的降低[119]。使用多西环素诱导 SOD1 G93A、A4V、H46R、H80R、D90A 或 D123H 在同一细胞系中的表达可导致复合物Ⅰ、Ⅱ、Ⅲ和Ⅳ活性降低，同时伴有细胞内 ATP 水平的降低[87]。在 N2A 神经母瘤细胞中过表达 SOD1 G37R 可导致复合物Ⅰ活性降低，伴有 MMP 和胞质 ATP 水平的降低，但复合物Ⅱ、Ⅲ和Ⅳ的活性未受影响[118]。与之相反，Bowling 等发现 SOD1 A4V 突变型家族性 ALS 患者在尸检时发现其额叶皮质复合物Ⅰ活性增加[120]，SOD1 G93A 转基因小鼠前脑中复合物Ⅰ的活性也显示增加[121]，且当他们通过复合物Ⅱ评估线粒体的呼吸作用时发现，SOD1 G93A 转基因小鼠的线粒体呼吸作用与野生型 SOD1 转基因小鼠没有差异[122]。到目前为止，尚不清楚这些研究之间存在差异的原因，但由于线粒体呼吸的测量对实验条件的变化特别敏感，不能排除 SOD1 G93A 小鼠品系之间的差异。尽管动物模型和细胞模型的研究结果存在一定差异，但总体趋势仍是 ALS 相关的 SOD1 突变体会降低 ETC 活性并导致 ATP 合成受损。另外，有报道显示 SOD1 G93A 转基因小鼠在出现 ALS 症状前就出现氧化磷酸化作用异常，这可能对后续症状的出现有一定的诱导作用。

在非 SOD1 相关的家族性 ALS 模型中可观察到线粒体呼吸和 ATP 合成的缺陷。在表达了野生型或突变型 TDP-43（Q331K 和 M337V）的 NSC-34 细胞和表达了 TDP-43（M337V）的初级运动神经元中均出现线粒体膜的去极化现象[123-124]。在 NSC-34 细胞中，由 TDP-43 引起的 MMP 降低伴随着复合物Ⅰ活性的降低[124]；同样，在 TDP-43 G298S 和 A382T 患者中，成纤维细胞 MMP 的降低伴随着复合物Ⅰ活性的降低、氧气消耗的减少及 ATP 水平的降低[86]。当然，也有报道显示，有 3 个独立的 TDP-43 A382T 患者的成纤维细胞系中，虽然出现了线粒体 MMP 的降低，但其呼吸作用或 ATP 的含量却没有明显变化[102]。

与 TDP-43 的表型类似，野生型或 FUS P525L 突变体的过表达可导致 HEK293 细胞中 MMP 降低[84]；在 NSC-34 细胞中表达野生型或 ALS 相关的 FUS 突变体（R521C 或 R518K）可导致 ATP 合成受损[92]；N2A 细胞中非阿片类细胞内 sigma-1 受体（Sig-1R）E102Q 突变体的过表达可降低 ATP 的水平[125]；在野生型或者 ALS 突变的 FUS R521C 或者 R518K 的细胞系中发现有 ATP 产生的降低；在 SH-SY5Y 和 SQSTM1 的敲除鼠中可以看到线粒体膜电位降低；在 VCP/p97 相关的 ALS 的细胞模型中，MMP 降低并伴随着 ATP 水平的降低，但线粒体呼吸和氧消耗速率的增加，表明 MMP 的消耗是由于解偶联而不是 ETC 活性缺陷[126]；最后，线粒体蛋白 CHCHD10 突变体患者的成纤维细胞中复合物Ⅰ、Ⅱ、Ⅲ和Ⅳ的 ETC 活性受损，并伴有严重的生物能量学缺陷[109]。

人脑是数十亿神经元和神经胶质细胞连接在一起的复杂网络，神经元不是独立工作的,它依赖于周围的生理环境,以及供给细胞(如小胶质细胞和星形胶质细胞)的存活与正常功能。胶质细胞维持神经元营养的一种方式是通过其代谢中由糖酵解产物丙酮酸产生的乳酸,乳酸穿梭进邻近的神经元中转化回丙酮酸,随后转化为乙酰辅酶 A 并进入三羧酸循环[127]。有研究表明,胶质细胞产生的乳酸是神经元的主要能量来源,这是根据星形胶质细胞-神经元乳酸盐穿梭假说(ANLSH)得出的结论,此假说表明星形胶质细胞将乳酸输出到神经元,在那里它被转化为丙酮酸,以补充线粒体氧化磷酸化。少突胶质细胞是中枢神经系统轴突周围的髓鞘细胞,它通过向神经元的轴突输送能量底物来支持轴突能量代谢。有报道发现一条跨细胞信号通路,其含有 NAD 依赖的脱乙酰酶 sirtuin 2(SIRT2)的少突胶质细胞来源的外泌体,通过线粒体腺嘌呤核苷酸转位酶 1 和 2(ANT1/2)的去乙酰化促进轴突能量代谢。并且如果损伤 ANLSH,可能与 ALS 中观察到的生物能量缺陷相关。

磷酸甘油酸激酶 1(PGK1)可催化 1,3-双磷酸甘油酸(1,3-BPG)上的磷酸转移至 ADP 最终产生 3-磷酸甘油酸(3-PG)和 ATP,PGK1 及参与乳酸转运的单羧酸转运蛋白 4(monocarboxylate transporter 4,MCT4)的表达在 SOD1 G93A 星形胶质细胞中下调[128];相似的,SOD1 G93A 转基因小鼠的脊髓少突胶质细胞中 MCT1 表达下调,而 MCT1 的敲除还会导致体内运动神经元凋亡[129]。尽管不同的模型有不同的致病机制和特异性的病理特征,但是 ETC 活性和 ATP 合成水平的降低是 ALS 的共同特征,神经元高能需求的持续、线粒体呼吸作用的减少及 ATP 的供应不足,将对神经元造成严重影响。

6.6.4 线粒体的氧化应激变化

肌萎缩侧索硬化的病理特征是上、下运动神经元的逐渐丧失。其病理生理学机制可能是运动神经元中受损线粒体的积累,从而导致能量衰竭。而线粒体受损之后 ROS 水平升高,尽管生理水平的 ROS 是促进各种信号通路的第二信使,但过量的 ROS 通过破坏大分子和细胞器而导致氧化应激。ROS 是氧化磷酸化的副产物(图 6.7)。细胞中产生的大部分 ROS 都来源于 ETC 上复合物Ⅰ、Ⅱ和Ⅲ,主要表现为超氧阴离子(O_2^-)[130-131]。O_2^- 可由 SOD1 和 SOD2 催化生成 H_2O_2,其可通过部分还原进一步产生羟基阴离子(OH^-),也可与一氧化氮(NO)反应形成过氧亚硝酸盐($ONOO^-$)。细胞中产生的 ROS 可以作为信号分子,但是过量的 ROS 产生会导致生物大分子及细胞器的损伤、细胞内各反应效率降低,诱发炎症通路、兴奋性毒性、蛋白聚集和内质网应激或细胞死亡等[132-133]。线粒体特别易受 ROS 影响产生 mtDNA、蛋白质和脂质损伤,尤其是 mtDNA,由于其 DNA 修复机制有限,线粒体损伤会不断加剧,产生更多 ROS,形成正反馈。在 ALS 中有 ROS 和 ROS 相关损伤水平增加的广泛报道。在散发性 ALS 患者的体液及组织尸检中均发现了 ROS 损伤标志物的增加[134-136];同样,在具有 SOD1 突变的家族性 ALS 患者的淋巴母细胞和 C9orf72 G4C2 重复扩增患者的成纤维细胞中也发现了 ROS 水平的升高[102-137]。相比之下,在对散发性 ALS 患者或 TDP-43 A382T 突变型家族性 ALS 患者的淋巴母细胞和成纤维细胞的分析中并未发现 ROS 产生的增加或氧化损伤的证据[138-139]。在 SOD1 G93A 动物模型和细胞模型中已广泛报道了 DNA、RNA、蛋白质和脂质的氧化损伤[140]。编码 ETC 复合物和 ATP

合酶的 mRNA 易受氧化损伤，并且 SOD1 本身也是氧化损伤的目标，这会导致其错误折叠和聚集[141]，聚集的 SOD1 又会破坏线粒体功能并增加超氧化物的产生[142-143]，引起线粒体损伤和氧化应激。

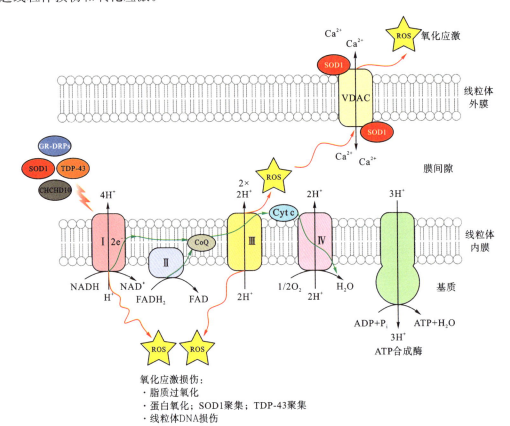

图 6.7　ALS 中的线粒体氧化应激

细胞 ATP 的产生需要电子传递链的活性。在 SOD1、TDP-43 和 CHCHD10 相关的 ALS 中，电子传递链复合物的活性降低，导致 MMP 和 ATP 生成减少，ROS 生成增加。

过氧化物的损伤可以通过半胱氨酸的氧化应激促进 TDP-43 的积累。利用 4-羟基壬烯醛(4-HNE)处理 COS-7 细胞会引起细胞质中 TDP-43 的不溶解、磷酸化和聚集，而野生型和突变的 TDP-43 M337V 与 Q331K 或者它的碳末端片段会增加 ROS 水平及过氧化物损伤。TDP-43 的有害损伤对氧化应激的压力有保护作用，事实上，氧化应激压力可以引起 TDP-43 被招募到应激颗粒中。其他的 ALS 相关蛋白(如 FUS P525L 等)也和氧化应激压力有关，在 HEK 293 细胞中过表达这些蛋白会增加 ROS 水平。

6.6.5　ALS 中线粒体的钙稳态失调

在细胞功能的调节中，Ca^{2+} 可作为第二信使起着信号转导的关键作用，同时 Ca^{2+} 也是多种参与蛋白质、磷脂和核酸分解的酶的激活分子之一。在神经元中，当动作电位触发突触传递，这需要很高的能量，并诱导细胞内钙离子的瞬时升高。因此，当线粒体 Rho GTP 酶 1(MIRO1)通过其两个 EF-Hand 基序与钙结合时，神经元采用一种钙敏感的机制来阻止移动的线粒体。钙结合破坏 MIRO1 - TRAK - KIF5 偶联或 KIF5 - MT 结合。因此，MIRO1 - Ca^{2+} 信号以一种活性依赖的方式调节线粒体的定位和动态平衡可塑性。而在这个过程中线粒体是如何稳定锚定在轴突上，有报道称 SNPH 可以与 TRAK 竞争结合 KIF5 并抑制运动 ATPase 活性，从而稳定地捕获轴突中的线粒体。因此，MIRO1 - Ca^{2+} - SNPH 这一模型解释了线粒体稳定锚定在轴突上的机制。

而在体内及体外的 SOD1 突变模型，以及囊泡相关膜蛋白 PgpB(phosphatidylglycero - phosphatase B)、TDP - 43 和 FUS 相关的 ALS 患者的运动神经元中都可以观察到钙稳态失调(图 6.8)，且在 SOD1 G93A 转基因小鼠中线粒体钙稳态容量显著增加，这表明 ALS 线粒体中出现钙稳态失调。类似的，在易受伤害的下运动神经元中线粒体的钙摄入量明显降低。

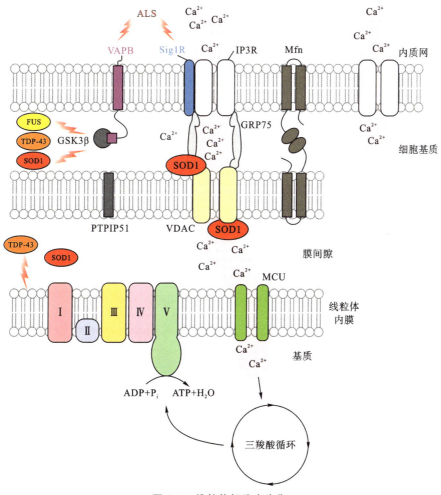

图 6.8 线粒体钙稳态失衡

钙稳态是通过内质网和线粒体在线粒体-内质网偶联处的钙交换实现的。在 SOD1、TDP - 43、VAPB、Sig - 1R、FUS 突变型 ALS 中，内质网-线粒体偶联被阻碍，可能导致胞质钙水平的增加和钙依赖性细胞过程的中断，包括轴突运输、ATP 生成和蛋白质稳态等。MCU 为线粒体钙单向转运体。

失去线粒体-内质网相互作用是 ALS 中钙稳态失调的主要原因。5%～20%的线粒体与内质网紧密偶联，其连接位点称作线粒体相关内质网膜（MAM），这种偶联是通过几种蛋白复合物将线粒体连接到内质网上形成的，包括同源和异源的 Mfn1 和 Mfn2 的相互作用，以及 IP3R 和 VDAC 的相互作用。内质网与线粒体的偶联位点可允许这两个细胞器之间进行钙离子调节。人们在 SOD1、Sig-1R、TDP-43 和 FUS 突变相关的 ALS 中发现了线粒体-内质网偶联减少；在 TDP-43 和 FUS 突变相关的 ALS 中，依赖于 GSK3β 的、由 VAPB 与 PTPIP51 相互作用介导的线粒体-内质网偶联减少；ALS 运动神经元中 IP3R 与 VDAC 的相互作用也是下降的。有趣的是，在散发性 ALS 患者的皮质神经元中 VAPB 的表达水平同样下降了。因此，ALS 患者中线粒体-内质网偶联的减少可能也是 ALS 的特征之一。

在 ALS 的运动神经元中，AMPA 受体能够不断增加钙含量使得线粒体发生钙过载，增加 ROS 的产生和氧化应激压力。线粒体钙过载会消耗内质网中的钙含量，从而引起蛋白质的错误折叠并引起内质网应激。不断增加的钙水平会激活钙蛋白酶，分解 TDP-43 使其片段化。最后，线粒体钙过载和蛋白质错误折叠会引起细胞凋亡。

6.6.6 ALS 中线粒体的促凋亡信号通路

细胞凋亡（apoptosis）指为维持内环境稳定，由基因控制的细胞自主、有序的死亡。细胞凋亡可以从一个可控制的环境中去除损伤的细胞，避免引起大规模的神经退化，而线粒体则是细胞自噬通路的一部分（图 6.9）。上游的凋亡信号级联汇聚在线粒体上，导致细胞色素 c 的释放，从而激活下游的 caspase 蛋白家族。凋亡由 Bcl-2 家族的促凋亡蛋白和抗凋亡蛋白共同调节，这些蛋白可控制线粒体释放 caspase 激活

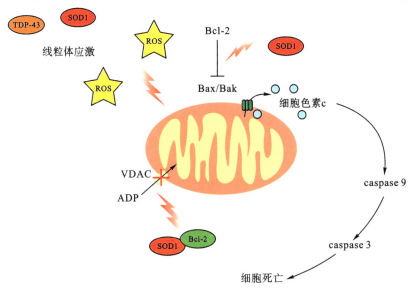

图 6.9 线粒体促凋亡信号通路

线粒体应激是由于功能失调的细胞途径导致 ROS 生成增加和线粒体损伤而增加的。突变型 SOD1 通过结合抗凋亡因子 Bcl-2 和促进蛋白的促凋亡构象，参与 ALS 的凋亡信号转导。SOD1-Bcl-2 复合物可抑制 VDAC 的 ADP 通透性并诱导线粒体的超极化。

因子。在大多数 ALS 模型中，人们已经观察到凋亡信号级联的激活，但这主要是其他毒性事件的间接结果。然而，ALS 相关的 SOD1 突变体可通过与 Bcl-2 的相互作用直接影响凋亡信号。野生型和突变型（A4V、G37R、G41D 和 G85R）SOD1 已被证明与脊髓样本中的抗凋亡因子 Bcl-2 结合，当与突变型 SOD1 结合时，Bcl-2 的 BH3 结构域暴露，导致 SOD1 G93A 细胞和动物模型及 SOD1 A4V 患者脊髓中 Bcl-2 蛋白的促凋亡功能被增强。毒性 SOD1-Bcl-2 复合物还可抑制线粒体对 ADP 的通透性，并通过减少 Bcl-2 和 VDAC 的相互作用而诱导线粒体的超极化。

6.7 肌萎缩性侧索硬化的治疗

随着病情的发展，ALS 患者的日常活动受限，需要进行相关的治疗，目前尚无根治方案，临床治疗的主要目的是通过对症治疗来减缓疾病的进展。

6.7.1 药物治疗

当前，由于没有根治方案，因此采取"对症下药"的策略进行治疗，即针对患者不同的症状，采用不同的药物治疗。在该病的晚期，患者可能会出现呼吸并发症，如呼吸困难、通气不足，从而导致高碳酸血症和清晨头痛；呼吸肌逐渐变弱会发展为呼吸衰竭，这通常是由肺炎引起的。美国食品和药物管理局（Food and Drug Administration，FDA）批准的治疗 ALS 的唯一药物是谷氨酸受体阻滞剂利鲁唑，它可使患者的寿命延长 3 个月左右，但对肌肉强度没有显著改善。在日本，依达拉奉已被批准用于治疗 ALS，能够起到清除自由基的作用，但常会带来肝酶增加和乏力（即缺乏能量）等副作用；依达拉奉已经被 FDA 批准，但还未被欧洲药品管理局批准。虽然有 50 多种不同作用机制的药物被研究用于治疗 ALS，但这是仅有的两种已上市的 ALS 治疗药物（图 6.10）。另外，在美国，纽德斯塔也被批准用于针对假性延髓麻痹的治疗，它可以改善语言和吞咽功能。到目前为止，还没有成熟高效的 ALS 治疗手段。由于在许多神经退行性疾病中都会发生线粒体功能障碍，因此，目前研究提出了减少活性氧的生成、增加线粒体生物活性、抑制凋亡通路或兴奋性毒性等潜在的一些治疗方向。

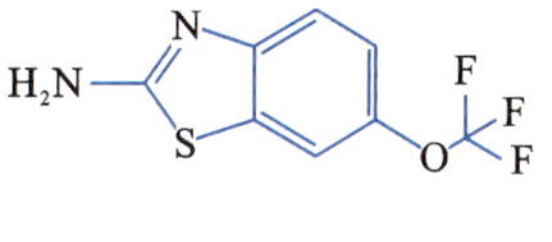

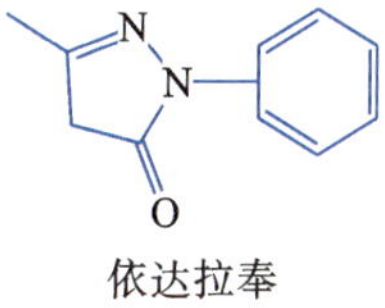

图 6.10 利鲁唑与依达拉奉分子式

利鲁唑与依达拉奉是目前已进入市场的两种 ALS 治疗药物。利鲁唑是一种谷氨酸受体阻滞剂，而依达拉奉是一种自由基清除剂。

6.7.2 干细胞治疗

ALS 中运动神经元(MN)选择性死亡的病理机制和致病因素尚不完全清楚,而与 MN 密切相关的其他细胞类型,包括星形胶质细胞、少突胶质细胞、小胶质细胞和免疫细胞,或者更广泛地说,细胞微环境在疾病的发生和发展中起着关键作用[144]。考虑到系统的复杂性和退变部位的解剖学分布,专注于 MN 替代的细胞治疗是一个艰巨的挑战。我们在这里介绍一些使用非神经元细胞疗法的机制,目的是减缓疾病的发生和发展。在未来,根据潜在的分子致病谱对 ALS 患者进行分类将有助于选择合适的患者并预测干细胞(SC)治疗的有效性,从而提高该方法的成功机会(图 6.11)。

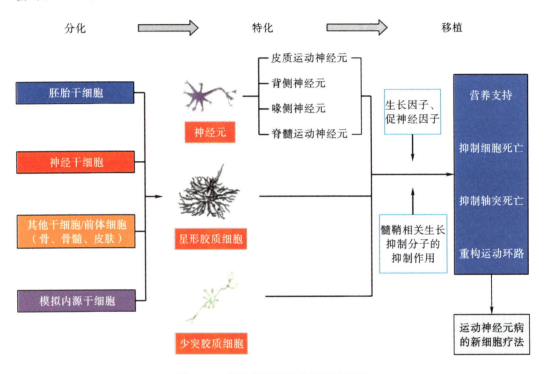

图 6.11 运动神经元病的干细胞治疗

运动神经元病的干细胞治疗流程包括各种来源干细胞的培养、分化、定向化和移植。多种由干细胞生产而来的神经元、胶质细胞都有助于 ALS 的治疗。

人神经干细胞(hNSC)或神经前体细胞系适合于同种异体移植,可以从胎儿中枢神经系统中获得[145]。目前,只有两种神经细胞株被用于 ALS 患者脊髓内输送的Ⅰ期和Ⅱ期试验:①由 Neuralstem Inc 生产的来自胎儿脊髓的人神经前体细胞,以 FGF-2 作为单一生长因子为黏附单分子层[146];②由意大利的 Azienda Ospedaliera Santa Maria 生产的来源于胎脑的 hNSC 系,通过 EGF 和 FGF-2 扩增为浮动神经球[147]。多能干细胞，如 ESC 和最近的 iPSC，代表了 hNSC 的一个新来源[148]。但是，由 iPSC 衍生 hNSC 系的程序标准化和可重复性有待提高。hNSC 已被证明具备转化价值，并在遗传和功能上较为稳定[149]。临床前研究表明，hNSC 移植到免疫耐受动物模型的 CNS 中可以存活长达几个月，在这些动物模型中，排斥反应可通过短周期的免疫抑制治疗进行控制。在 MN 附近采用 hNSC 的实质内植入临床前实验表明，这可能是治疗 ALS 的一种很有前途的潜在策略。使用 SOD1 G93A 啮齿动物模型的几项研究表明，移植的 hNSC 可以整合到组织中，分化为星形胶质细胞、少突胶质细胞和神经元，并与宿主神经元形成突触[150]。神经干细胞移植可以剂量依赖的方式延缓 MN 变性，改善运动症状，延长动物寿命，包括沿脊髓（包括颈椎和腰椎）多次注射的策略在延长动物存活方面更为有效。有趣的是，将产生 GDNF 的星形胶质细胞前体移植到运动皮质也被证明对神经元有保护作用，并在 SOD1 大鼠模型中延长了其存活时间[150]。血管内输送 hNSC 可以产生更广泛的细胞分布，细胞聚集在受疾病影响的解剖区域或在允许的中枢神经系统环境中（如海马）。然而，这种方法与细胞的高损耗相关。积极的作用机制可能包括直接替代神经元、增强功能性突触发生、维持神经肌肉功能、神经保护和刺激内源性神经发生。重要的是，动物研究表明，除了细胞替代和神经营养作用外，hNSC 还可以减少星形胶质细胞增生、小胶质细胞增生和炎症[151-152]。

6.7.3 基因治疗

ALS 疾病风险相关的遗传信息不断爆炸式地增长，将改变临床试验的方式和向患者提供的治疗方式，在未来可能能够大大提升临床实验的成功率，在过去 5 年的时间里，基因相关的治疗与诊断也取得了长足的进展，如 *SOD1* 和 *C9orf72* 基因沉默技术的应用、ALS 患者基因突变导致的可用于作为诊断标准的生物标志物的开发及应用等。而且，更多新基因的发现也将提供新的潜在治疗靶点，并可能引导 ALS 患者个体化药物的开发。这些研究对临床实践有重大影响。

反义寡核苷酸（ASO）是一种短的（13～25 个核苷酸）单链核酸，可以选择性地靶向并结合 mRNA，通过不同的机制改变其加工或翻译，发挥基因打靶的作用。ASO 可以阻止与特定 RNA 结合蛋白的相互作用、参与 RNA 剪接或通过激活核糖核酸酶 H（RNaseH）来诱导 mRNA 的降解[153]。ASO 不会穿过血-脑屏障，但当它们直接进入脑脊液（CSF）时，会分布在大脑和脊髓的各个部位，这使得它们适合被用于治疗神经退行性疾病[154]（图 6.12）。

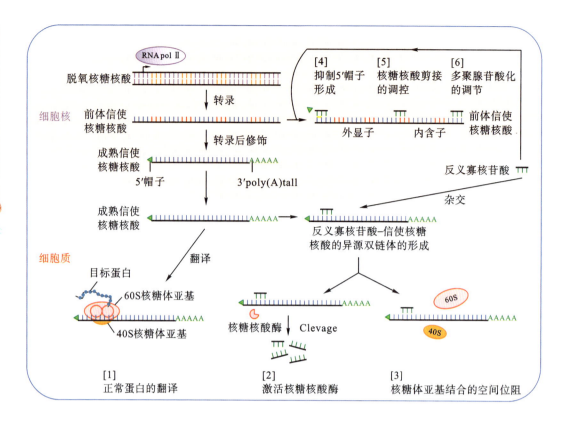

图 6.12 反义寡核苷酸的作用机制

ASO 可通过胞吞作用进入细胞，并与细胞质中的靶 mRNA 杂交。ASO 与 mRNA 异源双链的形成可激活 RNaseH，导致靶 mRNA 的降解，或通过空间位阻干扰 mRNA 与核糖体的组装和翻译的进行，导致翻译抑制，这两种作用都能降低目标蛋白的表达。此外，ASO 与核内的靶前体 mRNA 结合可以通过抑制 5′帽子、RNA 剪接和聚腺苷酸化来调节 mRNA 的成熟。

2006 年，Smith 及其同事证明，通过脑室直接向脑脊液中注射针对 SOD1 的 ASO，可通过 RNaseH 降低大鼠大脑和脊髓中 SOD1 的 mRNA，使 SOD1 模型大鼠的平均存活时间延长 10 天[155]。在临床试验（NCT01041222）中，这一策略在 SOD1 相关的 ALS 患者中进行了测试，结果证实人类对脊髓给药的耐受性很好，没有出现严重的不良反应[156]。与此类似，不同的小组使用基于 ASO 的方法开发了 C9orf72 突变型 ALS 的治疗方法，C9orf72 - ALS 的 ASO 最初在诱导多能干细胞（iPSC）、来自 C9orf72 突变患者的成纤维细胞和小鼠模型中进行了测试。它们的设计目的是破坏扩张的发夹结构，防止 RNA 结合蛋白被 G4C2 重复序列隔离[157]，或诱导 RNaseH 介导的 RNA 降解[158]。设计成与内含子 1（包含 HRE）上游或上游结合的 ASO 可诱导 RNA 团簇的减少，而那些结合在 HRE 下游的 ASO 则导致蛋白质显著减少；单一脑室内注射介导 RNaseH 降解的 C9orf72 - ASO 可以减少 RNA 团簇和二肽重复序列的积累，并改善与 C9orf72 重复序列相关的行为和认知缺陷[159]。重要的是，在这种 BAC 转基因小鼠模型的临床前测试之后，Ionis 公司（美国加利福尼亚州卡尔斯巴德)与 Biogen 公司(美国马萨诸塞州剑桥)合作启动了Ⅰ/Ⅱ期临床试验(NCT03626012),通过重复脊髓内注射,实现了将 Ionis C9(BⅡB078)输送给 ALS 患者。因此,向 CNS 输送 ASO 是治疗遗传型 ALS 的一种可行方法。

6.7.4 将线粒体动力学作为 ALS 的治疗靶标

广泛用于 ALS 的药物,如利鲁唑,仅将 ALS 患者的寿命延长了 3~6 个月,这突显了对真正有效治疗方案的需求。越来越多的证据表明,线粒体功能障碍在 ALS 的发病机理中起着重要作用,并表明线粒体是 ALS 的治疗靶点[160]。例如,为了降低氧化应激和改善线粒体功能而施用 CoQ10 的 SOD1 G93A 小鼠表现存活率显著提高[161]。据报道,几种专门针对线粒体的化学物质,如奥来辛肟、去甲替林和环孢霉素,在 ALS 细胞和小鼠模型中具有神经保护作用[162]。实际上,先前的研究表明,改变线粒体动力学(包括裂变、融合、生物发生等)可能是 ALS 的可行治疗方法。据报道,DLP1 K38A(一种显性阴性的 DLP1 突变体)的表达抑制线粒体裂变可预防 ALS 突变引起的 SOD1 诱导的运动神经元死亡[163]。最近的研究表明,Mfn2 的过表达促进线粒体融合显著减轻了 ALS 突变型 TDP-43 诱导的脊髓运动神经元线粒体和神经元功能障碍[164]。此外,白藜芦醇具有促进线粒体生物发生的作用,可显著改善运动神经元功能并延长 SOD1 G93A 小鼠的寿命[165]。最后,关键的生物发生调节因子 PGC-1α 的过表达也可以减轻 SOD1 G37R 转基因小鼠的 ALS 症状[166]。

6.8 肌萎缩性侧索硬化的总结

本章从肌萎缩侧索硬化的临床特征、病理特征、病理机制、风险因素、动物模型、治疗方案等方面阐述了肌萎缩侧索硬化,并且着重阐述了肌萎缩侧索硬化与线粒体之间的关系,从本章中我们可以了解到肌萎缩侧索硬化是一种渐进式、致命性的神经肌肉退行性疾病,其特征是上运动神经元和下运动神经元的退行性病变导致躯体肌肉组织出现功能障碍进而表现出严重的运动障碍。ALS 的形成有很多风险因素,除了环境因素外还有很多致病因素,如 SOD1、TARDBP、FUS、C9orf72 等遗传因素,另外线粒体在肌萎缩侧索硬化中也有着非常重要的作用。ALS 症状的发生是因为线粒体的结构与功能发生变化,使其氧化应激及钙稳态失调发生变化。而目前就这一疾病的治疗也有很多种方法,其中包括药物治疗、干细胞治疗、基因治疗等方式,而基于线粒体动力学作为靶标的治疗策略有望成为最新的治疗前景。

参考文献

[1]　VAN ES M A, HARDIMAN O, CHIO A, et al. Amyotrophic lateral sclerosis[J]. Lancet,

2017, 390(10107): 2084 - 2098.

[2] BASHFORD J, MASOOD U, WICKHAM A, et al. Fasciculations demonstrate daytime consistency in amyotrophic lateral sclerosis [J]. Muscle Nerve, 2020, 61(6): 745 -750.

[3] TAYLOR J P, BROWN R H J R, CLEVELAND D W. Decoding ALS: from genes to mechanism[J]. Nature, 2016, 539(7628): 197 - 206.

[4] RAVITS J M, SPADA A L. Als motor phenotype heterogeneity, focality, and spread deconstructing motor neuron degeneration[J]. Neurology, 2009, 73(10): 805 - 811.

[5] SWINNEN B, ROBBERECHT W. The phenotypic variability of amyotrophic lateral sclerosis[J]. Nature reviews neurology, 2014, 10(11): 661 - 670.

[6] FERGUSON T A, ELMAN L B. Clinical presentation and diagnosis of amyotrophic lateral sclerosis[J]. NeuroRehabilitation, 2007, 22(6): 409 - 416.

[7] CHIÒ A, CALVO A, MOGLIA C, et al. Phenotypic heterogeneity of amyotrophic lateral sclerosis: a population based study[J]. Neuro Neurosurg Psychiatry, 2011, 82(7): 740 - 746.

[8] RINGHOLZ G M, APPEL S H, BRADSHAW M, et al. Prevalence and patterns of cognitive impairment in sporadic ALS[J]. Neurology, 2005, 65(4): 586 - 590.

[9] LING S C, POLYMENIDOU M, CLEVELAND D. Converging mechanisms in ALS and FTD: disrupted RNA and protein homeostasis[J]. Neuron, 2013, 79(3): 416 - 438.

[10] AL - CHALABI A, CALVO A, CHIO A, et al. Analysis of amyotrophic lateral sclerosis as a multistep process: a population - based modelling study[J]. Lancet Neurol, 2014, 13(11): 1108 - 1113.

[11] PERL D P, GAJDUSEK D C, GARRUTO R M, et al. Intraneuronal aluminum accumulation in amyotrophic lateral sclerosis and parkinsonism - dementia of guam[J]. Science, 1982, 217(4564): 1053 - 1055.

[12] KIHIRA T, YOSHIDA S, YASE Y, et al. Chronic low - Ca/Mg high - Al diet induces neuronal loss[J]. Neuropathology, 2002, 22(3): 171 - 179.

[13] BLACHER E, BASHIARDES S, SHAPIRO H, et al. Potential roles of gut microbiome and metabolites in modulating ALS in mice[J]. Nature, 2019, 572(7770): 474 - 480.

[14] GIAGHEDDU M, PUGGIONI G, MASALA C, et al. Epidemiologic study of amyotrophic lateral sclerosis in Sardinia, Italy[J]. Acta neurologica scandinavica, 1983, 68(6): 394 - 404.

[15] CHIÓ A, MEINERI P, TRIBOLO A, et al. Risk factors in motor neuron disease: a case - control study. Neuroepidemiology [J], 1991, 10(4): 174 - 184.

[16] GRANIERI E, CARRERAS M, TOLA R, et al. Motor neuron disease in the province of Ferrara, Italy, in 1964—1982[J]. Neurology, 1988, 38(10): 1604 - 1608.

[17] YU Y, SU F C, CALLAGHAN B C, et al. Environmental risk factors and amyotrophic lateral sclerosis (ALS): a case - control study of als in michigan[J]. PLoS One, 2014, 9(6): e101186.

[18] DESPLATS P, PATEL P, KOSBERG K, et al. Combined exposure to Maneb and Paraquat alters transcriptional regulation of neurogenesis - related genes in mice models of Parkinson's disease[J]. Mol Neurodegener, 2012, 7(1): 49.

[19] KONG M, BA M, LIANG H, et al. 5' - Aza - dC sensitizes paraquat toxic effects on PC12 cell [J]. Neuroscience letters, 2012, 524(1): 35 - 39.

[20] WANG H, O'REILLY É J, WEISSKOPF M G, et al. Smoking and risk of amyotrophic lateral

sclerosis[J]. Archives of neurology, 2011, 68(2): 207-213.

[21] JONG S W D, HUISMAN M H B, SUTEDJA N A, et al. Smoking, alcohol consumption, and the risk of amyotrophic lateral sclerosis: a population-based study[J]. American journal of epidemiology, 2012, 176(3): 233.

[22] ALONSO A, LOGROSCINO G, JICK S S, et al. Association of smoking with amyotrophic lateral sclerosis risk and survival in men and women: a prospective study[J]. Bmc Neurology, 2010, 10(1): 6.

[23] HORNER R D, KAMINS K G, FEUSSNER J R, et al. Occurrence of amyotrophic lateral sclerosis among gulf war veterans[J]. Neurology, 2003, 61(6): 742-749.

[24] MOLONEY E B, WINTER F D, VERHAAGEN J. Als as a distal axonopathy: molecular mechanisms affecting neuromuscular junction stability in the presymptomatic stages of the disease[J]. Frontiers in neuroscience, 2014, 8(8): 252.

[25] Cross-Disorder Group of the Psychiatric Genomics Consortium. Genomic relationships, novel loci, and pleiotropic mechanisms across eight psychiatric disorders[J]. Cell, 2019, 179(7): 1469-1482.

[26] SU X W, BROACH J R, CONNOR J R, et al. Genetic heterogeneity of amyotrophic lateral sclerosis: Implications for clinical practice and research[J]. Muscle nerve, 2014, 49(6): 786-803.

[27] OKADO-MATSUMOTO A, FRIDOVICH I. Amyotrophic lateral sclerosis: a proposed mechanism[J]. Proc Natl Acad Sci U S A, 2002, 99(13): 9010-9014.

[28] TURNER B J, ACKERLEY S, DAVIES K E, et al. Dismutase-competent SOD1 mutant accumulation in myelinating schwann cells is not detrimental to normal or transgenic als model mice[J]. Human molecular genetics, 2010, 19(5): 815-824.

[29] LOBSIGER C S, BOILLEE S, MCALONIS-DOWNES M, et al. Schwann cells expressing dismutase active mutant SOD1 unexpectedly slow disease progression in als mice[J]. Proceedings of the National Academy of Sciences of the United States of America, 2009, 106(11): 4465-4470.

[30] LIU J, LILLO C, JONSSON P A, et al. Toxicity of familial als-linked SOD1 mutants from selective recruitment to spinal mitochondria[J]. Neuron, 2004, 43(1): 5-17.

[31] ARAKIA T, TATENO M, KAIDO M, et al. Misfolded SOD1 forms high-density molecular complexes with synaptic molecules in mutant SOD1-linked familial amyotrophic lateral sclerosis cases[J]. J Neurol Sci, 2012, 314(1-2): 92-96.

[32] PRUDENCIO M, BORCHELT D R. Superoxide dismutase 1 encoding mutations linked to ALS adopts a spectrum of misfolded states[J]. Molecular neurodegeneration, 2011, 6(1): 77.

[33] FURUKAWA Y, O'HALLORAN T V. Amyotrophic lateral sclerosis mutations have the greatest destabilizing effect on the apo- and reduced form of SOD1, leading to unfolding and oxidative aggregation[J]. Journal of biological chemistry, 2005, 280(17): 17266.

[34] DENG H X, HENTATI A, TAINER J A, et al. Amyotrophic lateral sclerosis and structural defects in Cu, Zn superoxide dismutase[J]. Science, 1993, 261(5124): 1047-1051.

[35] HÖRNBERG A, LOGAN D T, MARKLUND S L, et al. The coupling between disulphide status, metallation and dimer interface strength in Cu/Zn superoxide dismutase[J]. Journal of molecular biology, 2007, 365(2): 333-342.

[36] WINKLER D D, SCHUERMANN J P, CAO X H, et al. Structural and biophysical properties of the pathogenic SOD1 variant H46r/H48q[J]. Biochemistry, 2009, 48(15): 3436-3447.

[37] WANG J, CARUANO-YZERMANS A, RODRIGUEZ A, et al. Disease-associated mutations at copper ligand histidine residues of superoxide dismutase 1 diminish the binding of copper and compromise dimer stability[J]. Journal of biological chemistry, 2007, 282(1): 345.

[38] YAMAZAKI T, CHEN S, YU Y, et al. FUS-SMN protein interactions link the motor neuron diseases ALS and SMA[J]. Cell Rep, 2012, 2(4): 799-806.

[39] HONDA D, ISHIGAKI S, IGUCHI Y, et al. The ALS/FTLD-related RNA-binding proteins TDP-43 and FUS have common downstream RNA targets in cortical neurons[J]. FEBS Open Bio, 2014, 4: 1-10.

[40] MEYEROWITZ J, PARKER S J, VELLA L J, et al. C-Jun N-terminal kinase controls TDP-43 accumulation in stress granules induced by oxidative stress[J]. Molecular neurodegeneration, 2011, 6(1): 57.

[41] NARAYANAN R K, MANGELSDORF M, PANWAR A, et al. Identification of RNA bound to the TDP-43 ribonucleoprotein complex in the adult mouse brain[J]. Amyotrophic lateral sclerosis and frontotemporal degeneration, 2013, 14(4): 252-260.

[42] VANCE C, ROGELJ B, HORTOBAGYI T, et al. Mutations in FUS, an RNA processing protein, cause familial amyotrophic lateral sclerosis type 6[J]. Science, 2009, 323(5918): 1208-1211.

[43] GROEN E J, FUMOTO K, BLOKHUIS A M, et al. ALS-associated mutations in FUS disrupt the axonal distribution and function of SMN[J]. Hum Mol Genet, 2013, 22(18): 3690-3704.

[44] ASAKAWA K, HANDA H, KAWAKAMI K. Optogenetic modulation of TDP-43 oligomerization accelerates ALS-related pathologies in the spinal motor neurons[J]. Nature communications, 2020, 11(1): 1004.

[45] RENTON A E, MAJOUNIE E, WAITE A, et al. A hexanucleotide repeat expansion in C9orf72 is the cause of chromosome 9p21-linked ALS-FTD[J]. Neuron, 2011, 72(2): 257-268.

[46] DEJESUS-HERNANDEZ M, MACKENZIE I R, BOEVE B F, et al. Expanded GGGGCC hexanucleotide repeat in noncoding region of C9orf72 causes chromosome 9p-linked FTD and ALS[J]. Neuron, 2011, 72(2): 245-256.

[47] XI Z, ZINMAN L, MORENO D, et al. Hypermethylation of the CpG island near the G4C2 repeat in ALS with a C9orf72 expansion[J]. Am J Hum Genet, 2013, 92(6): 981-989.

[48] KWON I, XIANG S, KATO M, et al. Poly-dipeptides encoded by the C9orf72 repeats bind nucleoli, impede RNA biogenesis, and kill cells[J]. Science, 2014, 345(6201): 1139-1145.

[49] STAHL E A, BREEN G, FORSTNER A J, et al. Genome-wide association study identifies 30 loci associated with bipolar disorder[J]. Nature genetics, 2019, 51(5): 793-803.

[50] CHIA R, CHIÒ A, TRAYNOR B J. Novel genes associated with amyotrophic lateral sclerosis: diagnostic and clinical implications[J]. Lancet Neurol, 2018, 17(1): 94-102.

[51] MORRIS H R, WAITE A J, WILLIAMS N M, et al. Recent advances in the genetics of the ALS-FTLD complex[J]. Current neurology and neuroscience reports, 2012, 12(3): 243-250.

[52] TAKANASHI K, YAMAGUCHI A. Aggregation of ALS-linked FUS mutant sequesters RNA binding proteins and impairs RNA granules formation[J]. Biochem Biophys Res Commun, 2014,

452(3)：600-607.

[53] D'AMBROGIO A, BURATTI E, STUANI C, et al. Functional mapping of the interaction between TDP-43 and hnRNP a2 in vivo[J]. Nucleic Acids Research, 2009, 37(12)：4116.

[54] KIM H J, KIM N C, WANG Y D, et al. Mutations in prion-like domains in hnRNPA2B1 and hnRNPA1 cause multisystem proteinopathy and ALS[J]. Rare Diseases, 2013, 495(7442)：467.

[55] HIRANO M, QUINZII C M, MITSUMOTO H, et al. Senataxin mutations and amyotrophic lateral sclerosis[J]. Amyotrophic lateral sclerosis and other motor neuron disorders, 2011, 12(3)：223-227.

[56] JOHNSON J O, GLYNN S M, Gibbs J R, et al. Mutations in the CHCHD10 gene are a common cause of familial amyotrophic lateral sclerosis[J]. Brain, 2014, 137(Pt12)：e311.

[57] URUSHITANI M, KURISU J, TSUKITA K, et al. Proteasomal inhibition by misfolded mutant superoxide dismutase 1 induces selective motor neuron death in familial amyotrophic lateral sclerosis[J]. Journal of neurochemistry, 2002, 83(5)：1030-1042.

[58] PRABHAKAR A, OWEN C P, KAYE A D. Anesthetic management of the patient with amyotrophic lateral sclerosis[J]. Journal of anesthesia, 2013, 27(6)：909-918.

[59] JOHNSON J O, MANDRIOLI J, BENATAR M, et al. Exome sequencing reveals VCP mutations as a cause of familial ALS[J]. Neuron, 2010, 68(5)：857-864.

[60] GAASTRA B, SHATUNOV A, PULIT S, et al. Rare genetic variation in UNC13A may modify survival in amyotrophic lateral sclerosis[J]. Amyotrophic lateral sclerosis and other motor neuron disorders, 2016, 17(7-8)：593-599.

[61] CHEN H J, ANAGNOSTOU G, CHAI A, et al. Characterization of the properties of a novel mutation in VAPB in familial amyotrophic lateral sclerosis[J]. Journal of biological chemistry, 2010, 285(51)：40266-40281.

[62] YUNG C, SHA D, LI L, et al. Parkin protects against misfolded SOD1 toxicity by promoting its aggresome formation and autophagic clearance[J]. Molecular neurobiology, 2016, 53(9)：1-18.

[63] AJROUD-DRISS S, SIDDIQUE T. Sporadic and hereditary amyotrophic lateral sclerosis (ALS)[J]. Biochim Biophys Acta, 2015, 1852(4)：679-684.

[64] LEIBIGER C, DEISEL J, AUFSCHNAITER A, et al. TDP-43 controls lysosomal pathways thereby determining its own clearance and cytotoxicity[J]. Human molecular genetics, 2018, 27(9)：1593-1607.

[65] POLYMENIDOU M, LAGIER-TOURENNE C, HUTT K R, et al. Long pre-mRNA depletion and RNA missplicing contribute to neuronal vulnerability from loss of TDP-43[J]. Nature neuroscience, 2011, 14(4)：459-468.

[66] NONAKA T, KAMETANI F, ARAI T, et al. Truncation and pathogenic mutations facilitate the formation of intracellular aggregates of TDP-43[J]. Hum Mol Genet, 2009, 18(18)：3353-3364.

[67] PRASAD A, BHARATHI V, SIVALINGAM V, et al. Molecular mechanisms of TDP-43 misfolding and pathology in amyotrophic lateral sclerosis[J]. Frontiers in molecular neuroscience, 2019, 12：25.

[68] COYNE A N, ZAEPFEL B L, ZARNESCU D C. Failure to deliver and translate – new insights into RNA dysregulation in ALS[J]. Frontiers in cellular neuroscience, 2017, 11: 243.

[69] DEJESUS – HERNANDEZ M, MACKENZIE I R, BOEVE B F, et al. Expanded GGGGCC hexanucleotide repeat in noncoding region of C9orf72 causes chromosome 9p – linked FTD and ALS[J]. Neuron, 2011, 72(2): 1 – 12.

[70] TRAN H, ALMEIDA S, MOORE J, et al. Differential toxicity of nuclear RNA foci versus dipeptide repeat proteins in a drosophila model of C9orf72 FTD/ALS[J]. Neuron, 2015, 87(6): 1207 – 1214.

[71] HIRANO M, QUINZII C M, MITSUMOTO H, et al. Senataxin mutations and amyotrophic lateral sclerosis[J]. Amyotroph lateral scler, 2011, 12(3): 223 – 227.

[72] GUO L, KIM H J, WANG H, et al. Nuclear – import receptors reverse aberrant phase transitions of RNA – binding proteins with prion – like domains[J]. Cell, 2018, 173(3): 677 – 692.

[73] JOHNSON J O, PIORO E P, BOEHRINGER A, et al. Mutations in the Matrin 3 gene cause familial amyotrophic lateral sclerosis[J]. Nature neuroscience, 2014, 17(5): 664 – 666.

[74] DAIGLE J G, KRISHNAMURTHY K, RAMESH N, et al. Pur – alpha regulates cytoplasmic stress granule dynamics and ameliorates FUS toxicity[J]. Acta Neuropathol, 2016, 131(4): 605 – 620.

[75] WANG S J, WANG K Y, WANG W C. Mechanisms underlying the riluzole inhibition of glutamate release from rat cerebral cortex nerve terminals (synaptosomes)[J]. Neuroscience, 2004, 125(1): 191 – 201.

[76] KRETSCHMER B D, KRATZER U, SCHMIDT W J. Riluzole, a glutamate release inhibitor, and motor behavior[J]. Naunyn – schmiedeberg's archives of pharmacology, 1998, 358(2): 181 – 190.

[77] BOILLÉE S, VANDE V C, CLEVELAND D W. ALS: a disease of motor neurons and their nonneuronal neighbors[J]. Neuron, 2006, 52(1): 39 – 59.

[78] CLEMENT A M, NGUYEN M D, ROBERTS E A, et al. Wild – type nonneuronal cells extend survival of SOD1 mutant motor neurons in ALS mice[J]. Science, 2003, 302(5642): 113 – 117.

[79] ROTHSTEIN J D, DYKES – HOBERG M, PARDO C A, et al. Knockout of glutamate transporters reveals a major role for astroglial transport in excitotoxicity and clearance of glutamate[J]. Neuron, 1996, 16(3): 675 – 686.

[80] BRUIJN L I, BECHER M W, LEE M K, et al. ALS – linked SOD1 mutant G85R mediates damage to astrocytes and promotes rapidly progressive disease with SOD1 – containing inclusions [J]. Neuron, 1997, 18(2): 327 – 338.

[81] TROTTI D, ROLFS A, DANBOLT N C, et al. SOD1 mutants linked to amyotrophic lateral sclerosis selectively inactivate a glial glutamate transporter[J]. Nat Neurosci, 1999, 2(5): 427 – 433.

[82] GUO H, LAI L, BUTCHBACH M E, et al. Increased expression of the glial glutamate transporter EAAT2 modulates excitotoxicity and delays the onset but not the outcome of ALS in mice [J]. Hum Mol Genet, 2003, 12(19): 2519 – 2532.

[83] DAMME P V, BOGAERT E, DEWIL M, et al. Astrocytes regulate GLuR2 ALS expression in motor neurons and their vulnerability to excitotoxicity[J]. Proceedings of the National Academy of Sciences of the United States of America, 2007, 104(37): 14825 – 14830.

[84] DENG J, YANG M, CHEN Y, et al. FUS interacts with HSP60 to promote mitochondrial

damage[J]. PLoS Genet, 2015, 11(9): e1005357.

[85] HIGGINS C M, JUNG C, DING H, et al. Mutant Cu, Zn superoxide dismutase that causes motoneuron degeneration is present in mitochondria in the CNS[J]. J Neurosci, 2002, 22(6): RC215.

[86] WANG W, WANG L, LU J, et al. The inhibition of TDP-43 mitochondrial localization blocks its neuronal toxicity[J]. Nat Med, 2016, 22(8): 869-878.

[87] FERRI A, COZZOLINO M, CROSIO C, et al. Familial ALS-superoxide dismutases associate with mitochondria and shift their redox potentials[J]. Proc Natl Acad Sci U S A, 2006, 103(37): 13860-13865.

[88] VIJAYVERGIYA C, BEAL M F, BUCK J, et al. Mutant superoxide dismutase 1 forms aggregates in the brain mitochondrial matrix of amyotrophic lateral sclerosis mice[J]. J Neurosci, 2005, 25(10): 2463-2470.

[89] SHOSHAN-BARMATZ V, BEN-HAIL D. VDAC, a multi-functional mitochondrial protein as a pharmacological target[J]. Mitochondrion, 2012, 12(1): 24-34.

[90] ISRAELSON A, ARBEL N, DA CRUZ S, et al. Misfolded mutant SOD1 directly inhibits vdac1 conductance in a mouse model of inherited ALS[J]. Neuron, 2010, 67(4): 575-587.

[91] PASINELLI P, BELFORD M E, LENNON N, et al. Amyotrophic lateral sclerosis-associated SOD1 mutant proteins bind and aggregate with Bcl-2 in spinal cord mitochondria[J]. Neuron, 2004, 43(1): 19-30.

[92] STOICA R, PAILLUSSON S, GOMEZ-SUAGA P, et al. ALS/FTD-associated FUS activates GSK-3β to disrupt the VAPB-PTPIP51 interaction and ER-mitochondria associations[J]. EMBO reports, 2016, 17(9): 1326-1342.

[93] HART M N, CANCILLA P A, FROMMES S, et al. Anterior horn cell degeneration and Bunina-type inclusions associated with dementia[J]. Acta neuropathologica, 1977, 38(3): 225-228.

[94] OKAMOTO K, HIRAI S, SHOJI M, et al. Axonal swellings in the corticospinal tracts in amyotrophic lateral sclerosis[J]. Acta neuropathologica, 1990, 80(2): 222-226.

[95] HONG K, LI Y, DUAN W, et al. Full-length TDP-43 and its C-terminal fragments activate mitophagy in NSC34 cell line[J]. Neuroscience letters, 2012, 530(2): 144-149.

[96] CANTO M C D, GURNEY M E. Development of central nervous system pathology in a murine transgenic model of human amyotrophic lateral sclerosis[J]. American journal of pathology, 1994, 145(6): 1271-1279.

[97] HIGGINS C M, JUNG C, XU Z. ALS-associated mutant SOD1G93A causes mitochondrial vacuolation by expansion of the intermembrane space and by involvement of SOD1 aggregation and peroxisomes[J]. BMC Neurosci, 2003, 4(1): 16.

[98] VANDE C V, MCDONALD K K, BOUKHEDIMI Y, et al. Misfolded SOD1 associated with motor neuron mitochondria alters mitochondrial shape and distribution prior to clinical onset[J]. PLoS One, 2011, 6(7): e22031.

[99] MAGRANÉ J, CORTEZ C, GAN W B, et al. Abnormal mitochondrial transport and morphology are common pathological denominators in SOD1 and TDP43 ALS mouse models[J]. Human molecular genetics, 2014, 23(6): 1413-1424.

[100] TRADEWELL M L, YU Z, TIBSHIRANI M, et al. Arginine methylation by PRMT1 regu-

lates nuclear – cytoplasmic localization and toxicity of FUS/TLS harbouring ALS – linked mutations[J]. Human molecular genetics, 2012, 21(1): 136 – 149.

[101] SHARMA A, LYASHCHENKO A K, LU L, et al. ALS – associated mutant FUS induces selective motor neuron degeneration through toxic gain of function[J]. Nat Commun, 2016, 7: 10465.

[102] ONESTO E, COLOMBRITA C, GUMINA V, et al. Gene – specific mitochondria dysfunctions in human tardbp and C9orf72 fibroblasts[J]. Acta Neuropathol Commun, 2016, 4(1): 47.

[103] DAFINCA R, SCABER J, ABABNEH N, et al. C9orf72 hexanucleotide expansions are associated with altered endoplasmic reticulum calcium homeostasis and stress granule formation in induced pluripotent stem cell – derived neurons from patients with amyotrophic lateral sclerosis and frontotemporal dementia[J]. Stem cells, 2016, 34(8): 2063 – 2078.

[104] GAUTAM M, JARA J H, SEKERKOVA G, et al. Absence of alsin function leads to corticospinal motor neuron vulnerability via novel disease mechanisms[J]. Human molecular genetics, 2016, 25(6): 1074.

[105] YIN H Z, NALBANDIAN A, HSU C I, et al. Slow development of ALS – like spinal cord pathology in mutant valosin – containing protein gene knock – in mice[J]. Cell death and disease, 2012, 3(8): e374.

[106] NALBANDIAN A, LLEWELLYN K J, BADADANI M, et al. A progressive translational mouse model of human valosin – containing protein disease: the VCP(R155H/$^+$) mouse[J]. Muscle & nerve, 2013, 47(2): 260 – 270.

[107] STRIBL C, SAMARA A, TRÜMBACH D, et al. Mitochondrial dysfunction and decrease in body weight of a transgenic knock – in mouse model for TDP – 43[J]. J Biol Chem, 2014, 289(15): 10769 – 10784.

[108] KIRKINEZOS I G, BACMAN S R, HERNANDEZ D, et al. Cytochrome c association with the inner mitochondrial membrane is impaired in the CNS of G93A – SOD1 mice[J]. J Neurosci, 2005, 25(1): 164 – 172.

[109] BANNWARTH S, AIT – EL – MKADEM S, CHAUSSENOT A, et al. A mitochondrial origin for frontotemporal dementia and amyotrophic lateral sclerosis through CHCHD10 involvement[J]. Brain, 2014, 137(Pt 8): 2329 – 2345.

[110] WIEDEMANN F R, MANFREDI G, MAWRIN C, et al. Mitochondrial DNA and respiratory chain function in spinal cords of ALS patients[J]. Journal of neurochemistry, 2002, 80(4): 616 – 625.

[111] BORTHWICK G M, JOHNSON M A, FRCPATH P G I, et al. Mitochondrial enzyme activity in amyotrophic lateral sclerosis: implications for the role of mitochondria in neuronal cell death[J]. Annals of neurology, 1999, 46(5): 787 – 790.

[112] WIEDEMANN F R, WINKLER K, KUZNETSOV A V, et al. Impairment of mitochondrial function in skeletal muscle of patients with amyotrophic lateral sclerosis[J]. Journal of the neurological sciences, 1998, 156(1): 65 – 72.

[113] VIELHABER S, KUNZ D, WINKLER K, et al. Mitochondrial DNA abnormalities in skeletal muscle of patients with sporadic amyotrophic lateral sclerosis[J]. Brain, 2000, 123 (Pt 7): 1339 – 1348.

[114] CRUGNOLA V, LAMPERTI C, LUCCHINI V, et al. Mitochondrial respiratory chain dysfunction in muscle from patients with amyotrophic lateral sclerosis[J]. Arch Neurol, 2010, 67(7): 849-854.

[115] GHIASI P, HOSSEINKHANI S, NOORI A, et al. Mitochondrial complex I deficiency and ATP/ADP ratio in lymphocytes of amyotrophic lateral sclerosis patients[J]. Neurological research, 2012, 34(3): 297-303.

[116] KATHRYNE KIRK M S, GENNINGS C, MS J C H, et al. Bioenergetic markers in skin fibroblasts of sporadic amyotrophic lateral sclerosis and progressive lateral sclerosis patients[J]. Annals of neurology, 2014, 76(4): 620-624.

[117] MENZIES F M, COOKSON M R, TAYLOR R W, et al. Mitochondrial dysfunction in a cell culture model of familial amyotrophic lateral sclerosis[J]. Brain, 2002, 125(7): 1522-1533.

[118] COUSSEE E, DE S P, BOGAERT E, et al. G37R SOD1 mutant alters mitochondrial complex I activity, Ca(2+) uptake and ATP production[J]. Cell Calcium, 2011, 49(4): 217-225.

[119] RICHARDSON K, ALLEN S P, MORTIBOYS H, et al. The effect of SOD1 mutation on cellular bioenergetic profile and viability in response to oxidative stress and influence of mutation-type[J]. PLoS One, 2013, 8(6): e68256.

[120] BOWLING A C, SCHULZ J B, JR R H B, et al. Superoxide dismutase activity, oxidative damage, and mitochondrial energy metabolism in familial and sporadic amyotrophic lateral sclerosis[J]. Journal of neurochemistry, 1993, 61(6): 2322-2325.

[121] BROWNE S E, BOWLING A C, BAIK M J, et al. Metabolic dysfunction in familial, but not sporadic, amyotrophic lateral sclerosis[J]. Journal of neurochemistry, 1998, 71(1): 281-287.

[122] WENDT S, DEDEOGLU A, SPEER O, et al. Reduced creatine kinase activity in transgenic amyotrophic lateral sclerosis mice[J]. Free Radic Biol Med, 2002, 32(9): 920-926.

[123] DUAN W, LI X, SHI J, et al. Mutant TAR DNA-binding protein-43 induces oxidative injury in motor neuron-like cell[J]. Neuroscience, 2010, 169(4): 1621-1629.

[124] LU J, DUAN W, GUO Y, et al. Mitochondrial dysfunction in human TDP-43 transfected NSC34 cell lines and the protective effect of dimethoxy curcumin[J]. Brain research bulletin, 2012, 89(5-6): 185-190.

[125] TAGASHIRA H, SHINODA Y, SHIODA N, et al. Methyl pyruvate rescues mitochondrial damage caused by SIGMAR1 mutation related to amyotrophic lateral sclerosis[J]. Biochimica et biophysica acta, 2014, 1840(12): 3320-3334.

[126] BARTOLOME F, WU H C, BURCHELL V S, et al. Pathogenic VCP mutations induce mitochondrial uncoupling and reduced ATP levels[J]. Neuron, 2013, 78(1): 57.

[127] PELLERIN L, MAGISTRETTI P J. Glutamate uptake into astrocytes stimulates aerobic glycolysis: a mechanism coupling neuronal activity to glucose utilization[J]. Proc Natl Acad Sci U S A, 1994, 91(22): 10625-10629.

[128] FERRAIUOLO L, HIGGINBOTTOM A, HEATH P R, et al. Dysregulation of astrocyte-motoneuron cross-talk in mutant superoxide dismutase 1-related amyotrophic lateral sclerosis[J]. Brain, 2011, 134(9): 2627-2641.

[129] LEE Y, MORRISON B M, LI Y, et al. Oligodendroglia metabolically support axons and contribute to neurodegeneration[J]. Nature, 2012, 487(7408): 443-448.

[130] TURRENS J F. Mitochondrial formation of reactive oxygen species[J]. Journal of physiology, 2003, 552(Pt2): 335.

[131] MURPHY M P. How mitochondria produce reactive oxygen species[J]. Biochem J, 2009, 417(1): 1-13.

[132] KIM G H, KIM J E, RHIE S J, et al. The role of oxidative stress in neurodegenerative diseases[J]. Experimental neurobiology, 2015, 24(4): 325-340.

[133] GANDHI S, ABRAMOV A Y. Mechanism of oxidative stress in neurodegeneration[J]. Oxid Med Cell Longev, 2012, 2012(3): 428010.

[134] BOGDANOV M, BROWN R H, MATSON W, et al. Increased oxidative damage to DNA in ALS patients[J]. Free radical biology and medicine, 2000, 29(7): 652-658.

[135] SHAW P J, INCE P G, FALKOUS G, et al. Oxidative damage to protein in sporadic motor neuron disease spinal cord[J]. Annals of neurology, 1995, 38(4): 691-695.

[136] SHIBATA N, NAGAI R, UCHIDA K, et al. Morphological evidence for lipid peroxidation and protein glycoxidation in spinal cords from sporadic amyotrophic lateral sclerosis patients[J]. Brain research, 2001, 917(1): 97-104.

[137] SAID AHMED M, HUNG W Y, ZU J S, et al. Increased reactive oxygen species in familial amyotrophic lateral sclerosis with mutations in SOD1[J]. J Neurol Sci, 2000, 176(2): 88-94.

[138] SALA G, TROMBIN F, MATTAVELLI L, et al. Lack of evidence for oxidative stress in sporadic amyotrophic lateral sclerosis fibroblasts[J]. Neurodegenerative diseases, 2009, 6(1-2): 9-15.

[139] JANSEN G A, WANDERS R J, JÖBSIS G J, et al. Evidence against increased oxidative stress in fibroblasts from patients with non-superoxide-dismutase-1 mutant familial amyotrophic lateral sclerosis[J]. Journal of the neurological sciences, 1996, 139(Suppl): 91-94.

[140] BARBER S C, SHAW P J. Oxidative stress in ALS: key role in motor neuron injury and therapeutic target[J]. Free radical biology and medicine, 2010, 48(5): 629-641.

[141] RAKHIT R, CUNNINGHAM P, FURTOSMATEI A, et al. Oxidation-induced misfolding and aggregation of superoxide dismutase and its implications for amyotrophic lateral sclerosis[J]. Journal of biological chemistry, 2002, 277(49): 47551.

[142] PICKLES S, DESTROISMAISONS L, PEYRARD S L, et al. Mitochondrial damage revealed by immunoselection for ALS-linked misfolded SOD1[J]. Molecular neurodegeneration, 2013, 8(1): 1-2.

[143] PICKLES S, SEMMLER S, BROOM H R, et al. ALS-linked misfolded SOD1 species have divergent impacts on mitochondria[J]. Acta neuropathol commun, 2016, 4(1): 43.

[144] SERIO A, PATANI R. Concise review: the cellular conspiracy of amyotrophic lateral sclerosis[J]. Stem cells, 2018, 36(3): 293-303.

[145] VESCOVI A L, PARATI E A, GRITTI A, et al. Isolation and cloning of multipotential stem cells from the embryonic human CNS and establishment of transplantable human neural stem cell lines by epigenetic stimulation[J]. Experimental neurology, 1999, 156(1): 71-83.

[146] GUO X, JOHE K, MOLNAR P, et al. Characterization of a human fetal spinal cord stem cell line, NSI-566RSC, and its induction to functional motoneurons[J]. Journal of tissue engineering and regenerative medicine, 2010, 4(3): 181-193.

[147] MAZZINI L, GELATI M, PROFICO D C, et al. Human neural stem cell transplantation in ALS: initial results from a phase I trial[J]. J Transl Med, 2015, 13: 17.

[148] KONDO T, FUNAYAMA M, TSUKITA K, et al. Focal transplantation of human iPSC-derived glial-rich neural progenitors improves lifespan of ALS mice[J]. Stem cell reports, 2014, 3(2): 242-249.

[149] FORONI C, GALLI R, CIPELLETTI B, et al. Resilience to transformation and inherent genetic and functional stability of adult neural stem cells ex vivo[J]. Cancer Res, 2007, 67(8): 3725-3733.

[150] KNIPPENBERG S, RATH K J, THAUHABERMANN N, et al. Intraspinal administration of human spinal cord-derived neural progenitor cells in the G93A-SOD1 mouse model of ALS delays symptom progression, prolongs survival and increases expression of endogenous neurotrophic factors[J]. Journal of tissue engineering and regenerative medicine, 2017, 11(3): 751-764.

[151] GIUSTO E, DONEGÀ M, COSSETTI C, et al. Neuro-immune interactions of neural stem cell transplants: from animal disease models to human trials[J]. Exp Neurol, 2014, 260: 19-32.

[152] THOMSEN G M, AVALOS P, MA A A, et al. Transplantation of neural progenitor cells expressing glial cell line-derived neurotrophic factor into the motor cortex as a strategy to treat amyotrophic lateral sclerosis[J]. Stem cells, 2018, 36(7): 1122-1131.

[153] BENNETT C F, SWAYZE E E. RNA targeting therapeutics: molecular mechanisms of antisense oligonucleotides as a therapeutic platform[J]. Annu Rev Pharmacol Toxicol, 2010, 50: 259-293.

[154] SCHOCH K M, MILLER T M. Antisense oligonucleotides: translation from mouse models to human neurodegenerative diseases[J]. Neuron, 2017, 94(6): 1056-1070.

[155] SMITH R A, MILLER T M, YAMANAKA K, et al. Antisense oligonucleotide therapy for neurodegenerative disease[J]. J Clin Invest, 2006, 116(8): 2290-2296.

[156] MILLER T M, PESTRONK A, DAVID W, et al. An antisense oligonucleotide against SOD1 delivered intrathecally for patients with SOD1 familial amyotrophic lateral sclerosis: a phase 1, randomised, first-in-man study[J]. Lancet Neurol, 2013, 12(5): 435-442.

[157] DONNELLY C J, ZHANG P W, PHAM J T, et al. RNA toxicity from the ALS/FTD C9orf72 expansion is mitigated by antisense intervention[J]. Neuron, 2013, 80(2): 415-428.

[158] O'ROURKE J G, BOGDANIK L, MUHAMMAD A K M G, et al. C9orf72 BAC transgenic mice display typical pathologic features of ALS/FTD[J]. Neuron, 2015, 88(5): 892-901.

[159] JIANG J, ZHU Q, GENDRON T F, et al. Gain of toxicity from ALS/FTD-linked repeat expansions in C9orf72 is alleviated by antisense oligonucleotides targeting GGGGCC-containing RNAs[J]. Neuron, 2016, 90(3): 535-550.

[160] SMITH E F, SHAW P J, DE VOS K J. The role of mitochondria in amyotrophic lateral sclerosis[J]. Neurosci Lett, 2019, 710: 132933.

[161] BEAL M F. Coenzyme Q10 as a possible treatment for neurodegenerative diseases[J]. Free Radic Res, 2002, 36(4): 455-460.

[162] APPEL S H, STEWART S S, APPEL V, et al. A double-blind study of the effectiveness of cyclosporine in amyotrophic lateral sclerosis[J]. Arch Neurol, 1988, 45(4): 381-386.

[163] SONG W, SONG Y, KINCAID B, et al. Mutant SOD1G93A triggers mitochondrial fragmentation in spinal cord motor neurons: neuroprotection by SIRT3 and PGC-1α[J]. Neurobiol Dis,

2013, 51: 72-81.

[164] WANG L, GAO J, LIU J, et al. Mitofusin 2 regulates axonal transport of calpastatin to prevent neuromuscular synaptic elimination in skeletal muscles[J]. Cell Metab, 2018, 28(3): 400-414.

[165] SONG L, CHEN L, ZHANG X J, et al. Resveratrol ameliorates motor neuron degeneration and improves survival in SOD1G93A mouse model of amyotrophic lateral sclerosis[J]. Biomed research international, 2014, 2014(3): 483501.

[166] GOLKO-PEREZ S, AMIT T, BAR-AM O, et al. A novel iron chelator-radical scavenger ameliorates motor dysfunction and improves life span and mitochondrial biogenesis in SOD1(G93A) ALS mice[J]. Neurotox Res, 2017, 31(2): 230-244.

第 7 章

多发性硬化

7.1 多发性硬化概述

多发性硬化(multiple sclerosis，MS)是中枢神经系统(CNS)的一种慢性、炎症性、以脱髓鞘为特征的神经退行性疾病，同时也是一种由复杂的基因-环境相互作用引起的、主要由免疫介导的异质性疾病[1]。MS 的主要病理特征是在脑和脊髓的白质及灰质中积聚了脱髓鞘病变，神经细胞绝缘层的损伤破坏了部分神经系统传递信号的能力，引致一系列的症状和体征，包括身体上和精神上的。特殊的症状可以包括重视、单眼失明、肌肉无力、感觉或运动协调障碍；新的症状可能出现在单次的发作中(复发型)，或随着时间的推移不断加重(渐进型)；虽然症状在两次发作之间有可能完全消失，但持久性的神经问题往往一直存在，特别是伴随着疾病的加重。MS 的临床表现和病程是多种多样的。在大多数患者中，疾病最初阶段通常会出现持续数天或数周的可逆性神经功能缺损［临床孤立综合征(CIS)和复发缓解型多发性硬化(RRMS)］。随着时间的推移，永久性神经功能缺损的发展和临床残障的进展变得显著(称为继发进展型多发性硬化，SPMS)，少数患者从发病开始就有进行性病程(称为原发进展型多发性硬化，PPMS)。通过对 MRI 检测到的复发次数和病变程度进行临床评估，MS 的每个亚型又可分为活动型和非活动型；此外，PPMS 或 SPMS 患者还可根据致残障的时间来进行分类[2-3](图 7.1)。MS 在本质上是一种自身免疫性疾病，而线粒体参与了大部分免疫炎症性疾病的过程；多数 MS 患者或模型的细胞中都存在线粒体的功能异常，线粒体的功能及信号通路也被认为与 MS 的发生、发展密切相关。

多发性硬化是一种脱髓鞘疾病，神经轴突上的髓鞘受损后信号转导发生障碍，引起不同部位、不同程度的病理现象和临床特征。根据受损神经的不同，病症可影响到视觉、感觉、运动、言语等多个方面。

MS 是流行病学中研究最广泛的神经系统疾病之一，是年轻人非创伤性残障的主要原因。RRMS 通常在 20~35 岁发病，而 PPMS 通常在 40 岁左右发病。全世界约有 230 万人患有 MS，这种疾病会导致社会经济负担不断升高。据估计，2010 年欧洲和美国对 MS 的经济负担分别约为 146 亿欧元和 43 亿美元[4-5]。

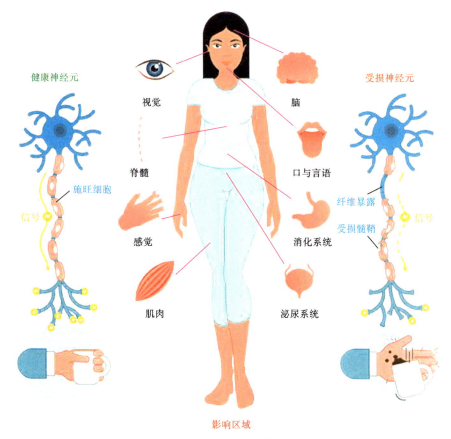

图 7.1 多发性硬化

MS 的患病率因国家而异，主要见于欧洲裔人群中，在亚洲人、黑色人种、美洲土著人和毛利人中罕见[6]；其流行率从亚洲的每 10 万人中约 2 人，到西方国家的每 1000 人中约 1 人；而在一些高纬度国家报告的流行率为每 400 人中约 1 人。确实在许多研究中发现，较高的纬度与 MS 的发病率增加相关，尤其在欧洲和北美[7-8]。

自 20 世纪 50 年代以来，MS 的发病率有所增加，特别是在女性人群中。2008 年，女性的总发病率为每年每 10 万人约 3.6 例，男性为每年每 10 万人约 2.0 例；这可能是 MS 患病人数确实增加的表现，但也可能是由于诊断准确性的提高，或医疗设施改善、治疗能力改进所带来的生存期提高的表现。MS 患者的男、女比例从 20 世纪 50 年代的 1∶2，降低到 21 世纪 10 年代的 1∶3；尽管某些地区（如挪威、美国和意大利）的男、女发病率没有差异，但随着纬度的升高，MS 患者的男、女比例也有下降趋势。MS 在女性人群中的高发病率暗示可能某些主要影响女性的风险因素（如职业、吸烟增加、肥胖、节育和分娩）在发挥作用[9]。

在 50% 以上的 MS 患者中，MS 症状是死亡的最主要的直接原因[10]。患者的预期寿命会减少 7～14 岁，不过最近的评估显示这并不十分准确。男性的死亡率高于女性，PPMS 患者高于 RRMS 患者，致残度严重的患者也会更高[11-12]。

MS更容易影响年轻人。尽管有些患者在儿童或青少年时期就经历了最初的脱髓鞘病变（如典型的RRMS型），但MS的普遍发病年龄却在20～40岁，且女性发病率较高。MS的诊断基础是检查脱髓鞘病变以不同区域（空间传播，DIS）、不同时间（时间传播，DIT）在中枢神经系统中的逐渐扩散，MRI检测对发现疾病相关异常（包括脱髓鞘病变）具有很高的灵敏性。此外，MRI有助于监测疾病活动，并评估疾病修正治疗（disease modifying treatment，DMT）的效果。结合对MS的免疫学和神经生物学过程的理解，诊断的改进也发展了许多新的治疗方法，这些新的治疗方法大大减轻了许多患者的病情，至少部分延缓了MS的进展[13-14]。

线粒体被认为在细胞生存和死亡中扮演着中心角色，其功能衰竭与多种神经退行性疾病（如阿尔茨海默病、帕金森病、青光眼视网膜变性和视网膜色素变性）的病因有关。通过对MS患者和动物模型的研究，人们逐渐了解了线粒体在MS神经退行性变中的作用，特别是线粒体功能障碍在能量不足失代偿引起的轴突变性，以及线粒体基因组的某些变异对MS易感性的影响。

7.2 多发性硬化的临床特征

多发性硬化的临床表现是多样的，取决于患者中枢神经系统中脱髓鞘病变的位置。虽然没有什么临床特征是MS独有的，但MS还是有一些显著的特征。通常，在85%的患者中，MS开始发病的特征是出现初始临床发作（定义为CIS），一些神经系统障碍会不可预知地出现，其原因包括各种神经系统的脱髓鞘，如视神经（导致视神经炎）、脊髓（导致脊髓炎）、脑干或小脑（导致脑干、小脑综合征）、大脑半球（大脑半球综合征）。在RRMS的病程中，进一步的临床发作会发生，这些发作持续≥24小时，并且一般没有发热、感染或脑病的临床特征（如意识改变或癫痫发作）。临床发作的症状通常表现为急性或亚急性，可在数天或数周内恶化，2～3周内达到最严重程度；随后会有不同程度的缓解，可能只有轻微的恢复，也可能2～4周后完全恢复正常[15-16]。

7.2.1 视神经炎

视神经炎是大约25%的患者的第一次神经性发作，34%～75%的患者在视神经炎后的10～15年会转化为临床确诊的MS。大约70%的MS患者在病程中会出现视神经炎。视神经炎的特征是一只眼睛的部分或全部视力丧失，中央暗点（视野中的盲点）、色觉障碍（色觉缺乏）和眼眶内疼痛，动眼会加剧疼痛。在用检眼镜检查眼底时，如果炎症仅限于神经的眼球后部分，视神经头部看起来是正常的；但大约1/3的患者可能有前视神经炎引起的视盘炎症（乳头炎）和水肿。对于无视觉症状的疑似MS患者，应评估其视神经炎的更细微表现，如瞳孔传入障碍或临床旁检查的异常（如视觉诱发电位、MRI或光学相干断层扫描OCT）[17-18]。

7.2.2 感觉症状

感觉症状是大约 43% 的患者的第一临床表现，主要由脊髓炎或脑干综合征引起。感觉症状包括感觉异常（通常被描述为麻木、刺痛、针扎感、四肢或躯干的紧绷、寒冷或肿胀）、莱尔米特征（一种短暂的症状，描述为由颈部弯曲产生的沿着脊柱向下辐射或传入四肢的电击感）、振动和关节位置感觉受损、轻触感觉的下降等。这些症状可随着体温升高而暂时恶化（称为 Uhthoff 现象）[19-20]。

7.2.3 运动表现

运动表现是 30%~40% 患者的初始症状，在疾病进程中几乎影响所有患者。运动症状的特点是锥体束征（如巴宾斯基征，更显著的反射和阵挛）、轻瘫和痉挛。高达 70% 的 MS 患者存在脑干和小脑症状，包括：①动眼障碍，如眼球震颤（非自主眼动）、视振荡（视野中事物似乎在移动的一种视觉现象）和复视（双重视觉）；②共济失调和步态不平衡；③辨距不良（表明协调性差）；④复杂动作分解；⑤言语含糊和吞咽困难。括约肌和性功能障碍的程度通常与下肢运动障碍的程度相关，这种功能障碍通常在病程晚期会成为永久性的，影响着 34%~99% 的患者。膀胱功能障碍最常见的症状是尿急，但排尿踌躇、尿频和急迫性尿失禁也会发生，便秘比大便失禁更常见，且男性 MS 患者常有勃起功能障碍和阳痿[21-22]。

7.2.4 其他症状

其他症状包括认知障碍、疲劳、情感障碍、疼痛。总体而言，40%~70% 的 MS 患者有认知障碍，这可能始于疾病的最早期阶段，患有认知缺陷的 CIS 患者会向临床确诊 MS 转化。认知障碍在慢性进行性 MS 患者中出现得更为频繁和明显，会随着时间的推移而恶化，影响患者的日常生活。常见的认知障碍包括信息处理速度、情景记忆、注意力、信息处理效率和执行功能受损[23]。疲劳可以伴随着复发，并在发作消退后持续存在，也可以是日常生活中的一个能持续数年的特征。

多达 2/3 的患者会有情感障碍，其中抑郁症是最常见的表现[24]。一些患者会出现疼痛，包括三叉神经痛、疼痛感觉异常、背痛、内脏痛和疼痛性强直痉挛[25]。

7.3 多发性硬化的分类

虽然确切地预判 MS 疾病的进程非常困难，但在 2013 年国际多发性硬化临床试验咨询委员会已经确定了 4 个基本的多发性硬化病程（也称为类型或表型），即临床孤立综合征、复发缓解型 MS、继发进展型 MS 和原发进展型 MS（图 7.2）。

放射隔离综合征（RIS）虽然不被认为是 MS 的一个病程，但其被用来对那些脑部和脊髓 MRI 检查显示与 MS 病变相一致的异常，但无法用其他诊断来解释的患者进行归类，这些患者在过去或现在都没有过神经疾病症状或神经检查发现异常；通常这些人因为头痛等其他症状而做了 MRI 检查，发现有类似于 MS 的病变。虽然这些人可能会继续出现症状，且在后来被诊断为 MS，但并不是所有人都会继续发展为 MS。目前尚没有针对 RIS 的具体治疗指南；监测 MRI 结果和神经系统症状，并进行神经系统检查，通常是为了快速识别病理变化，这样如果最终诊断为 MS，可以及早开始治疗。目前学者们对 RIS 的研究兴趣很高，正在进行的一些研究可以为 MS 的监测和治疗提供更多的指导。研究表明，在 MS 发生的早期，患者即有伴随着神经系统脱髓鞘的线粒体功能异常，并在疾病发生过程中持续或加重，这说明了线粒体在其中的重要相关性。

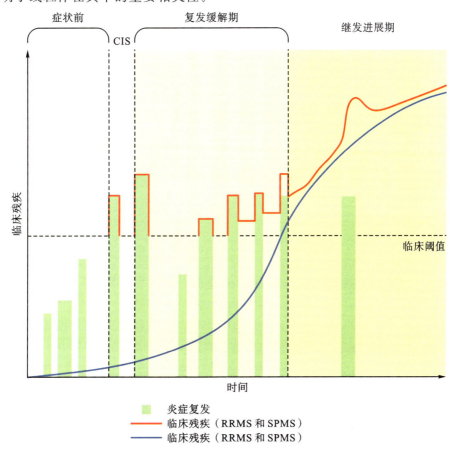

图 7.2 多发性硬化的临床过程

常见的多发性硬化可分为 4 个临床过程，即临床孤立综合征(CIS)、复发缓解型多发性硬化(RRMS)、继发进展型多发性硬化(SPMS)、原发进展型多发性硬化(PPMS)。其中，85% 的患者都是多发性硬化，其特征是间隔复发不规则的出现，神经功能完全恢复或不完全恢复。在疾病进程中平均复发频率约为 1.1 年一次，但随着疾病的进展，这种频率似乎降低，而神经功能障碍随之增加，大多数 RRMS 患者将发展为 SPMS，其特征是进展的永久性残障，其发生与复发无关；每年转化为 SPMS 的患者占 2%~3%，有 10%~15% 的患者出现 PPMS，其特征是从发病开始就有疾病进展，并且大于 1 年的时间内没有复发，会导致渐进性、进展性和永久性神经功能缺损。CIS 是用来表示第一次临床表现具有炎性脱髓鞘特征的患者，这些患者没有满足多发性硬化的诊断标准，但很可能患有多发性硬化。在每种亚型中，疾病可分为活动性或非活动性，通过使用 MRI 检测到的复发或病变的发生来定义。

7.3.1 临床孤立综合征

临床孤立综合征(CIS)是 MS 中中枢神经系统炎症和脱髓鞘引起神经症状的第一阶段。根据定义，这种发作必须持续至少 24 小时。CIS 发作是多发性硬化的特征，但还不符合 MS 的诊断标准，因为经历 CIS 的人可能会也可能不会继续发展为 MS。单从临床症状来看，CIS 和 MS 表现相似，都为髓鞘的损伤(脱髓鞘)干扰了神经冲动在大脑的传递，导致神经症状。根据定义，CIS 患者正经历由 CNS 炎症和脱髓鞘引起的第一次症状发作，而 MS 患者经历了不止一次症状发作；对于 CIS，MRI 可能仅显示与当前症状有关的区域病灶；而对于 MS，MRI 可能显示在大脑的不同区域有多处损伤。此时受脱髓鞘损伤的神经轴突中即能观察到线粒体功能的异常。

7.3.2 复发缓解型多发性硬化

作为 MS 中最常见的病程，复发缓解型多发性硬化(RRMS)的特征是新的或增加的神经疾病症状以明确界定的方式发作。这些发作也被称为复发或恶化，随后是部分或完全恢复期(缓解期)；在缓解期间，所有症状可能消失，或一些症状可能继续并发展成为永久性的；在缓解期没有明显的疾病进展。在不同的时间点，RRMS 可以被进一步描述为活动的(有复发或新的 MRI 活动的证据)或不活动的，以及恶化的(复发后在指定时间段内有确认的残障程度增加)或不恶化的。RRMS 中最常见的症状包括间歇性疲劳、麻痹、视觉问题、痉挛或僵硬、肠和膀胱的问题及认知问题(学习记忆或信息处理)。

大约 85% 的 MS 患者最初被诊断为 RRMS，但是每个人对 RRMS 的体验都是独特的。每一次发作之后，新症状消失而不会导致残障程度增加，或者新症状部分消失残障程度增加。MRI 上的新病灶常伴随着一次复发而出现。然而，某些新的 MRI 病灶说明 MS 活动也可能在患者意识不到症状时发生。

相对于发作次数较少的原发进展型 MS，RRMS 患者在 MRI 中往往会出现更多新的脑部病灶(也被称为斑块或疤痕)，有更多的炎性病变(在 MRI 中使用钆染料可见)，有较少的脊髓损伤，有性别发病率差异(女性是男性的 2~3 倍)。RRMS 的诊断年龄通常比原发进展型 MS 更早：大多数 RRMS 患者的诊断年龄在 20~30 岁(也有在儿童期的)，而原发进展型 MS 患者的诊断年龄在 40~50 岁；从 RRMS 到 SPMS 的转变通常发生在那些已经患 RRMS 至少 10 年的患者。

7.3.3 继发进展型多发性硬化

继发进展型多发性硬化(SPMS)遵循最初的复发缓解过程。一些 RRMS 患者的神经功能随着时间的推移会逐渐恶化(残障累积)，最终过渡到下一个进行性病程。SPMS 也可以在不同的时间点被进一步描述为活动的(有复发或新的 MRI 活动的证据)或不活动的，以及有进展的(有客观变化衡量疾病恶化的证据，无论有无复发)或无进展的。

在疾病修正治疗被广泛使用之前，研究表明 50% 的 RRMS 患者将在 10 年内转变为 SPMS，90% 患者将在 25 年内转变。每个人对 SPMS 的体验也都是独特的。

SPMS 患者可能会或可能不会继续经历由炎症引起的复发，而从 RRMS 中看到的炎症过程会逐渐转变为以神经损伤或丧失为特征的更稳定的进展性阶段。SPMS 患者在复发缓解期后，残障程度会随着时间的推移逐渐增加，无论有无疾病活动的证据（复发或 MRI 上的改变）；SPMS 中可能偶尔复发，也可能出现稳定期。

7.3.4 原发进展型多发性硬化

原发进展型多发性硬化（PPMS）的特征是从症状开始就出现神经功能恶化（残障累积），没有早期的复发或缓解。PPMS 也可以在不同的时间点被进一步描述为活动的（偶尔复发或有新的 MRI 活动的证据）或不活动的，以及有进展的（有根据时间变化客观衡量疾病恶化的证据，无论有无复发或新的 MRI 活动）或无进展的。

大约 15% 的 MS 患者被诊断为 PPMS，但每个人对 PPMS 的体验也都是独特的。PPMS 可以有短暂的疾病稳定期，无论有无复发或新的 MRI 活动；也有残障程度增加的时期，无论有无新的复发或 MRI 上的新病灶。尽管 PPMS 患者之间存在很多差异，但他们总体与复发型 MS 患者有诸多不同：①复发型 MS（包括 RRMS，以及那些继续经历复发的 SPMS 个体）的病理定义是髓鞘炎性发作，而 PPMS 所涉及的炎症比复发型 MS 少得多，因此，PPMS 患者的脑部病灶（也称为斑块）较少，其中的炎症细胞也较少，而 PPMS 患者的脊髓病灶比大脑病灶更多；②不同于复发型 MS，在 PPMS 中，女性和男性的人数大致相等；③PPMS 的平均发病年龄比复发型 MS 晚 10 年左右；④一般来说，PPMS 患者往往会在行走时遇到更多的问题，在工作中也会遇到更多的困难，在日常活动中也可能需要更多的帮助。总之，这些差异使得 PPMS 比复发型 MS 更难诊断和治疗。

7.4 多发性硬化的病理特征

局灶性斑块（也称为病灶）是所有类型 MS 的病理特征，通常位于毛细血管后小静脉周围的脱髓鞘区域，并常以血-脑屏障（BBB）损坏为特征。BBB 被破坏的具体机制尚不完全清楚，但其涉及常驻细胞和内皮细胞产生的促炎细胞因子和趋化因子（如 TNF、IL-1β 和 IL-6）的直接作用，以及间接的细胞因子依赖和趋化因子依赖的白细胞介导的损伤[26]。BBB 的损坏增加了活化白细胞（包括巨噬细胞、T 细胞和 B 细胞）向中枢神经系统的跨内皮迁移，导致进一步的炎症和脱髓鞘，随后是少突胶质细胞丢失、反应性胶质增生和神经轴突退行性变化[27]。

病灶斑块可以出现在整个中枢神经系统，包括大脑、视神经和脊髓的白质或灰质中。尽管白质中病灶的解剖学位置与 MS 的具体临床表现有关，但由于其他病理生理机制的参与，这些病灶仅与总体上的临床残障和认知障碍中度相关，如灰质出现病灶将导致既影响灰质又影响白质的脑组织损伤[23-28]，在病灶中是大量的炎症浸润性组织及功能异常的线粒体。

7.4.1 白质病灶

白质病灶通常根据脱髓鞘和炎症状态分类。由潜入的巨噬细胞和活化的小胶质细胞导致的持续脱髓鞘病灶称为活动性脱髓鞘病灶(active demyelinating lesions),常伴有广泛的氧化损伤。活动性脱髓鞘病灶逐渐演变成慢性活跃性、缓慢扩张的病灶。慢性活动性病灶持续进行炎性脱髓鞘。最终,炎症消退,脱髓鞘区域成为慢性非活动性病灶。大部分脱髓鞘病灶在疾病过程中会进行髓鞘再生,而非髓鞘再生区域充满胶质瘢痕。白质病变被正常表现白质(NAWM)包围,但是 NAWM 区域常观察到活化的小胶质细胞和轴突变性。除了髓鞘和少突胶质细胞受损外,MS 白质中的轴突也有广泛的损伤,轴突变性的程度与进展型 MS 患者的永久性神经功能障碍有关。

MS 早期阶段(CIS 和 RRMS)的特征通常为活动性的脱髓鞘病灶。这些病灶有大量的淋巴细胞(主要是 $CD8^+$ T 细胞、$CD20^+$ B 细胞和 $CD4^+$ T 细胞较少)、活化的小胶质细胞(特别是含有髓鞘碎片的病灶边缘)、巨噬细胞(含有髓鞘碎片)和大的活跃的(有时是多核的)星形胶质细胞[2,30]。相比之下,活动性的脱髓鞘斑块在 PPMS 和 SPMS 患者中较少出现,因为这些患者的炎症反应频率较低。PPMS 和 SPMS 主要表现为非活动性病灶。与活动性病灶相比,非活动性病灶界限明显,细胞数量少,脱髓鞘清晰,轴突密度降低,星形胶质细胞反应性增生,仅在病灶周围白质有小胶质细胞活化(不含巨噬细胞),淋巴细胞密度较低[31-32]。然而,炎症机制仍然在 PPMS 和 SPMS 中起作用;据研究,活动性或混合性(非活动性和活动性)病变占进展型 MS 患者所有病变的 57%,活动性病变通常与更严重的疾病进程相关[33-34]。

其他形式的斑块还包括慢性活动性斑块和缓慢扩张性病灶。慢性活动性斑块多见于病程较长的 MS 患者和 SPMS 患者中,其特征是病灶边缘有巨噬细胞,而病灶中心巨噬细胞较少。缓慢扩张性病灶通常见于 SPMS 患者中,其特征是病灶中心失活脱髓鞘、边缘小胶质细胞活化、少量巨噬细胞含有髓鞘碎片,但也观察到横断的轴突,表明持续性脱髓鞘和轴突损伤的速度非常慢。

7.4.2　正常表现白质

除 MS 患者典型的局灶性病变外,宏观上正常的白质,即正常表现白质(NAWM),常常也会表现为弥漫性炎症和神经轴突损伤。在 RRMS 患者中可观察到 NAWM 异常,但在进展型 MS 患者中更为严重,包括轴突退行性变化和脱髓鞘、小圆细胞浸润(主要是淋巴细胞)、巨噬细胞浸润、广泛的小胶质细胞和胶质细胞活化导致的纤维密度降低[35]。NAWM 以前被认为是局灶性病变内轴突损伤的继发反应,但是这些弥漫性变化与大脑和脊髓内局灶性白质损伤的数量、大小、位置和破坏性相关性很低,这表明它们也可能是分别独立发生的[36]。

7.4.3　灰质病灶

在 MS 患者的前脑和小脑中能观察到广泛的皮质脱髓鞘,且发生于疾病的最早阶段(可发生在 CIS 和放射分离综合征患者中),并且在 PPMS 和 SPMS 患者中更为广泛,在极端情况下,超过 60% 的皮质会受到影响[37-38]。病灶也可发生在深灰质核和脊髓灰质内,其中灰质脱髓鞘比白质更广泛。灰质和白质脱髓鞘程度存在差异的原因尚不清楚,可能与它们不同的促脱髓鞘的机制及脑脊液中存在的可溶性促脱髓鞘因子有关[39-40]。

皮质病灶主要见于皮质沟和脑表面的深内陷中,通常与脑膜的炎性浸润有关,它们的形成被认为是由脑膜释放的或存在于脑脊液中的促炎因子造成的[41]。与白质病灶相比，皮质病灶通常伴有较少的血-脑屏障破坏、较少的水肿、较低的炎症程度（特征是较少的浸润性活化的小胶质细胞和巨噬细胞）及脱髓鞘后更有效的髓鞘修复，这提示白质和灰质的损伤机制不同[42-43]。皮质病灶存在不同程度的神经突横断，神经元凋亡，神经元、神经轴突和胶质细胞的丢失，以及突触的大量丢失。在没有皮质病灶的 MS 患者中，正常表现皮质也出现了突触密度的降低，这表明突触丢失可能是部分独立于皮质的局灶性脱髓鞘[44-45]。

根据其在皮质内的位置，人们在 MS 患者中发现了 4 种不同类型的皮质病灶：Ⅰ型病灶位于皮质下缘，同时影响灰质和白质；Ⅱ型病灶是小型的静脉周围皮质内病灶，不影响白质或软脑膜表面；Ⅲ型病灶从皮质的下软膜层向内延伸（下软膜病灶）；Ⅳ型病灶可由整个皮质延伸，但不穿过皮质和白质间的边界。Ⅲ型皮质病灶是 MS 患者中最常见的，其特征是下软膜的脱髓鞘区，累及多个脑回的皮质带，常与脑膜炎性浸润有关，通常不超过皮质的第三层和第四层[46-47]。

7.4.4 髓鞘再生与神经退行

MS 中可发生再髓鞘化，这被认为是复发后临床恢复的机制，也可能是未来治疗的潜在手段。再髓鞘化会产生所谓的阴影斑块，其特征是整体或斑片状的再髓鞘化，与周围的 NAWM 有明显的分界，其轴突髓鞘薄、节间缩短[48-49]，虽然通常局限于病灶的边缘或呈斑片状，但再髓鞘化的程度是非常不均匀的，这在 40%～50% 的白质病灶和高达 90% 的灰质病灶中被证实。再髓鞘化的差异性取决于诸多因素，包括患者的年龄、病程、病变部位、少突胶质祖细胞的存在和轴突的完整性等；在 MS 的早期和年轻个体中经常可见到大量的再髓鞘化，而在 PPMS 和 SPMS 中则较为少见或完全缺失[50]。

MS 的神经病理学的重要发现是神经轴突的丢失，因为它对应于神经退行性病变。在 MS 中，神经退行性病变发生于疾病的早期，可能导致不可逆转的临床致残。轴突丢失的程度与 MS 的严重程度是否相关尚不清楚，需要进一步研究其中机制；在 MS 的不同阶段发生的不同机制，可能会导致神经退行作为一个主要和（或）次生现象参与 MS 的进程。

7.5 多发性硬化的致病因素

多发性硬化的病因目前尚无定论，根据其流行病统计学的分析可知，MS 应该是由遗传易感性和环境危险因素相互作用的结果。这些外界或自身的因素大都或多或少地影响着机体内的线粒体数量及功能。

7.5.1 生活方式和环境因素

许多环境因素可在特定的时间范围内增加 MS 发病的风险，但这些生活方式或环境风险因素是如何导致 MS 的尚不明确。青春期是受环境风险因素影响的易感时期。最常见的风险因素是青春期和成年早期的 EB 病毒感染、主动或被动吸烟、缺乏阳光照射、维生素 D 水平低和青春期肥胖；其他生活风险因素包括熬夜工作、饮酒或咖啡因摄入过量等[51-52]。

由于 MS 的重要发病机制是免疫反应，传染病被认为是 MS 的可能诱因。在被调查的不同病原体中，EB 病毒感染与 MS 的相关性是非常明确的[53]，根据流行病学研究统计，高达 100% 的 MS 患者呈 EBV 血清阳性[54]。虽然长期以来一直被认为是 MS 的病因，但 EBV 感染增加 MS 风险的具体机制尚不清楚，直接的因果关系也难以严格确定。

吸烟一直被证明是 MS 的风险因素，其比值比(odds ratio，OR)为 1.6。MS 风险的增加和吸烟具有剂量依赖性的关系：高吸烟量和累积吸烟都会增加 MS 风险。被动吸烟也与 MS 风险的增加有关。另外，吸烟还可导致残障的进程加快，以及由 RRMS 转变为 SPMS 的风险升高。一些烟雾成分的直接毒性作用(促进肺部刺激)和间接全身效应(由支气管周围淋巴组织介导)可能与此有关[55]。

太阳照射，特别是紫外线-B 辐射照射，是体内维生素 D 水平的主要决定因素。日光会随着纬度的增加而趋于减少，因此，维生素 D 水平被认为是 MS"纬度效应"的基础。一些研究表明，低维生素 D 水平与 MS 风险的增加和疾病程度的增加相关，表明正常水平的维生素 D 在整个疾病过程中具有保护作用。虽然其作用机制尚不完全清楚，但一些研究表明维生素 D 的活性形式(1，25-二羟胆钙化醇)在调节免疫功能方面有一定作用[56]。

此外，其中的一些风险因素，特别是 EBV 感染、青春期肥胖和吸烟，可能与 MS 的遗传风险因素相互作用，如编码人类白细胞抗原(HLA)的基因多态性，从而导致 MS 的高风险。很多环境因素是可以改变的，不仅相关预防策略是有效的，发病后的环境调整也可能很重要，因为其中一些风险因素对疾病的进程和预后都有影响。

7.5.2 遗传因素

在所有 MS 类型中，家族性 MS 约占 13%。家族内复发的风险随着遗传共享百分比的增加而增加[57]。例如，单卵双胞胎的年龄校正后风险为 35%，而双卵双胞胎的风险为 6%，兄弟姐妹的风险为 3%。MS 的遗传性涉及多个基因的多态性，每一个基因都与疾病风险的增加有关。其中，HLAzz、Ⅱ类基因的多态性对 MS 影响最大。

全基因组相关研究已经确定了超过 200 个与 MS 遗传风险相关的变异，每个变异对疾病风险都有少许影响，这些变异的不同组合可能影响了不同患者的遗传易感性[58]，这些变异大多编码与免疫系统有关的分子(如 6 号染色体上的 *HLA* 基因，包括 *HLA-DRB1*15∶01* 多态性)，并与其他的系统性免疫紊乱相关。与 T 细胞活化和增殖相关的基因(如 *IL2* 和 *IL7R*)的多态性是本病的一个主要特征，还有与获得性免疫和先天性免疫相关的其他成员基因(如调节肿瘤坏死因子 TNF 的基因)[59]。此外，一些维生素 D 代谢相关基因(如 *GC* 和 *CYP24A1*)的多态性也与 MS 的风险增加有关[60]。MS 的风险基因与其他神经退行性疾病的风险基因几乎不重叠，而只有少数在神经系统中具有明确功能的基因的突变与 MS 的风险增加有关(如 *MANBA* 和 *GALC*)。如前所述，一些基因的多态性，特别是 *HLA*，可能与环境风险因素相互作用。例如，能增加 MS 风险的 *HLA-DRB1*15∶01* 等位基因，而不是保护性的 *HLA-A*02*，在吸烟者(OR 13.5)、EBV 感染者(OR 16.0)和青少年肥胖者(OR

16.2)中会更显著地增加 MS 的风险[61-62]。要阐明疾病早期在免疫系统和 CNS 中环境风险因素与 MS 易感基因的相互作用机制,还需要人们的进一步研究。

7.6 多发性硬化的病理机制

在传统观点中,多发性硬化的病理机制主要是 T 细胞导致的 MS 复发;现在随着对 MS 潜在免疫病理生理学理解的不断深入,我们知道其发病机制还包括其他几个免疫细胞类型之间关键的相互作用,包括 T 细胞、B 细胞、外周的髓系细胞,以及 CNS 常驻细胞,如小胶质细胞和星形胶质细胞[63]。与外周免疫细胞一起,CNS 常驻细胞分泌一系列炎症因子,将炎症细胞招募到中枢神经系统,导致神经元脱髓鞘,并在中枢神经系统实质内诱发炎症。外周和中枢神经系统的炎症机制都参与了 MS 的病理生理过程。尤其是感受到稳态紊乱的 CNS 常驻细胞,主要是小胶质细胞和星形胶质细胞,也可以产生神经毒性炎症因子(如细胞因子、趋化因子和活性氧基团),从而促进和维持 MS 的神经轴索损伤与神经退行性病变[33](图 7.3)。线粒体的功能异常在其中起到了重要作用。

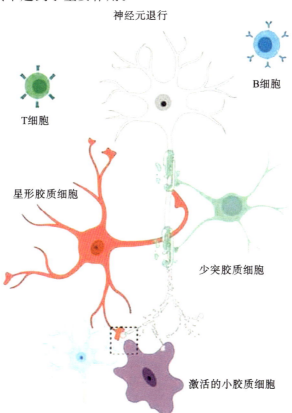

图 7.3 免疫细胞介导的多发性硬化的机制

多发性硬化病理生理学的中心特征是髓鞘丢失,同时伴有神经变性、胶质细胞增生和免疫细胞(B 细胞和 T 细胞)浸润;其主要的病理机制是免疫细胞穿过 BBB 后直接损伤神经突触,以及神经胶质细胞释放促炎介质及谷氨酸毒性,导致神经元退行。此外,有证据表明小胶质细胞参与了补体依赖性突触的吞噬。

7.6.1 T细胞参与多发性硬化

根据对患者和 MS 最常用动物模型（即实验性自身免疫性脑脊髓炎 EAE）的研究发现，MS 复发主要由异常激活和（或）调节功能低下的 CNS 特异性促炎症效应 T 细胞介导，包括 $CD4^+$ T 细胞和 $CD8^+$ T 细胞，这些细胞进入 CNS 实质并引起血管周围脱髓鞘、胶质细胞活化和神经轴突损伤。效应 T 细胞异常激活的一个潜在原因是调节性 T 细胞（Treg）功能的缺陷，以及 CNS 特异性效应 T 细胞对 Treg 细胞调节作用的抵抗[64-65]。在 MS 研究中已经观察到 $T_{r}eg$ 细胞的一些异常，并且这些异常与 MS 有关，包括叉头盒蛋白 P3（forkhead box protein P3，FOXP3）表达减少的 Treg 细胞，以及调节能力不足的 FOXP3 低表达的 $CD25^{hi}CD127^{low}$ 天然 Treg 细胞（在胸腺中产生，是诱导 Treg 细胞的一个独立谱系）[66-68]。另外，在 MS 患者血液中还发现了一些数量减少或调节能力不足的 Treg 细胞，如表达 CD46 的诱导 I 型调节细胞、表达 CD39 的 Treg 细胞、表达 IFN-γ 的 Treg 细胞和滤泡 Treg 细胞，这些都会促进效应 T 细胞的功能异常[69-70]。

MS 中最广泛涉及的促炎效应 T 细胞是表达 IL-17 的 $CD4^+$ T 细胞（称为辅助性 T 细胞 17，Th17 cell）和 $CD8^+$ T 细胞，它们的数量在 MS 患者的外周和中枢神经系统中都有所增加。这些细胞被认为会直接造成少突胶质细胞和神经元的损伤（尽管造成损伤的确切机制尚未明确），并间接通过激活其他细胞（如巨噬细胞）造成组织损伤[71-72]。其他在 MS 中起作用的效应 T 细胞亚群包括分泌 IFN-γ 的 $CD4^+$ T 细胞（Th1 cell）和表达粒细胞-巨噬细胞集落刺激因子（GM-CSF）的 $CD4^+$ 和 $CD8^+$ T 细胞；GM-CSF 在 MS 中的作用尚未完全明确，但在 EAE 模型中，GM-CSF 会激活髓系细胞和 $CD8^+$ 黏膜相关恒定 T 细胞（MAIT）[73-74]。

MS 中异常的 T 细胞活化需要外周和中枢神经系统中的抗原呈递细胞（APC，如 B 细胞和巨噬细胞、树突状细胞和小胶质细胞等髓系细胞）向 T 细胞呈递抗原。尽管相关抗原尚未被识别[75]，髓鞘相关抗原被怀疑与此有关，但目前还没有一致的结论，另一些研究认为是存在于神经元或胶质细胞表面的抗原。之前，人们认识到 T 细胞和髓系细胞之间重要的双向相互作用可以塑造它们的效应反应（包括促炎和抗炎反应）。促炎性 APC，如 B 细胞和髓系细胞可以驱动 Th1 细胞和 Th17 细胞的反应，这可能在免疫细胞的相互作用和转运中起作用，从而导致 MS 复发。为此，MS 患者的循环髓系细胞具有过度促炎的特征，包括微小 RNA miR-155 和促炎细胞因子（如 TNF、IL-12、IL-6、IL-23、IL-1β）的表达，这些因子参与 Th1 细胞和 Th17 细胞的分化[76-77]。

MS 中异常激活的免疫细胞进入 CNS 的机制可能有几种。由于 BBB 可限制细胞和大分子从血液循环中进入，所以 CNS 通常被认为具有免疫特权，但在 MS 患者中观察到的 BBB 损坏可能有助于促炎细胞迁移到 CNS 中。另外，CNS 中还被证实存在淋巴引流系统。作为正常免疫监测的一部分，免疫系统可以与 CNS 持续相互作用，而在 MS 中，双向的转运可能发生在疾病的进程中[78-79]。在外周激活后，免疫细胞上调其细胞表面的分子，如趋化因子受体和黏附分子，从而使其对包括 CNS 在内的组织有效浸润。在 EAE 模型中或可能在 MS 患者中，趋化因子受体（如 CC 趋化因子受体 CCR6、CCR2 和 CCR5）及细胞表面糖蛋白 MUC18（也称为 MCAM）被认为有助于效应 T 细胞从淋巴结构和血液向 CNS 中的转移。此外，连接黏附分子样蛋白（JAML）在 $CD8^+$ T 细胞和单核细胞的跨脑内皮细胞迁移中起作用；MUC18 则有助于 $CD8^+$ T 细胞和 $CD4^+$ T 细胞进入 CNS；Ninjurin 1 选择性地参与髓系细胞的中枢神经系统迁移[80-81]。另外值得注意的是，除了毛细血管后微静脉 BBB 内皮细胞（这是典型的血管周围 MS 病灶部位）外，免疫细胞可能通过蛛网膜下腔和血-脑脊液屏障进入 CNS。阐明免疫细胞亚群跨不同 CNS 屏障转运的分子机制，可以指导开发更具选择性的治疗靶点，MS 新病灶形成的最早分子机制很可能与这些屏障的异常有关[80,82]。

MS 缓解的生物学基础尚不清楚，但它不可能仅仅是促炎效应细胞活性下降的结果，还可能涉及免疫反应机制下调，如 Treg 细胞的活性调节。此外，缓解还可能涉及活化诱导的细胞死亡，其中活化的促炎细胞可能具有上调的表面分子，使它们更容易被其他免疫细胞杀死。事实上，一些研究表明，免疫细胞（如髓鞘反应性 T 细胞）的凋亡可以减轻 CNS 炎症，从而在 MS 缓解中发挥正面作用[83-84]。

7.6.2 B 细胞参与多发性硬化

随着选择性 B 细胞靶向治疗（如抗 CD20 抗体）的有效性，B 细胞在 MS 复发中的作用越来越明确[85]。健康人的 CNS 中抗体水平通常很低（中枢神经系统与外周神经系统的正常比率约为 1∶300），而 MS 患者 CNS 中抗体的含量异常增加，如可以检测到免疫球蛋白合成率的增加和脑脊液寡克隆带（OCB）的存在；脑脊液 OCB 不仅对 MS 诊断特异性较高，而且敏感性也强，是 MS 重要的实验室诊断指标。这一发现是抗 B 细胞治疗 MS 的基础；同时，经抗 CD20 治疗后 MS 复发率降低的患者脑脊液中，免疫球蛋白谱改变很微弱，这暗示 B 细胞在 MS 复发中有不依赖于抗体的独立作用[86]。事实上，MS 患者的 B 细胞有一种产生促炎性细胞因子[如 IL-6、GM-CSF、TNF 和淋巴毒素 α（LTα）]的异常倾向，并且缺乏调节性细胞因子（如 IL-10）。促炎性 B 细胞的一个亚群，表达 GM-CSF 的 $CD27^+$ 记忆 B 细胞，能产生高水平的 TNF 和 IL-6，但不表达 IL-10，在 MS 患者中数量增加，并且具有异常扩大的反应。MS 患者 B 细胞异常的细胞因子反应谱可诱导 Th1 和 Th17 细胞对 TNF 和 IL-6 的异常反应，并可诱导促炎性髓系细胞的反应（主要通过 GM-CSF），从而导致参与复发的细胞免疫级联反应。与此一致，抗 $CD20^+$ B 细胞耗竭疗法降低了 MS 患者 Th1 细胞和 Th17 细胞的促炎反应，并降低了患者外周的髓系细胞促炎反应。相比之下，在停止抗 CD20 治疗后重新出现的（大多是新生的）B 细胞减少了 GM-CSF、IL-6 和 TNF 的分泌，但增加了 IL-10 的分泌；这些新细胞是否在一部分患者中具有免疫调节作用并有助于维持治疗效果，而治疗效果能否一直持续直到促炎症的记忆 B 细胞的重新出现尚不明确[87-88]。

促炎性和抗炎性 B 细胞平衡的改变也可能驱动 MS 复发。除抗 CD20 治疗外，所有其他已批准的 MS 治疗方法都会影响记忆 B 细胞的反应；此外，在临床试验中发现阿塞西普（一种抑制 B 细胞的重组融合蛋白）会加剧 MS 的复发，它可导致 B 细胞（包括浆母细胞和浆细胞）的某些亚群选择性丢失，但保留了记忆 B 细胞，这可能导致 B 细胞更具促炎性，从而加重疾病[89]。

7.6.3 进展型多发性硬化的炎症机制

除了外周细胞免疫相互作用的级联导致 MS 复发外，持续的 CNS 炎症可能促进 PPMS 和 SPMS 患者中病灶的传播；尤其是与 RRMS 的炎症不同，进展型 MS 患者的特征是炎症复发的频率较低，而且是中枢神经系统分隔化的炎症，如在 CNS 或周围脑膜中存活和持留的 $CD8^+$ T 细胞与浆细胞，还可能包括小胶质细胞和星形胶质细胞的炎症反应。其中，$CD8^+$ T 细胞可能是静态的记忆细胞，当暴露于靶抗原并被其激活时，会促进进一步的组织损伤。PPMS 和 SPMS 的不同炎症机制可能是疾病修正治疗缺乏有效性的原因，疾病修正治疗通常具有全身性抗炎活性。

CNS 分隔化的炎症至少在疾病进程的某个时段是在没有明显复发的情况下维持的。在进展型 MS 患者中，从疾病的早期阶段就更广泛存在的软膜下脱髓鞘皮质损伤，到涉及不同等级模式的神经细胞丢失和小胶质细胞激活；在这方面，脑膜炎症程度与软膜下皮质损伤的程度和患者脑脊液中 IFN-γ、TNF-α、LTα 和 IL-6 等促炎细胞因子的高水平有关[90]。在具有细胞毒性的 $CD8^+$ T 细胞可能通过脑膜进入 CNS 以对此处的 B 细胞做出反应的同时，人们也注意到脑膜免疫细胞有可能导致 CNS 损伤[91]，患者的 CNS 炎症可能反过来促进 CNS 分隔化炎症中的 B 细胞的停留和传播[92]。未来的研究将致力于阐明脑膜免疫细胞和神经细胞之间的双向相互作用、是否及如何促进非复发性炎症的传播、脑脊液附近 CNS 结构的进行性损伤，以及这些过程如何作用于上述的退行性机制。

尽管发生在疾病的早期阶段，但神经轴突的退行性病变在进行性疾病中很常见。神经轴突退行的机制包括先天性和获得性免疫细胞激活、线粒体功能障碍和细胞外游离铁积累、髓鞘营养支持丧失、缺氧、谷氨酸稳态改变和促炎症环境促进的急性或慢性氧化应激引起的神经元凋亡，以及可能的细胞毒因子和补体的激活。

7.7 多发性硬化与线粒体

7.7.1 多发性硬化中线粒体功能障碍

MS中的神经功能障碍是由中枢神经系统内的炎症、脱髓鞘和最终的轴突损伤引起的。在该疾病的炎症阶段，会导致离子通道改变和慢性氧化应激。线粒体缺陷对MS的发病有巨大影响。不仅因为线粒体是神经元和神经胶质细胞中ATP生产的代谢中心，而且它们还参与氧代谢、ROS的产生、类固醇代谢、氨基酸和脂肪酸代谢、钙调控和细胞凋亡通路，对脑细胞的活力至关重要[93]。因此，线粒体功能障碍在MS病程进展中有着多维度的意义。目前编码线粒体蛋白的核DNA只有一种多态性与MS易感性有关，即解偶联蛋白2（uncoupling protein 2，UCP2）的启动子区域。UCP2是一种线粒体蛋白，能够将线粒体膜电位与ATP合成的偶联分开，从而降低ATP和ROS的产生[94]。

有研究表明，MS中线粒体呼吸链缺乏和线粒体运输异常使能量失衡，进而导致进行性神经变性及不可逆的致残过程[95]。线粒体是氧化呼吸链的基础，线粒体DNA（mtDNA）在单个细胞内存在多拷贝，因而存在异质性（突变型和野生型mtDNA分子共存于同一细胞中时）和同质性（细胞线粒体中仅存在突变型mtDNA分子）。在某些有明显症状的线粒体相关疾病中，组织中突变的mtDNA分子数超过一定阈值后，氧化磷酸化会受损。有研究观察到，患者呼吸链复合物相关mtDNA的缺失意味着神经元细胞体不再能够用健康的线粒体补充轴突，特别是在长投射轴突中的线粒体[96]。MS的慢性神经炎症刺激破坏神经轴突稳态，同时导致氧化应激增加（以ROS升高为特征）及线粒体和大分子（mtDNA、电子传递链蛋白、脂质）的继发性损伤，神经元和少突胶质细胞出现兴奋性毒性和神经营养物质失衡。这种损伤会损害线粒体的功能，进一步增加ROS的产生，形成恶性循环，结果是能量生产效率下降及产耗失衡；中枢神经系统由于代谢率高，多不饱和脂肪酸组成丰富，对氧化损伤更加敏感。此外，线粒体通过线粒体转录产物和mtDNA的过表达会影响少突胶质细胞的分化，而氧化应激的环境降低了与少突胶质细胞分化相关的转录物的表达。有研究显示，双链断裂的mtDNA在MS动物模型中可引起少突胶质细胞病变及严重的损伤响应。其他一些研究表明，线粒体功能障碍与少突胶质细胞髓鞘形成之间也可直接产生联系：N-乙酰天冬氨酸（NAA）是线粒体代谢物，也是少突胶质细胞用于产生髓鞘质的间接底物；由MS患者尸检发现，皮质（顶叶和运动神经）乙酸盐水平较低与受损线粒体中NAA的缺乏有关。还有研究发现MS患者细胞中出现分子组分改变（如Ca^{2+}内流增加导致HDAC1出现核输出而位置异常，与驱动蛋白结合），这些变化会损害线粒体的顺行运输，使HDAC1和驱动蛋白的结合减少，这在很大程度上影响了健康的线粒体向轴突的补充。线粒体也与细胞凋亡息息相关，线粒体中的 Ca^{2+} 储存参与离子稳态、细胞信号转导和细胞凋亡（当 Ca^{2+} 血浆浓度持续高水平时）的调节。此外，线粒体外膜渗透性（mitochondrial outer membrane permeabilization，MOMP）的调节对理解神经元的死亡具有重要意义，MOMP 通过各种机制得到稳定控制，而当线粒体外膜存在显著渗透时，半胱天冬酶活化、促凋亡因子释放到细胞质溶胶中，凋亡级联进而启动。

尽管氧化应激带来的压力巨大且无法消除，但在线粒体相关退行性过程中仍存在相关的补偿机制以抵抗氧化应激带来的损伤。身体本身存在抗 ROS 的相关保护机制，包括 NEF2（nuclear factor erythroid 2 - related factor 2）和抗氧化酶（如血红素氧合酶 1），它们在低氧应激期间激活。但若是已经到了 ATP 产生减少这一关键阶段，氧化应激造成的继发性损伤，也就最终造成线粒体无法在脱髓鞘轴突内提供其所需能量水平的环境，离子稳态就会出现失衡，进而导致慢性炎症和脱髓鞘轴突中由离子（Ca^{2+} 依赖性蛋白酶）介导的细胞凋亡机制的激活。

7.7.2　线粒体参与多发性硬化中白质损伤

白质脱髓鞘是 MS 的病理标志，MS 中的白质组织损伤在炎性脱髓鞘的病灶中最为突出，其中轴突变性的程度与炎症的严重程度相关。在急性 MS 病变的亚型中，弥漫性线粒体呼吸链缺陷在轴突、少突胶质细胞和星形胶质细胞中均有出现。在对实验性自身免疫性脑脊髓炎（EAE）的研究中发现，急性线粒体损伤是局灶性轴突变性的关键进程，类似的线粒体过程也在活跃的 MS 病灶中起作用。而由活化的小胶质细胞和巨噬细胞产生的 ROS 和活性氮物质（RNS）是轴突内线粒体损伤最大的原因，其具有直接抑制呼吸链的作用。解除 ROS 的毒害可逆转线粒体的致病过程，并挽救 EAE 变性的轴突。即使在白细胞潜入之前，在 EAE 动物的完整轴突中也已经观察到线粒体蛋白的硝化。因此，可以推断当白细胞浸润仅存在于脑膜还未到 CNS 实质中时，EAE 诱导后迅速发生的小胶质细胞的活化诱导了这些早期线粒体改变。这也解释了为什么脊髓白质弥漫性轴索丢失与脑膜 T 细胞浸润有关。

尽管如此，大多数轴突在炎性脱髓鞘攻击中存活并转变为慢性脱髓鞘。随着时间的推移，这些轴突的一部分退化。这些脱髓鞘和其他未受损的轴突含有的线粒体与呼吸链酶活性增加。此外，MS 中未受损和脱髓鞘的轴突增加了轴突特异性线粒体对接蛋白 Syntaphilin 的表达，体外脱髓鞘导致轴突内线粒体以更快的速度逆行和顺行移动。这种轴突内线粒体对脱髓鞘的反应，即线粒体出现频率增加、呼吸链活性增加和脱髓鞘轴突内线粒体的运动速度增加，这在脱髓鞘和脱髓鞘的疾病模型中一直存在，可能是对髓磷脂干扰的适应性或补偿性行为。在 MS 中，其他完整轴突中髓鞘的缺失改变了离子通道的分布，特别是钠通道，会导致轴突内能量需求增加，这反过来引起相关线粒体变化。而轴突内线粒体本身受损伤，最终无法向轴突供给足够 ATP,逐渐导致轴突损伤退化。因此,虽然明显少于炎症性 MS 病变,但退化的轴突在慢性 MS 病变中依然存在(图 7.4)。

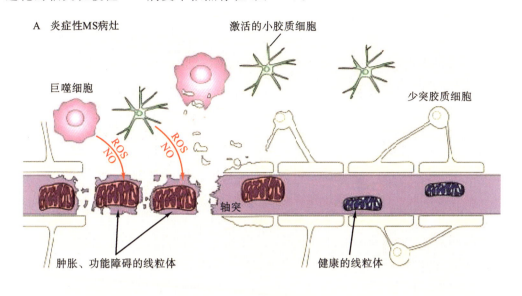

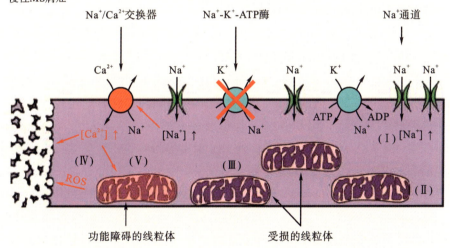

图 7.4 线粒体功能障碍介导多发性硬化中的轴突变性

A. 在炎症性多发性硬化病变中,巨噬细胞和活化的小胶质细胞产生大量活性氧与一氧化氮,其随后在有髓鞘和脱髓鞘轴突中诱导线粒体功能障碍。早期阶段,轴突线粒体功能障碍通过完整轴突中线粒体的肿胀反映,大部分线粒体肿胀的轴突最终会退化。B. 慢性多发性硬化病变中的轴突增加并重新分布其轴突 Na^+ 通道,导致轴突内 Na^+ 浓度增加。其导致 Na^+-K^+-ATP 酶需要更多的 ATP 除去过量的 Na^+(Ⅰ)。为了满足更高的能量需求,长期脱髓鞘轴突中的线粒体含量增加。然而,由于皮质病理学或先前的炎性损伤,慢性脱髓鞘轴突中的一部分线粒体受损(Ⅱ)。随着时间的推移,线粒体功能障碍累积,ATP 产生不足以使 Na^+-K^+-ATP 酶去除过量的轴突内 Na^+(Ⅲ)。轴突内 Na^+ 浓度升高导致轴突 Na^+/Ca^{2+} 交换器逆转,将 Na^+ 泵出而 Ca^{2+} 泵入轴突(Ⅳ)。这进一步导致轴突 Ca^{2+} 浓度升高,最终引发一系列有害事件,包括轴突内线粒体的进一步不稳定和 ROS 产生增加,进而最终导致轴突变性(Ⅴ)。

7.7.3　线粒体参与多发性硬化中灰质损伤

MS 中灰质结构的损伤引起皮质变薄是神经胶质细胞丢失、神经元丢失和突触密度降低的综合结果，而与白质类似，神经元损伤和损失也可能在正常表现灰质 (NAGM) 中广泛存在，因此神经变性至少部分地独立于局部脱髓鞘而发生。其他推进神经变性的过程有（远处）轴突损伤、局部脑膜炎症、持续小胶质细胞激活和线粒体功能障碍。

MS 患者死后非脱髓鞘运动皮质的微阵列分析显示，氧化磷酸化链的 26 个核编码亚基的基因表达降低，这与氧化磷酸化复合物 I 和 III 的活性显著降低相吻合。原位杂交表明，这种降低会特异发生在皮质神经元中，且观察到 MS 大脑皮质含有缺乏复合物 IV 活性的神经元。这些呼吸链缺陷神经元同时存在于 NAGM 和病变皮质中，并具有 mtDNA 缺失。氧化和亚硝化应激会导致 mtDNA 损伤与氧化磷酸化复合物活性降低，而 MS 神经元中 mtDNA 的损伤也可导致氧化磷酸化复合物 I、III 和 IV 的降低，因为 mtDNA 编码这些氧化磷酸化复合物的必需亚基。

关键氧化磷酸化基因的表达与许多转录因子紧密协调，其中包括 PGC-1α 和核呼吸因子 2，它们是两种主要的转录辅激活因子，控制核编码线粒体基因的表达，并以依赖于线粒体分裂的方式增加轴突线粒体密度和局部生物能能力。MS 灰质样品中含有核呼吸因子 2 转录因子复合物的减少，与氧化磷酸化基因的表达降低和氧化损伤增加相关。在进展型 MS 病例中发现 NAGM 样品中 PGC-1α 显著减少。MS 患者皮质神经元中 PGC-1α 表达降低，并与局部神经元密度相关，表明其可能在神经变性中发挥作用。而正如在 MS 皮质中观察到的那样，对神经元 PGC-1α 敲低诱导核编码的氧化磷酸化复合物亚基的减少，并增加神经元 ROS 的产生，从而可进一步增强已经存在的氧化应激。此外，降低的 PGC-1α 还会导致线粒体抗氧化因子的表达降低。由于小胶质细胞产生的 ROS 和一氧化氮在 MS 患者的皮质中广泛存在，因此，神经元中减少的 PGC-1α 可通过减少关键线粒体蛋白的转录直接诱导线粒体功能障碍，并增加线粒体对氧化/亚硝化损伤。而线粒体蛋白中 mtDNA 损伤和硝基酪氨酸残基的存在强烈，也表明 MS 皮质中线粒体的氧化和亚硝化损伤增加。随着时间的推移，线粒体的损伤将进一步损害 MS 皮质中的神经元线粒体功能，最终导致神经元死亡。

神经元 PGC-1α 表达降低的原因尚不清楚。PGC-1α 水平在一些经典神经退行性疾病中也显著降低，包括亨廷顿病、帕金森病和阿尔茨海默病，而广泛的小胶质细胞激活是这些神经退行性疾病中的早期和持续现象，因此，神经元 PGC-1α 表达降低可能是由小胶质细胞产生的炎性因子介导的。

7.8　多发性硬化的动物模型

由于多发性硬化是一种复杂的疾病，目前尚没有一种动物模型可以同时表现出人类 MS 的异质性和多样性。然而，过去几年中仍然出现了一些用于研究 MS 致病机制的动物模型，最常用的有：①实验性自身免疫性（过敏性）脑脊髓炎（EAE）模型；②病毒诱导模型，主要是泰勒氏小鼠脑脊髓炎病毒（TMEV）感染导致的慢性脱髓鞘；③毒素诱导模型，如由双环己酮草酰双腙和溶血卵磷脂诱导的脱髓鞘[97]。这些方法大都会造成线粒体的异常，其中，双环己酮草酰双腙被认为是直接靶向线粒体的毒素分子。

7.8.1 多发性硬化的 EAE 模型

MS 是由 CNS 中慢性免疫介导的炎症性疾病，实验性自身免疫性脑脊髓炎是目前研究最多的 MS 动物模型，其原理是利用碱性髓鞘蛋白等作为自身抗原在易感性小鼠中诱导对 CNS 组分的自身免疫。早在 1933 年，Rivers 等人首先描述了这种造模方法，他们用兔脑提取物来免疫猴子，造成了血管周围浸润和麻痹，以及脑和脊髓中的脱髓鞘，产生急性传播性脑脊髓炎，随后被称为 EAE[98]；后来人们通过加入完全弗氏佐剂（CFA）和百日咳毒素（PT）来增强体液免疫应答，并诱导出典型 MS 患者的复发缓解型振荡症状[99-100]；其他一些动物物种在此实验中也出现了相关表型，如豚鼠、猴子等，然而综合免疫遗传学、组织病理学及治疗研究，大鼠和小鼠被认为是研究急性单相型、复发缓解型及慢性进展型 EAE 的最佳模型动物。小鼠 EAE 的特征是从尾部开始出现麻痹，随后出现肢体和前肢的麻痹[101]。在不同遗传背景的小鼠（如 SJL/J、C57BL/6 和 NOD）中，EAE 可分别通过蛋白质（多肽）的主动免疫或致脑炎 T 细胞的被动转移来诱导产生；此中所有的相关免疫原均来自自身 CNS 中的蛋白，如髓磷脂碱性蛋白（MBP）、蛋白脂质蛋白（PLP）或髓磷脂少突胶质细胞糖蛋白（MOG）等；用免疫显性的 PLP 表位抗原（PLP139 - 151）免疫 SJL/J 小鼠可诱导复发缓解型病症病程[102]，而用免疫显性 MOG35 - 55 肽免疫 C57BL/6 小鼠诱发的疾病则具有慢性特征[103]。

EAE 作为一种 MS 模型，也具有一些缺点：EAE 模型目前对进展型 MS 能提供的信息很少，而常见的 C57BL/6 小鼠不能用于研究复发；病灶产生的时间和部位是随机的，且主要只产生于脊髓的白质；目前的机制研究主要涉及 $CD4^+$ T 细胞的作用，而很少涉及 $CD8^+$ T 细胞或 B 细胞。这些与 MS 不同的特征也使得 EAE 模型的应用存在一定限制。

7.8.2 多发性硬化的病毒诱导模型

流行病学研究表明，在特定遗传背景下，病毒感染可诱导针对 CNS 的免疫攻击，如爱泼斯坦-巴尔病毒（EBV）感染是 MS 的一个关键环境敏感因素[104]。小鼠 CNS 的病毒感染可以诱导脱髓鞘，一些小核糖核酸病毒在实验中表现良好，如泰勒氏小鼠脑脊髓炎病毒（TMEV）和小鼠肝炎病毒（MHV）等某些冠状病毒株。TMEV 是一种无包膜、正义单链的 RNA 病毒，可根据其导致 CNS 疾病的能力分为两种亚型，GDⅦ和TO。GDⅦ亚型（GDⅦ和FA株）对小鼠具有高度神经毒性，可在1～2周内致死；TO亚型的DA和BeAn8386（BeAn）株可诱导急性脑脊髓灰质炎。与EAE不同，TMEV仅能在小鼠中诱导炎性脱髓鞘，且仅能造模出慢性进展型疾病[105]。GDⅦ病毒主要感染神经元，且感染后即将凋亡的神经元会在没有炎性单核细胞（MNC）募集的情况下出现染色质凝集和凋亡样（碎片化）细胞核（核碎裂）[106]。与GDⅦ感染相反，在DA感染的急性期，在脑的灰质中存在实质以及血管周围和蛛网膜下的MNC浸润，包括$CD3^+$ T细胞[107]；而到了慢性期时（感染一个月后或更久），CNS的灰质炎症会逐渐消退[108]。

TMEV模型的脱髓鞘病理特征一般是由免疫系统的激活介导的，而非病毒对靶细胞的直接毒性作用；且它与MS有明显的相似性，临床表现与人类慢性进展型MS非常类似。然而在传统理论中，人们认为MS患者的轴突损伤是继发于严重的炎症性脱髓鞘的，病灶的发展是由外入内的（即从髓鞘到轴突）[109]；但在TMEV模型中与之相反，轴突损伤先于脱髓鞘，表现出由内而外的模式[110]。

7.8.3 多发性硬化的毒素诱导模型

对于研究脱髓鞘和再髓鞘化过程来说，毒素诱导的脱髓鞘模型要比EAE更适合[111]。双环己酮草酰双腙和溶血卵磷脂是最常用的两种诱导脱髓鞘的药剂。双环己酮草酰双腙是一种铜离子螯合剂，在正常食物中添加后可导致啮齿动物的脱髓鞘和少突胶质细胞死亡，同时伴有星形胶质细胞和小胶质细胞的活化[112]。双环己酮草酰双腙会特异地靶向成熟的少突胶质细胞，使其产生广泛的代谢障碍而凋亡，但其他类型细胞并不直接受影响；如果在脱髓鞘后从饮食中去除双环己酮草酰双腙，少突胶质细胞祖细胞（OPC）可马上生成新的少突胶质细胞而开始再髓鞘化过程。许多证据表明，少突胶质细胞的凋亡可能主要来源于线粒体功能的紊乱，因为人们在模型鼠的肝和脑中都观察到了体积增大的"巨大"线粒体[113]，在体外的模型细胞中也发现了线粒体膜电位的大幅降低[114]。

溶血卵磷脂是磷脂酶A2的激活剂，在猫、兔、大鼠和小鼠等动物的脊髓内注射后能导致局部的脱髓鞘[115]。这里的脱髓鞘主要是因为表面活性剂对髓鞘的毒性作用，而其对少突胶质细胞的作用是次要的[116]。溶血卵磷脂在CNS中可诱发一种快速且高度可重复的脱髓鞘形式，而不对邻近的细胞和轴突造成损伤；它的作用不是由免疫机制介导的，所以即便是在免疫缺陷小鼠中也能诱导出脱髓鞘现象。如果使用幼年动物，病灶处的慢性炎症较小，5～6周后会发生完全的再髓鞘化；而老年动物的修复速度要慢得多[117]。

综上所述，与EAE和病毒诱导的脱髓鞘模型相比，毒素诱导的脱髓鞘模型虽然不能用来反映MS这一疾病，但它建立了一个良好的研究脱髓鞘和再髓鞘化过程的系统。

7.9 多发性硬化的治疗

MS 的治疗可分为降低炎症反应的疾病修正治疗（DMT）、针对 MS 复发的治疗和用于短期改善 MS 症状（如疲劳、疼痛和痉挛）的对症治疗。可用于治疗 RRMS 的 DMT 有好几种，而可用于 PPMS 的 DMT 只有一种。目前，更多的 DMT 正在应用于 RRMS、PPMS 和 SPMS 的临床试验中，并且研究者们正在努力寻找新的治疗靶点。

7.9.1 RRMS 的疾病修正治疗

一旦患者被诊断为 RRMS 或 CIS，即可马上采取 DMT 以降低疾病进展的风险。20 多年来，RRMS 的主要一线治疗方式是直接注射型 DMT，如注射 IFN-β 或醋酸格拉替雷，主要因为它们有良好的安全性，以及比其他新药更低的价格。然而，尽管这些疗法所引起的药物严重不良反应的风险很低，但由于一些注射相关的不良反应，如 IFN-β 产生的流感样症状和注射部位产生的炎症，它们往往只表现出中等的临床疗效，且往往耐受性差。随着越来越多的 DMT 被批准，医生们可针对疗效、安全性和患者的偏好来为不同的患者定制治疗方案（表 7.1）[118]。

表 7.1 针对 RRMS 的不同 DMT

	DMT	治疗方式	类型	年复发率降低	副作用
一线	醋酸格拉替雷	皮下注射	合成多肽混合物	30%	• 注射部位反应（注射部位出现红斑、炎症、硬结或疼痛）； • 红肿； • 胸闷或疼痛； • 心悸； • 焦虑； • 呼吸困难
	IFN-β1a	皮下注射 肌内注射	重组蛋白	32%	• 注射部位反应（注射部位出现红斑、炎症、硬结或疼痛）； • 流感样症状； • 白细胞减少（中性粒细胞减少或淋巴细胞减少）； • 血小板减少； • 贫血； • 感染； • 甲状腺功能不全（甲状腺功能减退或甲状腺功能亢进）； • 肝损伤（转氨酶升高）； • 疲劳； • 情绪障碍（抑郁症状）
	IFN-β1b	皮下注射	重组蛋白	34%	
	聚乙二醇化 IFN-β1a	皮下注射	聚乙二醇化重组蛋白	35%	

续表

	DMT	治疗方式	类型	年复发率降低	副作用
一线	特立氟胺	口服	嘧啶合成抑制剂	34%	• 头痛； • 腹泻； • 头发变薄或脱落； • 肝损伤(转氨酶升高)； • 血压升高； • 感觉异常； • 白细胞减少(中性粒细胞减少或淋巴细胞减少)； • 感染
一线	富马酸二甲酯	口服	Nrf-2激动剂	49%	• 红肿； • 肝损伤(转氨酶升高)； • 胃肠道紊乱(腹痛、恶心和呕吐)； • 白细胞减少(主要是淋巴细胞减少)； • 感染； • 进行性多灶性白质脑病(PML)； • 过敏反应
二线	芬戈莫德	口服	SIP（鞘氨醇-1-硝酸）抑制剂	54%	• 心率减慢； • 血压升高； • 白细胞减少(主要是淋巴细胞减少)； • 感染； • 肝损伤(转氨酶升高)； • 黄斑水肿； • PML； • 皮肤癌
二线	达利珠单抗	静脉注射	抗CD25单克隆抗体	44%	• 肝损伤(转氨酶升高)； • 胃肠道紊乱(腹痛、恶心和呕吐)； • 过敏反应； • 感染； • 免疫性脑炎

续表

	DMT	治疗方式	类型	年复发率降低	副作用
二线	阿仑单抗	静脉注射	抗CD52单克隆抗体	52%	• 输液相关反应; • 白细胞减少(主要是淋巴细胞减少); • 感染; • 自身免疫反应(免疫性血小板减少、免疫性甲状腺炎和免疫性肾小球肾炎); • 癌症(甲状腺癌、黑色素瘤和淋巴增生性疾病)
	克拉屈滨	口服	嘌呤类似物	58%	• 白细胞减少(中性粒细胞减少或淋巴细胞减少); • 感染; • 皮疹; • 脱发; • 癌症
	奥克利珠单抗	静脉注射	抗CD20单克隆抗体	45%	• 输液相关反应; • 白细胞减少症(主要是淋巴细胞少); • 血液免疫球蛋白降低; • 感染; • 癌症
	那他珠单抗	静脉注射	抗VLA4(晚期抗原4)单克隆抗体	69%	• 输液相关反应; • 过敏反应; • 感染; • 进行性多灶性白质脑病

RRMS目前的主要治疗策略称为阶梯治疗,其原则是从安全且中度有效的DMT开始,通常是IFN-β、醋酸格拉替雷、特立氟胺或富马酸二甲酯,而当患者有难以忍受的不良反应时可以切换到其他的一线DMT;对于有新复发或MRI显示病灶的患者则可切换到其他更有效的二线或三线DMT。在对传统DMT无反应的重症患者中,自体造血干细胞的移植可能会更有效;然而,由于一般总是存在更有效的DMT,这种阶梯治疗失败的风险几乎没有;一般来说,只有<1%的RRMS患者会采用自体造血干细胞移植[119-120]。

另一种治疗策略被称为诱导治疗。随着更有效药物的出现,某些观念认为可在早期使用更有效药物(如阿仑单抗或奥克利珠单抗)来治疗患者以及早防止CNS的不可逆损害和残障,于是诱导治疗成为临床上可能更有效的方式。诱导治疗是指一种强免疫干预，在患者被确诊为具有负预后因素（即较高的疾病活动，如严重且频繁的复发和较多的 MRI 病灶，以及残障的累积）后立马开启治疗。这种方法能够通过去除 T 细胞、B 细胞和髓系细胞，立即降低与疾病相关的炎症反应，并且患者身体由于免疫系统的重新调整可能转化为更耐受的状态，随后还可以根据需要而采用更温和的疗法来维持。在进行了一个或多个诱导治疗周期后，治疗可以逐渐降级。然而，当停止使用高效药物治疗时，医生需要对进一步的治疗选择进行仔细评估，特别是没有产生实质性的免疫系统重调时（如使用芬戈莫德），应准备另一种高效治疗以防止疾病的复发。

7.9.2　进展型多发性硬化的疾病修正治疗

用于 RRMS 的 DMT 不能防止 PPMS 和 SPMS 患者的疾病恶化。细胞抑制药米托蒽醌在 2000 年被美国 FDA 批准用于 SPMS，但受到了其心脏毒性和致突变不良作用的限制。更具前景的数据来自一项安慰剂对照的研究：使用利妥昔单抗治疗 PPMS 时，年轻患者残障进展的风险会有降低。另外，抗 CD20 药物在 PPMS 中的有效作用在一项更大规模的研究中得到了证实，奥克利珠单抗与安慰剂相比显著降低了残障进展的风险，成了首个被批准用于 PPMS 的 DMT；这项研究中的患者都较为年轻（平均 44.6 岁），27% 的患者在 MRI 上显示有炎症活动迹象，这表明疾病的早期阶段可能对治疗更为敏感。总的来说，主要作用于获得性免疫系统的 DMT 在进展型 MS 中的疗效较 RRMS 低，但抗 CD20 类 DMT 如使用奥克利珠单抗或利妥昔单抗的治疗是值得考虑的，尤其是在病程较短（或）有炎症活跃迹象的患者中[121-122]。

7.9.3　针对复发的治疗

对于 MS 复发的急性治疗，目前公认的方法是大剂量使用皮质类固醇。这些药物有助于患者功能的更快恢复，并防止在治疗后一周内出现更严重的缺陷，但其长期疗效尚不清楚。目前的治疗方案通常包括 3～5 天静脉注射甲泼尼龙，同时口服或不口服泼尼松；或肌内注射地塞米松、口服大剂量甲泼尼龙。对使用皮质类固醇没有疗效的复发患者可以使用血浆置换（3～5 个疗程）或静脉注射免疫球蛋白来治疗。

7.9.4　多发性硬化的对症治疗

多种不同的药物可被用于治疗 MS 的症状，如行走能力受损、痉挛、疼痛、膀胱和肠控制丧失，以及神经精神症状，但其中大多数的治疗对患者的临床疗效尚未得到充分证明。

只有两种对症治疗在 MS 中得到了广泛的测试：针对痉挛的纳比西莫司和针对

行走能力的达伐吡啶。纳比西莫司可改善 MS 患者的痉挛，经验性证据表明使用巴氯芬、丹曲林、替扎尼定和肉毒素 A 注射可减缓某些肌肉群中的痉挛。达伐吡啶是一种电压依赖性钾离子通道阻滞剂，可改善脱髓鞘轴突中神经信号的传输，并改善 MS 患者的行走能力。除了治疗之外，步行辅助设备，如矫形器、拐杖等，对提高步行能力也很重要；传统或电动的轮椅和其他移动设备是帮助晚期患者保持独立运动能力的重要工具[123-124]。

MS 的感觉神经束损伤会导致慢性神经病理性疼痛，加巴喷丁类（如加巴喷丁和普瑞巴林）、三环类抗抑郁药和 5-羟色胺去甲肾上腺素再摄取抑制剂是一线治疗药物。阿片类药物（如曲马多或可待因）是治疗中重度疼痛的二线药物。在某些国家，大麻素类（如医用大麻）或其合成药物形式被推荐为可能的三线选择。下尿路症状的治疗包括口服抗毒蕈碱药物，或结合间歇的自我导尿等；对症状较严重患者的治疗包括使用肉毒杆菌毒素 A 膀胱灌注、神经调节、留置导尿管和手术等[125-126]。

尽管 MS 患者认知障碍的患病率高，临床相关性强，但仍缺乏有效的治疗方案。莫达非尼和多奈哌齐等的效果不一，而一些 DMT（如 IFN-β、芬戈莫德和那他珠单抗）与认知康复对症治疗相结合可能改善或至少稳定患者的认知功能[127]。疲劳和精神共病是 MS 患者丧失工作和社会能力的重要原因。提高警觉性的非处方药（如莫达非尼和安非他明）被经常使用，而一些治疗疲劳的新方法，包括阿法骨化醇（一种维生素 D 类似物）、体育锻炼、认知行为疗法、深部经颅磁刺激等，也具有一定的临床效果[128-129]。总的来说，为患者提供一套综合性康复方案，在控制或改善 MS 相关的各种症状中是很重要的。

7.9.5 靶向线粒体的多发性硬化的治疗方法

在目前的 DMT 中，有几种药物对细胞代谢线粒体途径有干扰作用[130]。

富马酸二甲酯（DMF）是欧洲药品管理局（EMA）推荐的一种口服 DMT，用于治疗 RRMS 或银屑病的成人患者。DMF 与 Kelch 样 ECH 相关蛋白 1（Keap1）结合以使 Nrf-2 向核内转移，并介导抗氧化基因的转录，如血氧合酶 1（HO1）和喹啉氧化还原酶 1（NQO1）；DMF 也是调节小胶质细胞活化的 G 蛋白偶联膜受体 GPR109A/HCAR2 的激动剂。而近期研究表明，DMF 在 RRMS 中的主要作用机制在于调节糖酵解酶 GAPDH 的催化中心半胱氨酸的琥珀酸化和失活，从而下调活化髓细胞和淋巴细胞的有氧糖酵解。

生物素（或维生素 B_7）是哺乳动物大脑中三羧酸循环（包括丙酮酸羧化酶）的一种辅酶，参与能量生产，并在虚拟缺氧条件下增加细胞 ATP 水平。每日口服 MD1003（一种高度浓缩的生物素制剂）的Ⅲ期试验的结果表明，超过 150 名进行性 MS 患者的神经症状显著降低。

硫辛酸是至少 5 种酶系统的抗氧化剂和辅助因子。其中 2 种（丙酮酸脱氢酶和 α-酮戊二酸脱氢酶)是 TCA 循环的关键酶。每日口服硫辛酸的Ⅱ/Ⅲ期试验结果表明，SPMS 患者脑容量的年化百分比变化显著减少，同时能保持良好的安全性、耐受性和依从性，临床效果良好。

特立氟胺是嘧啶合成抑制剂来氟米特的活性代谢产物。它会可逆地抑制二氢乳清酸脱氢酶(嘧啶从头合成途径中的关键线粒体酶)，导致活化 T/B 淋巴细胞的增殖减少。多发性硬化口服特立氟胺Ⅲ期试验的结果显示，RRMS 患者的残障进展显著降低。

7.9.6 开发中的多发性硬化的治疗方法

一些具有与现有 DMT 作用机制相似的新药正在进行后期临床试验，如鞘氨醇-1-磷酸(S1P)抑制剂 Siponimod、Ponesimod 和 Ozanimod，以及抗 CD20 单克隆抗体奥法木单抗[131]。抗原特异性疗法的发展是未来的一个主要目标，这可以解决因长期免疫抑制产生的感染等问题[132]。在潜在的神经保护或再髓鞘作用的药物治疗方面也有进展，部分原因是一些在其他情况下使用的旧药物被重新确认了在 MS 相关治疗中的用途。例如，苯妥英(一种抗癫痫药物)对急性视神经炎的神经纤维有良好的保护作用；抗过敏药物氯马斯汀能增加 MS 相关视神经的传导；降胆固醇药物辛伐他汀能降低 SPMS 的脑萎缩率[133-134]。新开发的旨在增加再髓鞘化的药物，如单克隆抗体 Opicinumab，也在临床试验中[135]。

研究人员还在尝试一些能够靶向慢性炎症大脑的新型细胞药物，来特异靶向 CNS 区的固有免疫细胞。在 EAE 啮齿动物和非人灵长类动物中，研究人员可通过血流(静脉注射)或脑脊液循环(侧脑室注射)，将表达功能性细胞黏附分子(如 CD44)、整合素(如 α4β1)和趋化因子受体(如 CCR2、CX3CR1、CXCR4)的同源神经干细胞(NSC)局部注入，使其进入发炎的 CNS，并选择性地聚集在炎症细胞的血管周围空间。通过建立一系列细胞间的相互作用，移植的神经干细胞能够通过 Fas 配体(FasL)、TNF 相关凋亡诱导配体(TRAIL)和 Apo3 配体(APO3L)以诱导 Th1 和 Th17 细胞凋亡；通过 NO 和前列腺素 E2(PGE2)抑制 T 细胞增殖；通过抑制 IL-2 和 IL-6 信号降低 T 细胞的 T 细胞受体(TCR)依赖性活化。因此，神经干细胞移植物可在神经炎症中发挥一种主要的免疫调节作用。

另外，有人提出了一种周期性的禁食模拟饮食(FMD)作为一种替代方法，通过增加皮质酮水平和 Treg 细胞数量，降低促炎性细胞因子、Th1 和 Th17 细胞及 APC 的水平，来改善 EAE 小鼠的中枢神经系统损伤和行为结果。这些效应可能与禁食小鼠骨髓中 B/T 细胞发育停滞以及成熟 B/T 细胞数量选择性定位有关。初步试验结果显示，FMD 和生酮饮食在 RRMS 中可增加血浆中 β-羟丁酸浓度、减少自身免疫淋巴细胞数量、降低复发率。

运动疗法也是一种治疗 MS 的很有前途的非药物疗法。运动训练通常是比较安全的，不会增加复发的风险，但也可能会导致少数患者的症状短暂恶化。运动训练可导致临床相关的身体功能改善，但应视为特定治疗的辅助手段。锻炼对大脑本身也有积极的影响，包括改善大脑容量、认知能力、负面情绪等[136]。

参考文献

[1] FILIPPI M，BAR-OR A，PIEHL F，et al. Multiple sclerosis[J]. Nature reviews disease Primers，2018，4(1)：43.

[2] LUBLIN F D，REINGOLD S C，COHEN J A，et al. Defining the clinical course of multiple sclerosis the 2013 revisions[J]. Neurology，2014，83(3)：278-286.

[3] KRIEGER S C，COOK K，DE NINO S，et al. The topographical model of multiple sclerosis a dynamic visualization of disease course[J]. Neurology-neuroimmunology and neuroinflammation，2016，3(5)：e279.

[4] GUSTAVSSON A，SVENSSON M，JACOBI F，et al. Cost of disorders of the brain in Europe 2010[J]. European neuropsychopharmacology，2011，21(10)：718-779.

[5] SPRINGELKAMP H，IGLESIAS A I，MISHRA A，et al. New insights into the genetics of primary open-angle glaucoma based on meta-analyses of intraocular pressure and optic disc characteristics[J]. Human molecular genetics，2017，26(2)：438-453.

[6] ROSATI G. The prevalence of multiple sclerosis in the world：an update[J]. Neurological sciences，2001，22(2)：117-139.

[7] KOCH-HENRIKSEN N，SORENSEN P S. The changing demographic pattern of multiple sclerosis epidemiology[J]. Lancet neurology，2010，9(5)：520-532.

[8] ALONSO A，HERNAN M A. Temporal trends in the incidence of multiple sclerosis[J]. Neurology，2008，71(2)：129-135.

[9] ORTON S-M，HERRERA B M，YEE I M，et al. Sex ratio of multiple sclerosis in Canada：a longitudinal study[J]. Lancet neurology，2006，5(11)：932-936.

[10] SCALFARI A，KNAPPERTZ V，CUTTER G，et al. Mortality in patients with multiple sclerosis[J]. Neurology，2013，81(2)：184-192.

[11] LUNDE H M B，ASSMUS J，MYHR K-M，et al. Survival and cause of death in multiple sclerosis：a 60-year longitudinal population study[J]. Journal of neurology neurosurgery and psychiatry，2017，88(8)：621-625.

[12] KOCH-HENRIKSEN N，LAURSEN B，STENAGER E，et al. Excess mortality among patients with multiple sclerosis in Denmark has dropped significantly over the past six decades：a population based study[J]. Journal of neurology neurosurgery and psychiatry，2017，88(8)：626-631.

[13] GREER J M，MCCOMBE P A. Role of gender in multiple sclerosis：clinical effects and potential molecular mechanisms[J]. Journal of neuroimmunology，2011，234(1-2)：7-18.

[14] YESHOKUMAR A K，NARULA S，BANWELL B. Pediatric multiple sclerosis[J]. Current opinion in neurology，2017，30(3)：216-221.

[15] MILLER D H, CHARD D T, CICCARELLI O. Clinically isolated syndromes [J]. Lancet neurology, 2012, 11(2): 157-169.

[16] BROWNLEE W J, HARDY T A, FAZEKAS F, et al. Diagnosis of multiple sclerosis: progress and challenges [J]. Lancet, 2017, 389(10076): 1336-1346.

[17] TOOSY A T, MASON D F, MILLER D H. Optic neuritis [J]. Lancet neurology, 2014, 13(1): 83-99.

[18] GALETTA S L, VILLOSLADA P, LEVIN N, et al. Acute optic neuritis: unmet clinical needs and model for new therapies [J]. Neurol Neuroimmunol Neuroinflamm, 2015, 2(4): e135.

[19] KANCHANDANI R, HOWE J G. Lhermitte's sign in multiple-sclerosis - a clinical survey and review of the literature [J]. Journal of neurology neurosurgery and psychiatry, 1982, 45(4): 308-312.

[20] RAE-GRANT A D, ECKERT N J, BARTZ S, et al. Sensory symptoms of multiple sclerosis: a hidden reservoir of morbidity [J]. Multiple sclerosis, 1999, 5(3): 179-183.

[21] MCALPINE D. Multiple-sclerosis-review [J]. Bmj-British medical journal, 1973, 2(5861): 292-295.

[22] DILLON B E, LEMACK G E. Urodynamics in the evaluation of the patient with multiple sclerosis when are they helpful and how do we use them? [J]. Urologic clinics of North America, 2014, 41(3): 439.

[23] ROCCA M A, AMATO M P, DE STEFANO N, et al. Clinical and imaging assessment of cognitive dysfunction in multiple sclerosis [J]. Lancet neurology, 2015, 14(3): 302-317.

[24] FEINSTEIN A. Multiple sclerosis and depression [J]. Multiple sclerosis journal, 2011, 17(11): 1276-1281.

[25] SOLARO C, BRICHETTO G, AMATO M P, et al. The prevalence of pain in multiple sclerosis - a multicenter cross-sectional study [J]. Neurology, 2004, 63(5): 919-921.

[26] GABRIEL ORTIZ G, PAUL PACHECO-MOISES F, ANGEL MACIAS-ISLAS M, et al. Role of the blood-brain barrier in multiple sclerosis [J]. Archives of medical research, 2014, 45(8): 687-697.

[27] FROHMAN E M, RACKE M K, RAINE C S. Medical progress: multiple sclerosis - the plaque and its pathogenesis [J]. The New England journal of medicine, 2006, 354(9): 942-955.

[28] SORMANI M P, ROVARIS M, COMI G, et al. A reassessment of the plateauing relationship between T2 lesion load and disability in MS [J]. Neurology, 2009, 73(19): 1538-1542.

[29] FRISCHER J M, WEIGAND S D, GUO Y, et al. Clinical and pathological insights into the dynamic nature of the white matter multiple sclerosis plaque [J]. Annals of neurology, 2015, 78(5): 710-721.

[30] MACHADO-SANTOS J, SAJI E, TROESCHER A R, et al. The compartmentalized inflammatory response in the multiple sclerosis brain is composed of tissue-resident $CD8^+$ T lymphocytes and B cells [J]. Brain, 2018, 141: 2066-2082.

[31] LASSMANN H, VAN HORSSEN J, MAHAD D. Progressive multiple sclerosis: pathology and pathogenesis [J]. Nature reviews neurology, 2012, 8(11): 647-656.

[32] MAHAD D H, TRAPP B D, LASSMANN H. Progressive multiple sclerosis 1 pathological mechanisms in progressive multiple sclerosis [J]. Lancet Neurology, 2015, 14(2): 183-193.

[33] DENDROU C A, FUGGER L, FRIESE M A. Immunopathology of multiple sclerosis [J]. Nature reviews immunology, 2015, 15(9): 545-558.

[34] LUCHETTI S, FRANSEN N L, VAN EDEN C G, et al. Progressive multiple sclerosis patients show substantial lesion activity that correlates with clinical disease severity and sex: A retrospective autopsy cohort analysis [J]. Acta neuropathologica, 2018, 135(4): 511-528.

[35] KUTZELNIGG A, LUCCHINETTI C F, STADELMANN C, et al. Cortical demyelination and diffuse white matter injury in multiple sclerosis [J]. Brain, 2005, 128: 2705-2712.

[36] EVANGELOU N, DELUCA G C, OWENS T, et al. Pathological study of spinal cord atrophy in multiple sclerosis suggests limited role of local lesions [J]. Brain, 2005, 128: 29-34.

[37] KLAVER R, DE VRIES H E, SCHENK G J, et al. Grey matter damage in multiple sclerosis a pathology perspective [J]. Prion, 2013, 7(1): 66-75.

[38] FILIPPI M, PREZIOSA P, MEANI A, et al. Prediction of a multiple sclerosis diagnosis in patients with clinically isolated syndrome using the 2016 MAGNIMS and 2010 McDonald criteria: a retrospective study [J]. Lancet neurology, 2018, 17(2): 133-142.

[39] HAIDER L, SIMEONIDOU C, STEINBERGER G, et al. Multiple sclerosis deep grey matter: The relation between demyelination, neurodegeneration, inflammation and iron [J]. Journal of neurology neurosurgery and psychiatry, 2014, 85(12): 1386-1395.

[40] VERCELLINO M, MASERA S, LORENZATTI M, et al. Demyelination, inflammation, and neurodegeneration in multiple sclerosis deep gray matter [J]. Journal of neuropathology and experimental neurology, 2009, 68(5): 489-502.

[41] MAGLIOZZI R, HOWELL O W, NICHOLAS R, et al. Inflammatory intrathecal profiles and cortical damage in multiple sclerosis [J]. Annals of neurology, 2018, 83(4): 739-755.

[42] PETERSON J W, BO L, MORK S, et al. Transected neurites, apoptotic neurons, and reduced inflammation in cortical multiple sclerosis lesions [J]. Annals of neurology, 2001, 50(3): 389-400.

[43] STRIJBIS E M M, KOOI E-J, VAN DER VALK P, et al. Cortical remyelination is heterogeneous in multiple sclerosis [J]. Journal of neuropathology and experimental neurology, 2017, 76(5): 390-401.

[44] DUTTA R, CHANG A, DOUD M K, et al. Demyelination causes synaptic alterations in hippocampi from multiple sclerosis patients [J]. Annals of neurology, 2011, 69(3): 445-454.

[45] JUERGENS T, JAFARI M, KREUTZFELDT M, et al. Reconstruction of single cortical projection neurons reveals primary spine loss in multiple sclerosis [J]. Brain, 2016, 139: 39-46.

[46] HOWELL O W, REEVES C A, NICHOLAS R, et al. Meningeal inflammation is widespread and linked to cortical pathology in multiple sclerosis [J]. Brain, 2011, 134: 2755-2771.

[47] CHOI S R, HOWELL O W, CARASSITI D, et al. Meningeal inflammation plays a role in the pathology of primary progressive multiple sclerosis [J]. Brain, 2012, 135: 2925-2937.

[48] PATRIKIOS P, STADELMANN C, KUTZELNIGG A, et al. Remyelination is extensive in a subset of multiple sclerosis patients [J]. Brain, 2006, 129: 3165-3172.

[49] FRANKLIN R J M, FFRENCH-CONSTANT C. Remyelination in the CNS: from biology to therapy [J]. Nature reviews neuroscience, 2008, 9(11): 839-855.

[50] GOLDSCHMIDT T, ANTEL J, KOENIG F B, et al. Remyelination capacity of the MS brain decreases with disease chronicity [J]. Neurology, 2009, 72(22): 1914-1921.

[51] OLSSON T, BARCELLOS L F, ALFREDSSON L. Interactions between genetic, lifestyle and environmental risk factors for multiple sclerosis [J]. Nature reviews neurology, 2017, 13(1): 25-36.

[52] MIRZAEI F, MICHELS K B, MUNGER K, et al. Gestational vitamin D and the risk of multiple sclerosis in offspring [J]. Annals of neurology, 2011, 70(1): 30-40.

[53] ENDRIZ J, HO P P, STEINMAN L. Time correlation between mononucleosis and initial symptoms of MS [J]. Neurol Neuroimmunol Neuroinflamm, 2017, 4(3): e308.

[54] HAAHR S, PLESNER A M, VESTERGAARD B F, et al. A role of late Epstein-Barr virus infection in multiple sclerosis [J]. Acta neurologica scandinavica, 2004, 109(4): 270-275.

[55] HEALY B C, ALI E N, GUTTMANN C R G, et al. Smoking and disease progression in multiple sclerosis [J]. Archives of neurology, 2009, 66(7): 858-864.

[56] PIERROT-DESEILLIGNY C, SOUBERBIELLE J-C. Vitamin D and multiple sclerosis: an update [J]. Multiple sclerosis and related disorders, 2017, 14: 35-45.

[57] COMPSTON A, COLES A. Multiple sclerosis [J]. Lancet, 2002, 359(9313): 1221-1231.

[58] BARANZINI S E, OKSENBERG J R. The genetics of multiple sclerosis: from 0 to 200 in 50 years [J]. Trends in genetics, 2017, 33(12): 960-970.

[59] COTSAPAS C, MITROVIC M. Genome-wide association studies of multiple sclerosis [J]. Clinical & translational immunology, 2018, 7(6): e1018.

[60] MOKRY L E, ROSS S, AHMAD O S, et al. Vitamin D and risk of multiple sclerosis: a mendelian randomization study [J]. PLoS medicine, 2015, 12(8): e1001866.

[61] HEDSTROM A K, SUNDQVIST E, BAARNHIELM M, et al. Smoking and two human leukocyte antigen genes interact to increase the risk for multiple sclerosis [J]. Brain, 2011, 134: 653-664.

[62] HEDSTROM A K, BOMFIM I L, BARCELLOS L, et al. Interaction between adolescent obesity and HLA risk genes in the etiology of multiple sclerosis [J]. Neurology, 2014, 82(10): 865-872.

[63] LI R, PATTERSON K R, BAR-OR A. Reassessing B cell contributions in multiple sclerosis [J]. Nature immunology, 2018, 19(7): 696-707.

[64] BAECHER-ALLAN C, KASKOW B J, WEINER H L. Multiple sclerosis: mechanisms and immunotherapy [J]. Neuron, 2018, 97(4): 742-768.

[65] KASKOW B J, BAECHER-ALLAN C. Effector T cells in multiple sclerosis [J]. Cold spring harbor perspectives in medicine, 2018, 8(4): a029025.

[66] VIGLIETTA V, BAECHER-ALLAN C, WEINER H L, et al. Loss of functional suppression by $CD4^+CD25^+$ regulatory T cells in patients with multiple sclerosis [J]. Journal of experimental medicine, 2004, 199(7): 971-979.

[67] VENKEN K, HELLINGS N, THEWISSEN M, et al. Compromised $CD4^+$ CD25(high) regulatory T-cell function in patients with relapsing-remitting multiple sclerosis is correlated with a reduced frequency of FOXP3-positive cells and reduced FOXP3 expression at the single-cell level [J]. Immunology, 2008, 123(1): 79-89.

[68] FRISULLO G, NOCITI V, IORIO R, et al. Regulatory T cells fail to suppress $CD4^+$ T-bet^+ T cells in relapsing multiple sclerosis patients [J]. Immunology, 2009, 127(3): 418-428.

[69] FLETCHER J M, LONERGAN R, COSTELLOE L, et al. $CD39^+$ $Foxp3^+$ regulatory T cells suppress pathogenic Th17 cells and are impaired in multiple sclerosis [J]. Journal of immunology, 2009, 183(11): 7602-7610.

[70] DHAEZE T, PEELEN E, HOMBROUCK A, et al. Circulating follicular regulatory T cells are defective in multiple sclerosis [J]. Journal of immunology, 2015, 195(3): 832-840.

[71] KEBIR H, KREYMBORG K, IFERGAN I, et al. Human Th17 lymphocytes promote blood-brain barrier disruption and central nervous system inflammation [J]. Nature medicine, 2007, 13(10): 1173-1175.

[72] VAN LANGELAAR J, DE VRIES R M V D V, JANSSEN M, et al. T helper 17.1 cells associate with multiple sclerosis disease activity: perspectives for early intervention [J]. Brain, 2018, 141: 1334-1349.

[73] ANNIBALI V, RISTORI G, ANGELINI D F, et al. CD161(high)$CD8^+$ T cells bear pathogenetic potential in multiple sclerosis [J]. Brain, 2011, 134: 542-554.

[74] RASOULI J, CIRIC B, IMITOLA J, et al. Expression of GM-CSF in T cells is increased in multiple sclerosis and suppressed by IFN-β therapy [J]. Journal of immunology, 2015, 194(11): 5085-5093.

[75] JELCIC I, AL NIMER F, WANG J, et al. Memory B cells activate brain-homing, autoreactive $CD4^+$ T cells in multiple sclerosis [J]. Cell, 2018, 175(1): 85-100.

[76] KROENKE M A, CARLSON T J, ANDJELKOVIC A V, et al. IL-12- and IL-23-modulated T cells induce distinct types of EAE based on histology, CNS chemokine profile, and response to cytokine inhibition [J]. Journal of experimental medicine, 2008, 205(7): 1535-1541.

[77] RONCHI F, BASSO C, PREITE S, et al. Experimental priming of encephalitogenic Th1/Th17 cells requires pertussis toxin-driven IL-1 beta production by myeloid cells [J]. Nature communications, 2016, 7: 11541.

[78] PALANICHAMY A, APELTSIN L, KUO T C, et al. Immunoglobulin class-switched B cells form an active immune axis between CNS and periphery in multiple sclerosis [J]. Science translational medicine, 2014, 6(248): 248ra106.

[79] STERN J N H, YAARI G, VANDER HEIDEN J A, et al. B cells populating the multiple sclerosis brain mature in the draining cervical lymph nodes [J]. Science translational medicine, 2014, 6(248): 248ra107.

[80] ALVAREZ J I, KEBIR H, CHESLOW L, et al. JAML mediates monocyte and CD8 T cell migration across the brain endothelium [J]. Annals of clinical and translational neurology, 2015, 2(11): 1032-1037.

[81] PARE A, MAILHOT B, LEVESQUE S A, et al. IL-1 beta enables CNS access to CCR2(hi) monocytes and the generation of pathogenic cells through GM-CSF released by CNS endothelial cells [J]. Proceedings of the National Academy of Sciences of the United States of America, 2018, 115(6): E1194-E1203.

[82] ALVAREZ J I, DODELET-DEVILLERS A, KEBIR H, et al. The hedgehog pathway pro-

motes blood-brain barrier integrity and CNS immune quiescence [J]. Science, 2011, 334 (6063): 1727-1731.

[83] GOLD R, HARTUNG H P, LASSMANN H. T-cell apoptosis in autoimmune diseases: termination of inflammation in the nervous system and other sites with specialized immune-defense mechanisms [J]. Trends in neurosciences, 1997, 20(9): 399-404.

[84] DARLINGTON P J, STOPNICKII B, TOUIL T, et al. Natural killer cells regulate Th17 cells after autologous hematopoietic stem cell transplantation for relapsing remitting multiple sclerosis [J]. Frontiers in immunology, 2018, 9: 834.

[85] HAUSER S L, BAR-OR A, COMI G, et al. Ocrelizumab versus interferon beta-1a in relapsing multiple sclerosis [J]. The New England journal of medicine, 2017, 376(3): 221-234.

[86] MONSON N L, CRAVENS P D, FROHMAN E M, et al. Effect of rituximab on the peripheral blood and cerebrospinal fluid B cells in patients with primary progressive multiple sclerosis [J]. Archives of neurology, 2005, 62(2): 258-264.

[87] DUDDY M, NIINO M, ADATIA F, et al. Distinct effector cytokine profiles of memory and naive human B cell subsets and implication in multiple sclerosis [J]. Journal of immunology, 2007, 178(10): 6092-6099.

[88] LI R, REZK A, MIYAZAKI Y, et al. Proinflammatory GM-CSF-producing B cells in multiple sclerosis and B cell depletion therapy [J]. Science translational medicine, 2015, 7 (310): 310ra166.

[89] SERGOTT R C, BENNETT J L, RIECKMANN P, et al. ATON: results from a phase II randomized trial of the B-cell-targeting agent atacicept in patients with optic neuritis [J]. Journal of the neurological sciences, 2015, 351(1-2): 174-178.

[90] ZRZAVY T, HAMETNER S, WIMMER I, et al. Loss of 'homeostatic' microglia and patterns of their activation in active multiple sclerosis [J]. Brain, 2017, 140(7): 1900-1913.

[91] MAGLIOZZI R, SERAFINI B, ROSICARELLI B, et al. B-cell enrichment and epstein-barr virus infection in inflammatory cortical lesions in secondary progressive multiple sclerosis [J]. Journal of neuropathology and experimental neurology, 2013, 72(1): 29-41.

[92] TOUIL H, KOBERT A, LEBEURRIER N, et al. Human central nervous system astrocytes support survival and activation of B cells: implications for MS pathogenesis [J]. Journal of neuroinflammation, 2018, 15(1): 114.

[93] ADIELE R C, ADIELE C A. Metabolic defects in multiple sclerosis [J]. Mitochondrion, 2019, 44: 7-14.

[94] WITTE M E, MAHAD D J, LASSMANN H, et al. Mitochondrial dysfunction contributes to neurodegeneration in multiple sclerosis [J]. Trends in molecular medicine, 2014, 20(3): 179-187.

[95] DE BARCELOS I P, TROXELL R M, GRAVES J S. Mitochondrial dysfunction and multiple sclerosis [J]. Biology(Basel), 2019, 8(2): 37.

[96] CAMPBELL G, LICHT-MAYER S, MAHAD D. Targeting mitochondria to protect axons in progressive MS [J]. Neuroscience letters, 2019, 710: 134258.

[97] PROCACCINI C, DE ROSA V, PUCINO V, et al. Animal models of multiple sclerosis [J]. European journal of pharmacology, 2015, 759: 182-191.

[98] RIVERS T M, SPRUNT D H, BERRY G P. Observations on attempts to produce acute disseminated encephalomyelitis in monkeys [J]. Journal of experimental medicine, 1933, 58(1): 39-58.

[99] KABAT E A, WOLF A, BEZER A E. The rapid production of acute disseminated encephalomyelitis in rhesus monkeys by injection of heterologous and homologous brain tissue with adjuvants[J]. Journal of experimental medicine, 1947, 85(1): 117-130.

[100] MUNOZ J J, BERNARD C C A, MACKAY I R. Elicitation of experimental allergic encephalomyelitis (eae) in mice with the aid of pertussigen[J]. Cellular immunology, 1984, 83(1): 92-100.

[101] RANGACHARI M, ZHU C, SAKUISHI K, et al. Bat3 promotes T cell responses and autoimmunity by repressing Tim-3-mediated cell death and exhaustion[J]. Nature medicine, 2012, 18(9): 1394-1400.

[102] TUOHY V K, LU Z J, SOBEL R A, et al. Identification of an encephalitogenic determinant of myelin proteolipid protein for SJL mice[J]. Journal of immunology, 1989, 142(5): 1523-1527.

[103] TOMPKINS S M, PADILLA J, DAL CANTO M C, et al. De novo central nervous system processing of myelin antigen is required for the initiation of experimental autoimmune encephalomyelitis [J]. Journal of immunology, 2002, 168(8): 4173-4183.

[104] KURTZKE J F. Epidemiologic contributions to multiple-sclerosis-an overview[J]. Neurology, 1980, 30(7): 61-79.

[105] OWENS T. Animal models for multiple sclerosis [J]. Advances in neurology, 2006, 98: 77-89.

[106] TSUNODA I, IWASAKI Y, TERUNUMA H, et al. A comparative study of acute and chronic diseases induced by two subgroups of Theiler's murine encephalomyelitis virus [J]. Acta neuropathologica, 1996, 91(6): 595-602.

[107] TSUNODA I, LIBBEY J E, FUJINAMI R S. TGF-beta 1 suppresses T cell infiltration and VP2 puff B mutation enhances apoptosis in acute polioencephalitis induced by Theiler's virus [J]. Journal of neuroimmunology, 2007, 190(1-2): 80-89.

[108] URE D R, RODRIGUEZ M. Histopathology in the Theiler's virus model of demyelination [M]. Berlin: Springer, 2005.

[109] TSUNODA I, TANAKA T, SAIJOH Y, et al. Targeting inflammatory demyelinating lesions to sites of Wallerian degeneration [J]. American journal of pathology, 2007, 171(5): 1563-1575.

[110] TSUNODA I, KUANG L Q, LIBBEY J E, et al. Axonal injury heralds virus-induced demyelination [J]. American journal of pathology, 2003, 162(4): 1259-1269.

[111] BLAKEMORE W F, FRANKLIN R J M. Remyelination in experimental models of toxin-induced demyelination[J]. Curr Top microbiol immunol, 2008, 318: 193-212.

[112] MATSUSHIMA G K, MORELL P. The neurotoxicant, cuprizone, as a model to study demyelination and remyelination in the central nervous system [J]. Brain Pathology, 2001, 11(1): 107-116.

[113] KOMOLY S, JEYASINGHAM M D, PRATT O E, et al. Decrease in oligodendrocyte carbonic-anhydrase activity preceding myelin degeneration in cuprizone induced demyelination[J]. Journal of the neurological sciences, 1987, 79(1-2): 141-148.

[114] BENARDAIS K, KOTSIARI A, SKULJEC J, et al. Cuprizone bis(cyclohexylidenehydrazide) is selectively toxic for mature oligodendrocytes[J]. Neurotoxicity research, 2013, 24(2): 244-250.

[115] JEFFERY N D, BLAKEMORE W F. Remyelination of mouse spinal-cord axons demyelinated by local injection of lysolecithin [J]. Journal of neurocytology, 1995, 24(10): 775-781.

[116] HALL S M. Effect of injections of lysophosphatidyl choline into white matter of adult mouse spinal-cord[J]. Journal of cell science, 1972, 10(2): 535-546.

[117] SHIELDS S A, GILSON J M, BLAKEMORE W F, et al. Remyelination occurs as extensively but more slowly in old rats compared to young rats following gliotoxin-induced CNS demyelination [J]. Glia, 1999, 28(1): 77-83.

[118] GRANQVIST M, BOREMALM M, POORGHOBAD A, et al. Comparative effectiveness of rituximab and other initial treatment choices for multiple sclerosis [J]. Jama neurology, 2018, 75(3): 320-327.

[119] MURARO P A, PASQUINI M, ATKINS H L, et al. Long-term outcomes after autologous hematopoietic stem cell transplantation for multiple sclerosis [J]. Jama neurology, 2017, 74(4): 459-469.

[120] SORMANI M P, MURARO P A, SCHIAVETTI I, et al. Autologous hematopoietic stem cell transplantation in multiple sclerosis A meta-analysis [J]. Neurology, 2017, 88(22): 2115-2122.

[121] HAWKER K, O'CONNOR P, FREEDMAN M S, et al. Rituximab in patients with primary progressive multiple sclerosis results of a randomized double-blind placebo-controlled multicenter trial [J]. Annals of neurology, 2009, 66(4): 460-471.

[122] MONTALBAN X, HAUSER S L, KAPPOS L, et al. Ocrelizumab versus placebo in primary progressive multiple sclerosis [J]. New England journal of medicine, 2017, 376(3): 209-220.

[123] COLLIN C, EHLER E, WABERZINEK G, et al. A double-blind, randomized, placebo-controlled, parallel-group study of Sativex, in subjects with symptoms of spasticity due to multiple sclerosis [J]. Neurological research, 2010, 32(5): 451-459.

[124] NOVOTNA A, MARES J, RATCLIFFE S, et al. A randomized, double-blind, placebo-controlled, parallel-group, enriched-design study of nabiximols (Sativex®), as add-on therapy, in subjects with refractory spasticity caused by multiple sclerosis [J]. European journal of neurology, 2011, 18(9): 1122-1131.

[125] MOULIN D E, BOULANGER A, CLARK A J, et al. Pharmacological management of chronic neuropathic pain: revised consensus statement from the Canadian Pain Society [J]. Pain research & management, 2014, 19(6): 328-335.

[126] AHARONY S M, LAM O, CORCOS J. Treatment of lower urinary tract symptoms in multiple sclerosis patients: review of the literature and current guidelines [J]. Can Urol Assoc J, 2017, 11(3-4): E110-E115.

[127] AMATO M P, LANGDON D, MONTALBAN X, et al. Treatment of cognitive impairment in multiple sclerosis: position paper [J]. Journal of neurology, 2013, 260(6): 1452-1468.

[128] VEAUTHIER C, HASSELMANN H, GOLD S M, et al. The Berlin Treatment Algorithm: recommendations for tailored innovative therapeutic strategies for multiple sclerosis-related fatigue [J]. Epma journal, 2016, 7(1): 25.

[129] GAEDE G, TIEDE M, LORENZ I, et al. Safety and preliminary efficacy of deep transcranial magnetic stimulation in MS-related fatigue [J]. Neurol Neuroimmunol Neuroinflamma, 2018,

5(1): e423.

[130] PERUZZOTTI-JAMETTI L, PLUCHINO S. Targeting mitochondrial metabolism in neuroinflammation: towards a therapy for progressive multiple sclerosis [J]. Trends in molecular medicine, 2018, 24(10): 838-855.

[131] COHEN J A, ARNOLD D L, COMI G, et al. Safety and efficacy of the selective sphingosine 1-phosphate receptor modulator ozanimod in relapsing multiple sclerosis (RADIANCE): a randomised, placebo-controlled, phase 2 trial [J]. Lancet neurology, 2016, 15(4): 373-381.

[132] VAN NOORT J M, BSIBSI M, NACKEN P J, et al. Therapeutic intervention in multiple sclerosis with Alpha B-crystallin: a randomized controlled phase IIa trial [J]. PLoS One, 2015, 10(11): e0143366.

[133] RAFTOPOULOS R, HICKMAN S J, TOOSY A, et al. Phenytoin for neuroprotection in patients with acute optic neuritis: a randomised, placebo-controlled, phase 2 trial [J]. Lancet neurology, 2016, 15(3): 259-269.

[134] GREEN A J, GELFAND J M, CREE B A, et al. Clemastine fumarate as a remyelinating therapy for multiple sclerosis (ReBUILD): a randomised, controlled, double-blind, crossover trial [J]. Lancet, 2017, 390(10111): 2481-2489.

[135] RANGER A, RAY S, SZAK S, et al. Anti-LINGO-1 has no detectable immunomodulatory effects in preclinical and phase 1 studies [J]. Neurol Neuroimmunol Neuroinflamm, 2018, 5(1): e417.

[136] DALGAS U. Exercise therapy in multiple sclerosis and its effects on function and the brain [J]. Neurodegenerative disease management, 2017, 7(6): 35-40.

第 8 章
其他神经退行性疾病

神经退行性疾病多是由神经元和(或)其髓鞘的丧失所致，随着时间的推移而恶化，出现功能障碍。多数神经退行性疾病病因难明，治疗困难，进展周期长，影响生活质量，严重者可致死，使患者身心均受到强烈的折磨，也是现代社会的一个重要负担。除了常见的阿尔茨海默病(AD)、帕金森病(PD)、亨廷顿病(HD)、肌萎缩侧索硬化(ALS)及多发性硬化(MS)等以外，还有多种神经退行性疾病在威胁、摧残着人们。本章主要介绍了其他两种研究较多的神经退行性疾病，即年龄相关性黄斑变性和癫痫。这两种疾病很可能在青少年时就发病(不同于 AD 与 PD)，且伴随终生，无特效药，都与神经元的变性、凋亡或异常放电有关。

研究者们对于神经退行性疾病病理机制的探索，一般都从氧化应激、线粒体障碍、兴奋性毒性、免疫炎症等方面入手分析，而这些方面都与神经元或胶质细胞中的线粒体有着非常密切的关系。线粒体的功能异常通常是产生氧化应激、加剧兴奋性毒性、诱导炎症反应的重要因素；在这些疾病的相应病灶中，大都能发现线粒体的功能异常。针对每种神经退行性疾病，我们将从这些疾病的致病因素、特征及病理机制等出发，同时深入分子机制，阐述线粒体在疾病发生、发展及治疗中所起的重要作用。

8.1 年龄相关性黄斑变性

年龄相关性黄斑变性(age-related macular degeneration，AMD)，是视网膜最重要的中心区域——黄斑部发生进行性退行性病变的一种疾病，常导致患者视力逐渐下降，严重者甚至视力彻底丧失，严重影响到患者的生活。目前，AMD 仍然是全球范围内仅次于白内障和青光眼导致严重的永久性视力丧失的第三大致盲原因。截至 2020 年，全球 AMD 患者人数达 2 亿之多，并且还在持续增加，是一个对社会经济具有重大影响的公共卫生问题。年龄相关性黄斑变性与多种因素密切相关，除了年龄、虹膜颜色、种族、性别等个人因素之外，吸烟、肥胖、高血压也在一定程度上增加了 AMD 的患病率，*ABCR*、*CFH* 和 *C2FB* 等 50 多种 AMD 相关基因被鉴别出来，而且补体失调、脂质、血管生成、炎症及细胞外基质途径均涉及其发病机制。另外，线粒体 DNA 损伤、氧化应激、功能失调在 AMD 的病理过程中具有重要意义。

8.1.1 年龄相关性黄斑变性概述

8.1.1.1 年龄相关性黄斑变性的流行病学特点

AMD 又称为老年性黄斑变性（macular degeneration，MD），是由视网膜黄斑部位发生病变所导致的视力进行性丧失的疾病[1-2]。1874 年，哈金森（Hutchinson）首次将此病描述为"发生在老年人的对称性中央脉络膜-视网膜疾病"。大约 1988 年，"年龄相关性黄斑变性"这一术语被人们广泛接受，疾病的终末期表现为视网膜黄斑变性。近 30 年来，有关老年性黄斑变性的流行病学研究很多。65 岁以上的老年人群是 AMD 疾病患者的高发人群，75 岁以上的人群中更常见。

流行病学调查显示，全球 45～85 岁人群中 AMD 致盲患者约占全球盲人总数的 8.7%[3]，全球每年约有 50 万人因为 AMD 而致盲。目前普遍认为，AMD 受多个基因、环境等因素的共同影响，*ABCR*、*CFH* 及 *C2FB* 基因是目前公认的 AMD 易感基因，而 *ApoE* 基因则被认为是 AMD 的保护因子。另外，吸烟、肥胖、高血脂及心血管疾病也在一定程度上增加了 AMD 的患病率。

在流行病学中，AMD 分为早期和晚期，早期 AMD 会出现玻璃体和视网膜色素上皮异常等的临床症状；而晚期 AMD 会导致中枢视力敏感度丧失，严重的会引起永久性的视力损伤和失明，这严重影响患者的生活质量和独立活动。据调查，年龄相关性黄斑变性存在一定的种族差异，白色人种的患病率高于其他有色人种。全球数据分析显示，欧洲白色人种早期、晚期和所有 AMD 的患病率分别为 11.2%、0.5% 和 12.3%，高于非洲人的患病率（分别为 7.1%、0.3% 和 7.5%），几乎是亚洲人的 2 倍（分别为 6.8%、0.56% 和 7.4%）；亚洲人和非洲人之间的患病率则没有明显差异。欧洲白色人种 AMD 的地域性患病率（1.11%）高于非洲人（0.14%）、亚洲人（0.21%）和西班牙人（0.16%）的。2011 年，一项关于中国人群 AMD 发病率的调查结果显示，中国人群早中期和晚期 AMD 的发病率分别为 3% 和 0.1%。然而，新生血管性 AMD 的患病率在所有种族中都是相似的，总患病率约为 0.46%。

8.1.1.2 年龄相关性黄斑变性的分类及病理特征

AMD 大多发生于 50 岁以上老年人，其发病率随年龄增长而增高，临床表现主要是双眼先后发病或者同时发病，患者视力下降，视物变形，且视力损害逐渐加重，是当前老年人致盲的重要疾病。其病理特征主要表现为视网膜色素上皮（retinal pigment epithelium，RPE）细胞对视细胞外节盘膜吞噬消化能力下降，结果使未被完全消化的盘膜残余小体滞留于基底部细胞中，并向细胞外排出，沉积于 Bruch 膜，从而形成玻璃膜疣。玻璃膜疣也见于正常视力的老年人中，但由此继发的种种病理改变则导致黄斑变性发生。或者引起 Bruch 膜破裂，脉络膜毛细血管通过破裂的 Bruch 膜进入 RPE 及视网膜神经上皮，形成脉络膜新生血管。由于新生血管壁的结构异常，导致血管渗漏和出血，进而引发一系列的继发性病理改变（图 8.1）。

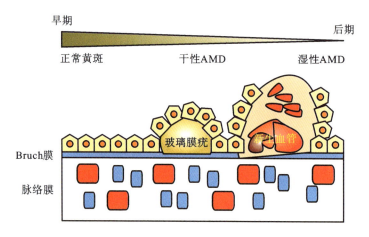

图 8.1　年龄相关性黄斑变性的疾病发展进程

AMD 主要是由于光化学损伤和氧化应激造成的。图中显示了正常视网膜（左侧）、干性 AMD（中部）、湿性 AMD（右侧）的细胞评估。左侧图示正常视网膜细胞。中间图示干性 AMD 中由糖脂和糖复合物组成的脉络膜玻璃膜疣，损害了脉络膜与黄斑上层细胞之间的联系，导致视网膜色素上皮和光感受器退化。右侧图示新生血管因子的产生促进了脉络膜新生血管的形成，随后发生液体渗漏，RPE 和光感受器严重变性。在正常衰老进程中，脂质在视网膜累积，导致膜增厚，氧化应激改善。而且，Bruch 膜缺乏一个适当的内在抗氧化系统。此外，脂质可以结合巨噬细胞，诱导血管内皮生长因子的分泌。炎症因子的产生诱导了功能性微血管网络的形成。

对于 AMD，目前有以下几种不同的分类系统。

流行病学分类中，根据威斯康星分级（Wisconsin grading），AMD 分为早期和晚期两种。早期 AMD，患者眼底存在大的玻璃膜疣（$\geqslant 125\mu m$）和视网膜状玻璃疣，或者出现色素异常；晚期 AMD，患者出现脉络膜新血管性或者区域性萎缩。

基于临床研究和试验，则经常使用年龄相关性眼病研究（age-related eye diseases study，AREDS）严重程度量表。为了简化 AREDS 量表，其分类标准则根据每只眼睛里是否有玻璃膜疣进行分类，具体见表 8.1。

表 8.1　年龄相关性黄斑变性 AREDS 严重程度量表

分类	分类标准
0	一只或两只眼睛出现小尺寸玻璃膜疣（小于 $63\mu m$）
1	一只眼睛出现中等尺寸玻璃膜疣（大于 $63\mu m$，小于 $125\mu m$）
2	两只眼睛出现中等尺寸玻璃膜疣（大于 $63\mu m$，小于 $125\mu m$）
3	一只眼睛出现大尺寸玻璃膜疣（大于 $125\mu m$）
4	两只眼睛出现大尺寸玻璃膜疣（大于 $125\mu m$）

另外，我国眼底病学组在 1986 年给予 AMD 的分类如表 8.2 所示。此分类标准更详细，在临床上也经常被使用。

表 8.2 年龄相关性黄斑变性分类及临床特征

AMD 分类	玻璃膜疣尺寸及数量	其他特征
AMD(-)	无或仅有很小的玻璃膜疣（直径小于 63μm）	无
早期 AMD	同时存在多个小的玻璃膜疣和少量中等大小的玻璃膜疣（直径为 63~124μm）	RPE 异常
中期 AMD	广泛存在中等大小的玻璃膜疣（直径大于 125μm）	有未涉及黄斑中心凹的地图样萎缩
晚期 AMD	无	(1) 累及黄斑中心凹的 RPE 和脉络膜毛细血管地图样萎缩或有脉络膜新生血管； (2) 视网膜神经上皮或 RPE 浆液性和出血性脱离； (3) 脂性渗出（由任何来源的慢性渗漏所导致的继发现象）； (4) 视网膜下和 RPE 下纤维血管型增殖； (5) 眼底见盘状瘢痕

临床上，AMD 被简单地分为干性和湿性两种类型，干性和湿性的区别在于眼底是否有出血、渗出和水肿，如有则称为湿性 AMD，反之为干性 AMD（图 8.2）。

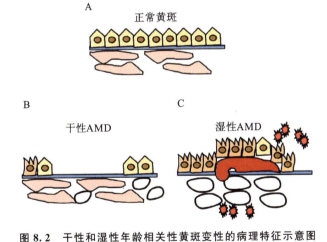

图 8.2 干性和湿性年龄相关性黄斑变性的病理特征示意图
A. 正常视网膜中 RPE 层完整。B. 干性 AMD 中 RPE 层和 Bruch 膜之间存在脉络膜玻璃膜疣，并诱导 VEGF 的产生。C. 湿性 AMD 中 VEGF 在脉络膜内形成异常新生血管，Bruch 膜和 RPE 层的完整性受到破坏，导致视网膜下出血、积液，最终导致晚期 AMD 的视力损害。

(1) 干性年龄相关性黄斑变性：又称为地图样萎缩年龄相关性黄斑变性，也称为非新生血管性（非渗出性）黄斑变性。在干性 AMD 中，视网膜色素上皮细胞、光感受器和脉络膜毛细血管发生地图样萎缩，由于细胞逐渐死亡，导致视力下降。本型的特点为渐进性色素上皮萎缩，双眼同时发病且同步发展。临床上分为以下两期。

干性 AMD 早期（萎缩前期）：AMD 患者的中心视力轻度损害，甚至在相当长时间内保持正常或接近正常。Amsler 方格表检查常为阳性。偶有大视或小视。

干性 AMD 晚期（萎缩期）：AMD 患者的中心视力严重损害，有虚性绝对性中央暗点。检眼镜下有密集或融合的玻璃膜疣及大片浅灰色萎缩区。萎缩区境界变得清楚，其内散布有椒盐样斑点，亦可见到金属样反光。

相比较而言，萎缩性变性发病缓慢，病程冗长。早期与晚期之间渐次移行，很难将两者截然分开。加之个体差异较大，所以自早期进入晚期时间长短不一，但是双眼眼底的病变程度基本对称。

（2）湿性年龄相关性黄斑变性：又称为新生血管性年龄相关性黄斑变性，也称为渗出性 AMD。在湿性 AMD 中，脉络膜新生血管导致血液、脂质、液体的视网膜下渗漏和纤维瘢痕的形成[4]。本型的特点是色素上皮层下有活跃的新生血管，从而引起一系列渗出、出血、瘢痕改变。临床上分为以下三期。

湿性 AMD 早期（盘状变性前期）：AMD 患者的中心视力明显下降，其程度因是否累及中心窝而异。Amsler 方格表为阳性。与病灶相应处能检出中央暗点。

湿性 AMD 中期（突变期）：主要特征为黄斑部由于新生血管渗漏，形成色素上皮层和（或）神经上皮层浆液和（或）出血性脱离，视力急剧下降。

湿性 AMD 晚期（修复期）：渗出和出血逐渐吸收并为瘢痕组织所取代。此时视力进一步损害。眼底检查见有略隆起的团块状或不规则形状的白色斑块（血肿吸收过程中呈红黄色），斑块位于视网膜血管下方，在斑块表面或其边缘往往可见出血斑及色素斑。在部分病例，在出血及渗出被瘢痕所替代之后，病变并不就此结束，而在瘢痕边缘处出现新生血管，再度经历渗出、出血、吸收、瘢痕的过程。如此反复，使瘢痕进一步扩大。因此，这类患者的长期追踪观察是十分必要的。

8.1.1.3 年龄相关性黄斑变性的致病因素

年龄相关性黄斑变性与多种因素密切相关，总体上可分为环境因素、个人因素，以及易感基因三方面。环境因素，如吸烟、阳光照射、微量元素、鱼类的饮食摄入及饮酒。个人因素可细分为三方面，即社会人口因素（如年龄、性别、种族、遗传及社会经济地位）、眼部因素（如虹膜颜色、黄斑色素光密度、白内障手术、屈光不正等）、系统性因素（如心血管疾病及致病因素、生殖及相关因素、抗氧化酶等）。除此之外，*CFH*、*C2FB*、*CCL2/CxC3R1* 基因是目前公认的 AMD 易感基因，而 *ApoE* 基因则被认为是 AMD 的保护基因。

1. 个人因素

（1）年龄：与 AMD 相关性最强的危险因素，超过 10% 的 80 岁以上老人患有迟发性黄斑变性。随着年龄的增长，AMD 表现出其时间依赖性，特别是玻璃体和脉络膜新生血管的形成，使得人们患 AMD 的风险极大地增加(表 8.3)。

表 8.3 不同年龄阶段人群 AMD 的患病率

年龄	地图样萎缩	新生血管性 AMD	晚期 AMD
<55	0.08(0~0.15)	0.14(0~0.28)	0.2(0~0.39)
55~64	0.25(0.04~0.47)	0.37(0.09~0.65)	0.25(0.13~0.38)
65~74	1.37(0.17~2.57)	0.68(0.3~1.05)	1.62(0.67~2.57)
75~84	2.25(1.26~3.24)	2.52(1.7~3.33)	4.93(3.19~6.67)
85+	7.54(3.31~11.77)	8.49(5.41~11.57)	14.47(11.57~17.36)
所有年龄阶段	0.63(0.44~0.81)	0.96(0.72~1.2)	1.64(1.47~1.81)

(2)性别：许多研究表明，除了大于 85 岁晚期 AMD 患者之外，男性与女性在早期和晚期 AMD 患病率上并没有显著区别。但也有研究发现，早期 AMD 的男性发病率略高于女性，但并不显著，而晚期 AMD 的男性发病率明显高于女性，男、女比为 2.62。与之相反，另一项研究发现，在英国，女性患晚期湿性 AMD 的风险比男性更高。此外，年龄相关性眼病研究(AREDS)小组发现，与 AMD 相关的中度玻璃膜疣、广泛性小玻璃膜疣或色素异常在女性中更常见。然而，这里性别流行率的差异可能是由于英国的老年女性人数比世界其他地区更多。某些 AMD 风险基因的多态性也可能与性别有关。这些结果表明，女性患 AMD 的风险可能更高，但还需要更多、更深入的研究才能确定这种关联。

(3)种族：AMD 发病的重要危险因素。至 2000 年，AMD 是美国白色人种致盲的首要原因，占 54%。许多研究发现白色人种比黑色人种更容易患 AMD(尤其是湿性 AMD)。根据巴尔的摩眼科研究，白色人种罹患任何形式 AMD 的风险比黑色人种高出近 4 倍，而且晚期 AMD 在白色人种中更为普遍。AREDS 小组发现，与黑色人种相比，白色人种的脉络膜新生血管(CNV)发生率更高。另一项研究也表明，脉络膜新生血管的发生更多与白色人种相关，但晚期干性 AMD(伴有地图样萎缩)更多发生在黑色人种。值得注意的是，AMD 的种族相关性表明，眼睛的色素沉着可能是一个重要的保护因素：白色人种的 AMD 患病率最高(5.4%)，其次是华人(4.6%)、西班牙裔(4.2%)和黑色人种(2.4%)。

(4)虹膜颜色：据诸多报道，虹膜颜色与 AMD 风险相关。浅色虹膜人群的 AMD 发病率是深色虹膜的 2 倍。有研究表明，棕色眼睛的人比蓝色眼睛的人更有可能发展为早期 AMD，但棕色眼睛出现视网膜色素上皮(RPE)脱色素(晚期 AMD 的一个明显特征)的可能性明显较小。另一项研究表明，蓝色虹膜的白色人种明显比棕色虹膜的白色人种更容易患 AMD。还有研究显示，棕色虹膜相比于蓝色虹膜对 AMD 似乎具有保护作用，但没有显著性差别。最近有人发现虹膜颜色与早期 AMD 的发病率中度相关，然而 AMD 的发生与虹膜色素差异性的基因标记物之间没有关联。另一项研究(2016年)却认为虹膜颜色与早期或晚期AMD没有关联，而虹膜颜色可能与AMD风险有关，但还需要更明确的研究。

(5)肥胖：统计数据表明，肥胖可能与AMD的风险有关，但其因果关系尚不明确。据报道，体重指数(BMI)超过$30kg/m^2$的人患AMD的相对风险为2.35，而BMI在$25\sim29kg/m^2$的人患AMD的相对风险为2.32($P=0.007$)；此外腰臀比每增加0.1，发生早期AMD的概率增加13%($P=0.03$)，发生晚期AMD的概率增加75%($P=0.02$)；然而在女性中，腰臀比与患AMD的风险呈负相关。也有人发现，男性体重指数的增加与干性AMD相关。总体而言，肥胖似乎与AMD有关，但尚不清楚两者之间是否存在因果关系。此外，AMD在男性中与肥胖的相关性比女性强。

(6)高血压：有证据提示血压升高会增加患AMD的风险。一项回顾性研究对1828名受试者的血压记录数据进行分析发现，AMD和全身性高血压之间存在较弱的一致性显著关联。有研究发现，与血压正常的人相比，接受治疗的高血压患者发生渗出性黄斑变性的风险增加了3倍。但另一项研究表明，即使是高血压得到控制的患者也有很高的AMD发生风险。玻璃膜疣的大小也与高血压有关。据AREDS报告，高血压患者使用氢氯噻嗪等治疗药物与黄斑中出现的大、中型玻璃膜疣相关。但与之相反，另一个小组认为包括高血压在内的心血管疾病并不会增加晚期AMD的风险。高血压可能与AMD风险增加有关，但还需要更明确的研究。

(7)其他因素：除此之外，研究表明AMD与吸烟、睡眠模式等个人生活方式也有密切相关性。吸烟会加速AMD患者由轻度黄斑变性向中度黄斑变性转变。睡眠过度(>8小时)与地图样萎缩有关，而睡眠不足则与新生血管性AMD有关。同时，紫外线和蓝光会损害视网膜。无论是太阳辐射、紫外辐射还是可见光辐射，在AMD的形成中均扮演着重要角色。

2. 基因因素

据研究，目前已经发现了40多种AMD相关基因，其中19种基因参与了AMD相关补体活性调节、血管生成、细胞外机制重塑及脂质代谢等生理过程。

(1)补体组分和调节因子：研究表明，AMD是一种与炎症反应密切相关的疾病，炎症和免疫反应在AMD的发病机制中起着重要作用，由此人们将目光投向了补体因子H(complement factor H，CFH)。

补体是一种血清蛋白质，存在于人和脊椎动物血清与组织液中，不耐热，活化后具有酶活性和参与炎症反应。它是由一系列可溶性蛋白质(总共超过25种)组成，通过造血系统几乎循环到身体的所有部位。补体级联可以由许多触发因素激活，通常与感染有关，有助于破坏外来病原体。补体途径一般有3种：经典途径、替代途径和甘露糖结合凝集素途径。虽然它们的启动因子不同，但都会导致补体激活和最终跨膜孔的形成，称为膜攻击复合物(membrane attack complex，MAC)，使细胞外液迅速进入细胞内，导致细胞死亡[5]。

研究表明，AMD与多种免疫系统成分编码基因的多态性有关。除了补体因子H(CFH)以外，还有一些其他免疫相关基因，包括补体因子H相关蛋白3(complement factor H related proteins，CFHR3)、补体因子B(complement factor B，CFB)、补体组分2(complement component 2，C2)、补体组分3(complement component 3，C3)、补体组分9(complement component 9，C9)。一般来说，导致补体系统失调的突变会导致炎症增加，免疫系统异常激活，从而增加AMD发生的风险；相反，补体激活因子的突变会导致补体活性降低，并对AMD的发生具有保护作用。

AMD与中心视网膜的补体信号失调密切相关。2005年，补体因子H首次被确定为人类视网膜中的一种天然免疫调节剂，具有该因子突变的个体患有AMD的风险增加[6]。CFH中Y402H位点多态性变化可使AMD患病率提高5倍以上。CFH在先天免疫系统中发挥着两个重要作用。首先，它调节C3向C3a和C3b的转化；其次，它使C3b失活为iC3b，防止C3转化酶的形成，阻止下游膜攻击复合物(MAC)的形成，使其对病原体进行处理[7]。降低CFH功能的等位基因可能会导致RPE脉络膜界面MAC复合物水平升高，从而损害Bruch膜的完整性，这也是新生血管性年龄相关性黄斑变性常见的一种病理机制[8]。

(2)新生血管相关基因：在AMD全基因组相关性研究中发现，血管形成通路的相关因子也与AMD的发生具有密切的相关性。其包括血管内皮生长因子(vascular endothelial growth factor，VEGF)、ADAM金属肽酶与血栓反应蛋白类型1基序9(ADAM metallopeptidase with thrombospondin type 1 motif 9，ADAMTS9)、转化生长因子β受体1(transforming growth factor β receptor 1，TGFBR1)。其中，对于VEGF的研究最为广泛，VEGF又称血管通透因子(vascular permeability factor，VPF)，是一种高度特异性的促血管内皮细胞生长因子，具有促进血管通透性增加、细胞外基质变性、血管内皮细胞迁移、增殖和血管生成等作用。同时，VEGF参与了许多血管生成依赖性疾病的发病进程，如癌症、某些炎症疾病、糖尿病视网膜病变及湿性AMD等[9]。VEGF也是目前AMD治疗药物雷尼比珠单抗和贝伐单抗的重要靶点，直接或间接影响VEGF水平可以减缓AMD的病理进程。

(3)脂质代谢相关基因：许多AMD相关的突变存在于脂蛋白和胆固醇循环代谢成分的编码基因中，其中的一些变异还与动脉粥样硬化和其他衰老相关疾病相关。

人源载脂蛋白E(apolipoprotein E，ApoE)[10]基因存在3个等位基因变异体E2、E3和E4，它们只有2个核苷酸的差异，在第112位和第158位的氨基酸发生的突变产生了3个蛋白质异构体。这些氨基酸的突变改变了蛋白质的功能，因为它们改变了ApoE不同螺旋内的盐桥，导致其受体结合和脂质结合功能的改变[10]。表8.4总结了3种载脂蛋白E亚型之间的主要区别。与E3或E4相比，E2亚型与低密度脂蛋白受体(LDL-R)的结合力较差；E4优先与极低密度脂蛋白(VLDL)结合，而 E2 和 E3 与高密度脂蛋白（HDL）结合[10-11]。人类是已知的唯一表达多种 ApoE 亚型的物种；非人灵长类动物和小鼠表达的 ApoE 在结构上与 ApoE4 同源，在第 112 位和第 158 位有 Arg，但它们在第 61 位是 Thr 而非 Arg。这种单一位点的氨基酸改变使其 N 末端和 C 末端结构域不能形成相互作用，导致非人物种的 ApoE 在功能上更像人源 ApoE3[12]。

表 8.4　人源 ApoE 的 3 种不同亚型

亚型	在人群中的百分比（%）	112、158 位点	LDL-R 的亲和性	相连脂蛋白
ApoE2	7	Cys、Cys	非常低	HDL
ApoE3	78	Cys、Arg	高	HDL
ApoE4	15	Arg、Arg	高	VLDL、HDL

流行病学研究表明，ApoE2 增加了 AMD 的风险，而 ApoE4 则对 AMD 具有保护作用，且 ApoE4 对 AMD 的保护作用比 ApoE2 导致 AMD 的作用更强[13]。ApoE 和胆固醇是玻璃膜疣中丰富的成分，导致 AMD 患者 Bruch 膜中出现富含蛋白质和脂肪的病变[14]。玻璃膜疣中的 ApoE 可能来自视网膜或脉络膜循环（或者两者兼而有之），但越来越多的证据表明形成玻璃膜疣的物质，包括 ApoE，是从 RPE 中分泌出来的（即使它最初是从循环中转运到视网膜的）[15]。因此，视网膜是产生和处理胆固醇的组织，而胆固醇流出机制对于维持视网膜胆固醇稳态至关重要。

8.1.2　年龄相关性黄斑变性的病理机制

AMD 是一种常见的对视力造成破坏性的疾病，是导致老年人视力受损和致盲的主要原因之一。AMD 是遗传和环境因素共同作用的结果，诸如 *CFH* 等 AMD 相关基因和吸烟等环境因素都增加了 AMD 的患病率。其病理特征表现为视网膜光感受器变性、视网膜色素上皮变性、Bruch 膜变性及脉络膜毛细血管改变。AMD 的发病机制与慢性氧化应激和炎症反应密切相关，最终导致蛋白结构被破坏、聚集及 RPE 变性（图 8.3）。

根据组织病理学特点及疾病进程，AMD 分为早、中、晚期 3 种类型。RPE 和 Bruch 膜之间的蛋白质与脂褐素在细胞外沉积是早期和中期 AMD 的典型特征。而晚期 AMD 则包括地图样萎缩（geographic atrophy，GA）和新生血管性 AMD（neovascular AMD，NVAMD）。早期和中期 AMD 仅造成轻微的视力损伤，而晚期 AMD 则可导致失明。由于病因相似，因此，GA 和 NVAMD 这两种晚期 AMD 可能会在患者的同一只眼睛出现。在中期 AMD 中，RPE、Bruch 膜及脉络膜毛细血管发生退行性病变，反过来会引发 GA 中视网膜光感受器发生变性或者 NVAMD 的脉络膜新生血管化，并发生后续的光感受器变性，因此，许多 AMD 中期患者最终都会发展成为晚期。另外，早期和中期 AMD，以及 GA，通常称为干性 AMD；NVAMD，又称为湿性 AMD。

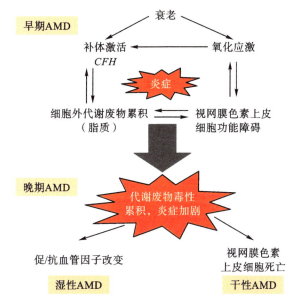

图 8.3 AMD 的病理机制

补体失调和氧化应激均涉及 AMD 病理机制中的炎症反应。在 AMD 疾病发展进程中，基因因素（如 CFH 等）和环境因素（包括衰老、吸烟、高脂肪饮食）等众多因素对于 AMD 的患病率增加都有显著的影响。在早期和中期 AMD 中，RPE 发生病变，产生些许功能障碍。随着疾病的发展，各种细胞毒性物质沉积，中期 AMD 转变为晚期 AMD，RPE 细胞死亡或血管渗透性病变，最终出现地图样萎缩或新生血管性 AMD。

8.1.2.1　AMD 发病机制的核心——RPE

AMD 是一种进行性的黄斑变性疾病。黄斑是视网膜上负责视力和色觉的重要区域，视网膜色素上皮 RPE 变性会引发种种病理改变，最终导致黄斑变性。与其他疾病（如癌症）相对明确的疾病发展历程不同，AMD 中并未发现明确的可以界定疾病发展进程的生理指标。根据组织病理学特点，早期、中期及晚期 AMD（GA 和 NVAMD）这些不同 AMD 类型中，RPE 是 AMD 发病进程的一个关键点。一般来说，尽管存在个体间的异质性，但是 RPE 的功能障碍和萎缩早于晚期 AMD。RPE 不仅可以整合多种不同的刺激信号从而监控自身生理状态，同时可以接受来自视网膜微环境的信号。

对人 AMD 供体眼睛的 RNA 转录组分析和体外 RPE 细胞研究表明，RPE 可以通过多种途径调节 AMD 发病机制。在 AMD 的发病机制中，关键事件仍是 RPE 功能障碍和退行性病变。

8.1.2.2　干性 AMD 的病理机制

AMD 的发病机制与慢性氧化应激和炎症反应密切相关，最终导致蛋白结构被破坏、聚集及 RPE 变性。

早期和中期 AMD 的病理特征是 RPE 下各种脂质和蛋白的细胞外沉积物累积，存在玻璃膜疣。玻璃膜疣是视网膜色素上皮 RPE 和 Bruch 膜之间的细胞外物质的黄白色沉积物。它是一种可见的病理性变化，同时也是衰老的结果，其大小、数量、密度和荧光在 AMD 患者的眼睛中呈现高度对称性。形成玻璃膜疣的成分中，有很大一部分由酯化胆固醇和磷脂酰胆碱组成，这些成分可能是由 RPE 释放的。其他成分包括补体蛋白、载脂蛋白、MHC 抗原和其他促炎因子等。

在 Bruch 膜内，目前已经鉴定出几种随年龄增长而出现的生化与解剖学变化，包括胶原增厚、钙化和脂质浸润，以及明显的视网膜功能障碍。RPE 下特定沉积物的累积是早期 AMD 患者眼睛病变的标志性组织病理学特征，此时仅有轻微的视力受损。

地图样萎缩（GA）的病理特征主要表现为视网膜光感受器、RPE 和绒毛膜缺失，是导致患者发生严重视力损害的主要原因。有 10%～15% 的 AMD 患者从中期发展为新生血管性 AMD（NVAMD），而其余则发展成 GA。与 NVAMD 的视力急剧丧失不同，GA 的疾病进程较为缓慢，视力丧失也是渐进性的。

GA 病理机制的核心是 RPE 功能丧失。RPE 是一种嵌在光感受器和脉络膜之间的色素纤毛上皮细胞层，RPE 在回收富含脂质的光感受器中起关键性作用。RPE 细胞正常功能受损，可形成大量的脂褐素，富含脂质的荧光色素颗粒在眼底表现为荧光图像信号。

在 GA 的光感受器丢失之前，视网膜外部会出现一些早期变化，包括 Bruch 膜增厚和细胞废弃物沉积、RPE 中脂褐素积累、RPE 细胞色素减退、RPE 单层细胞下形成玻璃膜疣。大的融合的玻璃膜疣是导致 GA 的一个重要危险因素，主要表现为边界清晰的 RPE 细胞丢失区域和随后的低色素沉积。在此过程之后是相应的感光细胞退化和视网膜变薄。虽然对于 GA 的病理生理学还知之甚少，但是 GA 的病理过程目前发现涉及氧化损伤、慢性炎症和脂褐素的过度积累。

早期、中期 AMD 及 GA 统称为干性 AMD。干性 AMD 与视网膜内的免疫细胞活化有关，如小胶质细胞、穆勒细胞、RPE 细胞和巨噬细胞；脉络膜中的免疫细胞，则主要是毛细血管周围的巨噬细胞。玻璃膜疣是干性 AMD 的标志，含有多种促炎因子，包括 ApoE、凝血蛋白、急性期蛋白、IgG、补体成分、激活因子等，暗示 AMD 早期发病与局部炎症有关。

视网膜小胶质细胞是巨噬细胞群的代表，这些巨噬细胞不断地检测自身所处的微环境，通过增加吞噬活性来响应细胞损伤。多项研究表明，炎症和小胶质细胞激活在早期和晚期 AMD 中发挥着至关重要的作用。正常情况下，由于 RPE 分泌的免疫抑制因子的存在，视网膜小胶质细胞位于视网膜外部，因此，RPE 细胞在外视网膜的免疫调节中发挥着重要作用，通过细胞因子受体的表达、炎症细胞因子和粘连分子的产生和分泌，以及对紧密连接完整性的调控来调节 RPE-小胶质细胞的相互作用。在晚期 AMD 中，小胶质细胞在视网膜下间隙内累积，这些累积与玻璃膜疣样沉积、RPE 结构改变和 CNV 的形成密切相关。

8.1.2.3 湿性 AMD 的病理机制

在哺乳动物中，视网膜外部和视网膜色素上皮是由脉络膜中的血管所滋养。一层高度吻合且有孔的毛细血管称为绒毛毛细血管，位于 Bruch 膜外胶原区的下方，并与位于脉络膜中间段被称为 Sattler 层的小静脉和小动脉网络相连。这些微血管与脉络膜外部的动脉和静脉相连称为 Hallers 层。脉络膜血管有一些独特的结构和功能。相较于视网膜和大脑的毛细血管，脉络膜微血管的毛细血管直径更大、血流量和氧张力更高，但微血管被缺乏中间丝的特殊壁细胞稀疏包裹。事实上，人类黄斑毛细血管的周细胞覆盖率估计只有 11%，而视网膜毛细血管的周细胞覆盖率约为 94%。这些独有的特征可能使脉络膜微血管在受到压力时更容易发生结构变化。黄斑下脉络膜血管的病理改变可导致新生血管性 AMD。血管生成和水肿破坏包括 Bruch 膜、RPE、感光细胞，导致视网膜脱离和视力丧失。尽管 NVAMD 只占黄斑玻璃膜疣患者的 10%～25% 和晚期 AMD 患者的 50%，但它却是一个重要的医疗挑战，因为它导致了比其他形式的 AMD 更严重和更快速的视力丧失。例如，在一项针对 103582 名 NVAMD 患者的研究中，约 16% 的人在不治疗[16]的情况下会在 2 年内逐渐失明。NVAMD 的脉络膜新生血管（CNV）可能是其他病理改变引起的继发性反应。应激或损伤的 RPE 和相关免疫反应被认为促进了促血管生成因子的产生，从而驱动 CNV。

此外，脉络膜血管系统的退行性改变是另一个可能导致病理性血管生成的原因。早期 AMD 病变的检查表明，在病理性血管形成之前先出现血管丢失或脉络膜毛细血管和 Sattler 层的灌注减少，并且血管丢失通常伴随巨噬细胞积累，以及血管生成的早期标志，如内皮细胞和周细胞活化这些无症状的血管改变，引起脉络膜缺氧和上调血管生成因子，最终导致病理血管的形成。在研究的血管生成因子中，血管内皮生长因子 A（VEGFA）被发现是动物模型和人类 NVAMD 的关键因子，VEGFA 抑制剂已被证实在临床治疗 NVAMD 中有效。临床试验中的 OCT 和 FA 成像显示 VEGFA 抑制剂显著减少水肿，在某些情况下还能使病理血管减少。由于水肿控制的患者视力出现改善，但没有 CNV 回归[17]，血管通透性降低被认为是 VEGFA 抑制剂的主要机制。然而，病理性血管退化可能增加治疗的持续时间[18]。

8.1.3 线粒体与年龄相关性黄斑变性

许多年龄相关性视网膜疾病，包括青光眼和 AMD 都与线粒体功能障碍有关。线粒体在视网膜细胞的功能和生存中起着核心作用。视网膜神经元对能量需求很高，因此需要膜电位和膜驱动泵产生大量的 ATP。线粒体在衰老过程中会发生许多变化，衰老线粒体的氧化磷酸化率降低，活性氧产生增加，mtDNA 突变数量增加。神经视网膜和视网膜色素上皮中的线粒体特别容易随着年龄的增长而受到氧化损伤。因此，靶向线粒体是治疗视网膜疾病的潜在有效治疗方式。

研究表明，AMD 发病机制与氧化应激有关，氧化应激和其他应激可诱导 RPE

功能障碍与坏死，从而增强玻璃膜疣沉积，激活补体通路、局部炎症和免疫反应，导致更多的 RPE 细胞自身持续性死亡，最终导致地图样萎缩。

8.1.3.1 线粒体氧化应激在年龄相关性黄斑变性中的作用

线粒体对视网膜细胞的功能和生存至关重要，它们执行多种对细胞代谢至关重要的功能，包括氧化磷酸化、脂肪酸的 β-氧化、钙稳态和神经元兴奋性的调节[19-20]。视网膜神经元具有较高的能量需求，需要膜电位和驱动膜泵来产生大量的 ATP。据估计，线粒体产生的 90％ATP 用于维持跨膜离子梯度。

视网膜是人体中耗氧量最高的组织之一。密集的氧代谢，持续暴露在光照下，高浓度的多不饱和脂肪酸和光敏剂的存在增加了视网膜中的活性氧。当由慢性氧化应激引起的 ROS 产生过量且超过视网膜的抗氧化能力，将导致碳水化合物、膜脂、蛋白质和核酸的修饰与破坏（图 8.4）。

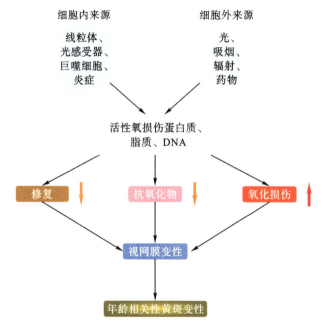

图 8.4　氧化应激所导致视网膜变性和 AMD 的潜在信号通路示意图

长期以来，氧化应激一直被认为是多种疾病发生、发展的重要因素。引起氧化应激的典型因素，如长时间日光照射或吸烟已被充分证明会增加视网膜的氧化损伤，是 AMD 发生的关键风险因素。鉴于 RPE 细胞功能的多样性，已充分证明 RPE 的氧化损伤是 AMD 病程进展的主要因素。

衰老视网膜线粒体的电子传递链功能下降，ROS 产生显著增加。ROS 产生增加导致线粒体 DNA、脂质和蛋白质氧化损伤增加。随着年龄的增长，线粒体 DNA 突变不断积累且导致线粒体结构破坏。

目前有关 AMD 的发病机理研究发现，在 AMD 中，氧化应激与其他危险因素（如衰老、吸烟、光毒性和遗传因素等）协同作用，导致 RPE 下玻璃膜疣沉积、

RPE/PR 细胞死亡，以及由此产生炎症和免疫反应。这些过程加重氧化应激和炎症，形成恶性循环，导致 AMD 发病。吸烟引起的全身氧化应激已被证明是 AMD 的一个重要危险因素。临床研究一致表明，抗氧化的维生素和锌补充剂可以延缓 AMD 的进展。

8.1.3.2 线粒体 DNA 损伤修复在年龄相关性黄斑变性中的作用

AMD 相关研究表明，AMD 相关基因 *CFH* 功能障碍会降低人 RPE 细胞的抗氧化能力和能量代谢。此外，由诱导多能干细胞产生的 RPE 细胞（iPSC - RPE）中 ARMS2/HTRA1 风险等位基因的存在导致抗氧化能力降低，从而使 iPSC - RPE 更容易受到氧化损伤。吸烟、肥胖、动脉硬化、高血压、高胆固醇血症、不健康饮食和过度光照是 AMD 的主要环境因素或个体危险因素（图 8.5）。已知这些风险因素都会增加氧化应激和（或）炎症，会导致视网膜病变。

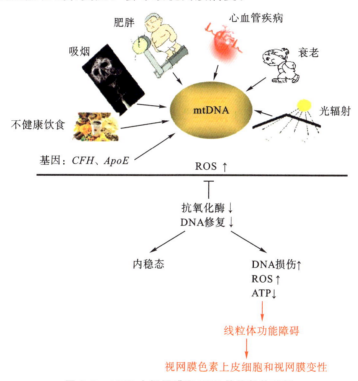

图 8.5　AMD 中视网膜和 RPE 的线粒体受损

环境因素或个体危险因素导致的 AMD 与线粒体 DNA 损伤有关。线粒体 DNA 损伤可能会影响编码线粒体电子传递链的基因，活性氧产生过量，导致更多的线粒体 DNA 损伤。这些变化可以被有效的（+）抗氧化酶或 DNA 修复所抵消，但当这些系统失效时，mtDNA 的累积损伤可能导致 AMD 患者的线粒体功能障碍、能量危机、细胞退化和死亡。

通过比较黄斑和黄斑周围部位的人 RPE 原代细胞的线粒体 DNA 发现，虽然这两个部位的 mtDNA 损伤程度都随供者年龄的增长而增加，但与周围 RPE 相比，黄斑处 RPE 的 mtDNA 损伤程度更严重。此外，mtDNA 损伤的修复效果随年龄增长而降低，黄斑处较周围 RPE 的 mtDNA 损伤修复效果更差。AMD 患者的 mtDNA

异质性突变比非 AMD 患者更常见，并且与 AMD 的严重程度呈正相关。

值得注意的是，与正常衰老的黄斑 RPE 细胞相比，AMD 黄斑处 RPE 细胞中的 OGG1（抗 DNA 氧化损伤的主要修复酶）表达水平下降了近一半。此外，在携带有 A3243GMELAS 线粒体 DNA 突变的个体中发现了与早期 AMD 相似的病理表现，如色素异常和 RPE 萎缩。暴露于氧化剂中的人 RPE 细胞表现出 mtDNA 的损伤，这反过来又会导致 ROS 生成的增加。遗憾的是，与核 DNA 修复不同，RPE 中的 mtDNA 修复相对缓慢且低效。

8.1.3.3　线粒体-溶酶体相关自噬通路在年龄相关性黄斑变性中的作用

为了避免大量的 ROS 产生与进一步的线粒体损伤的恶性循环，细胞必须通过线粒体自噬从细胞中移除功能下降的线粒体，这是一种特殊形式的选择性自噬，其中主要降解物质是功能下降的线粒体[21-22]。线粒体功能下降及活性氧生成加剧是众多神经退行性疾病进展过程中的早期事件之一[23]，维持健康的线粒体是帮助 RPE 细胞生存的关键。

自噬是一个高度动态的溶酶体分解代谢过程，有助于细胞内的质量控制，对 RPE 细胞这样静止的细胞是极其重要的。自噬可在基础水平起作用，但在应对环境挑战时被激活，分为非选择性自噬和选择性自噬。自噬能力降低与 AMD 的病理密切相关。RPE 特异的自噬敲除会导致类似于 AMD 的细胞退化。溶酶体酶活性对自噬至关重要，而脂褐素会降低自噬清除能力。有研究显示，自噬受损与 RPE 细胞中的脂褐素颗粒和玻璃膜疣沉积一致。此外，自噬能力的下降伴随着 ROS 产生的增加，可引起 RPE 细胞中的蛋白质聚集和炎性小体的激活。相反，另一项研究表明，诱导自噬减轻了 RPE 损伤，并减少了炎性细胞因子和血管内皮生长因子 A 的产生。

8.1.3.4　线粒体功能障碍诱导炎症在年龄相关性黄斑变性中的作用

炎症是对危及细胞内稳态因素的快速反应，如受损的大分子、功能下降的线粒体及长期的氧化应激会诱发炎症[24-25]。目前众所周知的是，线粒体损伤和 ROS 生成会通过激活 RPE 细胞中的 NOD 样受体家族含有 pyrin 结构域蛋白 3（NLRP3）信号通路而诱导炎症[24,26]。衰老与 AMD 的自噬和抗氧化系统活性下降，可导致受损线粒体的积聚产生有害影响，如活性氧的产生和炎症小体的激活[27-29]。自噬功能失调和线粒体退化的 RPE 细胞在组织中可以诱导周围巨噬细胞的炎症活化[30-31]。另一方面，广泛的自噬引起 RPE 细胞死亡，随后触发巨噬细胞中的细胞因子生成[32]。此外，线粒体 DNA 遗传变异可参与 AMD 的发病机制，如通过改变补体功能及其促进炎症细胞信号传递[33-34]。最后，线粒体功能障碍已被证明会导致细胞核内炎症基因表达的改变和炎症老化型 RPE 细胞表型的发展[35-36]。

线粒体可以通过多种方式导致炎症，如 ATP、氧化 mtDNA 或心磷脂刺激炎症细胞活化[37]，mtDNA 还可诱导 TLR9 激活促进 IRF3 介导的 I 型干扰素（IFN）释放、通过 NF-κB 或 MAPK 介导的信号转导途径、通过激活 cGAS/STING 途径产生炎性细胞因子，以及甲酰肽驱动的趋化作用等[38]，尤其是炎性小体信号和 mtDNA 介导的 cGAS/STING 信号通路与线粒体介导的 RPE 细胞炎症活化有关。mtDNA 驱动的 NF-κB 或 MAPK 激活和 ATP 调节的 P2Y1 受体信号也能够实现 RPE 细胞炎症活化的信号启动[39-41]。NF-κB p65 活性可能是氧化应激下 RPE 细胞 p62/SQSTM1 表达的关键上游启动子，它将炎症信号与自噬及 NFE2L2 级联联系起来[42]。此外，晚期糖基化终末产物（AGE）可激活 NF-κB，使其对 RPE 细胞中的促炎性刺激和细胞外基质修饰更为敏感[43]。Alu 反转录因子 RNA 或 DICER1 缺陷的积累可通过线粒体通透性转换孔驱动 RPE 细胞释放 mtDNA。通过与 cGAS 相互作用，mtDNA 促进人 caspase 4 和小鼠 caspase 11 激活非神经性 NLRP3 炎症小体[44]。cGAS、IFN-β 和 caspase 4 都被发现与干性 AMD 的发病有关[44]。

8.1.4 年龄相关性黄斑变性的动物模型

CFH（*rs1061170*、*rs1065489*、*rs2019727*）、*LOC387715/ARMS2/HTRA1*（*ARMS2-rs10490924*）、*C2/CFB*（*rs9332739*）和 *C3*（*rs2230199*）基因的变异或多态性已被证明与 AMD[45]相关，并且导致 AMD 从中期向晚期发展[46-47]。

遗传性 AMD 小鼠模型往往显示出玻璃膜疣（视网膜下沉积）的发展，但地图样视网膜色素上皮（RPE）萎缩少见。随着年龄的增长，表达人突变型 *ELOVL4* 基因（*TGE_mut$^{+/-}$*）的转基因小鼠可以发展成 RPE 空泡化及视网膜下碎片堆积，但看不见 GA 型 AMD 病变[48]。据报道，老年 Ccl2$^{-/-}$ 小鼠表现出一些晚期 AMD 的表现，包括脉络膜新生血管形成（CNV）、地图样萎缩和进行性视网膜外侧变性。Ccl2$^{-/-}$ 和 Ccr2$^{-/-}$ 小鼠的 RPE 细胞在 9～16 月龄出现空泡化，细胞核退化，色素颗粒减少[49]。然而，AMD 表型的多样化通常是 AMD 小鼠模型存在的问题。

8.1.4.1 补体因子 H(CFH)

第一个发现的与 AMD 风险增加相关的基因是补体因子 H（*CFH*）[50]，它的突变（如 Y402H）会使某些个体的晚期疾病风险增加 7.2 倍。CFH 是替代补体通路的重要调控因子，在此基础上已建立两种小鼠模型来研究 AMD 疾病的发生发展：CFH 缺失小鼠和 Y402H 突变的 CFH 小鼠。

（1）*CFH*$^{-/-}$基因敲除小鼠模型：CFH 缺失小鼠表现出视网膜功能的丧失、RPE 底部大量的自身荧光病变，以及随着年龄的增长 C3 沉积增加。针对不同年龄段的小鼠分别进行分析，1 岁龄的 CFH$^{-/-}$小鼠比年龄匹配的野生型小鼠光感受器脱落趋势严重，视网膜厚度也略有增加。而且在 7～8 周龄时就已经表现出显著的视网膜变厚，这种趋势会维持 1 年。CFH$^{-/-}$小鼠视网膜的光感受细胞丢失加速。

通过视网膜电图（ERG）研究发现，在黑暗中将 1 岁龄的 CFH$^{-/-}$转基因小鼠和年龄匹配的野生型小鼠同时暴露在越来越强的闪光中，通过比较每个波的振幅和达到峰值的时间来评估各组小鼠的视网膜功能。与野生型小鼠相比，1岁龄CFH$^{-/-}$小鼠的a波和b波振幅均无显著差异。然而，1岁龄的CFH$^{-/-}$小鼠达到a波峰值的时间显著增加（$P=0.004$），而到达b波峰值的时间没有显著性差异。2岁龄的CFH$^{-/-}$小鼠和年龄匹配的野生型小鼠相比，随着刺激强度的增加，CFH$^{-/-}$小鼠的a波和b波波幅显著降低（$P<0.05$），这些数据表明，CFH$^{-/-}$小鼠的视杆细胞功能受损，表现为ERG a波的振幅降低。相比之下，在明亮条件下，正常小鼠和CFH$^{-/-}$小鼠间的ERG差异可以忽略不计，表明CFH$^{-/-}$小鼠的视锥细胞功能几乎无损伤，这与AMD的视杆细胞功能丧失，特别是黄斑功能受损相一致。

在对RPE进行的透射电镜观察中发现，2岁龄的野生型小鼠RPE基底区聚集了电子密集物质。相比于野生型小鼠，CFH$^{-/-}$小鼠RPE基底区电子密集物质减少。

在对比中老年CFH$^{-/-}$小鼠和野生型小鼠RPE中线粒体与黑素体分布的研究中发现，在7~8周时，线粒体的分布没有受到CFH的显著影响。衰老使野生型小鼠RPE的线粒体极化程度略微降低，平均离基板更远。但在1岁龄的CFH$^{-/-}$小鼠中，我们观察到相反的情况，RPE中线粒体仍然明显靠近基板。在年轻CFH$^{-/-}$小鼠RPE中的黑素体比野生型小鼠略多。在1岁龄的CFH$^{-/-}$小鼠视网膜RPE中，黑素体的极化现象明显较野生型小鼠低。

(2)CFH Y402H转基因小鼠模型：CFH Y402H变异是AMD中最常见的遗传危险因素，基于CFH Y402H的AMD小鼠模型有助于阐明这种疾病的病理机制。为了创建CFH Y402H转基因小鼠，在野生型小鼠的受精卵注射含有人CFH Y402H的质粒取代小鼠的CFH，在小鼠ApoE启动子的驱动下，得到在RPE和肝脏中表达CFH Y402H的敲入小鼠（CFH Y402H）。12~14月龄的转基因小鼠的中央视网膜出现了德鲁森样沉积，视网膜可见巨噬细胞、小胶质细胞、基底层沉积和脂褐素颗粒的聚集。此外，视网膜内有补体活化和炎症的迹象。炎症可能是由于CFH Y402H与MDA（视网膜内氧化应激产生的脂质过氧化产物）亲和力降低所引起。因此，游离的MDA分子可以结合并激活巨噬细胞，导致炎症。Y402H多态性可能降低了CFH处理氧化应激的效率，从而使衰老的视网膜容易受到AMD的影响。然而，对于人源CFH小鼠作为AMD模型的适用性，还存在着矛盾的结果。也有研究通过将具有全长人CFH细菌人工染色体的转基因小鼠与CFH$^{-/-}$小鼠杂交产生人源CFH小鼠[51]。人源化CFH小鼠视网膜形态和功能正常。事实上，即使在人类中也不是所有的Y402H变异都会发展成AMD。Y402H的多态性在AMD的发生中仍有待研究。

(3)C3过表达转基因小鼠模型：与正常眼睛相比，AMD视网膜的补体表达和激活有所增加。因此，为了研究补体激活增加是否能导致AMD，在成年野生型小鼠视网膜下注射携带C3的重组腺病毒。C3是补体通路的共同汇聚点，其分解为C3a和C3b，最终导致MAC形成。这些外源性C3过表达小鼠在2周内暗视视网膜电图显示功能缺陷。组织学和免疫组化显示病理特征包括 RPE 萎缩、光感受器外节段丢失、反应性胶质增生和视网膜脱离。在光感受器外段观察到 MAC 沉积。虽然这个模型证实了补体激活在 AMD 中的作用,但仍需排除腺病毒本身在视网膜病变中的作用。由于建立该模型所需的时间相对较短,因此,它可以作为研究针对补体通路的治疗干预模型。

8.1.4.2 载脂蛋白 E($ApoE^{-/-}$)转基因小鼠模型

研究发现,变异载脂蛋白的表达引起的脂代谢功能失调,与小鼠 AMD 发生之间存在关联。研究表明,表达 3 种人类 ApoE 亚型(ApoE2、ApoE3 或 ApoE4)之一的转基因小鼠,在高胆固醇饮食 8 周后,发生了与年龄相关的视网膜退行性病变。然而,这一结果与人类基因组研究的结果形成鲜明对比。人类基因组研究表明,ApoE4 对 AMD 的发生具有保护作用。此外,其他模型,如 $ApoE^{-/-}$ 小鼠、人 ApoE3 - Leiden(一种有缺陷的人 ApoE-3 突变体)小鼠和人 ApoB 小鼠均支持高胆固醇血症与 AMD 之间的关系。当喂食高脂食物时,所有这些转基因成年小鼠都出现高脂血症(即无法分解胆固醇和甘油三酯),并伴有 BrM 增厚和类似基底线性沉积的视网膜下沉积,除 $ApoE^{-/-}$ 小鼠外,这些都与年龄相关。在对人的研究中发现,ApoE3 - Leiden 与高脂血症和早期动脉粥样硬化相关。载脂蛋白 B 100 是另一种参与胆固醇转运的低密度脂蛋白(LDL),它参与了 AMD 发生。通过研究 ApoB 在 AMD 中的作用,大多数研究发现视网膜变性与视网膜内胆固醇积累增加直接相关。然而,有人发现 BrM 中没有明显的胆固醇沉积增加,并认为这仅仅是由于 ApoB 小鼠的高脂血症所致。他们发现,在含有人源 ApoB 的小鼠被喂食高脂食物后暴露于蓝绿光环境中,视网膜退化的速度加快,这表明脂质过氧化的重要性。此外,在 ApoB 小鼠皮下注射抗氧化剂生育酚,可以防止 ApoB 小鼠视网膜发生变性。因此,$ApoE^{-/-}$ 小鼠作为 AMD 动物模型对于研究高脂血症与 AMD 发生之间的关系及其内在机制具有重要意义。

8.1.4.3 AMD 食蟹猴模型

灵长类动物的视网膜与人类的视网膜非常相似,中心黄斑和中心凹处具有最佳的视觉分辨率。与人类相比,年轻和中年猴子黄斑玻璃膜疣的患病率更高,但 AMD 发展较慢,发展为地图样萎缩或脉络膜新生血管的情况十分少见。遗传因素在某些灵长类 AMD 模型中也具有重要作用。实验室非人灵长类 AMD 模型(如恒河猴)的一个缺点是,它们往往无法发展出晚期的 AMD 形式,这是由于它们的实验室饮食是由相当低的脂肪和丰富的保护性食物构成。食蟹猴 AMD 的显性遗传和早期发病是一种优势,可以促进 AMD 临床前治疗的研究。

8.1.5 年龄相关性黄斑变性的治疗

AMD 是由于视网膜中央区域黄斑发生病变所导致的一种慢性进行性疾病,AMD 患者在疾病晚期大多数会出现失明。AMD 主要分为干性(地图样萎缩)和湿性（新生血管性）两种主要类型。在干性 AMD 中，视网膜色素上皮和继发性光感受器发生了进行性萎缩。在湿性 AMD 中，脉络膜新生血管穿透神经视网膜，血管渗漏、出血、脂质沉积导致黄斑区瘢痕形成，其包括光感受器在内的所有视网膜结构都被破坏。直到 20 世纪末，对于 AMD 仍然没有有效的治疗手段。

由于 AMD 对老龄化人口的巨大影响，因此，在过去几十年里，许多研究者将研究兴趣集中在 AMD 的研究上。最近在治疗老年湿性黄斑病变方面出现了快速进展，为 AMD 患者提供了新的治疗选择，同时也提供了开发临床前诊断和早期疾病的预防治疗手段。

AMD 的治疗根据诊断时疾病进程不同而有所差异。AMD 治疗的目的是为了减缓 AMD 的发展进程，截至目前，还没有治疗方法可以对 AMD 进行逆转。AMD 的过程始于干性 AMD，主要表现为视网膜功能障碍引起视力下降，随后发展为湿性 AMD。早期和中期 AMD 可通过改变已知的危险因素（如吸烟和动脉粥样硬化）与饮食来进行控制；对于中期 AMD，治疗方法主要包括抗氧化和矿物质补充；晚期 AMD 是通过抑制脉络膜新生血管进行治疗的。

8.1.5.1　基于线粒体的疗法

线粒体对维持视网膜细胞功能至关重要。神经视网膜和视网膜色素上皮细胞中的线粒体特别容易随年龄增长而受到氧化损伤。尤其是 AMD，它的发病进程与线粒体功能障碍息息相关。抗氧化剂和 ROS 清除剂可以减轻其对线粒体的损伤，被认为可以用于预防和减缓 AMD 的进程。

白藜芦醇（3,4,5-三羟基二苯乙烯）有助于 AMD 的治疗。它是一种多酚类抗氧化剂，属于二苯乙烯家族，常见于葡萄的果皮和种子中[52-53]。近年来，由于其对过氧化物诱导的氧化应激具有抗氧化作用，降低了体外培养 RPE 细胞中紫外线诱导的 ERK1/2 激活，并降低了 MAPK 激活和环氧合酶-2 的表达，因此被认为可以用于 AMD 的治疗[52-55]。使用非处方白藜芦醇，可以改善视网膜结构和功能[55]。在一项白藜芦醇用于渗出性年龄相关性黄斑变性研究中，该试验用于比较 250mg 白藜芦醇（每天 2 次）组和安慰剂组在随访 24 个月后晚期新生血管性 AMD 的发生率。这项研究于 2015 年 8 月开始，并定于 2019 年完成。直至目前结果还没有公布。

硫辛酸是线粒体脱氢酶的辅助因子。它作为自由基清除剂，可以螯合金属，促进内源性抗氧化系统（如超氧化物歧化酶）[56]的再生。在 α-硫辛酸治疗地图样萎缩的研究中，使用 800mg 和 1200mg α-硫辛酸旨在评估治疗的安全性和耐受性，以及对 AMD 的改善情况。该研究于 2016 年 5 月进入第二阶段，并定于 2018 年 5 月完成。直至目前结果亦没有公布。

8.1.5.2　湿性 AMD 的治疗

湿性病变或新生血管性病变较少见，但 90% 的 AMD 急性失明是由湿性病变引起的。其特征为脉络膜新生血管伴随视网膜内或视网膜下渗漏、出血和 RPE 脱离[57]。VEGF 在缺氧等条件诱导下，在视网膜中产生，增加了视网膜血管通透性，促进了新生血管形成。通过使用抑制 VEGF 一类的抗血管生成药物，湿性 AMD 的治疗有了重大突破。即使取得了这样的进展，对于湿性 AMD 治疗还是远远不够的，仍有很大的提升空间。

(1)贝伐珠单抗：一种单克隆抗体，作为血管生成抑制剂，它通过抑制血管内皮生长因子 A（VEGFA）来减缓新血管的生长，于 2004 年在美国被批准用于医疗。它是使用最多的眼部抗血管生成药，也是全球第七大畅销药。

在 AMD 的脉络膜新生血管治疗中，向玻璃体腔内注射 1.25～2.5mg 贝伐珠单抗，没有明显的眼毒性。在新生血管性 AMD、增殖性糖尿病视网膜病变、新生血管性青光眼、糖尿病性黄斑水肿、早产儿视网膜病变和继发于视网膜静脉阻塞的黄斑水肿的情况下，使用贝伐珠单抗出现了令人兴奋的效果。

(2)雷尼珠单抗：2006 年，FDA 批准该药物用于治疗新生血管性 AMD。它是一种重组人源化免疫球蛋白（Ig），有与贝伐珠单抗同型单克隆抗原结合片段，以 VEGFA 为靶点并与之有高亲和力，常用于老年性湿性黄斑变性。其疗效与贝伐珠单抗和阿伐利西普相近。2017 年的一项研究发现，虽然雷尼珠单抗和贝伐珠单抗在糖尿病性黄斑水肿的治疗、预后相似，但雷尼珠单抗在降低中央视网膜厚度方面比贝伐珠单抗更有效。

大型 3 期临床试验（MARINA 和 ANCHOR）对湿性黄斑变性患者进行随机治疗，结果显示 95% 接受雷尼珠单抗治疗的患者可以维持视力，而接受安慰剂治疗的患者维持视力的只有 62%（$P<0.01$）。

(3)阿柏西普：于 2011 年获得 FDA 批准，是一种融合蛋白，包含人 VEGF 受体 1 和 2 的两个关键结合域和人 IgG1 的一个片段结晶（Fc）区域。这种特殊设计的蛋白比其天然受体对 VEGFA 有更高的亲和力。此外，它还能结合并有效阻断 VEGFB 和胎盘生长因子 1（PGF1）[58]。它被用于治疗湿性黄斑变性，并通过玻璃体腔注射进入眼睛。由于其更长的半衰期，该药物可以每两个月使用一次，这大大减少了玻璃体腔注射次数，同时还可以保证疗效。

2014 年 8 月 27 日，有研究发现，阿柏西普也适用于治疗糖尿病性黄斑水肿导致的视力损害。2019 年 5 月，FDA 扩大了阿柏西普的适应证，包括用于糖尿病视网膜病变的所有阶段。

2016 年，S. Sarwar 在两项随机对照试验中，对 2400 多名新生血管性 AMD 患者注射阿柏西普和雷尼珠单抗的结果进行了比较。这两种治疗方案在患者的视力和形态学结果方面都有相似的改善，但作者指出，阿柏西普治疗方案有可能减少注射带来的治疗负担和其他风险。2017 年一项关于抗 VEGF 药物治疗糖尿病性黄斑水肿疗效的研究发现，虽然以上 3 种药物治疗都比激光治疗有优势，但在 1 年期限的治疗效果比较中，阿柏西普明显优于雷尼珠单抗和贝伐珠单抗。

8.1.5.3 干性 AMD 的治疗

干性 AMD 的损伤主要归因于活性氧的产生和过氧化物的积累,以及视网膜内的慢性炎症导致的视网膜色素上皮细胞凋亡,并逐渐损伤光受体细胞[59-60]。目前,还没有治疗方法可以逆转干性 AMD,因此,RPE 替代和视网膜微环境调控是治疗干性 AMD 的潜在疗法。

RPE 细胞可分为干细胞来源的 RPE 细胞、胎儿或成人的 RPE 细胞、虹膜色素上皮细胞和自体 RPE 细胞。自体 RPE 移植作为一种替代手术方法已进行了广泛研究,通常是收集周围视网膜健康的 RPE,将其移植到病变黄斑的视网膜下间隙。有功能的 RPE 细胞可以由干细胞或体细胞通过自发分化或细胞重编程产生。此外,RPE 细胞还可从人胚胎干细胞(hESC)或人诱导多能干细胞(hiPSC)分化而来。hESC 和 iPSC 来源的 RPE 细胞均显示出 RPE 样的形态,表达典型的 RPE 标记,并具有吞噬光受体片段的能力。

以前曾尝试用完整的原代 RPE 细胞移植来治疗 AMD。然而,使用从 hESC 分化而来的 RPE 作为临床研究的替代组织来源有几个优点。在移植到需要治疗的患者前,可以控制体外分化,以确保最佳的安全性、纯度和效力。

根据临床前研究报道,移植 hESC 来源的 RPE 细胞显示没有发生排斥反应、明显的增生或肿瘤形成的迹象。此外,在一期试验的范围内,移植 hESC 来源的 RPE 细胞耐受性良好,不存在与细胞相关的不良眼内或全身反应。

近年来,利用干细胞技术在功能性替代 RPE 细胞和光感受器方面取得了很大进展。然而,评估基于 hESC 或 iPSC 的 RPE 移植在患者中的长期安全性和有效性是至关重要的。与手术相关的不良事件也需要进一步研究,大量的患者需要结合光学相干断层扫描(OCT)和自荧光评估进行显微视野评估,以提供更严格的结构-功能数据。

最近在视网膜 RPE 细胞功能性置换方面的进展令人期待,在不久的将来,对受损视网膜细胞的临床置换很大可能可以恢复视网膜退行性疾病患者的视力。

8.2 癫 痫

8.2.1 癫痫概述

癫痫(epilepsy),是一种慢性反复发作、短暂脑功能失调的综合征,以脑神经元异常放电引起反复痫性发作为特征。1863 年,英国神经学家约翰·休林斯·杰克逊(John Hughlings Jackson)(图 8.6)第一次发现了癫痫性痉挛这一病症,即现在的杰克逊癫痫,该病症发病部位为身体的一部分,如一侧脸、一只脚的脚趾或一只手的手指,随后扩散到身体同一侧的其他肌肉。1873年,他将癫痫定义为脑细胞的突然、过度和快速放电,这一定义已被脑电图学所证实。2017年,国际抗癫痫联盟(International League Against Epilesy, ILAE)将癫痫定义为:至少2次非诱发性(或反射性)发作,2次发作间隔24小时以上;或一次非诱发性(或反射性)发作,并且在未来10年内再次发作的可能性与2次非诱发性发作后再发风险相当(至少60%),即诊断为癫痫综合征(为癫痫的一种,可包含多种病因产生的复杂症状和体征,包括多种发作类型)。

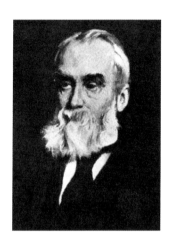

图 8.6 英国神经学家约翰·休林斯·杰克逊

约翰·休林斯·杰克逊(1835—1911)是英国神经学家,被认为是神经病学的先驱之一,以研究癫痫而闻名;在当时几乎没有任何大脑研究资源的情况下,他得出的许多结论都在后来被验证。

大约10%的人在一生中会经历癫痫发作,癫痫影响着全世界约6500万人。一项国际调查研究分析表明,全球癫痫患病率为6.4/1000,年发病率为67.8/10万。据中国最新流行病学资料显示,中国的癫痫患病率为6.8/1000,年发病率为28.8/10万,1年内有发作的活动性癫痫患病率为4.6‰;据此估计中国有900万左右的癫痫患者,其中500万~600万是活动性癫痫患者,同时每年新增加癫痫患者约40万。在中国,癫痫已经成为神经科中仅次于头痛的第二大常见病。癫痫会影响各年龄段的人,它的发病率是呈双峰型分布的:1岁以下的婴儿和50岁以上者发病率更高。50岁以后,随着年龄的增长,发病率呈上升趋势。低收入和中等收入国家(low-income and middle-income countrie, LMIC)的患病率与发病率高于高收入国家。医疗服务体系不完善、卫生状况欠佳以及较高的感染和创伤性脑损伤风险可能是造成这种情况的原因。导致患癫痫的风险因素因年龄组而异,大脑发育畸形通常见于成年之前的癫痫发病中,而与头部创伤、感染和肿瘤相关的癫痫可以发生在任何年龄,脑血管疾病则是老年人中最常见的危险因素。

按癫痫的发病原因不同,通常分为两大类:原发性(或称特发性)癫痫和继发性

(或称症状性)癫痫[61]。原发性癫痫是指无脑部器质性病变或代谢性疾病表现，无任何明确原因，一般遗传率为3‰~5‰；继发性癫痫是由多种脑部器质性病变或代谢性障碍所致。国际抗癫痫联盟(ILAE)根据癫痫的发作形式，将癫痫发作类型分为三类：局灶性发作、全身性发作和不明原因性发作(图8.7)。

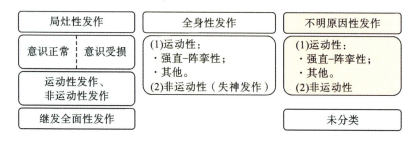

图8.7　癫痫发作的分类

癫痫发作类型分为局灶性发作、全身性发作和不明原因性发作，
又可以根据是否伴有意识障碍或运动障碍进行进一步分类。

局灶性发作时，只有一个或多个大脑区域、半球出现异常的神经元活动，这些发作也被称为部分发作，发作时间可持续几分钟。全身性发作时，大脑的两个半球出现广泛的异常神经元活动。以现有的临床诊断手段不能确定是局灶性发作还是全身性发作的，均归为不明原因性发作。局灶性癫痫可分为意识保留型和意识障碍型。局灶性意识发作也被称为简单的局部癫痫发作，只影响大脑的某个区域，发作时会引起抽搐或发生感觉变化，如闻到奇怪的味道或气味。局灶性意识障碍发作也被称为复杂的局部癫痫发作，发作时会使癫痫患者感到困惑或眩晕，无法进行有意识的反馈。局灶性癫痫发作还包括继发全面性癫痫发作，始于大脑的某个区域，然后扩散到整个大脑，即先发生局灶性癫痫，然后发展为全身性癫痫。全身性癫痫发作可分为失神发作和强直-阵挛性癫痫发作。失神发作，有时称为小发作，可引起快速眨眼或几秒钟的凝视。强直-阵挛性癫痫，也称癫痫大发作，可致人死亡，表现为哭闹、失去意识、倒在地上或肌肉痉挛，发作后患者可能会感到疲劳。不论是局灶性发作或全身性发作，还是不明原因性发作，均可分为运动性发作和非运动性发作[62]。

8.2.2　癫痫的致病因素

特发性癫痫没有明显的潜在病因，是最常见的癫痫类型，约占癫痫发病的60%。虽然很多患者癫痫发作没有可识别的原因，但神经元超敏性的遗传倾向被认为是一个重要因素。在症状性癫痫中会有比较明确的病因，包括各种先天或后天的脑损伤、感染、某些综合征和脑疾病等。综合来说，癫痫的致病因素包括环境因素和生活因素，以及遗传因素[63]。

(1)脑损伤因素：在症状性癫痫中，常见的致病因素包括海马硬化、皮质发育异常(包括局灶性皮质发育不良)、血管异常、肿瘤、脑损伤、中风、脑部感染等。

海马硬化症(hippocampal sclerosis，HS)是一种在颞叶癫痫(TLE)患者的手术标本中常见的病理发现。HS的发病率在不同的研究中存在差异，从48%到73%不等。国际抗癫痫联盟将海马硬化定义为海马区CA1和CA4区的神经元丢失与胶质增生，在颞叶癫痫患者中比较常见。

皮质发育异常(malformations of cortical development，MCD)代表了在产前和产后发育过程中，由于各种病理机制影响了不同的发育过程，导致了皮质出现病理性特征和功能异常。局灶性皮质发育不良是MCD的一个亚型，常被认为是儿童和年轻人的顽固性、慢性癫痫的常见病因。

引起癫痫的常见血管异常病变包括脑膜血管瘤、血管畸形、错构瘤[64]。

肿瘤诱发的颞叶癫痫一般出现在儿童期和青年期。尽管任何生长缓慢的肿瘤(如脑膜瘤和胶质瘤)都可能导致局灶性癫痫，但在一项与小儿肿瘤相关的TLE研究中发现，毛细胞星形细胞瘤被认为是导致癫痫的最常见的肿瘤(41%)，其次是神经节神经胶质瘤(25%)[65]。

约20%的症状性癫痫可归因于某种创伤。创伤后癫痫发作的危险因素包括酒精中毒、穿透性硬脊膜损伤、颅内出血、颅骨凹陷性骨折和局灶性神经功能缺损等。癫痫发作可能出现在受伤7天后，大部分发生在受伤后的18个月内。晚期创伤后癫痫被认为是由外溢血液中铁沉积产生的自由基引起皮质损伤，以及由于谷氨酸积累所产生的兴奋性毒性导致的。成人中风晚期后遗症的癫痫患病率为3%~10%，可能是脑梗死或脑出血的结果。

局部炎性病变，如脑脓肿、肉芽肿(结核)和寄生囊肿(脑囊虫病和包虫囊肿)是发展中国家局灶性癫痫的重要病因。一些影响颞叶的慢性脑炎(边缘脑炎)也可伴有癫痫发作。炎症过程和免疫反应在癫痫发生中的作用已经在动物模型中得到了很好的验证，并被认为是人类癫痫发生的一个重要原因。

(2)遗传因素：在常染色体显性单基因遗传、高外显率癫痫家族中发现了30多个不同的突变基因。最初发现的突变主要发生在编码离子通道的基因中，后来在非离子通道基因中也发现了一些突变，包括神经元受体基因、转录因子基因和酶基因。家族性单基因遗传性癫痫占所有遗传性癫痫的5%~10%。这些癫痫的遗传十分复杂，涉及多个基因的参与。

早期遗传性癫痫的研究往往与离子通道相关，部分原因是它们的生理功能可以用传统的电生理学技术来检测，而且这些通道本身已经被广泛研究。与KCNQ2(编码钾离子电压门控通道亚家族KQT成员)相关的癫痫是最具特征的离子通道性疾病之一，KCNQ2突变可导致不同的表型，可从自限性新生儿癫痫到严重的发展性癫痫和癫痫性脑病(典型表现为Ohtahara综合征)。与局灶性癫痫相关的突变通常涉及mTOR通路[如结节性硬化复合物(TSC1和TSC2)、STE20相关激酶适配蛋白α

(STRADA)、人第 10 号染色体缺失磷酸酶及张力蛋白同源基因蛋白(PTEN)、丝氨酸/苏氨酸激酶 AKT 亚型 3(AKT3)、磷脂酰肌醇-4,5-二磷酸 3-激酶 α (PIK3CA)和 mTOR]和 REST 通路中的基因，但也可能涉及电压门控(如 SCN1A) 或配体门控通道(如 GABRG2)。癫痫家族史的存在增加了局灶性获得性癫痫发生的风险，如脑外伤后发生的癫痫。在癫痫患者中遗传基因发挥作用的方式有所不同：有些个体中遗传基因是主要原因，有些个体的潜在遗传背景使他们更易在脑损伤后发展为癫痫(图 8.8)[66]。

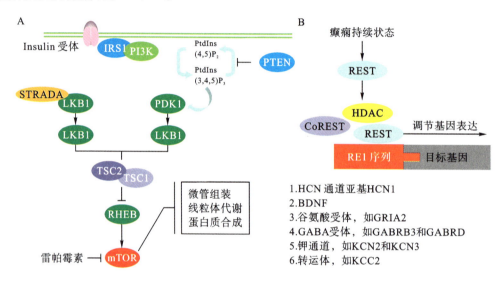

图 8.8 mTOR 及 REST 通路在癫痫中的作用

A. 哺乳动物雷帕霉素靶蛋白(mTOR)信号通路示意图，以癫痫相关分子为主线。B. 由癫痫持续状态触发的抑制因子 1(RE1)沉默转录因子(REST)介导的基因沉默。REST 辅助抑制因子 1(CoREST)是组蛋白去乙酰化酶(HDAC)复合物的一个组成部分，它与 REST 相互作用，介导转录抑制。BDNF 为脑源性神经营养因子；GABRB3 为 GABA 受体 β_3 亚基；GABRD 为 GABA 受体 δ 亚基；GRIA2 为 AMPA2，离子型谷氨酸受体 2；HCN1 为超极化激活的环核苷酸门控通道亚基 1；IRS1 为胰岛素受体底物 1；KCC2 为钾/氯协同转运蛋白 2；LKB1 为肝激酶 B1(也称为丝氨酸/苏氨酸激酶 STK11)；PDK1 为 3-磷酸肌醇依赖性蛋白激酶 1；PI3K 为磷酸酰肌醇 3 激酶；PtdIns(4,5)P_2 为磷脂酰肌醇-4,5-二磷酸；PtdIns(3,4,5)P_3 为磷脂酰肌醇-3,4,5-三磷酸；PTEN 为同源性磷酸酶-张力蛋白；RHEB 为脑富集 RAS 同系物；STRADA 为 STE20 相关 adaptor 蛋白 α；TSC 为结节性硬化复合物。

全基因组关联研究及基因组学测序等研究逐步揭示了部分癫痫的遗传基因。全基因组测序确定了 30%～50% 癫痫患者所携带的基因突变，其中突变的 60 种基因涉及多种细胞蛋白，包括离子通道、突触蛋白和转录调节因子(表 8.5)。通常这些基因异常是由 de-novo 突变引起的，但隐性或 X 连锁突变、嵌合现象和拷贝数变异也有影响[67]。

表 8.5 癫痫性脑病的临床脑电图特征和已知的遗传因素

分类	基因	癫痫开始发作	癫痫的进展和结果
早期婴儿癫痫性脑病（Ohtahara综合征）	STXBP1、KCNQ、SCN2A、AARS、ARX、BR4TI、CACNA2D2、GN4O1、KCNT1、NECAPI、PIGA、PIGQ、SCN8A、SIKI、SLC25422	强直癫痫发作：可能的癫痫类型包括局灶性癫痫和婴儿痉挛，肌阵挛罕见	75%的人发展为West综合征，大多数为持续的癫痫发作
早期肌阵挛性脑病	ERBB4、PIG4、SETBP1、SIK1、SLC25A22	断断续续的肌阵挛，癫痫类型可能包括强直性和局灶性癫痫	大多数病情没有发展，但有持续的肌阵挛和局灶性发作
伴有迁移性局灶性发作的婴儿癫痫	KCNT1、SCN24、PLCBI、QA4RS、SCNLA、SCN8.4、SIC25422、TBCID24、SLC1245	局灶性癫痫，从一个半球转移到另一个半球	婴儿痉挛发病较晚，约7%；有些是持续的癫痫发作，有些则是1岁后不频繁的癫痫发作
West综合征	CDKL5、STXBP1、4RX、ALG13、DOCK7、DNMI、FOXG1、GABRB1、GRIN2B、M4GI2、MEF2C、NEDDL4、NDP、NRIVI、PIGA、PICBI、PTEN、SCA2、SCNLA、SETBP1、SIK1、SLC25.422、SLC35A2、SPTANI、ST3Gal3、TBCID24、TCF4、Wwox	婴儿痉挛	可能演变为Lennox-Gastaut综合征或其他类型的癫痫发作
Dravet综合征	SCNI4、PCDH19、*G4BR4I、GABRG2、HCNI、*STXBPI	发热性或无发热性、半昏迷性或全身性强直-阵挛性发作，通常为癫痫持续状态	持续的癫痫发作1～5年；局灶性、肌阵挛性或失神性癫痫发作，伴或不伴非惊厥性癫痫持续状态；从第二个10年开始：短暂的夜间惊厥发作，伴或不伴局灶性认知障碍发作，轻微肌阵挛
癫痫伴肌阵挛-弛缓发作	SLC241、SLCo41、CHD2、GABRAI、GABRG2、SCNIA、SCNIB、KCNA2	肌阵挛-弛缓发作，伴或不伴肌阵挛、缺觉或强直-阵挛性发作，以及非惊厥性癫痫持续状态的发作	大多数在发病3～5年内缓解，更严重的病例为持续性癫痫发作。通常为夜间强直性或强直-阵挛性发作

续表

分类	基因	癫痫开始发作	癫痫的进展和结果
Lennox-Gastaut 综合征	ALG13、CACNALA、CDKL5、CHD2、DNMI、FLNA、G4BRB3、GRIN2B、HNPRNU、HNRNPH1、IQSEC1、SCN2A、SCN8.4、STXBPI	有或无非典型化缺失的强直性癫痫发作及弛缓性、肌阵挛性癫痫发作或全身性强直-阵挛性癫痫发作，痉挛，局灶性癫痫发作，强直性或非惊厥性癫痫持续状态发作	癫痫发作持续到成年期的比例约为80%
Epilepsy-aphasia 频谱（包括兰道-克莱夫纳综合征、慢波睡眠中连续脉冲波放电的癫痫性脑病和非典型良性罗兰癫痫）	GRIN2A	兰道-克莱夫纳综合征：70%的兰氏癫痫发作。慢波睡眠中持续尖波放电的癫痫性脑病。非典型良性罗兰癫痫：罗兰癫痫发作，负性肌阵挛，弛缓性	癫痫是有年龄限制的，几乎所有患者在15岁左右就会消失

注：＊大多数病例的综合征很容易与 Dravet 综合征区别开来。有 SCN1A 阳性突变的 Dravet 综合征，用拉莫三嗪和卡马西平会加剧病情。

8.2.3 癫痫的病理特征

8.2.3.1 癫痫病灶

在临床影像学上可以识别出的癫痫病灶（epilepsy lesion）是癫痫的重要病理特征。常见的癫痫病灶包括产前或围产期脑损伤、皮质发育畸形（包括局灶性皮质发育不良）、肿瘤、中风后或创伤后脑软化症、血管异常和海马硬化；每种不同的癫痫病灶都可能是某种症状性癫痫的致病原因。磁共振是神经影像学检测癫痫的关键成像手段，可在 14%～35% 的新诊断的癫痫患者中检测到癫痫病灶（图 8.9）。

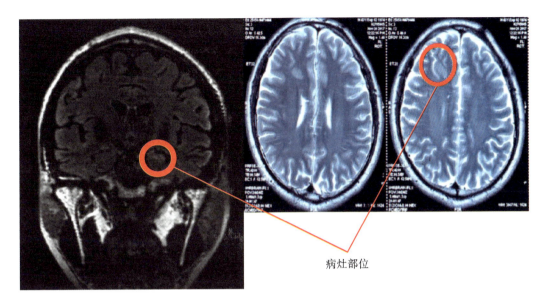

病灶部位

图 8.9　致癫痫病变的神经影像学

MRI 对检测海马硬化、局灶性皮质发育不良等细微癫痫病灶具有较高的敏感性，使用 MRI 识别局灶性病变有助于患者进行术前评估。左图 MRI 冠状位液体衰减反转恢复（fluid attenuated inversion recovery，FLAIR）成像显示颞叶癫痫患者海马硬化（红圈），右图轴位 T2 成像显示额叶癫痫患者右额上回皮质发育不良。

海马硬化症（HS）在 TLE 患者的手术标本中比较常见。在近 50％ 的 HS 病例中，颗粒细胞弥散于齿状回。皮质发育异常（MCD）代表了在发育过程中由各种病理机制引起的临床病理变化，包括皮质分层障碍、细胞形态异常和潜在的白质紊乱等。在引起癫痫的常见血管异常病变中，脑膜血管瘤通常表现为斑块样肿块；血管畸形主要由动静脉畸形和海绵状血管瘤组成；错构瘤通常边界清楚，有温和的、非增殖的胶质成分；罕见的下丘脑错构瘤表现为类似 TLE 的综合征；除此之外，多种肿瘤都可能存在于局灶性癫痫中，胶质神经元瘤最为常见。在外部创伤引起的癫痫中，可观察到穿透性硬脊膜损伤、颅内出血、颅骨凹陷性骨折等能够诱发癫痫的创伤；而在大多数晚期创伤后癫痫的手术切除标本中，组织由囊性病变组成，累及脑回顶部并有含铁血黄素沉积，这些病变常局限于额下叶和颞叶，其中皮质挫伤较为常见。在由中风晚期引起的癫痫中，可能出现部分的脑梗死或出血，远处的缺血性梗死呈现囊性、中央空化，周围有明显的神经胶质增生区；含铁血黄素沉积在有出血成分的陈旧性梗死中比较明显；皮质慢性缺血性损伤可表现为明显的皮质萎缩、神经元丢失、胶质增生、无空泡。在局部炎症引发的局灶性癫痫中，与其他慢性脑炎类似，在脑实质可见血管周围淋巴细胞浸润和小胶质结节[68]。

8.2.3.2　癫痫的异常脑电波

正常成人脑电的基本节律几乎全由 α 波和 β 波组成，无棘波；而在局灶性癫痫发作、癫痫大发作、肌阵挛性发作、间脑癫痫发作时，患者脑电中能发现明显的棘波。棘波是一种突发、一过性、顶端为尖的波形，持续 20～70ms，主要成分为负相，波幅多变。典型棘波上升支陡峭，下降支可有坡度，棘波多为病理性波。一个正常的脑电图包含癫痫的诊断特征，但在没有明确癫痫病史的情况下，脑电图异常亦不能诊断为癫痫。第一次不明原因发作成人脑电图显示，平均 29% 的病例出现癫痫样放电。在第一次发作后 48 小时内进行脑电图检查，发现脑电异常（包括癫痫样和非癫痫样）的可能性高达 71%（图 8.10）[69]。

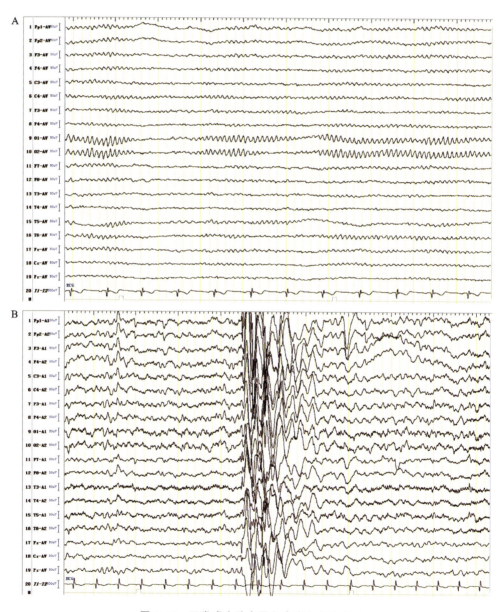

图 8.10　正常成人脑电图和癫痫患者脑电图

A. 正常成人脑电图。B. 全面性癫痫患者的脑电图显示阵发性全导联同步 3～4Hz 高幅棘慢波。ECG 是心电导联。图左侧的缩写是指脑电图（EEG）电极的位置。

8.2.4 癫痫的病理机制

癫痫的发病机制复杂，目前认为主要是由于中枢性神经系统的兴奋性与抑制性失衡所致，而这种改变与神经递质失衡、神经元的结构和形态改变、神经胶质细胞及遗传因素等密切相关。神经功能障碍可能先于自发性癫痫出现，一些病理机制可能是癫痫和共患病的共同基础。大多数关于癫痫的病理机制研究是通过模拟人类癫痫的动物模型或人类大脑标本和脑电图记录来实现的。癫痫发生的病理学研究主要集中在脑内细胞功能和分子网络调节功能的改变与癫痫发生的关联性。

8.2.4.1 神经递质及其受体的失衡

谷氨酸和 γ-氨基丁酸（GABA）是两种重要的神经递质，已广泛用于研究与癫痫发生的关系。谷氨酸能系统和 GABA 能系统在癫痫发生中都起着至关重要的作用。有假说认为，癫痫患者的神经元过度兴奋是由于谷氨酸介导的兴奋和 GABA 介导的抑制之间的失衡造成的。谷氨酸是大脑中主要的兴奋性神经递质，它通过使神经元去极化，产生兴奋性突触后电位（excitatory postsynaptic potential）。通常，谷氨酸受体被分为离子型（配体门控型阳离子通道）受体和代谢型（即 G 蛋白偶联）受体，离子型受体分为 AMPA（α-Amino-3-hydroxy-5-methyl-isoxazole-4-propionicacid）、N-甲基-D-天冬氨酸（N-Methyl-D-aspartic acid，NMDA）和红藻氨酸三种。谷氨酸参与癫痫发生和发展的分子机制包括谷氨酸受体的上调、细胞外谷氨酸浓度升高、谷氨酸转运蛋白异常及免疫相关机制，这些机制导致了谷氨酸导致的兴奋性增强，在癫痫发生中起重要作用。在脑电图记录中，这种现象发生时会形成发作期的尖峰（interictal spike），被称为"发作性去极化转移"（paroxysmal depolarizing shift）。

相反，GABA 被认为是一种主要的抑制性神经递质，它通过使神经元超极化，产生抑制性突触后电位（inhibitory postsynaptic potential）。GABA 能系统在平衡神经元兴奋和抑制癫痫样放电中具有重要作用。参与癫痫的 GABA 受体有两种，即 $GABA_A$ 和 $GABA_B$ 受体。$GABA_A$ 受体是配体门控型离子通道，通过增加氯离子的流入，调节快速抑制性突触后电位（rapid inhibitory postsynaptic potential）；$GABA_B$ 受体是 G 蛋白偶联受体，通过增加钾离子的电导性和减少钙离子进入，调节慢抑制性突触后电位（slow inhibitory postsynaptic potential）。因此，人们认为 GABA 能抑制的减少会增强兴奋性突触后电位和同步放电，从而诱发癫痫发生。

其他神经递质如血清素、去甲肾上腺素和多巴胺也在癫痫发生中有重要作用。血清素，又称 5-羟色胺，是一种单胺类神经递质，由色氨酸衍生而来。在中枢神经系统中，主要表达几种血清素受体，如 $5-HT_{1A}$、$5-HT_{2C}$ 和 $5-HT_7$，存在于皮质和（或）海马神经元上。研究表明，5-羟色胺能神经传递与癫痫的发生密切相关：在癫痫转基因小鼠模型中，大脑中的 5-羟色胺缺失；在缺乏 $5-HT_{1A}$ 或 $5-HT_{2C}$ 受体的小鼠中，其癫痫发作的阈值较低；在 TLE 患者的癫痫发生区，$5-HT_{1A}$ 受体表达减少。由于血清素受体存在多样性，调节神经元兴奋性的血清素能系统在癫痫发作中的机制比较复杂。通常，血清素受体会在以下3种情况下导致神经元兴奋性降低，即 5-HT_{1A} 受体导致谷氨酸能神经元发生超极化、5-HT_{2C} 受体导致 GABA 能神经元发生去极化或 5-HT_3 和 5-HT_7 受体被抑制。

去甲肾上腺素是一种由多巴胺生成的儿茶酚胺，既是肾上腺髓质释放的激素，也是中枢和交感神经系统的去甲肾上腺素能神经元释放的神经递质。内源性去甲肾上腺素在癫痫中具有抗惊厥作用，去甲肾上腺素的耗竭会引起癫痫的易感性，它的缺失增加了癫痫发生后大鼠各边缘区神经元的损伤。

另一种儿茶酚胺类神经递质为多巴胺，在癫痫的发病机制中发挥着复杂的作用。多巴胺能通路与两种特发性癫痫的病理生理学有关，在常染色体显性夜间额叶癫痫中，多巴胺 D1 受体结合明显减少；在青少年肌阵挛性癫痫中，伴随多巴胺转运体结合水平降低。然而，不同多巴胺受体家族（D1 和 D2）的激活可能对神经元的兴奋性产生不同的影响，D1 受体具有促癫痫作用，D2 受体具有抗惊厥作用。最近对 TLE 患者的研究发现，这些患者的致痫区，多巴胺 D2/D3 受体结合减少。这些研究显示多巴胺可能在调节癫痫发作中起着特殊的作用。

8.2.4.2 神经元损伤及胶质细胞活化

癫痫的病理表现包括神经元缺失、胶质细胞增生和突触重塑，海马苔藓纤维出芽（mossyfiber sprouting，MFS）在癫痫的突触重塑中研究较多。海马苔藓纤维出芽是指海马齿状回颗粒细胞轴突异常出芽，与内分子层颗粒细胞形成突触。海马苔藓纤维是齿状回颗粒细胞发出的轴突，投射到门区中间神经元及 CA3 区锥体细胞，与其树突形成突触，CA3 区锥体细胞和门区神经元（主要是苔藓纤维）的联合——联络纤维投射到齿状回内分子层。正常情况下，苔藓纤维只向同一片层的门区及 CA3 区投射，既不折返回分子层，也不向邻近的片层延伸。但在颞叶癫痫患者及多种颞叶癫痫动物模型中发现，CA3 区锥体细胞和门区神经元受损后，与该层颗粒细胞近侧树突形成异位突触。这些突触大部分呈非对称性，多终止于树突棘，为兴奋性突触，从而形成海马内回返兴奋性环路，导致癫痫的长期自发性发作。苔藓纤维出芽发生的原因可能是由兴奋性神经元（苔藓纤维）的退化，以及抑制性 GABA 能中间神经元和神经肽能中间神经元的缺失引起的。此外，颗粒细胞中多种因子表达的增加促进了苔藓纤维的出芽，如神经调节素（也称为生长相关蛋白）、脑源性神经营养因子（BDNF）、细胞外基质蛋白和激活的哺乳动物雷帕霉素靶蛋白（mTOR）等。

反应性胶质细胞增生发生在癫痫患者脑组织的致痫区，以及遗传和损伤性癫痫模型中。激活的星形胶质细胞中多种分子的改变可以促进神经元网络的超兴奋性，包括间隙连接蛋白（tight junction protein，TJ protein）、谷氨酸转运蛋白、钾离子通道和水通道蛋白 4（aquaporin 4，AQP4）的下调，并导致氯离子共转运蛋白的神经元表达改变。此外，星形胶质细胞中谷氨酸合成酶（将谷氨酸转化为谷氨酰胺）活性的降低破坏了大脑中谷氨酸能和氨基丁酸能神经元的平衡，并增加了星形胶质细胞中腺苷激酶(adenylate kinase，AK，通过将嘌呤核糖核苷腺苷转化为5'-AMP，调节腺苷水平)的活性，而减少突触周围的抑制性腺苷。这两种机制都可能导致自发性癫痫的发作。由于星形胶质细胞在维持细胞外谷氨酸水平方面至关重要，因此，在癫痫状态下，星形胶质细胞功能障碍可能通过提高谷氨酸水平和削弱 GABA 介导的抑制作用而导致兴奋过度[70]。

小胶质细胞活化是发生在癫痫形成过程中最早的细胞事件之一，在癫痫持续状态开始后几分钟内即会出现。小胶质细胞可被多种分子激活，如 ATP、高迁移率群蛋白 B1(high mobility group protein B1，HMGB1)和各种神经递质，这些神经递质由功能激活的正常细胞或受损细胞(如神经元、星形胶质细胞和大脑内皮细胞)释放。此外，小胶质细胞也能被血液循环分子或白细胞通过血-脑屏障输入的分子激活。小胶质细胞参与了癫痫诱发的神经退化，但在非损伤性癫痫模型中，小胶质细胞的激活并不需要神经元细胞的损失。在继发性全身性癫痫中，小胶质细胞的激活先于神经元的退化。此外，小胶质细胞的激活先于星形胶质细胞的激活和肌痉挛，提示小胶质细胞在该种癫痫的发病机制中起重要作用。小胶质细胞还可以激活星形胶质细胞，调节癫痫患者的神经元活动。神经元释放的可溶性趋化因子，能够激活小胶质细胞的 CXC-趋化因子受体 1(CXCR1)，证实了小胶质细胞与神经元之间的相互信号传递，CXCR1 信号影响神经发生、神经元存活和突触可塑性。激活的小胶质细胞和星形胶质细胞释放细胞因子(如 IL-1β 和肿瘤坏死因子)、趋化因子(如 CC-趋化因子配体 2)和导致神经元超兴奋性的危险信号(如 HMGB1 和 ATP)都能促进癫痫发生。

在癫痫持续状态或神经损伤诱发的癫痫发生模型中，神经保护不能防止自发性癫痫发作；此外，有一些动物癫痫模型(如发热性癫痫模型)没有出现神经变性，这表明该种类型癫痫发生并不依赖于神经元死亡。然而，在某些癫痫模型中，如伴有海马硬化的 TLE，细胞死亡会导致齿状回环路的适应性与可塑性缺陷，从而导致神经元的过度兴奋性。

8.2.4.3 通道蛋白的突变

从遗传学和分子生物学角度来看，某些癫痫综合征是由调控离子通道的基因突变所致，并将这些癫痫综合征归为离子通道病。离子通道有两种类型，一种是电压门控通道，由膜电位的变化控制；另一种是配体门控通道，由配体结合而激活，如 GABA 和乙酰胆碱神经递质。离子通道通过离子电荷产生电流，阳离子通道主要产生动作电位，有助于神经元的兴奋性，而阴离子通道则参与神经元兴奋过程中的抑制机制。有一种假说认为，由于通道病变导致离子电荷失衡，因此，阴离子和阳离子通道均可诱发癫痫。通道病变是人类癫痫发病的关键因素，在特发性癫痫中占主导地位。在特发性癫痫中，钾、钠、氯、钙离子通道以及乙酰胆碱和 GABA 受体的基因均发生了突变(表8.6)。此外,超极化激活的环核苷酸门控(hyperpolarization-activated cyclic nucleotide-gated,HCN)通道也可导致 TLE 和失神发作。HCN 通道是电压门控离子通道,产生超极化激活的阳离子电流(hyperpolarization-activated cation current,Ih),从而调节神经元的静息膜电位。HCN 通道被膜的超极化激活,导致 Ih 对神经元的兴奋性产生促进作用。因此,它的表达水平改变可引起神经元的超兴奋性,表明 HCN 通道亦可在癫痫病理机制中发挥重要作用。

表8.6 特发性癫痫的通道疾病

癫痫表型	通道(基因)					
	钠	钾	氯	钙	GABA	乙酰胆碱
常染色体显性夜间额叶癫痫						CHRNA4、CHRNB2
良性家族性新生儿癫痫	SCN2A					
良性家族性新生儿惊厥		KCNQ2、KCNQ3				
儿童失神性癫痫			CLCN2	CACNA1H	CACNA1H	
觉醒时伴有癫痫大发作			CLCN2			
1型发作性共济失调		KCNA1				
2型发作性共济失调				CACNA1AAC、NB4		
家族性偏瘫性偏头痛				CACNA1A		
高热惊厥					GABRG2	
全身性癫痫伴发热性癫痫发作	SCN1A、SCN2A、SCN1B				GABRG2	
全身性癫痫伴阵发性运动障碍		KCNMA1				
婴儿痉挛	SCN1A					
顽固性儿童癫痫伴全身性强直-阵挛性发作	SCN1A					
少年失神性癫痫			CLCN2			
青少年肌阵挛癫痫			CLCN2			
肌纤维颤搐		KCNQ2				
严重的婴儿肌阵挛性癫痫	SCN1A					
6型脊髓小脑共济失调				CACNA1A		

8.2.4.4 基因转录活性的调节

基因表达的改变是在脑损伤后触发的,这主要是受转录因子调控的。细胞的直接早期基因或诱导转录因子,如 Jun 家族($c-jun$、$junB$、$junD$)和 Fos 家族($c-fos$、$fosB$ 及 fos 相关抗原 $fra1$ 和 $fra2$),被认为参与了癫痫的发病机制。这两个基因家族均编码转录因子 c-Fos 和 c-Jun,它们是转录因子激活蛋白-1 的主要成分。在动物模型的癫痫发作或脑缺血的早期,在海马神经元中发现了 $c-fos$ 和 $c-jun$ 的 mRNA 的上调与表达。在中枢神经系统中,Fos 家族和 Jun 家族的转录因子一般参与基因转录、细胞增殖、再生和细胞死亡。直接早期基因的表达信号分子形成生物级联,诱导神经元凋亡。

8.2.5 癫痫与线粒体

癫痫等大脑相关疾病常常与线粒体功能异常相伴随,因为大脑需要大量的能量,并且多达 40% 患有原发性线粒体疾病的儿童,可能会出现癫痫发作。在 80% 的线粒体癫痫病例中,癫痫发作之前还有其他临床特征,包括进食困难、生长迟缓、发育迟缓和(或)退化、听力和(或)视力受损、心肌病、肾小管病变、贫血、激素缺乏、肌肉无力及周围神经病变。在线粒体疾病中观察到的癫痫表型包括新生儿肌阵挛性癫痫、婴儿痉挛、难治性或复发性癫痫持续状态、部分性癫痫持续状态和肌阵挛性癫痫[71]。

8.2.5.1 癫痫与线粒体 DNA 突变

许多由基因决定的与线粒体功能障碍相关的癫痫综合征都源于线粒体基因组的致病突变。线粒体 DNA 负责编码氧化磷酸化复合物的 13 个关键亚基及翻译需要的 24 个 RNA。有研究表明,超过一半的癫痫患者中存在这些基因的突变。最常见的是 $MT-TK$ 基因[72](编码线粒体 tRNA^{Lys})中的 A8344G 突变,与伴有不规则红色纤维肌阵挛性癫痫(the myoclonic epilepsy with ragged red fibres,MERRF)综合征相关。此外,编码线粒体 tRNA^{Phe} 的 MT-TF 中的几个突变与癫痫表型有关[73]。大多数与癫痫相关的 mtDNA 突变位于线粒体 tRNA 基因中[73]。一般来说,这些突变影响所有 mtDNA 编码的氧化磷酸化复合物亚单位的生物合成,从而导致联合氧化磷酸化缺陷。然而,8344A→G 突变似乎对线粒体翻译有不同程度的影响,这取决于蛋白质的赖氨酸含量。最严重的干扰亚基是 MT-ND5 和 MT-ND2,从而导致主要的复合物 I 缺陷。相比于线粒体 tRNA 基因,影响单一氧化磷酸化复合物功能的致病基因突变较少(图 8.11)。

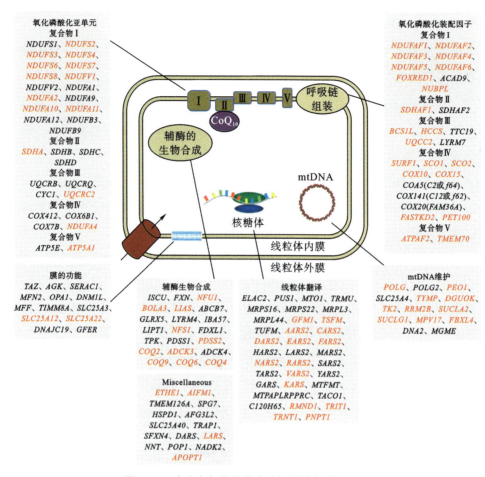

图 8.11 癫痫中与线粒体癫痫相关的核基因缺陷

与线粒体疾病相关的核基因突变，按病理机制分组，如氧化磷酸化亚基、氧化磷酸化装配因子、线粒体 DNA(mtDNA)维持因子、线粒体翻译因子、辅酶 Q_{10}(CoQ$_{10}$)、硫辛酸和铁硫簇等辅酶的生物合成、膜功能等。用红色标出的基因缺陷与癫痫有关。

mtDNA 突变遗传的典型特征是母性遗传和多拷贝线粒体基因组等位基因野生型与突变型(称为异质性)在遗传相关个体中的可变比例。同样，突变后的 mtDNA 在同一组织的细胞间的分布也不均匀。由于生化缺陷仅出现在突变特异性阈值以上，典型的线粒体功能障碍表现为镶嵌型[74]。致病突变在分布模式上的差异至少可以部分解释这些疾病的表型变异。

8.2.5.2 核编码基因的突变

线粒体蛋白大多编码在细胞核内，越来越多的这些基因缺陷被认为是线粒体功能障碍的原因之一。癫痫发作可能是这些遗传缺陷的表现或晚期特征，即使是具有相同突变的患者的临床表型也可能是高度可变的。这种表型异质性在 POLG(线粒体的催化亚基——DNA 聚合酶 γ)中频繁地纯合 Ala467Thr 突变中得到了很好的体现。具有这种突变的患者表现出从儿童发病的 Alpers – Huttenlocher 综合征到成人发病的感觉性共济失调神经病变、发音障碍和眼肌瘫痪。在 68 例患有这种突变的患者中，有 28 例出现癫痫，与男性和其他 POLG 单倍型患者相比，女性和特定的 POLG 单倍型患者更容易出现癫痫。

8.2.5.3　氧化磷酸化复合物缺陷

中枢神经系统氧化磷酸化遗传缺陷的典型表现是 Leigh 综合征，它是一种严重的进行性亚急性坏死性脑病。该病的基底节区、脑干、丘脑、小脑或脊髓的对称性病变与认知和运动功能的快速退化有关，典型的发病时间为出生后一年内。在癫痫中是常见的，在 25% 的患者中可观察到 Leigh 综合征的表现。

Leigh 综合征的一个常见原因是缺乏泛素氧化还原酶（NADH），即氧化磷酸化复合物 I。38 个核编码亚单位中的 12 个突变被认为与患者的癫痫表型相关。在复合物 I 的组装因子中 FOXRED1、NDUFAF2、NDUFAF3 和 NDUFAF6 携带导致癫痫发作的致病突变。黄素蛋白凋亡诱导因子 1 在细胞程序性死亡中起着核心作用，并且对于复合物 I 的正确组装也是必需的，它的基因突变也被认为会导致呼吸链缺陷。

Leigh 综合征的另一个主要原因是细胞色素 c 氧化酶、氧化磷酸化复合物 IV 的缺陷。伴有复合物 IV 缺陷的 Leigh 综合征最常见的病因是 *SURF1* 基因的致病突变，约 14% 的突变患者会发生癫痫。SURF1 蛋白帮助将血红素 a3 辅基插入到线粒体编码的核心亚基 MT-CO1 中，在细胞色素 c 氧化酶复合物的组装中发挥关键作用。合成血红素 a 需要 COX10 和 COX15，SCO1 和 SCO2 蛋白有助于将铜传递到复合物 IV 的催化核心，*SCO2* 基因的突变通常会导致致命的婴儿心脑病。

其他导致 Leigh 综合征的遗传缺陷（通常与癫痫有关）包括缺乏丙酮酸脱氢酶（PDH）复合物和三羧酸循环。PDH 将糖酵解连接到三羧酸循环，三羧酸循环反过来为氧化磷酸化提供电子。二氢脂酰胺脱氢酶是 2-酮酸脱氢酶的一个亚基，如 PDH 复合物和氧戊二酸脱氢酶，后者是三羧酸循环的一部分，它的缺乏常表现为 Leigh 综合征和癫痫发作。据报道，线粒体顺乌头酸酶（ACO2）基因突变可导致婴儿小脑-视网膜变性，并与各种形式的癫痫发作有关。

8.2.5.4　癫痫与线粒体钙稳态

钙离子是生理状态下参与多种细胞通路的重要信号分子，线粒体可通过隔离并储存钙离子而在细胞钙稳态中起重要作用。星形胶质细胞和神经元中的钙信号异常可通过引起神经元的过度同步兴奋介导癫痫的形成。线粒体功能障碍导致的钙调节障碍会增加神经元的兴奋性，并导致癫痫发作；此外，作为线粒体癫痫中较有效的抗惊厥药物之一，左乙拉西坦部分通过调节钙内流而发挥作用。

总之，线粒体功能障碍的异质性损害机制与癫痫关系密切，包括神经元能量消耗、氧化应激和钙信号受损等；不同的因素可能在线粒体癫痫的不同病因中占主导地位，这些机制的相对贡献仍需在线粒体疾病的细胞和动物模型中进行系统的研究。这些疾病的复杂性为开发有效的治疗方法带来一定的挑战，但对于它们病理机制的深入研究与正确理解将为开发有效的线粒体癫痫治疗提供重要依据(图 8.12)。

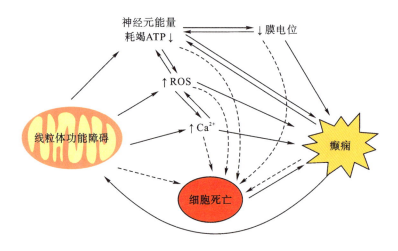

图 8.12　癫痫的线粒体发病机制

线粒体功能障碍、癫痫和细胞死亡之间存在复杂的相互关系。介导癫痫发生的关键分子机制包括神经元 ATP 耗竭、活性氧(ROS)的产生和钙信号异常。复杂的分子级联被建立，每个分子都反馈给级联的其他组成部分，导致线粒体功能障碍、癫痫发作和细胞死亡的恶性循环。

8.2.6　癫痫的动物模型

目前研究较多的癫痫类型主要为遗传性失神癫痫、颞叶癫痫、持续性癫痫、脑损伤造成的癫痫，理想的癫痫动物模型应具备以下几个要素：①与人类相应癫痫的脑电图相似；②病因相同；③年龄段相同；④受损位置一致；⑤同一药物对动物模型和模拟的人类癫痫应具有相同的作用效果；⑥行为学的表现相似。目前没有任何一种动物模型能完全模拟人类癫痫，而且癫痫的临床发作形式多种多样，因此，需要使用多种模型进行研究[75]。

目前主要采用啮齿类动物建立癫痫的动物模型，灵长类动物也有用于癫痫疾病的研究。常见的动物模型分为三类：遗传性失神动物模型、慢性动物模型和急性动物模型。遗传性癫痫往往是全身性发作，用于模拟人类遗传性癫痫失神发作的主要动物模型有 GAERS、WAG/Rij、GEPR-3、GEPR-9 大鼠和 DAB/2J 小鼠等。这类模型在国内外都已有成熟的遗传品系。目前慢性动物模型应用较多的是匹鲁卡品模型和海仁酸(kainic acid，KA)模型。以建立 KA 模型为例：KA 模型的给药方式有 3 种，即杏仁核局部给药、海马局部给药和全身系统给药，这 3 种给药方式的差异性见表 8.7。无论何种给药方式，海马的 CA1 和 CA3 区受到的神经性病理损害都更严重。选择的给药方式主要取决于研究的问题，脑内局部给药可用于研究癫痫活动对周围神经网络的作用，以及癫痫发作对周围健康组织的影响；全身系统给药可用于研究大脑多个区域对 KA 敏感性的区别和大发作癫痫发生的机制。急性癫痫模型的主要造模方式分为点刺激和化学刺激。目前应用最为广泛的模型是戊四氮（PTZ）点燃模型。腹腔注射亚惊厥剂量 PTZ 32mg/kg，每天 1 次，连续 28 天。停药 1 周后，再用相同剂量 PTZ 测试，出现连续 5 次 Racine Ⅱ 级以上惊厥的大鼠即被认为达到点燃标准，该方法的最大特点是点燃成功率高。目前，PTZ 点燃模型被广泛用于筛选抗癫痫药物及癫痫发生机制的研究中。

表 8.7 慢性动物癫痫模型（KA 模型）的 3 种建立方法

给药方式	给药剂量	潜伏期（天）	神经病变	
			惊厥发作<48 小时	惊厥发作>48 小时
杏仁核局部给药	0.4～1.6μg	10～40	同侧海马 CA1、CA3 和 DCA4 有病理改变，CA2 和齿状回无病理改变	整个海马，除对侧杏仁核和颞叶外，其他区域都有损害
海马局部给药	0.4～2.0μg	5～30	同侧海马 CA3 和 CA4 有病理改变，CA1 影响很少	整个海马、齿状回分子层和颗粒细胞都有损害
全身系统给药	6～15mg/kg	10～30	双侧海马 CA1、CA3 和 CA4 有病理损伤，海马外的区域也有损伤	海马双侧和颞叶外区域大量神经元损失，齿状回颗粒细胞也有损害

8.2.7 癫痫的治疗

由于癫痫对患者的生理和心理有巨大影响，而且癫痫持续状态或癫痫猝死会导致患者的最终死亡，所以对癫痫的控制及治疗非常重要。治疗的目标是使癫痫发作得到最好的控制，从而提高生活质量。目前，癫痫的治疗方法有药物治疗、手术治疗和神经刺激治疗等[76]。

8.2.7.1 癫痫的药物治疗

目前，抗癫痫药物（AED）可有效控制约 2/3 癫痫患者的发作，其作用是通过直接稳定神经膜电位、增强抑制性递质 GABA 的活性或两种机制相结合来抑制皮质神经元的过度兴奋性；有些药物能够模仿、中和或延长 GABA 等神经递质的作用。AED 主要以 3 种方式发挥作用：①主要通过调节钠离子通道和钙离子通道来调节膜的固有导电活性，抑制神经元的过度兴奋（如唑尼沙胺）；②抑制 GABA 代谢或阻断 GABA 转运（如司替戊醇）；③抑制兴奋机制，主要是谷氨酸能系统（如吡仑帕奈）。

有效的抗癫痫药物种类繁多，有片剂、胶囊、注射剂和儿童糖浆，治疗策略应根据症状的类型和严重程度、已服用的药物类型和共患病情况、之前对药物的反应和患者的偏好进行个体化处理。列入英国国家处方的控制癫痫的药物包括奥卡西平、扑米酮、氯巴赞、苯妥英钠、托吡酯、维加巴林、卡马西平、乙妥昔胺和左乙拉西坦（表8.8），所有药物均存在治疗适应证狭窄、不良反应及药物相互作用等缺点。目前通过药物治疗能够大幅减少患者癫痫发病的次数，使约70%的患者的癫痫发作受到控制，有一部分患者在经过数年的治疗后还能够做到癫痫不再反复发作，能够重新回归生活和工作。

表8.8 抗癫痫药物的选择

AED	适应证
卡马西平	局灶性和继发性GTC癫痫发作
乙琥胺	失神发作
苯巴比妥	各种癫痫
苯妥英钠	局灶性癫痫发作，强直-阵挛性癫痫发作
丙戊酸钠	各种癫痫
扑米酮	除失神发作外的所有癫痫
妥泰	单独给予或作为辅助治疗
氨己烯酸	局灶性癫痫的辅助治疗，包括或不包括继发性癫痫。当其他药物组合无效或不能耐受时由专家开出并监督
氧异安定	伴发癫痫
氯硝西泮	各种癫痫
醋唑磺胺	用于强直性和部分癫痫的二线药物
拉莫三嗪	局灶性癫痫的单药和辅助治疗，GTC发作
加巴喷丁	伴或不伴继发性发作的局灶性癫痫，神经性疼痛
噻加宾	对有或无继发性发作的部分癫痫的辅助治疗
左乙拉西坦	单一疗法和辅助疗法治疗局灶性癫痫发作，有或没有继发性发作
奥卡西平	伴或不伴GTC发作的局灶性发作的单药治疗和辅助治疗

8.2.7.2 癫痫的手术治疗

如果对药物治疗无反应，可手术切除已确定的致痫灶；如果有潜在的疾病，如脑瘤或癫痫发作的病灶，或能够确定局灶性癫痫发作时癫痫活动开始的脑区，可以采用手术切除额叶、胼胝体或半脑等病灶区。在切除致痫病灶之前，通常要进行严格的诊断评估。切除或消融由MRI或颅内电生理学发现的疑似致癫痫病灶，可使15%～75%的难治性局灶性癫痫患者长期免于癫痫发作。

8.2.7.3 癫痫的神经刺激治疗

当难以手术或手术失败时，神经刺激治疗是很好的缓解性方案。电脉冲作用于周围神经或大脑特定区域，以响应增强的神经活性，从而抵消潜在的癫痫产生或传播。刺激脉冲可以以预定的方式（开环）或响应癫痫发作（闭环）的方式进行。定期的迷走神经刺激可使约1/3患者的发作频率减少50%或更多，从而改善患者的生活质量，且可降低癫痫猝死的风险。对丘脑的深部脑刺激可使一半以上患者的癫痫发作减少50%以上，并且能减少癫痫猝死的风险。另一种方案是根据术前评估结果，在颅内植入电极，将电脉冲直接传送到癫痫病灶区，以响应增强的节律性、频率的变化或与癫痫发作相关的脑电图信号的振幅变化。这种治疗可使半数患者的癫痫控制提高50%以上，并可降低癫痫发作的风险。在所有的神经刺激技术中，抗癫痫作用似乎随着时间的推移而增强。

8.2.7.4 癫痫的饮食治疗

2003年，有报道生酮饮食可能对患癫痫的儿童和一些成年人有益；2006年，也有报道指出生酮饮食——高脂肪、低碳水化合物、中等蛋白质，可减少儿童癫痫发作频率。然而这种饮食可能导致营养不足，所以患者需要一定的监护；而且它在多药治疗中有潜在的不良反应，如口渴、饥饿、体重减轻和毒性。

参考文献

[1] GEHRS K M, ANDERSON D H, JOHNSON L V, et al. Age-related macular degeneration-emerging pathogenetic and therapeutic concepts[J]. Ann Med, 2006, 38(7): 450-471.

[2] MITCHELL P, LIEW G, GOPINATH B, et al. Age-related macular degeneration[J]. Lancet, 2018, 392(10153): 1147-1159.

[3] WONG W L, SU X, LI X, et al. Global prevalence of age-related macular degeneration and disease burden projection for 2020 and 2040: a systematic review and meta-analysis [J]. The Lancet. Global health, 2014, 2(2): e106-e116.

[4] STRAUSS O. The retinal pigment epithelium in visual function [J]. Physiol Rev, 2005, 85(3): 845-881.

[5] THOMPSON, C L, KLEIN B E K, KLEIN R, et al. Complement factor H and hemicentin-1 in age-related macular degeneration and renal phenotypes.[J]. Hum Mol Genet, 2007, 16(17): 2135-2148.

[6] HAINES J L. Complement factor H variant increases the risk of age-related macular degeneration [J]. Science, 2005, 308(5720): 419-421.

[7] RODRÍGUEZ DE CÓRDOBA S, ESPARZA-GORDILLO J, GOICOECHEA DE JORGE E, et al. The human complement factor H: functional roles, genetic variations and disease association [J]. Mol Immunol, 2004, 41(4): 355-367.

[8] HAGEMAN G S, ANDERSON D H, JOHNSON L V, et al. A common haplotype in the com-

plement regulatory gene factor H (HF1/CFH) predisposes individuals to age – related macular degeneration[J]. Roceedings of the National Academy of Sciences of the United States of America, 2005, 102(20): 7227 – 7232.

[9] AMBATI J, FOWLER B J. Mechanisms of age – related macular degeneration[J]. Neuron, 2012, 75(1): 26 – 39.

[10] MAHLEY R W, RALL S C. Apolipoprotein e: far more than a lipid transport protein[J]. Annual Review of Genomics and Human Genetics, 2000, 1: 507 – 537.

[11] HUANG Y D. Mechanisms linking apolipoprotein E isoforms with cardiovascular and neurological diseases[J]. Curr Opin Lipidol, 2010, 21(4): 337 – 345.

[12] RAFFAI R L, DONG L M, FARESE R V JR, et al. Introduction of human apolipoprotein E4 "domain interaction" into mouse apolipoprotein E[J]. Pro Natl Acad Sci U S A, 2001, 98(20): 11587 – 11591.

[13] MCKAY G J, PATTERSON C C, CHAKRAVARTHY U, et al. Evidence of association of ApoE with age – related macular degeneration – a pooled analysis of 15 studies[J]. Human mutation, 2011, 32(12): 1407 – 1416.

[14] ANDERSON D H, OZAKI S, NEALON M, et al. Local cellular sources of apolipoprotein E in the human retina and retinal pigmented epithelium: implications for the process of drusen formation – american journal of ophthalmology[J]. Am J Ophtahalmol, 2001, 131(6): 767 – 781.

[15] PIKULEVA I A, CURCIO C A. Cholesterol in The retina: the best is yet to come[J]. Prog Retin Eye Res, 2014, 41(1): 64 – 89.

[16] BRESSLER N M, DOAN Q V, ROHIT V, et al. Estimated cases of legal blindness and visual impairment avoided using ranibizumab for choroidal neovascularization: non – Hispanic white population in the united states with age – related macular degeneration[J]. Arch Ophthalmil, 2011, 129(6): 709 – 717.

[17] QUERQUES G, TRAN T H C, FORTE R, et al. Anatomic response of occult choroidal neovascularization to intravitreal ranibizumab: a study by indocyanine green angiography[J]. Graefes Arch Clin Exp Ophthalmol, 2012, 250(4): 479 – 484.

[18] TRAN T H C, QUERQUES G, FORZY G, et al. Angiographic regression patterns after intravitreal ranibizumab injections for neovascular age – related macular degeneration[J]. Ophthalmic Surg Lasers Imaging, 2011, 42(6): 498 – 508.

[19] BARRON M J, JOHNSON M A, ANDREWS R M, et al. Mitochondrial abnormalities in ageing macular photoreceptors[J]. Invest Ophthalmol Visa Sci, 2001, 42(12): 3016 – 3022.

[20] COUNTRY M W. Retinal metabolism: A comparative look at energetics in the retina[J]. Brain Res, 2017, 1672: 50 – 57.

[21] LEMASTERS J J. Selective mitochondrial autophagy, or mitophagy, as a targeted defense against oxidative stress, mitochondrial dysfunction, and aging[J]. Rejuvenation Res, 2005, 8(1): 3 – 5.

[22] GURUBARAN I S, VIIRI J, KOSKELA A, et al. Mitophagy in the retinal pigment epithelium of dry age – related macular degeneration investigated in the NFE212/PGC – 1$\alpha^{-/-}$ mouse model[J]. Int J Mol Sci, 2020, 21(6): 1976.

[23] GUREEV A P, POPOV V N. Nrf2/ARE pathway as a therapeutic target for the treatment of parkinson diseases[J]. Neurochem Res, 2019, 44(10): 2273 – 2279.

[24] KAUPPINEN A, NISKANEN H, SUURONEN T, et al. Oxidative stress activates NLRP3 inflammasomes in ARPE-19 cells—implications for age-related macular degeneration (AMD)[J]. Immunol, 2012, 147(1-2): 29-33.

[25] MAO H, SEO S J, BISWAL M R, et al. Mitochondrial oxidative stress in the retinal pigment epithelium leads to localized retinal degeneration[J]. Invest Ophthalmol Vis Sci, 2014, 55(7): 4613-4627.

[26] WANG Y, JAKUB H, MONES A A, et al. NLRP3 upregulation in retinal pigment epithelium in age-related macular degeneration[J]. Int J Mol Sci, 2016, 17(1): 73.

[27] DATTA S, CANO M, EBRAHIMI K, et al. The impact of oxidative stress and inflammation on RPE degeneration in non-neovascular AMD[J]. Prog Retin Eye Res, 2017, 60: 201-218.

[28] LEE J, GIORDANO S, ZHANG J H. Autophagy, mitochondria and oxidative stress: cross-talk and redox signalling[J]. Biochem J, 2012, 441(2): 523-540.

[29] ZHOU R, YAZDI A S, MENU P, et al. A role for mitochondria in NLRP3 inflammasome activation[J]. Nature, 2011, 469(7354): 221-225.

[30] LIU J, COPLAND D A, THEODOROPOULOU S, et al. Impairing autophagy in retinal pigment epithelium leads to inflammasome activation and enhanced macrophage-mediated angiogenesis[J]. Sci Rep, 2016, 6: 20639.

[31] WANG S, WANG X, CHENG Y, et al. Autophagy dysfunction, cellular senescence, and abnormal immune-inflammatory responses in AMD: From mechanisms to therapeutic potential[J]. Oxid Med Cell Longer, 2019, 2019: 1-13.

[32] SZATMÁRI-TÓTH M, ILMARINEN T, MIKHAILOVA A, et al. Human embryonic stem cell-derived retinal pigment epithelium-role in dead cell clearance and inflammation[J]. Int V Mol Sci, 2019, 20(4): 926.

[33] ATILANO S R, DEEPIKA M, MARILYN C, et al. Mitochondrial DNA variants can mediate methylation status of inflammation, angiogenesis and signaling genes[J]. Hum Mol Genet, 2015, 24(16): 4491-4503.

[34] GAO J, LIU R T, CAO S, et al. NLRP3 inflammasome: activation and regulation in age-related macular degeneration[J]. Mediators Inflamm, 2015, 2015: 690243.

[35] MICELI M V, JAZWINSKI S M J I O V. Nuclear gene expression changes due to mitochondrial dysfunction in ARPE-19 cells: Implications for age-related macular degeneration[J]. Invest Ophthalmol Vis Sci, 2005, 46(5): 1765-1773.

[36] CANNIZZO E S, CLEMENT C C, SAHU R, et al. Oxidative stress, inflamm-aging and immunosenescence[J]. J Proteomics, 2011, 74(11): 2313-2323.

[37] KAUPPINEN A, PATERNO J J, BLASIAK J, et al. Inflammation and its role in age-related macular degeneration[J]. Cell Mol Life Sci, 2016, 73(9): 1765-1786.

[38] BADER V, WINKLHOFER K F. Mitochondria at the interface between neurodegeneration and neuroinflammation[J]. Semin Cell Dev Biol, 2020, 99: 163-171.

[39] PRAGER P, HOLLBORN M, STEFFEN A, et al. P2Y1 receptor signaling contributes to high salt-induced priming of the NLRP3 inflammasome in retinal pigment epithelial cells[J]. PLoS One, 2016, 11(10): e0165653.

[40] DOKTOR F, PRAGER P, WIEDEMANN P, et al. Hypoxic expression of NLRP3 and VEGF

in cultured retinal pigment epithelial cells: contribution of P2Y2 receptor signaling[J]. Purinergic Signal, 2018, 14(4): 471-484.

[41] FANN Y W, LIM Y A, CHENG Y L, et al. Evidence that NF-κB and MAPK signaling promotes NLRP inflammasome activation in neurons following ischemic stroke[J]. Mol Neurobiol, 2017, 55(2): 1082-1096.

[42] SONG C, MITTER S K, QI X, et al. Oxidative stress-mediated NF-κB phosphorylation up-regulates P62/SQSTM1 and promotes retinal pigmented epithelial cell survival through increased autophagy[J]. PLoS One, 2017, 12(2): e0171940.

[43] SHARIF U, MAHMUD N M, KAY P, et al. Advanced glycation end products-related modulation of cathepsin L and NF-κB signalling effectors in retinal pigment epithelium lead to augmented response to TNF-α[J]. J Cell Mol Med, 2018, 23(1): 406-416.

[44] KERUR N, FUKUDA S, BANERJEE D, et al. cGAS drives noncanonical-inflammasome activation in age-related macular degeneration[J]. Nat Med, 2018, 24(1): 50-61.

[45] GIBSON J, CREE A, COLLINS A, et al. Determination of a gene and environment risk model for age-related macular degeneration[J]. Br J Ophthalmol, 2010, 94(10): 1382-1387.

[46] FARWICK A, WELLMANN J, STOLL M, et al. Susceptibility genes and progression in age-related maculopathy: a study of single eyes[J]. Invest Ophthalmol Vis Sci, 2010, 51(2): 731-736.

[47] FRANCIS P J, HAMON S C, OTT J, et al. Polymorphisms in C2, CFB and C3 are associated with progression to advanced age related macular degeneration associated with visual loss[J]. J Med Genet, 2009, 46(5): 300-307.

[48] VASIREDDY V, JABLONSKI M M, KHAN N W, et al. Elovl4 5-bp deletion knock-in mouse model for Stargardt-like macular degeneration demonstrates accumulation of ELOVL4 and lipofuscin[J]. Exp Eye Res, 2009, 89(6): 905-912.

[49] AMBATI J, ANAND A, FERNANDEZ S, et al. An animal model of age-related macular degeneration in senescent Ccl-2- or Ccr-2-deficient mice[J]. Nat Med, 2003, 9(11): 1390-1397.

[50] KLEIN R J, ZEISS C, CHEW E Y, et al. Complement factor H polymorphism and age-related macular degeneration [J]. Science, 2005, 308(5720): 385-389.

[51] DING J D, KELLY U, LANDOWSKI M, et al. Expression of human complement factor H prevents age-related macular degeneration-like retina damage and kidney abnormalities in aged Cfh knockout mice [J]. Am J Pathol, 2015, 185(1): 29-42.

[52] CHAN C M, HUANG C H, LI H J, et al. Protective effects of resveratrol against UVA-induced damage in ARPE19 cells[J]. Int J Mol Sci, 2015, 16(3): 5789-5802.

[53] BOLA C, BARTLETT H, EPERJESI F. Resveratrol and the eye: activity and molecular mechanisms[J]. Graefes Arch Clin Exp Ophthalmol, 2014, 252(5): 699-713.

[54] NAGAI N, KUBOTA S, TSUBOTA K, et al. Resveratrol prevents the development of choroidal neovascularization by modulating AMP-activated protein kinase in macrophages and other cell types[J]. J Nutr Biochem, 2014, 25(11): 1218-1225.

[55] RICHER S, PATEL S, SOCKANATHAN S, et al. Resveratrol based oral nutritional supplement produces long-term beneficial effects on structure and visual function in human patients [J]. Nutrients, 2014, 6(10): 4404-4420.

[56] SUN Y D, DONG Y D, FAN R, et al. Effect of (R)-α-lipoic acid supplementation on serum

lipids and antioxidative ability in patients with age-related macular degeneration [J]. Ann Nutr Metab, 2012, 60(4): 293-297.

[57] VELEZ-MONTOYA R, OLIVER S C, OLSON J L, et al. Current knowledge and trends in age-related macular degeneration: today's and future treatments[J]. Retina, 2013, 33(8): 1487-1502.

[58] ASHRAF M, SOUKA A A R. Aflibercept in age-related macular degeneration: evaluating its role as a primary therapeutic option[J]. Eye (Lond), 2017, 31(11): 1523-1536.

[59] SCHWARTZ S D, HUBSCHMAN J P, HEILWELL G, et al. Embryonic stem cell trials for macular degeneration: a preliminary report[J]. Lancet, 2012, 379(9817): 713-720.

[60] SCHWARTZ S D, TAN G, HOSSEINI H, et al. Subretinal transplantation of embryonic stem cell-derived retinal pigment epithelium for the treatment of macular degeneration: an assessment at 4 years [J]. Invest Ophthalmol Vis Sci, 2016, 57(5): ORSFc1-9.

[61] DEVINSKY O, VEZZANI A, O'BRIEN T J, et al. Epilepsy[J]. Nat Rev Dis Primers, 2018, 4: 18024.

[62] SEN A, JETTE N, HUSAIN M, et al. Epilepsy in older people[J]. The Lancet, 2020, 395 (10225): 735-748.

[63] DEMAREST S T, BROOKS-KAYAL A. From molecules to medicines: the dawn of targeted therapies for genetic epilepsies[J]. Nat Rev Neurol, 2018, 14(12): 735-745.

[64] KOVACS R, GEREVICH Z, FRIEDMAN A, et al. Bioenergetic mechanisms of seizure control [J]. Front Cell Neurosci, 2018, 12: 335.

[65] AL SUFIANI F, ANG L C. Neuropathology of temporal lobe epilepsy [J]. Epilepsy Res Treat, 2012, 2012: 624519.

[66] GOLDBERG E M, COULTER D A. Mechanisms of epileptogenesis: a convergence on neural circuit dysfunction[J]. Nat Rev Neurosci, 2013, 14(5): 337-349.

[67] MCTAGUE A, HOWELL K B, CROSS J H, et al. The genetic landscape of the epileptic encephalopathies of infancy and childhood [J]. The Lancet. Neurology, 2016, 15(3): 304-316.

[68] THIJS R D, SURGES R, O'BRIEN T J, et al. Epilepsy in adults [J]. The Lancet, 2019, 393 (10172): 689-701.

[69] AHMED R M, MURPHY E, DAVAGNANAM I, et al. A practical approach to diagnosing adult onset leukodystrophies[J]. Journal of neurology, neurosurgery, and psychiatry, 2014, 85 (7): 770-781.

[70] PATEL D C, TEWARI B P, CHAUNSALI L, et al. Neuron-glia interactions in the pathophysiology of epilepsy [J]. Nat Rev Neurosci, 2019, 20(5): 282-297.

[71] BINDOFF L A, ENGELSEN B A. Mitochondrial diseases and epilepsy [J]. Epilepsia, 2012, 53 (Suppl 4): 92-97.

[72] SHOFFNER J M, LOTT M T, LEZZA A M, et al. Myoclonic epilepsy and ragged-red fiber disease (MERRF) is associated with a mitochondrial DNA tRNA(Lys) mutation[J]. Cell, 1990, 61(6): 931-937.

[73] ZSURKA G, HAMPEL K G, NELSON I, et al. Severe epilepsy as the major symptom of new mutations in the mitochondrial tRNA(Phe) gene[J]. Neurology, 2010, 74(6): 507-512.

[74] VIELHABER S, VARLAMOV D A, KUDINA T A, et al. Expression pattern of mitochondri-

al respiratory chain enzymes in skeletal muscle of patients harboring the A3243G point mutation or large-scale deletions of mitochondrial DNA[J]. J Neuropathol Exp Neurol,2002,61(10):885-895.

[75] HUI YIN Y,AHMAD N,MAKMOR-BAKRY M. Pathogenesis of epilepsy: challenges in animal models[J]. Iran J Basic Med Sci,2013,16(11):1119-1132.

[76] PALLIN D J,GOLDSTEIN J N,MOUSSALLY J S,et al. Seizure visits in us emergency departments: epidemiology and potential disparities in care[J]. Int J Emerg Med,2008,1(2):97-105.

索 引

（按汉语拼音排序）

4-羟基壬烯醛　4-Hydroxynonenal(4-HNE)　/3
9号染色体开放阅读框72基因　C9orf72　/255
N-甲基-D-天冬氨酸　N-Methyl-D-aspartic acid(NMDA)　/349
O-N-乙酰氨基葡萄糖　O-N-acetylglucosamine(O-GlcNAc)　/80
PARK1/SNCA　α-synuclein(α-syn)　/117
PARK2　parkin　/117
PARK6　PTEN induced putative kinase1(PINK1)　/139
PARK7　DJ-1　/139
PARK8　leucine-rich repeats kinase 2(LRRK2)　/117
β-淀粉样蛋白　amyloid β-protein(Aβ)　/8
β分泌酶　β-site APP cleaving enzyme(BACE)　/34

A

阿尔茨海默病　Alzheimer's disease(AD)　/33

B

哺乳动物雷帕霉素靶蛋白　mammalian target of rapamycin(mTOR)　/8

C

超极化激活的环核苷酸门控　hyperpolarization-activated cyclic nucleotide-gated（HCN）　/352
超极化激活的阳离子电流　hyperpolarization-activated cation current(Ih)　/352
超氧化物歧化酶　superoxide dismutase(SOD)　/49
超氧化物歧化酶1　superoxide dismutase 1(SOD1)　/251
成人型亨廷顿病　adult-onset Huntington disease（AHD）　/206

D

胆碱乙酰转移酶　choline acetyltransferase(ChAT)　/39

蛋白激酶A protein kinase A(PKA) /71
地图样萎缩 geographic atrophy(GA) /328
淀粉样前体蛋白 amyloid precursor protein(APP) /15
电子传递链 electron transport chain(ETC) /69
动力相关蛋白1 dynamin‐related protein 1(Drp1) /60
多巴胺 dopamine(DA) /116
多巴胺转运体 dopamine transporter(DAT) /120
多发性硬化 multiple sclerosis(MS) /285
多棘投射神经元 spiny projection neuron(SPN) /216

F

泛素-蛋白酶体系统 ubiquitinproteasome system(UPS) /156
伏隔核 nucleus accumbens(NAc) /116
腹侧被盖区 ventral tegmental area(VTA) /116
富含脯氨酸结构域 proline‐rich domain(PRD) /213

G

国际抗癫痫联盟 International League Against Epilesy(ILAE) /341
过氧化物酶体增殖物激活受体γ辅激活物1α peroxisome proliferator‐activated receptor γ coactivator 1α(PGC‐1α) /78

H

海马硬化症 hippocampal sclerosis(HS) /343
核呼吸因子2 nuclear respiratory factor 2(Nrf‐2) /69
黑质致密部 substantia nigra pars compacta(SNc) /116
亨廷顿病 Huntington disease(HD) /204
亨廷顿相关蛋白1 Huntingtin associated protein 1(HAP1) /222
琥珀酸脱氢酶 succinate dehydrogenase(SDH) /51
环磷腺苷效应元件结合蛋白 cAMP‐response element binding protein(CREB) /71
活性氧 reactive oxygen species(ROS) /2

J

肌萎缩侧索硬化 amyotrophic lateral sclerosis(ALS) /247
解偶联蛋白 uncoupling protein(UCP) /53

L

酪氨酸羟化酶　tyrosine hydroxylase(TH)　/126
磷脂酰肌醇 3 激酶　phosphoinositide 3-kinase(PI3K)　/79
路易小体　Lewy body(LB)　/116

N

脑啡肽酶　neprilysin(NEP)　/36
脑脊液　cerebrospinal fluid(CSF)　/36
脑源性神经营养因子　brain-derived neurotrophic factor (BDNF)　/5
年龄相关性黄斑变性　age-related macular degeneration(AMD)　/320

P

帕金森病　Parkinson disease(PD)　/116

Q

前额叶皮质　prefrontal cortex(PFC)　/116
前脑内侧束　medial forebrain bundle(MFB)　/127
轻度认知功能障碍　mild cognitive impairment(MCI)　/33
青少年型亨廷顿病　juvenile-onset Huntington disease (JHD)　/205
丘脑底核　subthalamic nucleus(STN)　/131
去乙酰化酶 3　sirtuin3(SIRT3)　/3

S

深部脑刺激　deep brain stimulation(DBS)　/131
神经原纤维缠结　neurofibrillary tangle(NFT)　/34
视网膜色素上皮　retinal pigment epithelium(RPE)　/321

T

糖原合酶激酶 3　glycogen synthesis kinase 3 (GSK3)　/79
突触结合蛋白　synaptotagmin(Syt)　/151

W

外周血循环游离 DNA　cell-free DNA (cfDNA)　/46
晚期糖基化终末产物　advanced glycation end product(AGE)　/39
晚期糖基化终末产物受体　receptor of advanced glycation end product (RAGE)　/55

网格蛋白包被的囊泡　clathrin-coated vesicle(CCV)　/161
微管相关蛋白 Tau　microtubule-associated protein tau　/70

X

线粒体 DNA　mitochondrial DNA (mtDNA)　/69
线粒体膜电位　mitochondrial membrane potential (MMP)　/49
线粒体融合蛋白 1　mitofusin 1(Mfn1)　/220
线粒体通透性转换孔　mitochondrial permeability transition pore (MPTP)　/52
线粒体转录因子 A　mitochondrial transcription factor A (TFAM)　/69
腺苷三磷酸　adenosine triphosphate(ATP)　/49
新生血管性 AMD　neovascular AMD(NVAMD)　/328
血-脑屏障　blood-brain barrier(BBB)　/36
血管内皮生长因子　vascular endothelial growth factor(VEGF)　/327

Y

烟酰胺腺嘌呤二核苷酸磷酸　nicotinamide adenine dinucleotide phosphate (NADP)　/49
氧化磷酸化　oxidative phosphorylation　/1
胰岛素降解酶　insulin-degrading enzyme(IDE)　/36
乙酰胆碱酯酶　acetylcholinesterase (AchE)　/39
诱导多能干细胞　induced pluripotent stem cell(iPSC)　/188

Z

载脂蛋白 E　apolipoproein E (ApoE)　/16
早老蛋白 1　presenilin 1 (PS1)　/16
组织间液　interstitial fluid(ISF)　/36